中枢神经系统
免疫性疾病理论与临床实践

ZHONGSHU SHENJING XITONG
MIANYI XING JIBING LILUN YU LINCHUANG SHIJIAN

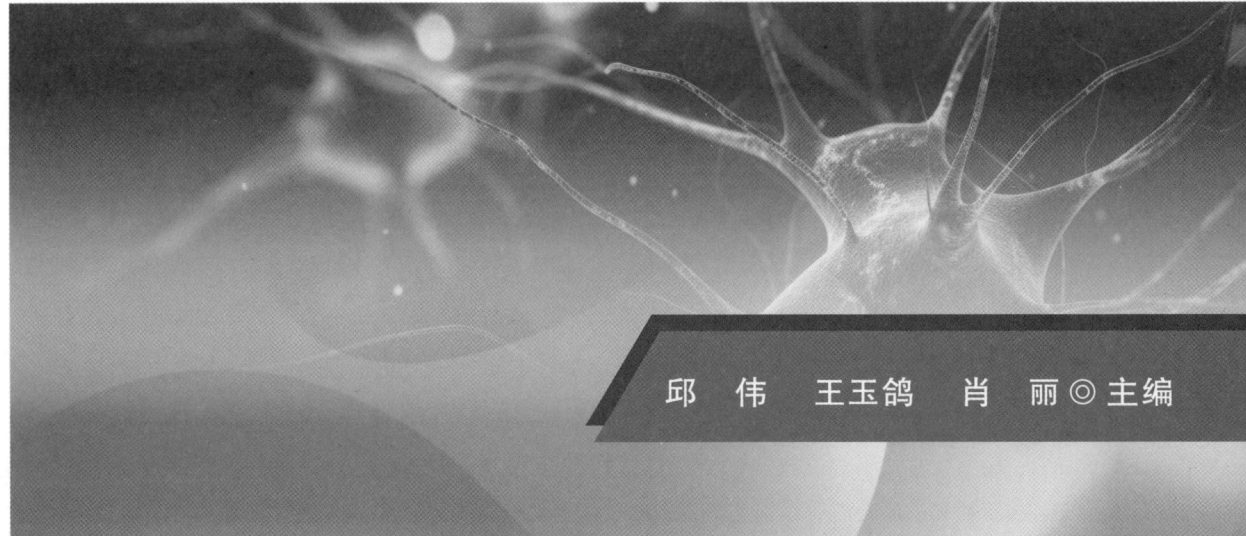

邱 伟　王玉鸽　肖 丽 ◎ 主编

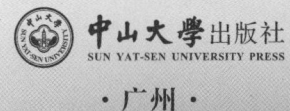

·广州·

版权所有　翻印必究

图书在版编目（CIP）数据

中枢神经系统免疫性疾病理论与临床实践／邱伟，王玉鸽，肖丽主编. －－广州：中山大学出版社，2025.5. －－ISBN 978－7－306－08386－9

Ⅰ. R741

中国国家版本馆 CIP 数据核字第 2025VF7599 号

出 版 人：	王天琪
策划编辑：	鲁佳慧
责任编辑：	吴茜雅
封面设计：	曾　斌
责任校对：	舒　思
责任技编：	靳晓虹
出版发行：	中山大学出版社
电　　话：	编辑部 020－84111997，84113349，84110283，84110779，84110776
	发行部 020－84111998，84111981，84111160
地　　址：	广州市新港西路 135 号
邮　　编：	510275　　　　　　传　真：020－84036565
网　　址：	http://www.zsup.com.cn　E-mail:zdcbs@mail.sysu.edu.cn
印 刷 者：	佛山市浩文彩色印刷有限公司
规　　格：	787mm×1092mm　1/16　22.25 印张　538 千字
版次印次：	2025 年 5 月第 1 版　2025 年 5 月第 1 次印刷
定　　价：	128.00 元

如发现本书因印装质量影响阅读，请与出版社发行部联系调换

编 委 会

主　编　邱　伟　王玉鸽　肖　丽

编　委：（按姓氏拼音排序）

常艳宇　巢嘉婧　程　希　崔春平
方　羚　冯莉雯　高　倩　郭月飞
何晖昶　胡升飞　黄　燊　黄义英
黄　瑀　姜　维　李启慧　李　蕊
李志彬　梁玮珊　林嘉灏　刘亦心
卢婷婷　舒崖清　宋延娜　谭　莎
王婧琪　王　茜　邬雨涵　吴昊天
徐辉明　徐　莉　许成芳　钟晓南

序

在免疫学与分子生物学蓬勃发展的推动下,我们对中枢神经系统免疫性疾病的认知不断深化,在病理机制、诊断技术与治疗策略等维度取得了突破性进展。然而,相关知识的传播与整合一直是亟待解决的问题。本书应运而生,为神经内科医生、医学生及科研人员提供兼具广度与深度的专业参考。

在上编理论基础部分,编写团队凭借深厚的学术积淀与丰富的临床经验,对多发性硬化、视神经脊髓炎谱系疾病、抗髓鞘少突胶质细胞糖蛋白免疫球蛋白 G 抗体相关疾病等展开系统阐述。从疾病总论切入,详细剖析每种疾病的不同亚型,对其病理生理机制、影像学特征、诊断标准及治疗方案等进行了全方位解析。此外,还对儿童、老年等特殊人群患此类疾病的特点,以及妊娠与中枢神经系统免疫性疾病的相互关系进行了细致分析。这些内容既为初学者构建了清晰的知识框架,也为专业人员提供了深入研究的理论基石。

下编临床实践部分堪称本书的一大亮点。书中精选大量真实病例,将理论知识与临床实践深度融合,增强了本书的实用性。例如,对于多发性硬化、视神经脊髓炎谱系疾病的典型病例,均详细记录了患者病史、症状、体征、辅助检查结果、诊断思路、治疗方案及随访情况。这种案例式教学,能让读者直观把握疾病全貌,有效提升临床诊断和治疗水平。

本书由中山大学附属第三医院神经内科骨干团队倾力打造。团队成员长期深耕中枢神经系统免疫性疾病领域,积累了丰富的临床经验与科研成果。骨干团队对本书的精心策划与反复打磨,使本书的科学性、准确性与参考价值得到充分保障。

本书是编写团队多年心血的结晶,承载着团队成员对医学事业的热忱与奉献。相信本书的出版将助力中枢神经系统免疫性疾病领域的学术交流与临床实践。也希望广大读者能从本书中汲取知识,启迪思维,为中枢神经系统免疫性疾病的防治事业注入新的活力。

中国免疫学会神经免疫分会前主任委员
中华医学会神经病学分会原副主任委员
中山大学附属第三医院神经病学科首席专家

2025 年 2 月 20 日

前 言

作为一群深耕神经免疫性疾病临床研究的神经内科医生，我们深知中枢神经系统免疫性疾病对患者、家庭和社会的沉重打击。这类因免疫系统功能紊乱引发的炎症性疾病好发于青壮年，具有高复发率与致残率，严重影响患者的生活质量，也给家庭和社会带来巨大负担。其病变广泛，累及脑、视神经、脊髓等重要部位，涵盖多发性硬化、视神经脊髓炎谱系疾病、髓鞘少突胶质细胞糖蛋白免疫球蛋白 G 抗体相关疾病、自身免疫性胶质纤维酸性蛋白星形胶质细胞病、自身免疫性脑炎等诸多复杂病种。

近年来，神经病学与免疫学基础研究的深入交融，生物标志物检测、宏基因二代测序等新型诊断技术的突破，以及影像技术的不断精进，使中枢神经系统免疫性疾病的诊断更为精准，生物制剂的蓬勃发展也显著提升了治疗效果。面对知识的快速迭代，临床工作者迫切需要一套系统、专业的知识体系来指导实践。

为此，我们团队凭借多年临床与研究经验，精心编写了这本《中枢神经系统免疫性疾病理论与临床实践》。全书分上、下两编：上编系统梳理了疾病理论知识，深入剖析各类疾病的发病机制、临床表现、诊断标准及治疗建议；下编以丰富真实的病例为依托，展现临床诊疗思路与经验。书中对中枢神经系统免疫性疾病进行详细讲解，同时对髓鞘相关性脑白质病及其他易混淆疾病进行鉴别分析，并辅以大量高清影像学图片。特别地，第八章聚焦妊娠与神经免疫性疾病的管理，针对视神经脊髓炎、多发性硬化、自身免疫性脑炎等疾病在孕期的特殊表现与处理方式展开探讨，对该领域的相关问题进行了综合性指导。

我们期待本书能成为神经内科医生、科研人员及相关专业人士临床诊疗、学术研究的得力助手，助力提升临床医生对于中枢神经系统免疫性疾病的诊疗水平，为患者减轻痛苦。因受时间与经验所限，书中或有不足，恳请各位同仁不吝指正。愿我们携手，在攻克中枢神经系统免疫性疾病的道路上不断前行！

邱伟　王玉鸽　肖丽
2025 年 1 月 25 日

目 录

上编 理论基础

第一章 多发性硬化 … 3
- 第一节 总论 … 3
- 第二节 复发缓解型多发性硬化 … 45
- 第三节 继发进展型多发性硬化 … 52
- 第四节 原发进展型多发性硬化 … 56
- 第五节 临床孤立综合征 … 58
- 第六节 放射学孤立综合征 … 67
- 第七节 儿童多发性硬化 … 68
- 第八节 多发性硬化的影像学生物标志物 … 75

第二章 视神经脊髓炎谱系疾病 … 83
- 第一节 总论 … 83
- 第二节 儿童视神经脊髓炎谱系疾病 … 100
- 第三节 老年视神经脊髓炎谱系疾病（晚发型视神经脊髓炎谱系疾病） … 103

第三章 抗髓鞘少突胶质细胞糖蛋白免疫球蛋白G抗体相关疾病 … 105

第四章 自身免疫性胶质纤维酸性蛋白星形胶质细胞病 … 114

第五章 自身免疫性脑炎 … 121
- 第一节 总论 … 121
- 第二节 抗N-甲基-D-天冬氨酸受体脑炎 … 132
- 第三节 抗谷氨酸脱羧酶65抗体脑炎 … 137
- 第四节 抗富亮氨酸胶质瘤失活1蛋白抗体脑炎 … 141

第六章 中枢神经系统副肿瘤综合征 … 145

第七章 髓鞘相关性脑白质病及其他 … 161
- 第一节 急性播散性脑脊髓炎 … 161
- 第二节 瘤样脱髓鞘病变 … 168

第三节　同心圆性硬化 …………………………………………………… 176
　　第四节　脑白质营养不良 ………………………………………………… 179
　　第五节　渗透性脱髓鞘综合征 …………………………………………… 183
　　第六节　莱伯遗传性视神经病 …………………………………………… 186
　　第七节　脑小血管病 ……………………………………………………… 192
　　第八节　原发性中枢神经系统血管炎 …………………………………… 195
　　第九节　贝赫切特综合征 ………………………………………………… 200
　　第十节　原发性中枢神经系统淋巴瘤 …………………………………… 207

第八章　妊娠与神经免疫性疾病 ……………………………………………… 213
　　第一节　妊娠与视神经脊髓炎谱系疾病 ………………………………… 213
　　第二节　妊娠与多发性硬化 ……………………………………………… 220
　　第三节　妊娠与自身免疫性脑炎 ………………………………………… 231

下编　临床实践

第九章　多发性硬化 …………………………………………………………… 239
　　第一节　多发性硬化 ……………………………………………………… 239
　　第二节　临床孤立综合征 ………………………………………………… 254
　　第三节　放射学孤立综合征 ……………………………………………… 265
　　第四节　儿童多发性硬化 ………………………………………………… 266

第十章　视神经脊髓炎谱系疾病 ……………………………………………… 270

第十一章　抗髓鞘少突胶质细胞糖蛋白免疫球蛋白 G 抗体相关疾病 ……… 280

第十二章　自身免疫性胶质纤维酸性蛋白星形胶质细胞病 ………………… 288

第十三章　自身免疫性脑炎 …………………………………………………… 292
　　第一节　抗 N-甲基-D-天冬氨酸受体脑炎 ……………………………… 292
　　第二节　抗谷氨酸脱羧酶 65 抗体脑炎 ………………………………… 295
　　第三节　富亮氨酸胶质瘤失活 1 蛋白抗体脑炎 ………………………… 298

第十四章　中枢神经系统副肿瘤综合征 ……………………………………… 301

第十五章　髓鞘相关性脑白质病及其他 ……………………………………… 308
　　第一节　急性播散性脑脊髓炎 …………………………………………… 308
　　第二节　瘤样脱髓鞘病变 ………………………………………………… 310
　　第三节　同心圆性硬化 …………………………………………………… 313
　　第四节　脑白质营养不良 ………………………………………………… 315

第五节　渗透性脱髓鞘综合征 …………………………………………………… 321
第六节　莱伯遗传性视神经病 …………………………………………………… 324
第七节　脑小血管病 ……………………………………………………………… 326
第八节　原发性中枢神经系统血管炎 …………………………………………… 328
第九节　贝赫切特综合征 ………………………………………………………… 333

第十六章　妊娠与神经免疫性疾病 …………………………………………………… 336
第一节　妊娠与视神经脊髓炎谱系疾病 ………………………………………… 336
第二节　妊娠与多发性硬化 ……………………………………………………… 339

上编

理论基础

第一章 多发性硬化

第一节 总　　论

一、概述

多发性硬化（multiple sclerosis，MS）是一种免疫介导的中枢神经系统炎性脱髓鞘疾病，具有时间多发与空间多发的特征。

二、流行病学

全世界范围内，MS 患者数约 230 万人，好发于青壮年，通常为 20～50 岁，女性比男性多见，男女患病比例为1：（1.5～2）。北欧血统和白人患病的风险更高，发病率与纬度有关，纬度越高，患病率越高。然而，近年来某些地区 MS 的发病率有所增加。在中国，儿童 MS 发病率为 0.055/10 万，成人为 0.288/10 万，发病率的地理分布与南北纬度梯度和东西向海拔梯度有关。

三、病因及发病机制

目前该病的病因尚不明确，有文献提出其发病可能与遗传、环境因素、病毒感染及自身免疫等相关。

1. **遗传因素**

MS 患者存在遗传易感性。人类白细胞抗原（human leucocyte antigen，HLA）及 NLRP3 炎性小体与 MS 发病可能有关联。HLA 是位于人类 6 号染色体短臂上的基因所编码的产物，参与移植排斥反应重要抗原物质的组成，与抗原肽结合后呈递给 T 细胞，进而参与机体免疫反应。炎性小体是多蛋白复合物，参与机体固有免疫的组成，活化的炎性小体能够诱导细胞在炎性刺激下发生死亡。研究发现，NLRP3 在多种免疫细胞中均有表达，参与机体多种免疫性疾病的发生、发展。

2. **环境因素**

MS 呈世界性分布，其发病率有明显的"纬度效应"，即纬度增高，发病率增加。

此外，迁移也可能影响 MS 的发病率。青春期前从高危地区迁移到低危地区的人，其发病率显著降低。相反，青春期前迁移至高风险区的人，其发病率升高。也有研究表明维生素 D 的生物活性形式对免疫系统有调节作用，能够抑制炎性因子释放，促进抗炎因子分泌，降低实验性自身免疫性脑脊髓炎的发病率和严重程度。高纬度地区日照减少，维生素 D 缺乏，可能与 MS 的"纬度效应"有关。空气污染也会影响 MS 的疾病进展，长期生活于空气污染的环境中会导致细胞促炎因子增多和氧化应激反应，使构成血脑屏障的血管内皮细胞功能发生改变，影响紧密连接蛋白的正常表达，血脑屏障内部结构遭受破坏，通透性增强，发生一系列炎症反应，导致髓鞘脱失，神经元变性。

3. 生活方式

生活习惯及饮食不均衡引起的各种疾病〔如血脂升高、高同型半胱氨酸血症（hyperhomocysteinemia，HHcy）〕、吸烟等，都会影响免疫性疾病的发展。血脂水平异常与 MS 的病程进展及严重程度密切相关。在 MS 急性期，血脑屏障通透性增加，外周胆碱经载脂蛋白被携带进入中枢神经系统（central nervous system，CNS），经代谢转化为某些羟基胆固醇，参与 CNS 自身炎症反应，进而影响 MS 的疾病进展及严重程度。在排除叶酸或维生素 B_{12} 缺乏症的情况下，MS 患者血清中同型半胱氨酸（homocysteine，Hcy）水平较健康人群显著增高。这提示 HHcy 可能参与了 MS 的发病机制。吸烟是 MS 的易感因素，烟雾成分中的尼古丁可破坏血脑屏障，诱导 CNS 释放一氧化氮，其在脑脊液中代谢，促使轴突变性。此外，烟雾中的氰化物可能具有神经毒性，能引起动物 CNS 的脱髓鞘病变。以上均会使 MS 发病率增加或加速其进展。

4. 病毒感染

病毒感染可能是易感人群发生 MS 的诱因，EB 病毒（Epstein-Barr virus，EBV）、人类疱疹病毒 6 型（human herpes virus-6，HHV-6）与 MS 的发生、发展密切相关。活化的 HHV-6 能致敏 T 细胞，进而激活细胞免疫，引起自身免疫炎症反应。多数 MS 患者 EB 病毒血清学检查呈阳性，提示 EB 病毒感染可能是发生 MS 的前驱条件。分子模拟及旁路激活是可能的主要机制，分子模拟是指 MS 患者感染的病毒与 CNS 某些成分有共同抗原，机体发生感染后，由病毒抗原刺激产生的特异性免疫应答产物在清除病毒的同时，亦通过交叉免疫激活 T 细胞，与存在交叉抗原的 CNS 成分发生反应，引起 CNS 脱髓鞘病变。旁路激活是自身免疫性 T 细胞的非特异性激活导致的直接炎症反应和（或）病毒感染导致靶器官组织的坏死性作用，这一机制使 CNS 受损，真实抗原（如髓鞘抗原等）被隐蔽进行释放并增强局部的免疫反应，引起炎症级联反应。

5. 免疫因素

免疫机制是 MS 发病的最终环节，也是导致神经元变性、轴索损伤的最重要环节。多种病因作用于遗传易感者，激活外周免疫系统，在抗原提呈应答的作用下效应 T 细胞大量增殖。活化的 $CD4^+T$ 细胞通过产生各种促炎因子介导并放大了炎症反应，在各种免疫细胞分泌的物质影响下，血脑屏障上紧密连接蛋白产生间隙，内皮细胞功能发生改变，导致血脑屏障通透性增加，$CD4^+T$ 细胞和炎症因子进而进入中枢。其介导的炎症反应导致脑内主要神经胶质细胞如少突胶质细胞、小胶质细胞、星形胶质细胞发生各种改变，这些改变在 MS 病程进展中发挥不同作用。

四、病理

多发性硬化是一种免疫介导的中枢神经系统慢性炎症性疾病，其早期特征为自身反应性淋巴细胞的浸润，而后期则以小胶质细胞的激活和慢性神经退行性病变为主。MS 的病理标志是中枢神经系统白质内多发性的脱髓鞘斑块，这些斑块常见于侧脑室周围、视神经、脊髓、小脑和脑干的白质区域。在疾病的急性期，以 T 淋巴细胞介导的小静脉周围炎症为特征，导致髓鞘脱失，并伴有不同程度的轴突损伤。在复发 - 缓解期，炎症性和活动性脱髓鞘的白质病变占据主导地位；而在进展期，则表现为更为严重的白质和灰质脱髓鞘、轴突缺失、脑膜炎性改变以及灰质受累，特征为病变的缓慢扩大。在慢性活动性病变的边缘，免疫细胞由活化的 T 细胞、浆母细胞/浆细胞、单核细胞/树突状细胞以及由单核细胞衍生的血管周围巨噬细胞组成。对于伴有视神经炎的 MS 患者，视网膜神经节细胞的丢失会导致视网膜神经节细胞 - 内丛状层（ganglion cell-inner plexiform layer，GCIPL）厚度的减少。

在 MS 的大体标本中，急性期可见轻微的软脑膜充血、脑水肿和脊髓的局限性不平整，慢性期则可见软脑膜增厚、脑和脊髓的萎缩、脑沟增宽和脑室扩大。脑和脊髓的冠状切面显示多个分散的脱髓鞘病灶，其中，急性病灶呈粉红色，陈旧性病灶呈灰色，多数分布在脑室旁白质或灰白质交界处。

在显微镜下，急性期的新鲜病灶表现为充血、水肿或少量环状出血，静脉血管周围有大量炎症细胞呈袖套状浸润，包括 T 细胞、浆细胞、大单核细胞和巨噬细胞等，其中以淋巴细胞为主，病灶内绝大多数神经纤维的髓鞘被破坏，神经元损伤程度不一。在较严重的病灶中，轴索可能被完全破坏，但更常见的是只有少数轴索严重损伤，其余保持正常或仅有轻微改变。随着病情的改善，充血和水肿消退，髓鞘再生，炎性改变被细胞相对较少的神经胶质组织所取代，病灶颜色变浅，形成晚期的硬化斑或瘢痕。

五、临床表现

MS 起病方式以亚急性多见。绝大多数 MS 患者在临床上表现为空间和时间多发性。空间多发性是指病变部位的多发；时间多发性是指缓解—复发的病程，整个病程可复发数次或十余次，缓解期可长可短，最长可达 20 年。MS 复发通常在数小时至数天内呈亚急性发展，达到平台期，持续数周，然后逐渐恢复。MS 早期，患者复发后通常看起来完全恢复，然而，随着神经元储备的丧失，从复发中的恢复变得不完全，神经功能缺陷累积导致持续的残疾。少数病例在整个病程中仅发现单个病灶，单相病程多见于以脊髓征象起病的缓慢进展型 MS 和临床少见的病势凶险的急性 MS。由于 MS 患者大脑、脑干、小脑、脊髓可同时或相继受累，故其临床症状和体征多种多样。临床表现取决于病灶位置和大小。

（一）MS 常见临床症状及其主要特点

1. 视力障碍

视力障碍可为 MS 的首发症状，表现为急性视神经炎或球后视神经炎，多为数天内单眼视力急剧下降，双眼同时受累少见。一侧受累后 2～3 周出现另一侧受累，常伴眼球疼痛。视力改变常伴有传入性瞳孔反射异常，表现为交替照射双眼、光线从正常眼移到受累眼时，受累眼瞳孔收缩程度较正常眼减弱，因而显得瞳孔相对散大，称为Marcus-Gunn瞳孔。检眼镜检查可显示视盘水肿，边缘模糊，伴随出血及渗出物（视盘炎）或正常的视盘（球后视神经炎）。即使不出现急性视神经炎，多数患者也会出现视神经病变的临床表现，这可通过视觉灵敏度检查、色觉检查、视野检测以及直接手电筒强光测试来证实。轻微的视觉异常也可以采用对比视力表测定出来，甚至患者视敏度为20/20（89）的微弱视觉异常也能检测出来。还有一些未出现临床症状的视神经病变患者，可以通过视觉诱发电位检出异常。多发性硬化患者还可出现视野缺损，如双侧同向视野缺损和急性象限盲。

约30%的病例有眼肌麻痹及复视。核间性眼肌麻痹被认为是MS的重要体征之一，提示内侧纵束受累。青年人的双侧核间性眼肌麻痹常高度提示本病。病变侵犯脑桥旁正中网状结构（paramedian pontine reticular formation，PPRF）可导致一个半综合征。视束或视交叉的髓鞘脱失能够引起不同类型的视野缺损，如同向性偏盲和双颞偏盲，但象限盲并不常见，因为病灶极少累及视辐射。

2. 肢体无力

大约50%的患者首发症状为一个或多个肢体的无力。运动障碍一般下肢比上肢明显，可为四肢瘫、偏瘫、截瘫或单瘫，其中以不对称瘫痪最常见。腱反射早期正常，以后可发展为亢进；腹壁反射减弱或消失，病理反射阳性。腹壁反射减弱往往是最早的体征之一。

3. 感觉异常

常见的浅感觉障碍表现为肢体、躯干或面部针刺麻木感，异常的肢体发冷、蚁走感、瘙痒感或尖锐、烧灼样疼痛以及定位不明确的感觉异常。疼痛感可能与脊髓神经根部的脱髓鞘病灶有关，具有显著特征性。感觉异常者亦可有深感觉障碍。此外，被动屈颈时会诱导出刺痛感或闪电样感觉，从颈部放射至背部，称为莱尔米特征（Lhermitte sign）。这是由于屈颈时脊髓局部的牵拉力和压力升高，脱髓鞘的脊髓颈段后索受激惹引起，是MS特征性的症状之一。

4. 共济失调

很多患者有不同程度的共济运动障碍，多以四肢为主，伴有轻度的意向性震颤，有时为躯干性共济失调，可伴或不伴构音障碍。部分晚期MS患者可见到典型的Charcot三主征：眼球震颤、意向性震颤、吟诗样语言。

5. 自主神经功能障碍

直肠、膀胱和性功能障碍一般不单独出现，常同时伴有肢体感觉和运动功能异常，尤其多见于下肢，提示脊髓受累。常见症状有尿频、尿失禁、便秘，或者便秘与腹泻交替出现，以及性欲减退，此外还可出现半身多汗和流涎等。

6. 精神症状和认知功能障碍

精神症状多表现为抑郁、易怒和脾气暴躁，部分患者出现欣快、兴奋，也可表现为淡漠、嗜睡、强哭强笑、重复言语、猜疑和被害妄想等。约半数MS患者可出现认知功能障碍，通常表现为记忆力减退、反应迟钝、判断力下降和抽象思维能力减退等。

7. 发作性症状

发作性症状是指持续时间短暂、可被特殊因素诱发的感觉或运动异常，其占MS患者的5%~17%。发作性的神经功能障碍每次持续数秒至数分钟不等，频繁或过度换气，焦虑，或维持肢体某种姿势可诱发，其发生机制可能与兴奋性信号传递到脱髓鞘带并扩散至邻近的轴突引起异常兴奋有关，也是 MS 特征性的症状之一。发作性症状多见于复发－缓解期，极少以首发症状出现。其中，局限于肢体或面部的强直性痉挛，常伴放射性异常疼痛，亦称痛性痉挛，发作时一般无意识丧失和脑电图异常。发生于年轻人的短暂性面部感觉缺失或三叉神经痛常提示 MS 是三叉神经髓鞘及髓内纤维受累。2%～3% 的 MS 患者病程中有 1 次或多次癫痫发作，为邻近皮质的白质病灶所致。

8. 其他症状

MS 尚可伴有周围神经损害和多种其他自身免疫性疾病，如风湿病、类风湿综合征、干燥综合征、重症肌无力等。MS 合并其他自身免疫性疾病的机制是机体的免疫调节障碍引起多个靶点受累。

（二）MS 的临床分型

多发性硬化（MS）的临床分型主要依据疾病的表现和进展模式，这些分类对于医生预测疾病的发展轨迹、制定治疗方案以及设计临床试验至关重要。实际上，不同疾病类型之间并不存在清晰的界限，MS 的病程是一个连续的过程，从以炎症为主的复发性阶段逐渐过渡到以神经退行性变为主的进行性阶段。在进展期成为主要特征之前，复发往往是建立在轻微持续进展的基础之上。此外，早期 MS 中出现的认知障碍和 MRI 所示的脑萎缩表明，神经退行性变从疾病初期就已经存在。根据最新的诊断标准，MS 的临床分型包括以下几种：

1. 复发缓解型 MS

复发缓解型 MS（relapsing remitting multiple sclerosis，RRMS），表现为明显的复发和缓解过程，每次发作后均可基本恢复，不留或仅留下轻微后遗症。80%～85% 的 MS 患者最初病程表现为本类型。

2. 继发进展型 MS

继发进展型 MS（secondary progressive multiple sclerosis，SPMS）是指约 50% 的 RRMS 患者在患病 10～15 年后疾病不再有复发缓解过程，而是呈缓慢进行性加重过程。

3. 原发进展型 MS

原发进展型 MS（primary progressive multiple sclerosis，PPMS）病程大于 1 年，疾病呈缓慢进行性加重，无复发缓解过程。约 10% 的 MS 患者表现为本类型。PPMS 通常以肢体无力、协调障碍或视觉障碍开始，并逐渐进展。

4. 放射学孤立综合征

放射学孤立综合征（radiologically isolated syndrome，RIS）指的是个体在 MRI 上显示典型的 MS 病变，但尚未出现临床症状。RIS 被认为是 MS 的前驱阶段，许多 RIS 患者最终会发展为临床 MS。

5. 临床孤立综合征

临床孤立综合征（clinically isolated syndrome，CIS）是指个体经历了一次急性或亚急性的神经系统事件，其症状和体征与 MS 一致，但尚未满足 MS 的诊断标准。CIS 是 MS 发展的一个早期阶段，许多 CIS 患者最终会发展为 RRMS。

6. 其他类型

根据 MS 的发病及预后情况，有以下 2 种少见临床类型作为补充，其与前面国际通用临床病程分型存在一定交叉。

(1) 良性型 MS（benign MS）：少部分 MS 患者在发病 15 年内几乎不留任何神经系统残留症状及体征，日常生活和工作无明显影响。目前对良性型 MS 无法做出早期预测。

(2) 恶性型 MS（malignant MS）：又名爆发型 MS（fulminant MS）或 Marburg 变异型 MS（Marburg variant MS），疾病呈爆发起病，短时间内迅速达到高峰，神经功能严重受损甚至导致死亡。

六、辅助检查

（一）影像学检查

MRI 是目前 MS 最可靠的辅助诊断工具，经典区域的病变特征以及空间多发（dissemination in space，DIS）和时间多发（dissemination in time，DIT）证据已成为 MS 诊断与鉴别诊断过程中的重要依据。

2001 年，MS 国际专家组制定了 McDonald 标准，将 MRI 病灶的 DIS 和 DIT 纳入诊断标准。DIS 指累及不同部位的临床或影像学证据，DIS 的 MRI 证据为：脑室周围、皮质/近皮质、幕下和脊髓 4 个区域中至少有 2 个区域存在 ≥1 个具有 MS 特征的 T2 加权成像（T2-weighted imaging，T2WI）高信号病变。DIT 指发作间隔 1 个月以上的 2 次临床或者影像学证据。DIT 的 MRI 证据为：对比基线 MRI，在随访 MRI 上扫描出现新的 T2 和（或）钆增强病变，或者在任何时间点同时出现钆增强和非增强病变来实现。

MS 病灶表现为 T2 加权序列或质子密度加权序列上的高信号区域。典型病灶的形状为圆形至卵圆形，直径从几毫米到超过 2 cm 不等。病灶可见于中枢神经系统任何部位，相对于其他引发白质病变的疾病而言，MS 常累及特定的白质区域，如脑室周围、皮质下白质、胼胝体、幕下区域（尤其是脑桥和小脑）和脊髓（尤其是颈段）。

1. 脑室周围病灶

脑室周围病灶是指直接接触侧脑室的 T2 高信号脑白质病变，与脑室相接触并位于胼胝体的病变也包括在该定义中。脑室周围病灶是 MS 最常见的病灶，大部分 MS 患者都会出现脑室周围病灶，但脑室周围病灶非常不特异，很多其他疾病（如脑小血管病等）病灶也常出现在脑室周围，MS 脑室周围病灶的病理基础是免疫细胞穿过血脑屏障，引发一系列炎性和脱髓鞘反应，典型的 MS 脑室周围病灶为直角脱髓鞘征（Dawson）手指征或火焰征（图 1-1）。单一的脑室周围病灶不能作为脑室周围区域受累的特异性病灶，而且单个脑室周围病灶作为空间多发的证据也并未得到验证。Barkhof 团队的经典研究发现，3 个及以上脑室周围病灶是诊断 MS 的最佳标准（即 Barkhof 标准）。对 625 例临床孤立综合征（CIS）患者大样本的研究显示，在不符合 MS 空间多发标准的患者中，出现 3 个及以上脑室周围病灶，加上年龄或寡克隆带（oligoclonal bands，OCB）阳性，高度提示发展为 MS 的可能性。对 468 例 CIS 患者的多中心研究中，至少 3 个脑室周围病灶对患者 3 年内进展为 MS 有很高的预测价值。因此，3 个及以上脑室周围病灶被推荐作为空间多发标准的条件之一。胼胝体是 MS 最常累及的结构，在 MS 早期 CIS 阶段约有 53% 的患者可以出现胼胝体受累，而 93% 的 MS 患者会有胼胝体病灶，典型的 MS 胼胝体病灶为胼胝体-透明隔交接区（CSI）病灶，这种病灶在其他病变出现的概率仅为 2%，因此应用 CSI 病灶诊断 MS 的敏感性和特异性在 90% 以上（图 1-2）。

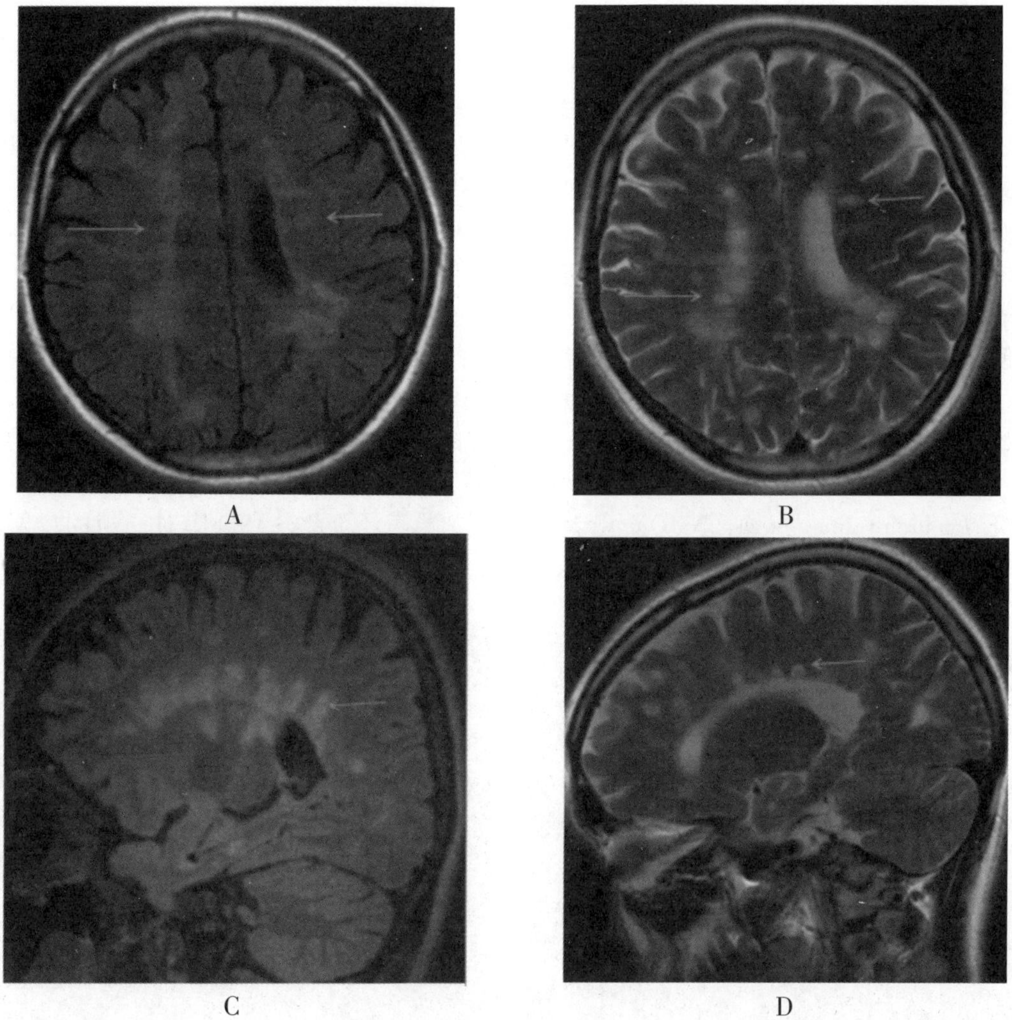

双侧侧脑室旁多发圆形、卵圆形或斑片状病灶，与侧脑室相连，且矢状病灶位长轴与侧脑室体垂直，称为"Dawson 手指征"。

图 1-1 MS 患者横断面及矢状面 T2-FLAIR 和 T2 高信号病灶

（T2-FLAIR：T2-fluid attenuated inversion recovery，是一种 MRI 序列，全称为液体衰减反转恢复 T2 加权成像。）

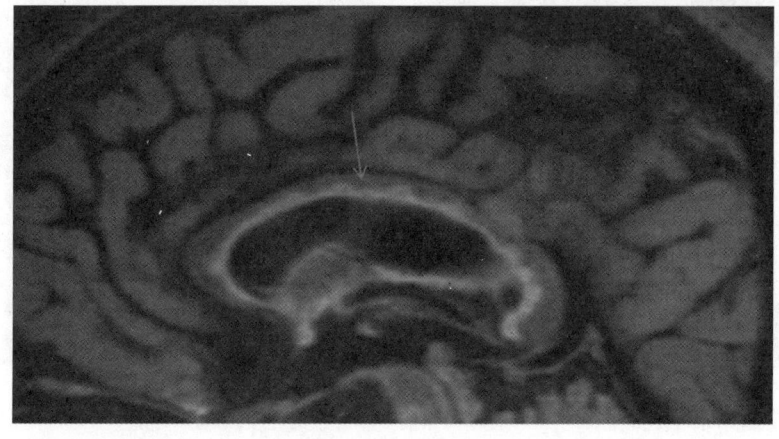

胼胝体上缘（胼胝体-透明隔交接区）可见多发斑片状高信号病灶。

图 1-2 MS 患者矢状位 T2-FLAIR

2. 近皮质或皮质病灶

近皮质或皮质病灶直接接触皮层而不影响正常白质的 T2 高信号白质病变。MS 患者大脑皮层广泛受累,根据病灶在皮层位置不同,可分为软脑膜下、皮层内、灰-白质交界处的混合病灶。常规 MRI 的序列很难显示皮层病变,仅有 30%～50% 的病理组织学的病灶可以在 7T 的 MRI 上显示出来。新的 MRI 成像技术可应用于检测皮层/近皮层病变,包括双反转恢复(double inversion recovery,DIR)、相位敏感反转恢复(phase sensitive inversion recovery,PSIR)序列及磁化准备快速梯度回波序列(magnetization-prepared rapid acquisition with gradient echo sequences,MP-RAGE)等可显示皮层病灶。即使应用以上技术,也仅有少数病理上的皮层病灶能在 MRI 上显示。应用 DIR 成像显示超过 30% 的 CIS 患者存在皮层病变。1 项对 80 例 CIS 患者随访 4 年的研究发现,在初始的 MRI 扫描中存在 1 个以上皮层病灶可增加 MS 诊断标准的准确性。皮层病变的评估可能有助于 MS 和与其他相似疾病的鉴别诊断,如有脑白质病灶的偏头痛或视神经脊髓炎(neuromyelitis optica,NMO)患者一般无皮层病灶,此外,健康对照组的皮层病灶也是罕见的(图 1-3)。

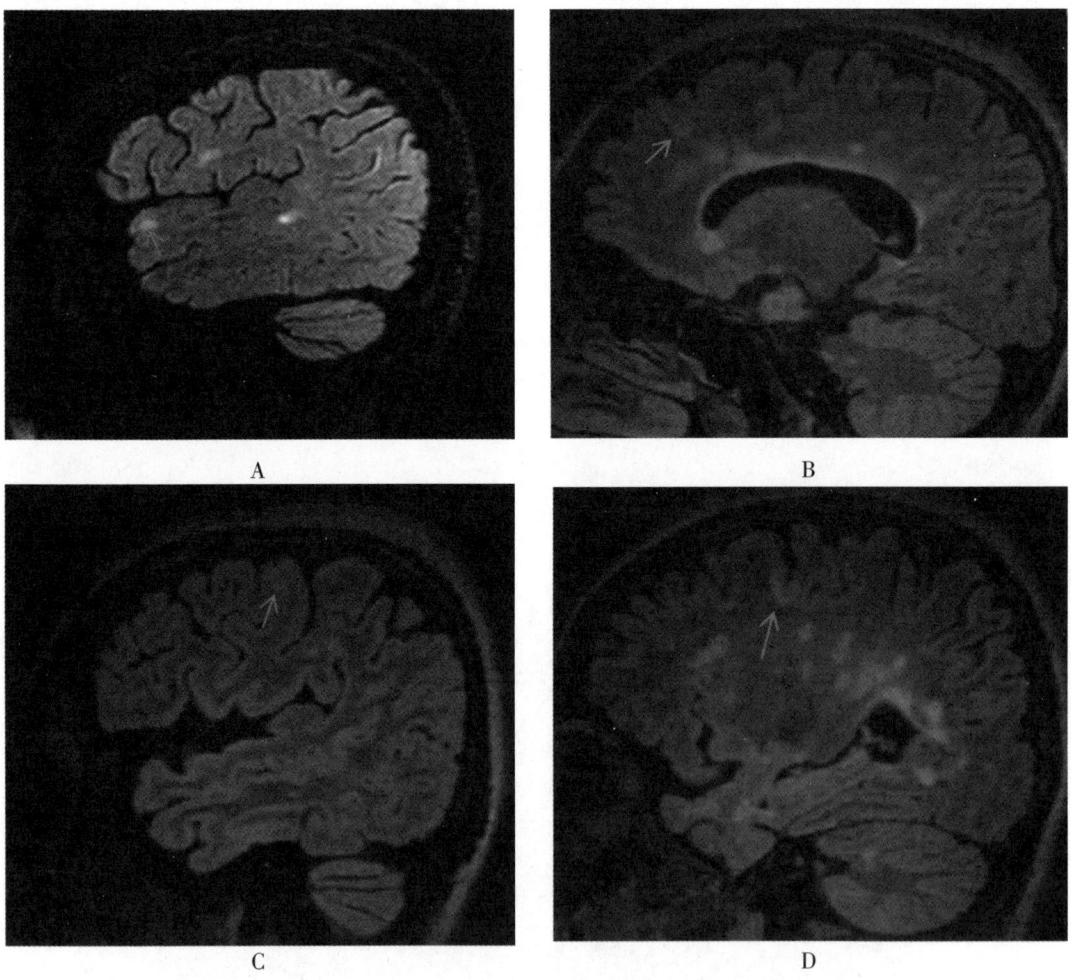

A:皮层下病灶;B:U 型纤维病灶;C:皮层下累及 U 型纤维病灶;D:皮层病灶。

图 1-3 MS 患者矢状位 T2-FLAIR

3. 幕下病灶

幕下病灶主要指脑干、小脑脚或小脑病灶，最常见的位置在桥臂。这些病变靠近表面或靠近中心时通常呈圆形或卵圆形。幕下病灶与 MS 患者残疾程度尤其是运动障碍显著相关（图 1-4）。

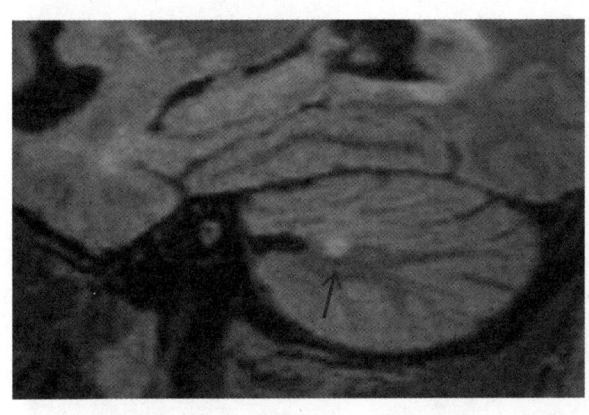 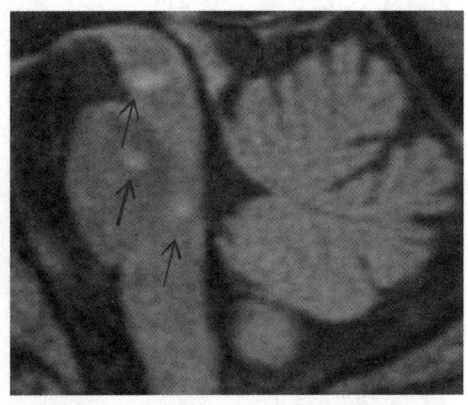

A：小脑病灶；B：脑干病灶。中脑、脑桥、小脑多发圆形或卵圆形高信号病灶（箭头）。

图 1-4 MS 患者矢状位 T2-FLAIR

4. 脊髓病灶

高达 92% 的 MS 患者存在脊髓信号异常。怀疑 MS 时，推荐头和脊髓都要进行 MRI 扫描。脊髓扫描对于头 MRI 表现正常或 MS 无法确诊的患者是极其重要的。25% 的复发型 MS 患者在 1.5 年内至少出现 1 次无症状脊髓病变，脊髓病灶是进展性 MS 不可逆残疾的主要决定因素。MS 脊髓病灶最常见的是多发性离散（局灶性）病灶，可单发或多发，多不对称，且病灶长度很少超过 2 个椎体节段，大小小于脊髓横截面的 1/2。在 T2 加权序列上呈高信号，整个脊髓（颈、胸或腰）都可能发生，颈髓部分受累更常见。病史较长的 MS 患者会出现脊髓萎缩（图 1-5）。

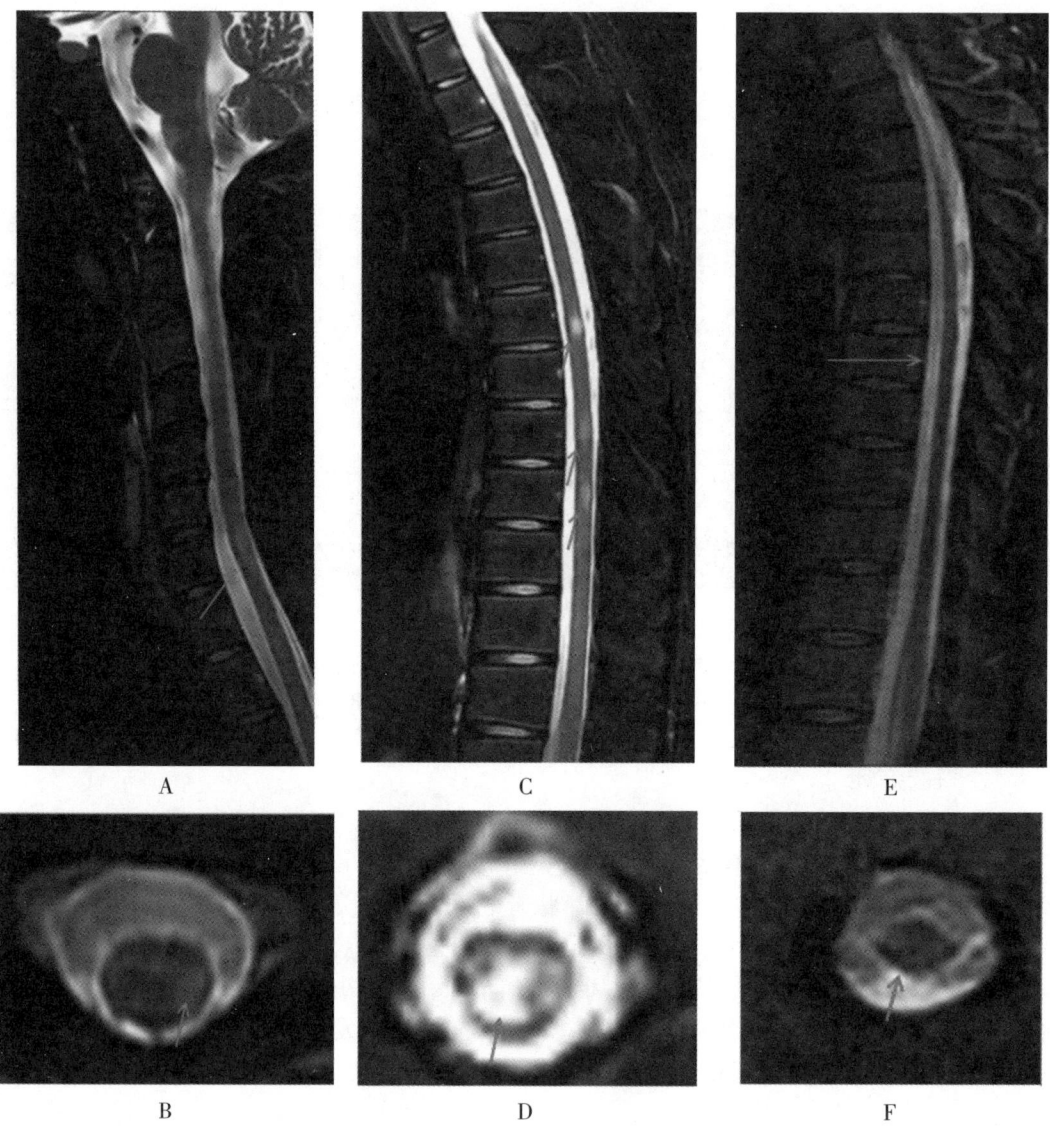

A、C：MS 患者 T2 矢状位，颈髓及胸髓短节段高信号病灶，长度小于 2 个椎体节段；B、D：T2 横断面上为偏心高信号病灶；E、F：16 年病史的 MS 患者 T2 矢状位、T2 横断面，胸髓明显萎缩。

图 1-5　脊髓 MRI 病灶

5. 视神经病灶

2016 年，欧洲多发性硬化磁共振协作组（MAGNIMS）依据最新的研究成果将空间多发的病灶部位增加了一个关键部位，即视神经。20%～31% 的 CIS 患者表现为急性视神经炎（optical neuritis，ON），对 1 058 例 CIS 患者的研究发现：与其他部位的急性脱髓鞘发作症状相比，成年 ON 患者更有可能呈现单时相病程，但 ON 患者如果合并脑脊液 OB 阳性或脑 MRI 无症状病灶则高度提示发展为 MS 的可能（1～3 个病灶的风险比为 5.1，大于等于 10 个病灶的风险比为 11.3）。CIS 患者视神经受累的依据包括视神经炎的临床表现（视力下降、视野缺损、红绿色觉障碍和眼痛）和视神经炎症的 MRI 证据（T2 信号增高、钆对比增强和视神经增粗）。支持 MS 的视神经病灶特点包括：范围较短,一般不累及视交叉[区别于视神经脊髓频谱系障碍(neuromyelitis optica spectrum disorders,NMOSD)患者],视神经萎缩(或既往视神经炎病史)、神经生理检测出的视神经功能障碍(如传导减慢)或无症状的视神经炎性特征性影像(MRI 病灶或视神经纤维层变薄)均可作为空间多发的条件之一。视神经扫描要求应用抑制脂肪的序列,在视神经长轴位和垂直于视神经的层面进行采集。MS 视神经病变在急性期常强化,恢复期强化消失。(图 1-6)

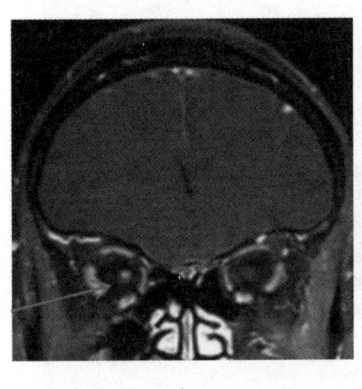 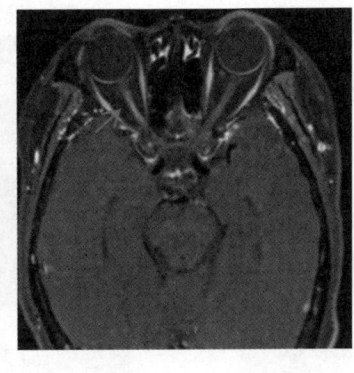 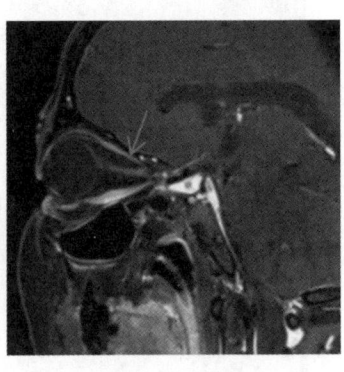

A   B   C

A:冠状位右侧视神经强化(箭头);B:横断面右侧视神经框内段病灶伴明显强化(箭头);C:矢状面右侧视神经框内段病灶伴明显强化。

图 1-6 MS 患者眼眶 MRI T1 增强

6. 钆增强病灶

钆增强病灶定义为在造影剂给药后至少 5 分钟时获得的 T1 加权成像(T1-weighted imaging,T1WI)上,至少有 3 mm 的区域具有清晰的高信号区域。复发常常与新的炎性脱髓鞘病灶的出现有关,T2 加权液体衰减反转恢复(fluid attenuated inversion recovery,FLAIR)序列可以很敏感地发现 MS 病灶,但无法区分病灶的新旧。钆正常情况下不会通过血脑屏障,新的 MS 病灶会破坏血脑屏障以及出现炎性反应,因此可以引起 T1WI 上病灶的强化,强化病灶的出现常常早于新的 T2 病灶,一般强化可持 4 周左右(通常为 2~8 周,一般小于 4 周),从而将新出现的 T2 病灶作为疾病活动性的证据。增强超过 3 个月的病变应该考虑其他疾病的可能性。强化方式随着炎性改变的进展或消退,从弥漫强化到结节状或环形强化,新鲜病灶尤其较小的病灶常见实性均一强化,而病灶变大或数周后常出现环形强化。少数 MS 患者出现肿瘤样脱髓鞘病灶,"开环征"提示脱髓鞘而非肿瘤和脓肿。钆强化对于激素治疗和其他抗炎性治疗非常敏感,临床实践中,由于活动性病灶强化的一过性以及并非所有强化病灶都是症状性病灶,因此只有少数(少于 30%)MS 患者在常规 MRI 检查时会出现强化病灶;反映疾病活动性的另一个重要指标是之前病变出现新的 T2 病灶以及 T2 病灶的增大。MS 患者脑膜强化罕见,这是与其他疾病(如结核、结节病等)重要的鉴别点。判断 MS 病灶强化时需要结合 T2WI、质子密度(proton density,PD)加权序列、FLAIR 序列或随访确认,脑沟里小血管强化有时会被误认为病灶强化,应引起放射科和神经科医生的重视。(图 1-7)

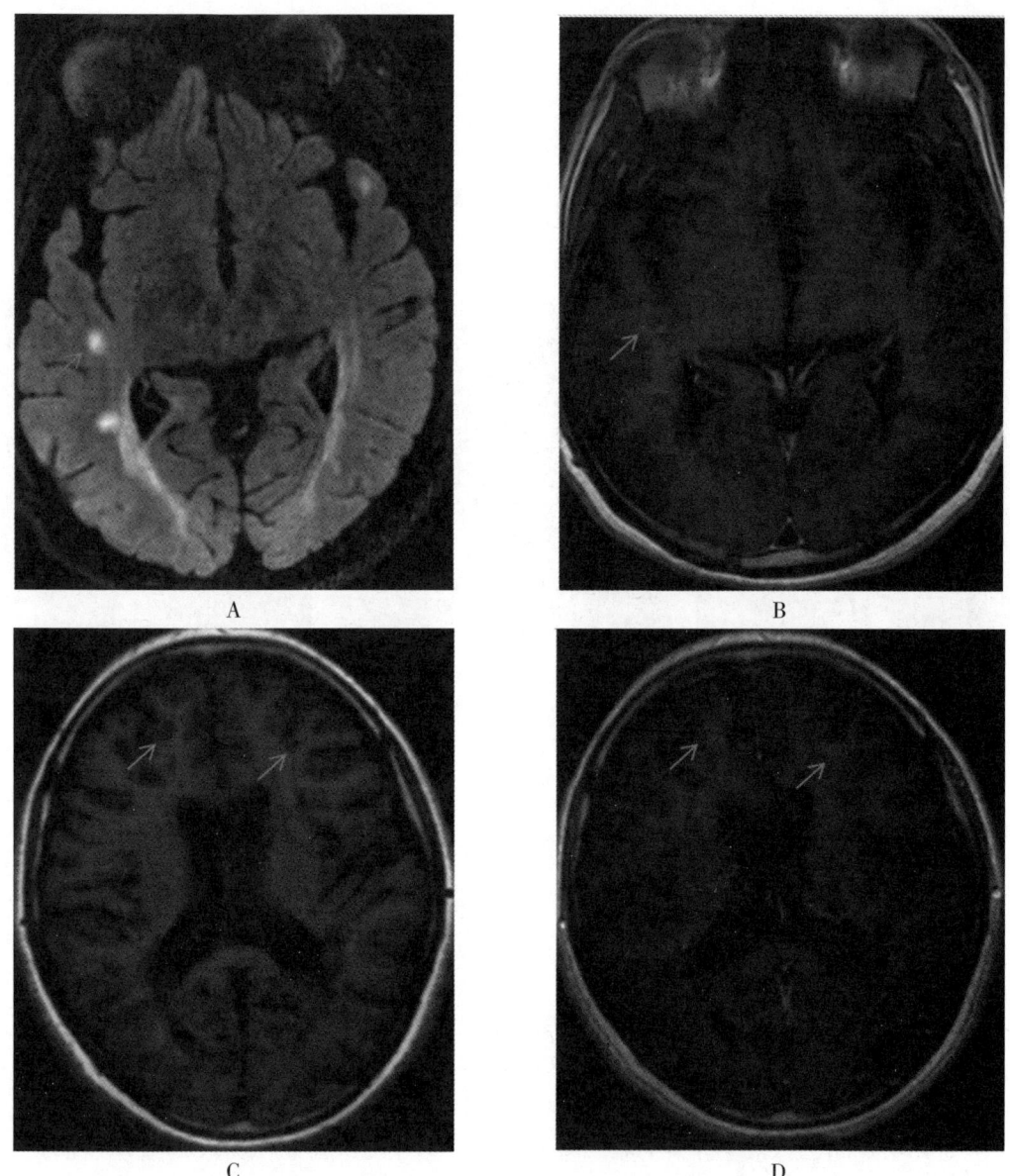

A：T2-FLAIR 右侧颞叶卵圆形病灶（箭头）；B：T1 增强右侧颞叶病灶环形强化为急性黑洞（箭头）；C：T1 双侧额叶卵圆形低信号病灶（箭头）；D：T1 增强，双侧额叶病灶强化，为急性黑洞（箭头）。

图 1-7　MS 患者 MRI 横断面病灶

7. 黑洞

与 T2 病灶体积相比较，黑洞（black hole，BH）与临床残疾程度的相关性更高，在未强化图像中，大部分病灶是和周围白质信号相同的，约有 30% 的病灶是低于白质信号的，一小部分病灶会在注射对比剂后出现强化，提示急性炎症（急性黑洞），一半以上的急性黑洞会在 3 个月内消失，其余黑洞（自出现存在 6 个月以上）成为慢性黑洞。黑洞在 MS 中的出现率高于血管病，黑洞增多提示 MS 患者的临床进展，治疗策略可能需要进行调整。（图 1-8）

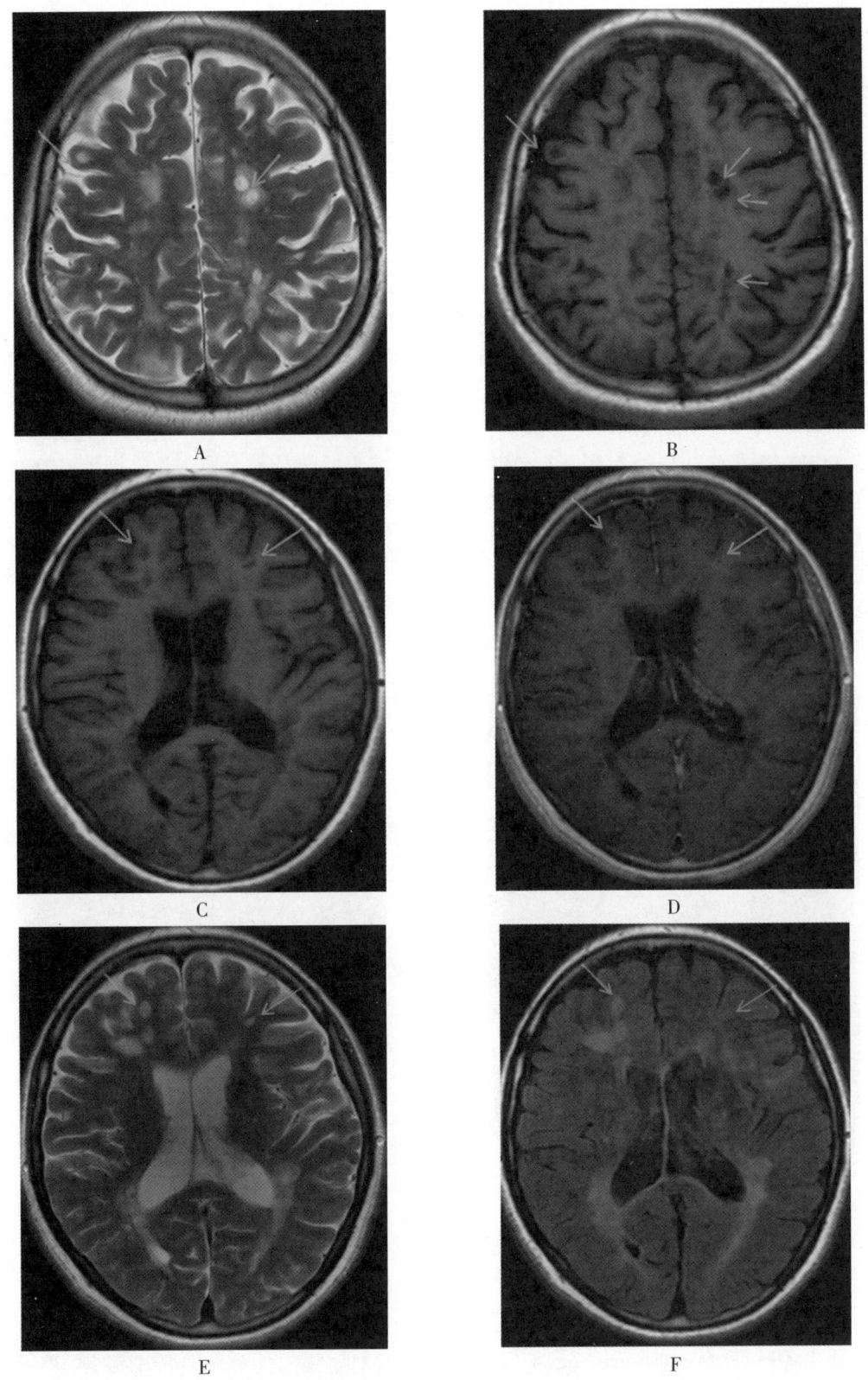

A、E:"黑洞"在 T2 上为高信号卵圆形病灶(箭头);B、C:"黑洞"在 T1 上为低信号卵圆形病灶(箭头);
D:"黑洞"在 T1 增强上呈环形、开环样强化;F:"黑洞"在 T2-FLAIR 上为高信号病灶(箭头)。

图 1-8　MS 患者 MRI 横断面病灶

8. 弥漫白质异常信号

常常在 T2WI 看到大的边界不清的融合病灶，这些弥漫分布的白质异常信号或称为脏的白质信号（dirty appearing white matter，DAWM），在 T2WI 上与灰质信号类似，常位于脑室周围，DAWM 可以出现在连续几个层面上。某研究发现，DAWM 出现在 17% 的 MS 患者中。病例研究发现，DAWM 有广泛的髓鞘磷脂丢失，并伴有不同程度的轴索丢失，不累及 U 型纤维，DAWM 在 MS 诊断和治疗中的作用不清，需要进一步的研究。（图 1-9）

9. 脑萎缩

47%～100% 的 MS 患者可出现脑萎缩，是慢性、不可逆性脑组织损伤的结果，也是患者残疾的主要因素，SPMS 的脑萎缩较 RRMS 显著，即使 CIS 阶段也可出现脑萎缩。MS 脑萎缩的早期表现一般为脑沟和脑室的轻度增宽，患者患病 2 年左右脑萎缩会比较明显，同时伴有 T2 病灶的增多，MS 患者脑体积每年减少 0.5%～1%。1 项随访 7.5 年的纵向研究得出结论：以每年 0.4% 的脑萎缩速度为临界值，区分 MS 生理性和病理性脑萎缩的特异性为 80%，敏感性为 65%。近年来的研究发现深部灰质萎缩（尤其是丘脑萎缩）是 MS 脑萎缩较为有特征性的表现，可用于区别于其他疾病包括视神经脊髓炎和血管病等，这对发现进展性脑萎缩具有极其重要的临床意义，有效的治疗可以延缓脑萎缩的进展。但评价脑萎缩时要注意假性萎缩，假性萎缩常常出现在开始治疗之后，是由脑内水肿减轻引起的。（图 1-9）

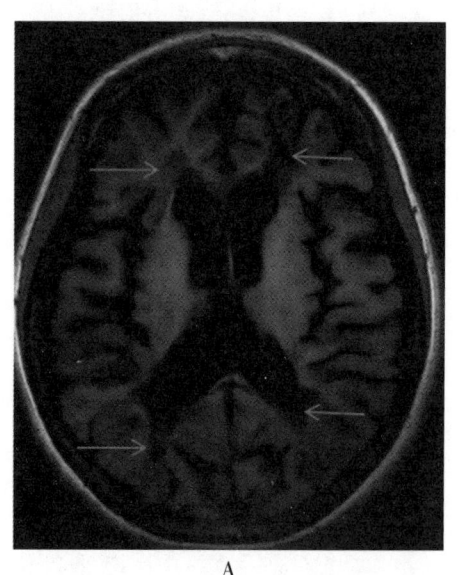
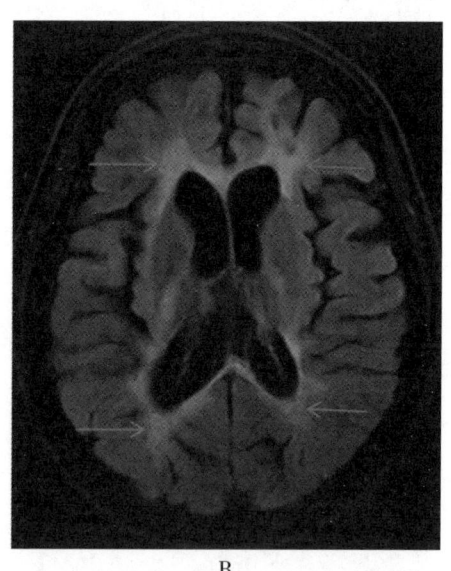

A：横断面 T1 低信号病灶；B：T2-FLAIR，可见大的边界不清的融合病灶，伴随明显脑萎缩。

图 1-9 一位有 14 年病史的 38 岁 MS 患者 MRI

10. 中央静脉征

中央静脉征（central vein sign，CVS）通过识别病变内的静脉，帮助区分 MS 病理特征与其他中枢神经系统疾病的病变，从而增强对 MS 的诊断能力。在多发性硬化的诊断中，CVS 被认为是 MS 特有的影像学特征，能够帮助在 MRI 影像中识别与 MS 相关的病变，进而提高对 MS 的诊断准确性。CVS 的存在有助于区分 MS 与其他中枢神经系统病变，减少误诊。CVS 可以与其他视觉评估方法［如光学相干断层扫描（optical coherence tomography，OCT）和诱发电位］结合使用，提供更全面的疾病传播和进展的见解。CVS 在多发性硬化的诊断中作为生物标志物，能够有效提高诊断的准确性，并为临床决策提供重要支持。（图 1 – 10A）

11. 慢性活动性病变

慢性活动性病变是多发性硬化中慢性炎症的重要表现，影响非复发性疾病进展。"阴燃疾病"是近些年逐渐认识的慢性病理学过程，与神经退行性变相关，在疾病早期即可发生，并在整个病程中持续。"阴燃"炎症活动，包括慢性活动性病变和皮质病变。在影像学上可表现为缓慢扩大的病变（slowly expanding/evolving lesions，SELs）和顺磁性边缘病变（paramagnetic rim lesions，PRLs），小胶质细胞的过度活化可能是病变形成和发展的主要驱动因素。SELs 和 PRLs 仅表现出适度的共定位，不应等同看待。SELs 是根据观察到的随时间推移的病变扩展情况纵向确定的，而 PRLs 是根据含铁小胶质细胞引起的磁敏感性变化横向检测到的。虽然这些生物标志物（SELs，PRLs）部分重叠，但它们对组织病理学慢性活动性病变（chronic active lesion，CAL）的敏感性和特异性并不等效，因此不应被视为可相互替代的。目前，PRLs 是具有最可靠的组织病理学依据的生物标志物。

（1）缓慢扩大病变（SELs）。从传统 MRI 演化而来，先前存在的 T2 病变区域，随着时间的推移，在纵向获得的 T1 加权和/或 T2 加权 MRI 上显示缓慢、恒定、渐进和径向扩张。SELs 代表更具侵袭性的病变，并与更严重的临床和放射学病程相关。组织完整的横断面测量显示，SELs 对应于 T2 加权成像病变中组织损伤更严重的区域，而纵向研究证实，随着时间的推移，SELs 中的组织退变仍在持续，而 T2 加权成像病变体积的其他部分则不然。尽管 GBCA 的重新增强可能占增强性病变的近 15%，但在 SELs 中很少观察到这种情况。临床 MRI 相关性研究显示，SELs 与更差的预后相关。SELs 在复发性和进展性多发性硬化中均有检测到，并且在疾病活动期（如随着时间的推移形成新病变）的人群中更常见。存在至少一个 SELs 的多发性硬化患者的残疾更严重。较大的 SELs 体积和更高比例的 T2 病变 SELs 可预测 7 年和 9 年后扩展残疾状态量表（expanded disability status scale，EDSS）恶化状况。SELs 表现出在 T1W 序列上信号强度的纵向降低以及磁化传递率值的持续下降。120 周内 T1 加权成像病变体积和 T1 加权成像 SELs 内信号强度的变化可预测随后的残疾进展。

（2）顺磁性边缘病变（PRLs）。磁敏感加权成像可检测到顺磁性边缘病变。在大于等于 1.5T 的磁敏感性序列中，有一个具有顺磁性特征的离散边缘，至少连续覆盖病变白质部分外边缘的 2/3（不包括任何皮质或室管膜边界）。边缘与全部或部分病变核心的边缘重合，该病灶在 T2WI 上呈高信号；对于较大的 T2 病灶，在 T1WI 上查看更易分辨的低信号核心，有助于检测到 PRL 核心。与所有或部分在 T2 加权成像上呈高信号的病灶部分或全部共位于同一区域，但在 T1 加权后注射钆对比剂（gadolinium-based contrast agent，GBCA）的图像上未见增强。含铁血黄素沉积细胞的数量是磁敏感加权成像中顺磁性边缘病变可见性的主要决定因素。目前，PRLs 鉴定和计量的黄金标准是由经过培训的专家进行视觉审查。初步数据表明，自动化算法在 PRLs 检测方面很有前景，但还需要进一步验证。在多发性硬化的任何阶段以及 CIS 中都能看到 PRLs，但它们往往与更具侵袭性的临床和影像学病程相关。PRLs 对诊断多发性硬化的高度特异性表明，PRLs 可能是多发性硬化诊断中辅助性 MRI 的有用工具。阴燃病灶的病理实质是一种慢性活动性的炎症病灶，病灶周围聚集了巨噬细胞及活化的小胶质细胞。在 3.0T 或 7.0T 的磁共振磁敏感序列（如 SWI）上病灶周围出现顺磁环（铁环）（图 1-10B）。

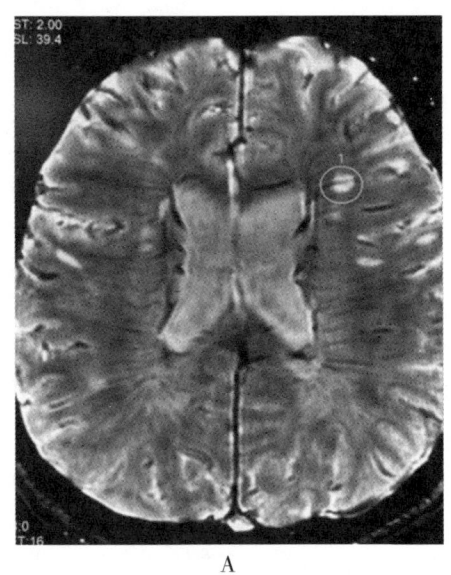
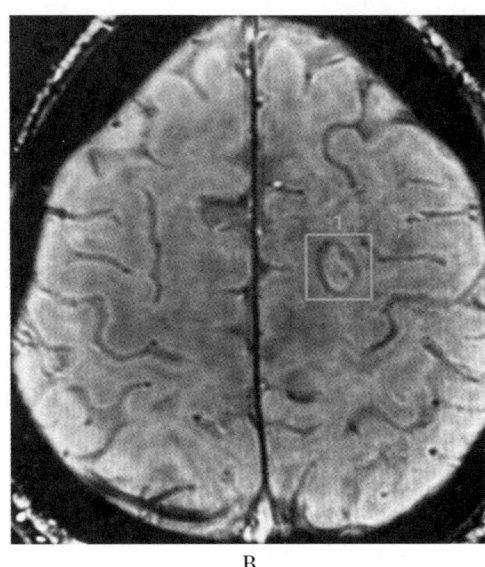

A：横断面磁敏感加权成像（susceptibility weighted imaging，SWI）序列，左侧侧脑室旁病灶中央静脉征；B：横断面 SWI 序列，顺磁性边缘病变。

图 1-10 MS 患者脑 SWI

12. 转位蛋白阳性病变

转位蛋白（translocator protein，TSPO）阳性病变被定义为在 T2 加权图像上共定位于高强度核心的区域，在 T1 加权 MRI 上不予 GBCA 增强，并且 PET 上显示边界处 TSPO 摄取增加。TSPO 是唯一一种广泛可用的正电子发射断层显像（positron emission tomography，PET）示踪剂，用于激活的小胶质细胞/巨噬细胞和星形胶质细胞。

TSPO PET 能够为 PRLs 中固有免疫系统的活动提供病变水平的体内支持。TSPO PET 可以提高分子特异性以检测到更广泛的 CALs 群体，但 TSPO PET 在临床实践中的可行性仍然有限。对于不与 PRLs 相对应的 TSPO 阳性病变，目前缺乏组织病理学验证。

（二）实验室与其他辅助检查

对于临床怀疑 MS 患者，需尽早完善脑脊液（cerebrospinal fluid，CSF）常规、生化、细胞学、免疫球蛋白 G（immunoglobulin G，IgG）合成率及 OCB 等常规及免疫相关检测项目。同时应该完善血清或 CSF 水通道蛋白 4 抗体（aquaporin 4 antibody，AQP4-IgG）及抗髓鞘少突胶质细胞糖蛋白免疫球蛋白 G 抗体（myelin oligodendrocyte glycoprotein immunoglobulin G antibody，MOG-IgG）筛查以鉴别。

1. 脑脊液常规及生化

MS 腰椎穿刺测得脑脊液压力多为正常，脑脊液外观呈无色透明，单核细胞数可有轻中度升高，白细胞数一般不超过 $50 \times 10^6/L$。脑脊液生化：葡萄糖及氯化物正常，脑脊液蛋白轻中度升高，多在 1 g/L 以下，其中以免疫球蛋白升高为主。

2. 脑脊液细胞学

可发现免疫活性细胞，如激活型淋巴细胞、浆细胞和激活型单核细胞，急性期常以小淋巴细胞为主，伴有激活型淋巴细胞和浆细胞，偶见多核细胞，是疾病活动的标志；缓解期多为激活的单核细胞和巨噬细胞，发作间期细胞学可完全正常。

3. IgG 鞘内合成

IgG 鞘内合成的检测是临床诊断 MS 的一项重要辅助指标。MS 患者脑脊液中免疫球蛋白增加，其主要是 IgG 升高。

4. IgG 指数

IgG 指数是反映 IgG 鞘内合成的定量检测指标，70%～75% 的 MS 患者该指数增高。IgG 指数计算公式为：IgG 指数 = 脑脊液 IgG ÷ 血清 IgG，即脑脊液白蛋白 ÷ 血清白蛋白。其上限值为 0.7，超过该值提示 IgG 鞘内合成增加。判定 IgG 鞘内合成的前提是脑脊液白蛋白/血清白蛋白的比值正常，该比值提示血脑屏障的功能正常。病程中连续 2 次检测脑脊液白蛋白/血清白蛋白比值正常，而脑脊液 IgG/血清 IgG 比值增高 4 倍以上时，可确认有鞘内合成。

5. 脊液特异性寡克隆带（OCB）

OCB 是 IgG 鞘内合成的重要定性指标，通过等电聚焦结合免疫化学检测 IgG 来分析脑脊液 OCB，脑脊液和血清样本必须同时配对分析，在 pH 值 3.0～10.0 区域，出现 2 条及以上狭窄且不连续的条带为 OCB 阳性。通常 OCB 结果可分为 5 种模式：① Ⅰ 型是指正常血清和正常脑脊液，无鞘内 IgG 合成。② Ⅱ 型为仅在脑脊液中可见 OCB（存在鞘内 IgG 合成），而血清正常。③ Ⅲ 型为血清和脑脊液中均见 OCB，但脑脊液中出现血清中不存在的、额外的 OCB 条带（存在鞘内 IgG 合成）。④ Ⅳ 型是指血清和脑脊液中存在对称性分开的 OCB 条带（对称模式，没有鞘内 IgG 合成）。⑤ Ⅴ 型为单克隆条带，分别在血清和脑脊液中出现对称性密集的条带（无鞘内 IgG 合成）。⑥ Ⅳ 型和 Ⅴ 型区带需要结合血脑屏障及临床疾病分析其意义。60%～95% 的 MS 患者可在脑脊液中检出 Ⅱ 型、Ⅲ 型 OCB 阳性，支持 MS 诊断。

6. κ-游离轻链

MS 患者的脑脊液中存在大量 κ-游离轻链（kappa-free light chain，κ-FLCC），反映 MS 鞘内炎症。有研究表明，κ-FLCC 对 MS 患者的敏感性优于 IgG 抗体。因此，高水平的 κ-FLCC 可以预测从 CIS 到 MS 的进展。有研究报告显示，κ-FLCC 与 MS 患者的不可逆的残疾程度直接相关。κ-FLCC 被证明具有与 CSF IgG 寡克隆带相似的诊断价值，并且在可及性和定量方面具有优势，这使得它成为未来修订 McDonald 标准的理想候选生物标志物，κ-FLCC 可以作为一种有效的生物标志物，帮助更准确地诊断 MS。在临床管理方面，κ-FLCC 的应用可能会改善多发性硬化患者的治疗效果。通过结合 κ-FLCC 与其他生物标志物，可以更好地监测疾病进展和治疗反应，从而制定个性化的治疗方案。此外，κ-FLCC 能够反映与疾病相关的生物和病理机制，这为评估不同 MS 亚型的活动性提供了可能性。因此，κ-FLCC 的使用不仅有助于提高诊断的准确性，还有助于优化患者的临床管理和治疗策略。

7. 抗 AQP4 抗体

由于抗 AQP4 抗体对于 NMOSD 诊断具有高度特异性，因此抗 AQP4 抗体检测对于鉴别 NMOSD 和 MS 具有重要意义。2017 年，McDonald 诊断标准指出，考虑到 NMOSD

和 MS 治疗方法的不同，任何正在评估 MS 的患者都应该考虑 NMOSD，所有具有 NMOSD 特征的患者（如双侧 ON、严重累及脑干、纵向广泛脊髓病灶、脑部 MRI 正常等）都应该进行血清抗 AQP4 抗体和髓鞘少突胶质细胞糖蛋白（myelin oligodendrocyte glycoprotein，MOG）抗体检测，重点关注 NMOSD 高风险人群（如非裔美国人、亚洲人、拉丁美洲人和儿科人群）。对于存在 NMOSD 可能性的人群，若脊髓受累超过 3 个椎体节段、典型第三脑室周围器官受累症状、颅内缺乏典型 MS 病变、严重 ON、合并多项自身免疫疾病或相关抗体阳性，包括复发性长节段横贯性脊髓炎和复发性 ON 等疾病者，进行 MS 诊断时需要与 NMOSD 进行鉴别。建议疾病急性复发期及免疫治疗前进行抗 AQP4 抗体的检测。

8. 抗 MOG 抗体

MOG 是一种表达在髓鞘和少突胶质细胞外膜上的糖蛋白，仅存在于 CNS 的脑、视神经和脊髓内。抗 MOG 抗体在 MS 患者尤其是成年 MS 患者中十分少见。2017 年的一项回顾性研究显示，抗 MOG 抗体在 MS 患者中的总体敏感性为 5.1%（95% CI =[4.2，6.1]），在儿童 MS 患者中其发生频率最高。在中国尤其应注意排除视神经脊髓炎谱系疾病及抗 MOG 抗体相关疾病，建议进行抗 AQP4-IgG 抗体及 MOG-IgG 的检测。

9. 视觉诱发电位（VEP）

P100 潜伏期延长提示可能脱髓鞘，波幅降低提示可能轴索损伤，视觉诱发电位（visual evoked potential，VEP）检查可以获取 MS 患者视觉通路损害的信息，并且在高空间频率下 VEP 对 MS 患者视觉通路的异常更为敏感。当 MRI 显示病变很小、病变不明确或可能提示其他病症时，VEP 有助于了解整体的临床情况。相关研究证实，在评估 MS 患者视觉通路损伤时，VEP 的敏感性高于 OCT。2017 年 McDonald 诊断标准指出，VEP 异常是 CIS 转变为 MS 的高危因素。VEP 受很多因素影响，缺乏诊断疾病的特异性。

10. 光学相干断层扫描（OCT）

MS 患者多存在视网膜神经纤维层（retinal nerve fiber layer，RNFL）变薄，且这种改变与患者视觉神经功能减退有关。研究表明，在无 ON 的患者中，视乳头周围 RNFL（pRNFL）厚度（轴突变性的测量指标）与 MS 病程、EDSS 评分、脑萎缩和认知损害相关，而联合神经节细胞的内丛状层（ganglion cell and inner plexiform layer，GCIPL）厚度（神经元变性的测量指标）与 EDSS 评分和残疾进展相关。相关研究指出，pRNFL、GCIPL 和外丛状层（outer plexiform layer，OPL）厚度在进展型 MS 中显著薄于 RRMS；在进展型 MS 的不同亚型中，SPMS 患者的 pRNFL 和 GCIPL 的厚度显著薄于 PPMS。另一项研究发现，GCIPL 厚度可以预测 CIS 患者的未来疾病活动和 MS 的诊断。特定的视网膜层受累及其变薄程度与临床症状的严重程度相关，可反映不同类型 MS 的病理生理机制和不同进展阶段，在 MS 患者中，进行 OCT 检查可以帮助识别 MS 亚型并预测 MS 进展的严重程度，但缺乏疾病特异性。

七、诊断

首先，应以客观病史和临床体征为基本依据；其次，应充分结合各种辅助检查特别是 MRI 与脑脊液特点，寻找病变的空间多发与时间多发证据；最后，还需排除其他可能疾病。

除满足以上3项条件外，应尽可能寻找电生理、免疫学等辅助证据。在考虑MS诊断时，所有患者均应行头部MRI检查。目前推荐应用1.5T及以上场强MRI扫描仪；头部基本序列应该包括平扫［2D矢状面FLAIR序列，2D横断面T1、T2、磁共振弥散加权成像（diffusion weighted imaging，DWI）］及增强（横断面T1）；扫描层数为全脑覆盖（30～32层），层厚4 mm；中心定位线为平行胼胝体膝部、压部下缘连线；推荐注射造影剂后延迟5分钟做增强扫描。有条件的单位，除DWI外，推荐其他所有序列的MRI检查采用3D扫描后薄层重建。脊髓MRI检查对所有患者并非必要，但在脊髓受累为首发症状、原发性进展性病程以及在MS少见的人群（老年人或亚种人群）中考虑MS，或者需要进一步资料增加诊断的可靠性时，应行脊髓MRI检查。推荐序列包括矢状面T1、T2，连续横断面T1、T2，以及增强后矢状面、横断面T1。

60%～70%的MS患者会出现视神经炎，因此，2024年McDonald诊断新标准中将视神经病灶作为MS磁共振影像空间多发性（DIS）的第5个证据。同时将反映MS鞘内炎症的κ-游离轻链（κ-FLCC）作为诊断生物标志物，进一步提高了MS诊断的敏感性。中央静脉征（CVS）和顺磁性边缘病变（PRL）分别反映了白质中炎症性脱髓鞘的静脉周围发展和病灶周围慢性炎症，新诊断标准将二者作为MRI信号纳入诊断指标，极大地提升了诊断标准的特异性。此外，新诊断标准不再将DIT作为MS诊断的必要条件，在纳入具体的MRI信号的同时更新了DIS标准，使诊断标准在临床中应用更容易、更广泛。

一项关于视神经病灶的研究，对比了McDonald2017DIS标准，以及纳入视神经受累情况的改良DIS标准。研究观察临床孤立综合征（CIS）且合并视神经病灶的患者群体，发现在预测约15年后发展为临床确诊多发性硬化，可额外识别出15例符合DIS标准的患者。与McDonald 2017 DIS标准相比，包括视神经受累的改良DIS标准的敏感性（95% vs. 83%）和准确性（81% vs. 78%）更高，但特异性较低（57% vs. 68%）。与时间播散标准相结合，改良DIS标准的敏感性（83% vs. 74%）和准确性（81% vs. 75%）仍然较高，特异性不变（77%）。该研究提供了Ⅲ类证据，对于疑似MS患者，将症状性视神经受累纳入DIS标准可提高MS诊断标准的总体性能。巴塞罗那CIS队列研究，选取基线时评估DIS、视神经区域和播散时间信息完整的患者（$n=388$），将视神经病灶加入现有的DIS证据构建改良DIS（modDIS）标准，以至第2次发作的时间为结局，采用单变量Cox比例风险回归分析评价DIS和modDIS标准，选取随访至少10年或10年内再次发作的患者（$n=151$），评估其诊断性能。根据CIS图谱（视神经炎 vs. 非视神经炎）进行分析，结果显示，视神经病灶作为第5个证据，在不降低特异度（2017年DIS 52.4%，modDIS 52.4%）的前提下，略微提高了准确性（2017年DIS 75.5%，modDIS 78.1%）和灵敏度（2017年DIS 79.2%，modDIS 82.3%），提高了诊断性能。1项前瞻性、观察性研究纳入了首次发生脱髓鞘事件的患者，这些患者有完整的信息来评估DIS，并在180天内进行了频域OCT扫描。改良的DIS标准（DIS + OCT）是基于已验证的OCT眼间差异阈值，将视神经病灶添加到当前的DIS区域，至第2次临床发作的时间是主要终点。结果显示，分析267例MS患者［平均年龄31.3岁，标准差（standard deviation，SD）为8.1，69%为女性］，中位观察期为59个月（范围：13～98个月）。将视神经作为第5个证据可以提高诊断的准确性（DIS + OCT 81.2% vs. DIS

65.6%）和灵敏度（DIS + OCT 84.2% vs. DIS 77.9%），而不降低特异性（DIS + OCT 52.2% vs. DIS 52.2%）。符合 DIS + OCT 标准（涉及的 5 个 DIS + OCT 区域中≥2 个）表明第 2 次临床发作的风险相似，风险比（hazard ratio，HR）为 3.6，CI = [1.4，14.5]，而符合 DIS 标准时风险增加 2.5 倍（HR = 2.5，CI = [1.2，11.8]）。通过 OCT 评估的视神经病灶作为当前 DIS 标准的第 5 个证据，在不降低特异性的情况下提高了诊断性能，从而提高了灵敏度。该研究提供了 II 类证据，证明在 2017 年 McDonald 标准中加入 OCT 确定的视神经病灶作为第 5 条 DIS 标准可提高诊断的准确性。在 1 项纵向、前瞻性、多中心研究中，MAGNIMS 中心邀请 CIS 患者提供前瞻性数据，这些患者在发病 6 个月内接受了 3 项检查（ON-MRI、OCT 或 VEP）中至少 2 项视觉评估。将视神经形态学（由每项检查单独定义或其任意组合）作为第 5 个中枢神经系统证据添加到修改后的 DIS 标准中，构建了新的标准。以 2017 年 McDonald 标准诊断为 MS 为主要转归，以新发 T2 病灶和（或）二次复发为次要转归，进行风险评估分析和不同 DIS 标准的性能分析。研究共纳入来自 5 个 MAGNIMS 中心的 157 例 CIS 患者，其中，38.2%（60/157）的患者表现为视神经炎。在研究开始时，40.2% 的患者和 72.5% 的视神经炎患者在 ON-MRI 上发现视神经受累。随访（平均 27.9 个月，标准差 14.5）时，根据 2017 年 McDonald 标准，111/157 例患者（70.7%）被诊断为 MS。与 2017 年 DIS 标准相比，改良的 DIS 标准具有较高的灵敏度 [92.5%（ON-MRI）vs. 88.2%]，但特异性略低 [80.0%（GCIPL IEA ≥ 4 μm）vs. 82.2%]，总体准确性相似 [86.6%（ON-MRI）vs. 86.5%]，次要结局的结果一致。在 CIS 患者中，通过 MRI、OCT 或 VEP 确定的视神经病变的存在是经常被发现的，特别是当出现视神经炎时，此研究支持将视神经病灶作为符合 DIS 标准的第五个部位。

　　MS 的诊断遵循 2017 版 McDonald 诊断标准，11 岁及以上的儿童同样使用此标准。患者无神经系统临床表现，MRI 高度提示 MS 可能，同时缺乏任何其他可能的放射学病变解释，则可考虑为放射学孤立综合征（RIS）（表 1-1）。

表 1-1　2017 年版 McDonald 诊断标准

临床表现	诊断 MS 所需辅助指标
≥2 次发作；有 ≥2 个以上客观临床证据的病变	无[a]
≥2 次发作；1 个有客观临床证据的病灶数（并且有明确的历史证据证明以往的发作涉及特定解剖部位的一个病灶[b]）	无[a]
≥2 次发作；具有 1 个病变的客观临床证据	通过不同 CNS 部位的临床发作或 MRI 检查证明空间多发
1 次发作；具有 ≥2 个病变的客观临床证据	通过额外的临床发作或 MRI 检查证明时间多发，或具有 OCB 的证据[c]

续表 1-1

临床表现	诊断 MS 所需辅助指标
有 1 次发作；存在 1 个病变的客观临床证据	通过不同 CNS 部位的临床发作或 MRI 检查证明空间多发，并且通过额外的临床发作，或 MRI 检查证明时间多发或具有 OCB 的证据c
提示 MS 的隐匿的神经功能障碍进展（PPMS）	疾病进展 1 年（回顾性或前瞻性确定）同时具有下列 3 项标准的 2 项：①脑病变的空间多发证据；MS 特征性的病变区域（脑室周围、皮质/近皮质或幕下）内≥1 个 T2 像上病变；②脊髓病变的空间多发证据：脊髓≥2 个 T2 像上病变；③脑脊液阳性（等电聚焦电泳显示 OCB）

CNS：中枢神经系统；MS：多发性硬化；PPMS：原发进展型 MS。

如果患者满足 2017 年 McDonald 标准，并且临床表现没有更符合其他疾病诊断的解释，则诊断为 MS；如有过临床孤立综合征怀疑为 MS，但并不完全满足 2017 年 McDonald 标准，则诊断为可能的 MS；如果评估中出现了另一个可以更好解释临床表现的诊断，则排除 MS 诊断。

a：不需要额外的检测来证明空间和时间的多发性。然而除非 MRI 不可用，否则所有考虑诊断为 MS 的患者均应该接受脑 MRI 检查。此外，临床证据不足而 MRI 提示 MS，表现为典型临床孤立综合征以外表现或具有非典型特征的患者，应考虑脊髓 MRI 或脑脊液检查；如果完成影像学或其他检查（如脑脊液）且结果为阴性，则在做出 MS 诊断之前需要谨慎，并且应该考虑其他可替代的诊断。

b：基于客观的 2 次发作的临床发现做出诊断是最保险的。在没有记录在案的客观神经系统发现的情况下，既往 1 次发作的合理历史证据可以包括具有症状的历史事件，以及先前炎性脱髓鞘发作的演变特征；但至少有 1 次发作必须得到客观结果的支持。在没有神经系统残余客观证据的情况下，诊断需要谨慎。

c：尽管脑脊液特异性寡克隆带阳性本身并未体现出时间多发性，但可以作为这项表现的替代指标。

八、鉴别诊断

MS 的诊断标准是基于充分排除其他疾病的前提下，拟对高度怀疑 MS 的疾病表现进行确诊而设计的。因此，MS 在确诊前还需要与其他症状、体征或影像学上同样具有 DIS 和 DIT 的疾病进行鉴别诊断，其中包括其他 CNS 特发性炎性脱髓鞘疾病（idiopathic inflammatory-demyelinating diseases，IIDDs）、血管性疾病、感染性疾病、结缔组织病、肉芽肿性疾病、肿瘤性疾病、遗传代谢性疾病、功能性疾病等（表 1-2）。对于早期的 MS，当患者具有非典型临床表现或 MRI 显示"红旗"（red flag）征时，提醒临床医师须考虑其他疾病的可能（表 1-3）。尽可能完善实验室及其他相关辅助检查，排除其他更好解释临床和放射学发现的可能疾病，切忌仅凭脑室周围多发长 T2 信号就片面地做出 MS 的诊断。

表 1-2 需要与 MS 鉴别的疾病

疾病类别	疾病名称
其他炎性脱髓鞘病	NMOSD、ADEM、脊髓炎、脱髓鞘假瘤等
血管性疾病	CADASIL、多发腔隙性脑梗死、烟雾病、血管畸形等

续表1-2

疾病类别	疾病名称
感染性疾病	莱姆病、梅毒、脑囊虫、热带痉挛性截瘫、艾滋病、惠普尔（Whipple）病、进行性多灶性白质脑病等
结缔组织病	系统性红斑狼疮、白塞综合征、干燥综合征、系统性血管炎、原发性中枢神经系统血管炎等
肉芽肿性疾病	结节病、韦格纳（Wegener）肉芽肿、淋巴瘤样肉芽肿等
肿瘤性疾病	胶质瘤病、淋巴瘤等
遗传代谢性疾病	肾上腺脑白质营养不良、异染性脑白质营养不良、线粒体脑肌病、维生素B_{12}缺乏、叶酸缺乏等
功能性疾病	焦虑症等

MS：多发性硬化；NMOSD：视神经脊髓炎谱系疾病；ADEM：acute disseminated encephalomyelitis，急性播散性脑脊髓炎；CADASIL：cerebral autosomal dominant arteriopathy with subcortical infarcts and leukoencephalopathy，伴皮质下梗死和白质脑病的常染色体显性遗传性脑动脉病。

表1-3 MS诊断的警示信号（红旗征）

分类	MS诊断的警示信号（红旗征）
病史	系统性疾病（风湿免疫病、血液病）；感染（结核分枝杆菌、人类免疫缺陷病毒、梅毒螺旋体）；肿瘤（化学治疗或放射治疗史）；家族史（遗传代谢相关疾病）
临床表现	缺乏DIS、DIT；首次发病年龄≤10岁或>55岁；显著的发热、头痛、意识障碍；听力突然丧失；非盲点视野缺损；脑病症状、皮层症状（癫痫、失语、皮质盲）；锥体外系症状；CNS以外受累症候群
视神经	双侧受累；剧烈眼痛；1月内未恢复的严重视功能障碍；葡萄膜炎；视网膜渗出或出血，严重视盘水肿和玻璃体反应
脊髓	完全横贯性损害；进行性脊髓炎；痛触觉与本体觉分离；根性痛、痛性痉挛；马尾综合征；同时存在下运动神经元损害体征
脑干/小脑	急性起病，符合血管分布区；眼征具有波动性；完整的眼外肌麻痹
MRI	头部：正常；缺乏MS特征区域经典病变，病灶直径<3 mm或>3 cm，明显的灰质受累，脑积水，无胼胝体或脑室周围病变，典型第三脑室室周器官（circumventricular organ，CVO）受累，对称的融合白质病变，脑膜强化，所有病变同时强化，病变持续强化超过3个月，微出血等。 脊髓：病变长度>3个椎体或以上的广泛病变，肿胀，横贯性损害，软脊膜强化，T1WI低信号；病变符合脊髓前动脉分布区；病变持续肿胀超过3个月
脑脊液	正常；OCB缺失（采用等电聚焦技术），颅压增高，白细胞>50×10^6/L，蛋白>80 mg/dL，葡萄糖及氧化物降低

需要与MS重点鉴别的疾病：其他IIDDs，尤其是视神经脊髓炎谱系疾病

（NMOSD）和抗髓鞘少突胶质细胞糖蛋白免疫球蛋白 G 抗体相关疾病（anti-myelin oligodendrocyte glycoprotein-IgG associated disorders，MOGAD）。因此，建议进行抗 AQP4-IgG 抗体及抗 MOG-IgG 抗体的检测。同时，MS 还需要与急性播散性脑脊髓炎（ADEM）、自身免疫性胶质纤维酸性蛋白星形胶质细胞病（autoimmune glial fibrillary acidic protein astrocytopathy，GFAP-A）、原发性中枢神经系统淋巴瘤（primary central nervous system lymphoma，PCNSL）、视神经炎、脊髓炎、脑干脑炎、脱髓鞘假瘤等疾病相鉴别。

（一）NMOSD 与 MS 的 MRI 鉴别

1. 脑内病灶

MS 与 NMOSD 脑内病灶分布各有特点。MS 患者脑内病灶特点为常见皮层及近皮层病灶、侧脑室周围病灶（Dawson 手指征，表现为卵圆形、矢状面上垂直于胼胝体的病灶）、顶叶侧脑室下脚病灶、U 型纤维病灶，病灶边界清楚、不完全环状强化。NMOSD 脑内特异性病灶为室管膜周病灶：极后区、导水管周围、下丘脑、侧脑室周围、胼胝体下表面。室管膜周病灶可能延伸到脑实质或者紧贴室管膜。急性期可见脑室周围室管膜铅笔样薄线性强化。NMOSD 患者脑内无近皮层病灶，侧脑室周围病灶少，多为非特异性皮层下或者深部脑白质病灶，常见点状或者丝状 T2 高信号病灶，病灶常小于 3 mm，边界不清，云雾样强化，且幕下病灶常见，可位于延髓、脑桥、小脑脚、中脑、间脑。此外，高分辨率 MRI 发现超过 80% 的 MS 患者脑内病灶有中央静脉征，而仅有 9%～35% 的 NMOSD 患者存在此现象，因此中央静脉征有利于鉴别 MS 与 NMOSD。（图 1-11、图 1-12）

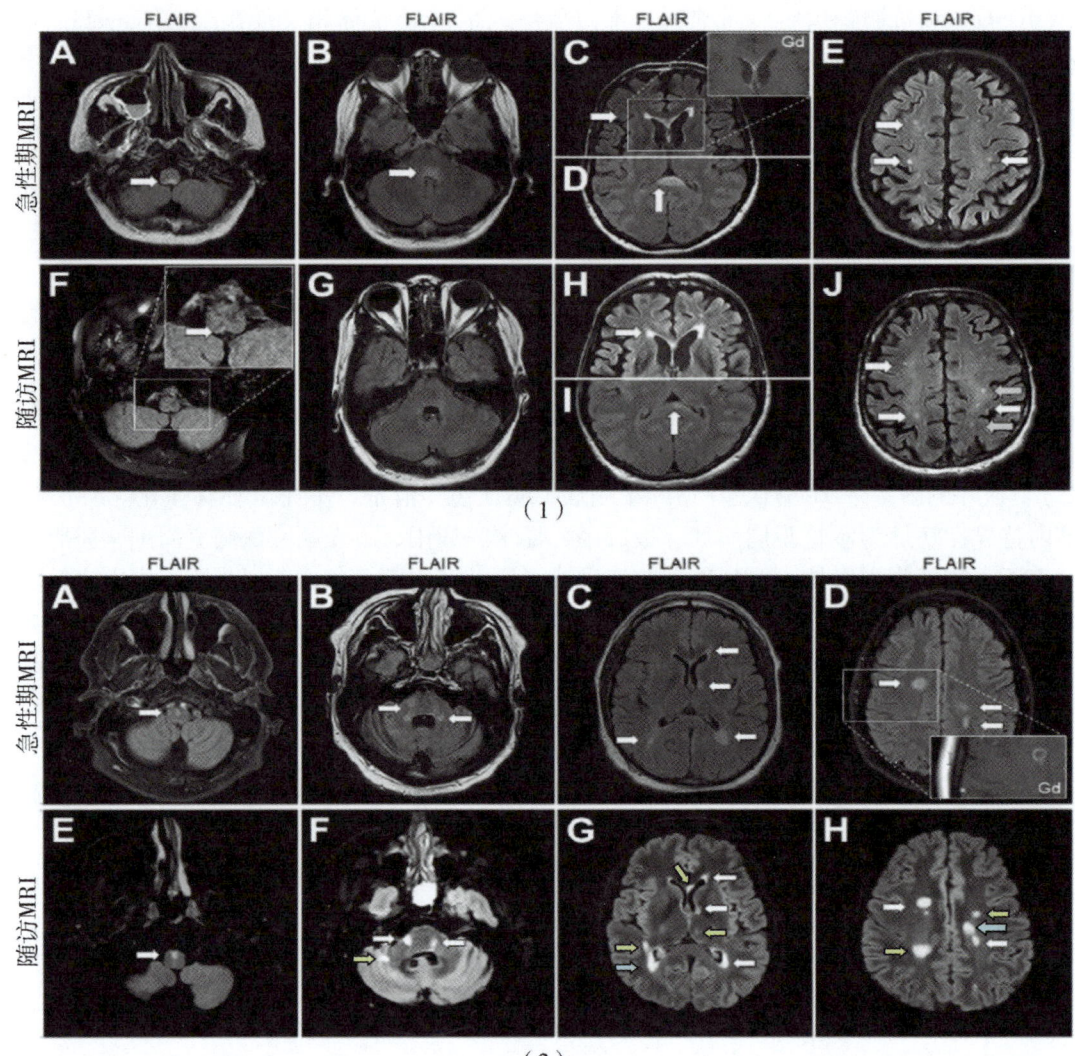

图（1）中 A—E：AQP4＋NMOSD 患者急性期的 MRI 表现；F—J：随访成像。所有图像均以轴位显示。在延髓极后区的 T2 病变（A，箭头）在随访时几乎不可见，但仍存在（F 为放大图，见箭头处）。涉及桥脑背侧并贴近第四脑室的 T2 病变（B，箭头）在随访时完全消失（G）。室管膜周围的 T2 病变（C，箭头）在增强 T1 加权序列中显示出相应的线性室管膜增强（放大图），在随访时仍然存在（H，箭头）。另一名患者的胼胝体压部 T2 病变（D，箭头），在随访时显著缩小但仍可见（I，箭头）。多个小的非特异性 T2 病变位于皮质下白质（E，箭头），在随访时保持不变（J，箭头）。还观察到额外的间隔 T2 病变（J，绿色箭头）。

（AQP4＋NMOSD：水通道蛋白 4-IgG 阳性视神经脊髓炎谱系障碍；FLAIR：液体衰减反转恢复。）

图（2）中 A—D：MS 患者急性期的 MRI 表现；E—H：随访成像。除非另有说明，所有图像均以 FLAIR 序列、轴位显示。延髓前部的小 T2 病变（A，箭头），在随访时保持不变（E，箭头）。桥脑周边多个 T2 病变贴近第四脑室（B，箭头），在随访时仍然可见（F，箭头），并出现额外的间隔 T2 病变（F，绿色箭头）。多个卵圆形的脑室周围 T2 病变贴近侧脑室（C，箭头）；T2 病变在随访时持续存在（G，箭头），有时还增大（G，蓝色箭头）；还显示了额外的间隔 T2 病变（G，绿色箭头）。白质 T2 病变（D，箭头），其中一个显示出环形增强（放大图，增强 T1 加权序列）；T2 病变在随访时持续存在（H，箭头），有时还增大（H，蓝色箭头）；还显示了额外的间隔 T2 病变（H，绿色箭头）。

图 1-11　横断面 AQP4＋NMOSD 和 MS 患者脑内病灶 MRI

资料来源：CACCIAGUERRA L, FLANAGAN E F. Updates in NMOSD and MOGAD diagnosis and treatment：atale of two central nervous system autoimmune inflammatory disorders［J］. Neurologic Clinics，2024，42（1）：77-114.

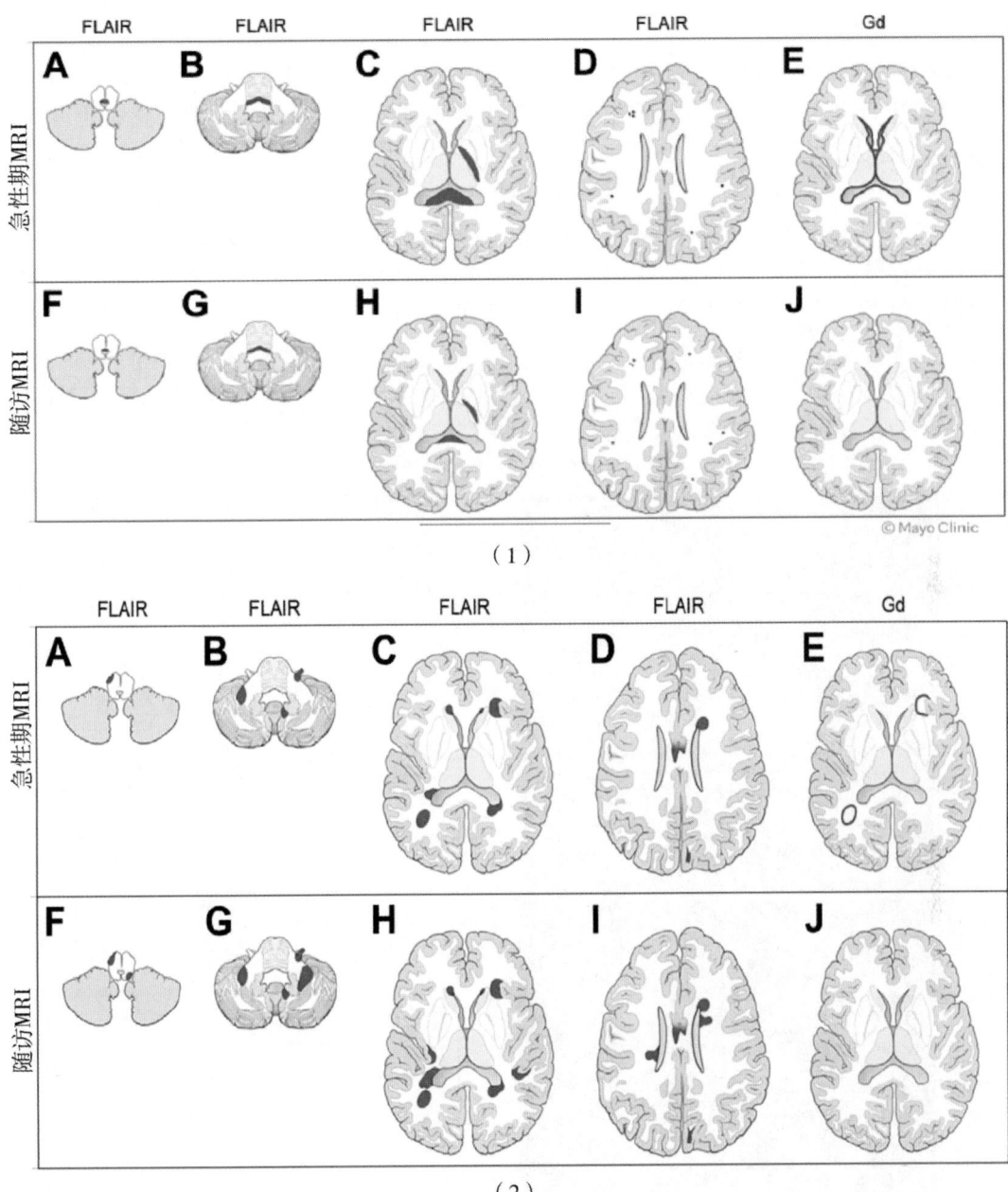

图（1）中A—E：AQP4+NMOSD患者急性期的脑部影像学发现示意图；F—J：随访成像示意图。所有图像均为轴面视图。T2病灶位于第四脑室底部（A），在随访时变小但仍然存在（F）。位于第四脑室旁的后部T2病灶（B）在随访时变小但仍然存在（G）。皮层脊髓束和胼胝体后部的T2病灶（C）在随访时变小但仍然存在（H）。皮层下白质内出现多个小的非特异性T2病灶（D），在随访时未发生变化（I）。随访时观察到额外的间隔性T2病灶（I）。线性脑室内增强（E）是AQP4+NMOSD的典型表现，在随访时已消退（J）。

图（2）中A—E：MS患者急性期的脑部发现示意图；F—J：随访成像示意图。所有图像均以轴向视图显示。前脑小周边T2病变（A），在随访中基本保持不变，伴随额外的T2病变（F）。多个T2病变位于周边脑桥、三叉神经区域，且靠近第四脑室（B），在随访时基本保持不变，并出现额外的间隔病变（G）。多个椭圆形的脑室周围、皮质下和深部白质T2病变（C）。在随访中T2病变持续存在（H），有时体积增大。附加的皮质下间隔T2病变也可见（H）。白质T2病变和一个皮层T2病变（D）在随访中持续存在，并伴随额外的间隔病变发展（I）。C中显示的两个病变表现出开环或闭环增强，这通常在多发性硬化症（E）中观察到，并在随访中消失（J）。

图1-12 横断面AQP4+NMOSD和MS患者脑内病灶示意

资料来源：CACCIAGUERRA L，FLANAGAN E F. Updates in NMOSD and MOGAD diagnosis and treatment：atale of two central nervous system autoimmune inflammatory disorders［J］. Neurologic Clinics，2024，42（1）：77-114.

2. 脊髓病灶

NMOSD 患者的长节段横贯性脊髓炎是影像学的标志性特点，MS 患者几乎没有脊髓长节段病灶，抗 AQP4-IgG 抗体阳性 NMOSD 患者几乎都有长节段横贯性脊髓病灶（≥3 个椎体节段），但长节段脊髓病灶也可见于特发性急性横贯性脊髓炎（idiopathic acute transverse myelitis，IATM）和急性播散性脑脊髓炎（ADEM）。随病情演变和临床干预，NMOSD 长节段横贯性脊髓病灶可能"裂解"为多个短病灶，表现为小于 3 个椎体节段、不对称分布、脊髓白质受累，出现脊髓空洞、局灶性或大范围脊髓萎缩。NMOSD 脊髓横断位上病灶位于脊髓中央，累及中央管周围灰质，而 MS 脊髓病灶位于周边偏后部，并且以脊髓后索与侧索为主。NMOSD 急性期矢状面上病灶呈条状，横断面上病灶往往占据受累节段横断面，为 T2 高信号及相应 T1 低信号，50% 的患者增强扫描会有明显强化，为不规则斑片样强化或完全强化。（图 1 - 13）

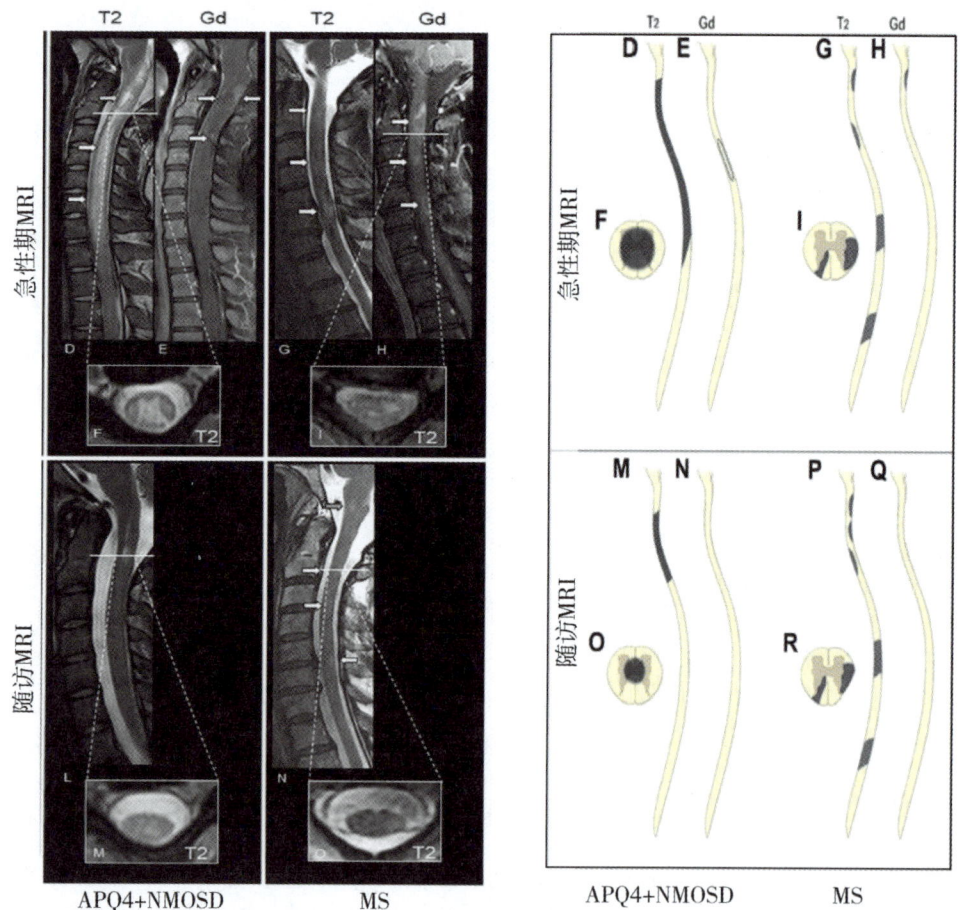

上排显示的是急性期 MRI 表现及示意图，下排显示的是随访成像及其示意图。AQP4 + NMOSD：长节段性脊髓炎。T2 病变累及颈段和胸段脊髓（D，矢状位），呈现延长的环形增强（E）。T2 病变位于灰质和白质的中央（F，轴位）。在随访中，T2 加权成像显示病变缩小（M，矢状位；O，轴位），尽管仍然存在。钆增强已消失（N）。

MS：多发性硬化。多个局灶性短脊髓 T2 病变（G，矢状位），位于外周白质（I，轴位）。

图 1 - 13　AQP4 + NMOSD 和 MS 患者脊髓 MRI 及对应示意

资料来源：CACCIAGUERRA L，FLANAGAN E F. Updates in NMOSD and MOGAD diagnosis and treatment：atale of two central nervous system autoimmune inflammatory disorders［J］. Neurologic Clinics，2024，42（1）：77 - 114.

3. 视神经病灶

NMOSD 视神经受累通常是双侧、广泛、长节段炎症，通常视交叉受累；而 MS 患者视神经受累单侧多见，累及范围短，视交叉常不受累。（图 1-14）

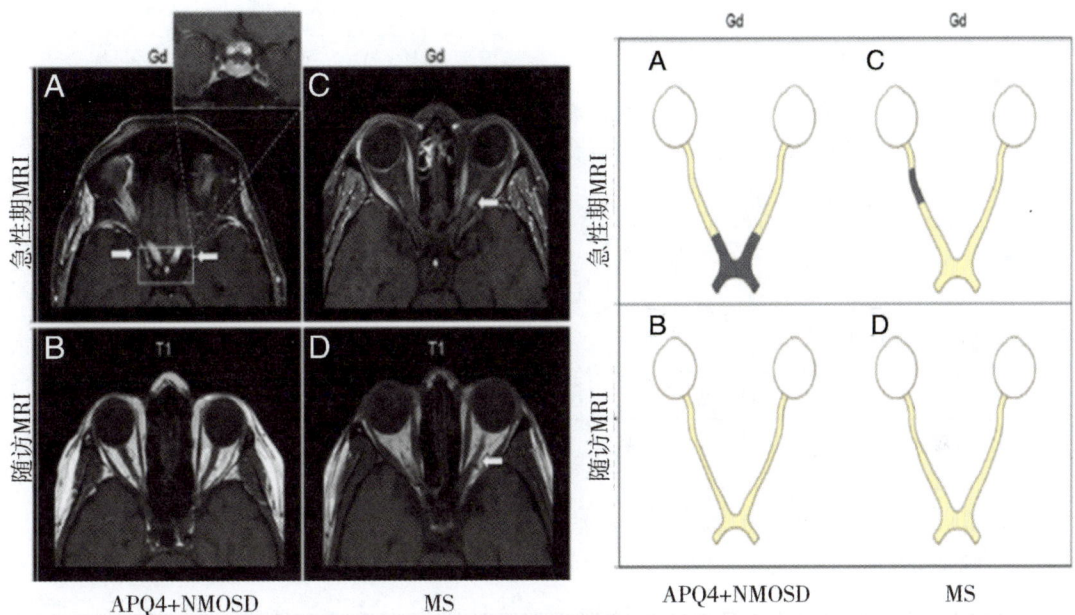

上排显示的是急性期 MRI 表现和示意图（增强 T1 加权成像，带有脂肪抑制），下排显示的是随访成像和示意图（非增 T1 加权成像，无脂肪抑制）。所有图像均以轴位显示。

AQP4 + NMOSD：双侧视神经炎（A，箭头）累及视交叉（放大图，冠状细节）；视神经萎缩（B）。

MS：单侧短节段视神经炎（C，箭头）；单侧视神经萎缩（D，箭头）。

图 1-14 横断面 AQP4 + NMOSD 和 MS 患者视神经 MRI 及对应示意

资料来源：CACCIAGUERRA L, FLANAGAN E F. Updates in NMOSD and MOGAD diagnosis and treatment: atale of two central nervous system autoimmune inflammatory disorders [J]. Neurologic Clinics, 2024, 42 (1): 77-114.

NMOSD 与 MS 的 MRI 鉴别见表 1-4。

表 1-4 NMOSD 与 MS 的 MRI 鉴别

MRI 检查部位	NMOSD	MS
脑	脑室系统周围的室管膜周病灶（沿着室管膜内表面）：延髓最后区、三/四脑室周围、下丘脑、丘脑病变	Dawson 手指征（垂直于侧脑室）
		S 形的 U 型纤维病灶
		侧脑室周围病灶
		颞叶下部病灶
	皮质下或深部较大融合的大脑半球白质病变	皮质病灶
	沿锥体束走行的对称较长病变	静脉周围病灶
	云雾样强化	卵圆形或环状/开环状强化

续表1-4

MRI检查部位	NMOSD	MS
脊髓	长节段脊髓病灶（≥3个椎体节段）	短节段（＜2个椎体节段）病灶，通常为多个病灶
	轴位：位于中央，灰质受累，对称横惯性损害	轴位：多呈非对称性部分损害
	急性期：多明显肿胀、矢状面线样征、横断面病灶T1低信号、亮斑样强化	T1低信号少见
	缓解期：脊髓萎缩、空洞	—
视神经	长病灶、视交叉病灶	短病灶
其他	看似正常的受累组织可能限制于病灶所在纤维束	运用新型MRI技术可发现看似正常脑白质的组织损害
	MRS上病灶的肌醇下降	MRS上病灶的NAA下降

NAA：N-acetyl aspartate，N-乙酰天门冬氨酸。

（二）MOGAD与MS的MRI鉴别

1. 脑内病灶

MOGAD中42%～53%会出现脑部病灶，病灶部位包括深部灰质、皮质和近皮质病变、脑干和小脑病变、大脑半球病变，以及罕见的白质营养不良样模式。深灰质病灶和中脑脚间核的大型病灶是MOGAD的特征性表现。丘脑及第四脑室（前部位置）的扩散性累及更有助于MOGAD的诊断。脑部病灶通常呈现边界不清（绒毛状）。在MOGAD急性期可出现短暂的轻度T1低信号，慢性阶段则少见，更符合MS的特征。皮质病灶通常发生在脑皮质炎发作期间，在液体衰减反转恢复序列T2加权成像（T2-FLAIR）上可被识别并涉及大面积皮层区域；与MS不同，因为MOGAD皮质病灶在常规序列上的评估可能不够明显，应用高级序列如双反相、相位敏感反相或磁化准备快速梯度回波，则能更有效地识别此类变化。MOGAD病灶可见于胼胝体、内囊和脑干、小脑，MOGAD患者胼胝体病变发生频率与AQP4+NMOSD相似，但其大小很少超过2.5 cm（11%），且脑外小脑皮质受累较为常见（55%）。胼胝体病变可在慢性期消退，但在MOGAD中的消退率高于在AQP4-NMOSD的（56% vs. 15%）。MOGAD胼胝体病变通常为局灶性卵圆形，边缘清晰锐利，主轴垂直于侧脑室，有助于与MS区分。MOGAD常有小脑脚和皮质脊髓束的病变，以及大的白质病变（即最大横径大于3 cm，通常呈纺锤形或辐射状）。肿瘤样病变（直径大于2 cm）在MOGAD患者中比AQP4+NMOSD患者更为常见，常伴随云雾状、结节状及脑膜强化，但这些特征在MOGAD和MS中均较为常见。然而，近期研究表明，云雾状与结节状强化在MOGAD和MS中的出现频率相似，而脑膜强化则在MOGAD中更为显著（46%的病例表现出此特征），有助于与MS（仅7%）区分。（图1-15、图1-16）

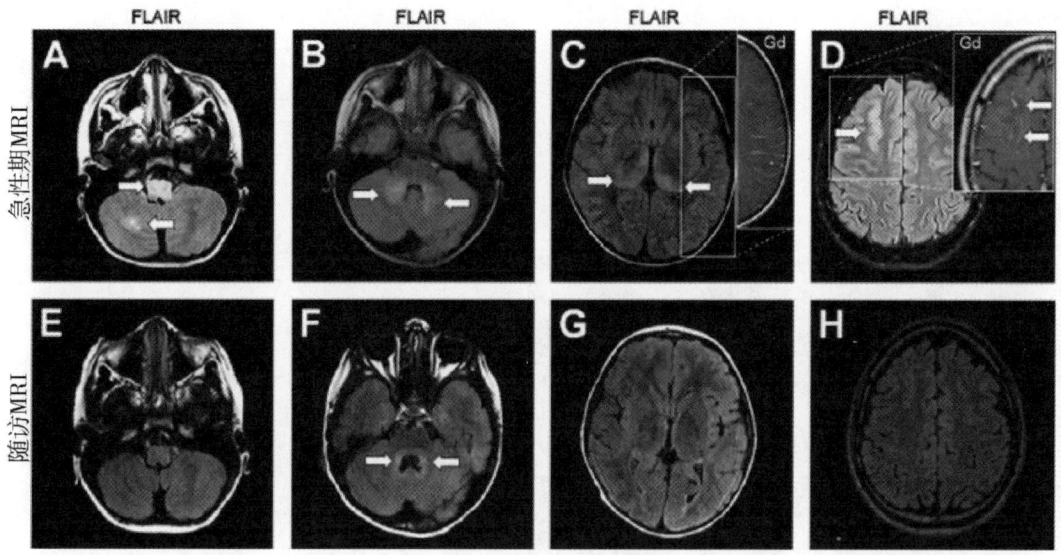

A—D：急性期MRI表现；E—H：随访成像。图像为轴位成像。整个延髓和小脑中出现模糊的T2病灶（A，箭头），在随访成像中完全消失（E）。双侧小脑中脚的模糊T2病灶（B，箭头所指），在随访时体积缩小但仍然存在（F，箭头），伴有第四脑室的代偿性增大。双侧丘脑的模糊T2病灶（C，箭头），患者显示出明显的脑膜增强（放大图，后对比T1加权序列），在随访中完全消失（G）。一名大脑皮层脑炎患者，其MRI显示出广泛的皮层T2病灶（D，箭头），伴有局灶性增强（放大图，后对比T1加权序列），在随访中完全消失（H）。

图1-15　横断面MOGAD患者脑内病灶MRI

资料来源：CACCIAGUERRA L，FLANAGAN E F. Updates in NMOSD and MOGAD diagnosis and treatment：atale of two central nervous system autoimmune inflammatory disorders [J]. Neurologic Clinics，2024，42（1）：77-114.

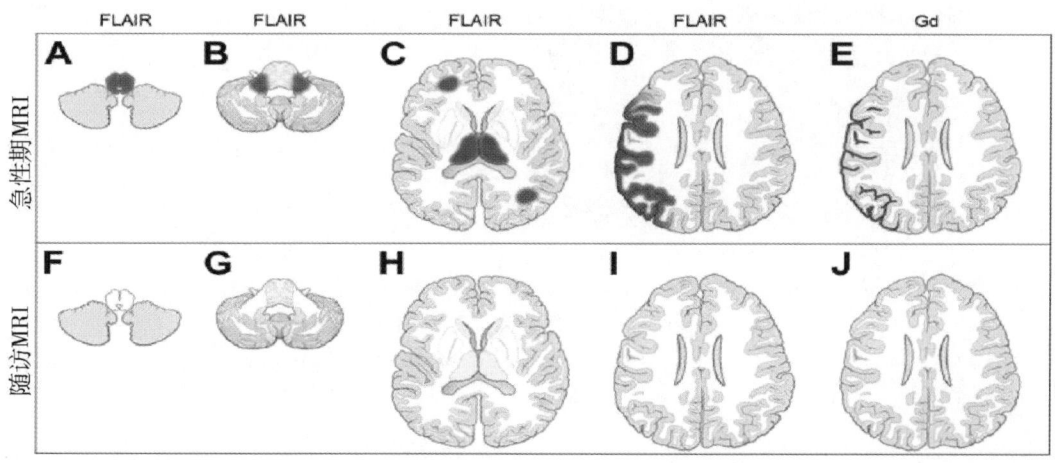

A—E：急性期MRI影像示意图；F—J随访影像示意图。所有图像均为轴位视图。涉及整个延髓的T2病灶（A），在随访时完全消失（F）。中脑小脑脚的双侧毛绒状T2病灶（B）在随访时消退（G）。丘脑的双侧毛绒状T2病灶以及白质中的其他病灶（C）在随访时完全消退（H）。脑皮层脑炎伴有广泛的皮层T2病灶（D）和膜下增强（E）。随访时，皮层病灶和增强均完全消失（I，J）。

图1-16　横断面MOGAD患者脑内病灶对应示意

资料来源：CACCIAGUERRA L，FLANAGAN E F. Updates in NMOSD and MOGAD diagnosis and treatment：atale of two central nervous system autoimmune inflammatory disorders [J]. Neurologic Clinics，2024，42（1）：77-114.

2. 脊髓病灶

MOGAD 脊髓病灶常累及腰髓和圆锥。70% 的 MOGAD 急性脊髓炎表现为 T2 长节段病灶，横截面上 T2 病灶通常位于中央，并累及灰白质，呈现"H"形。短节段病灶相对多见。MOGAD 脊髓横断面见 T2 见高信号病灶，中央管受累，呈"亮点状"，但这在 MS 中罕见，且这种信号变化通常在随访中消退。（图 1-17）

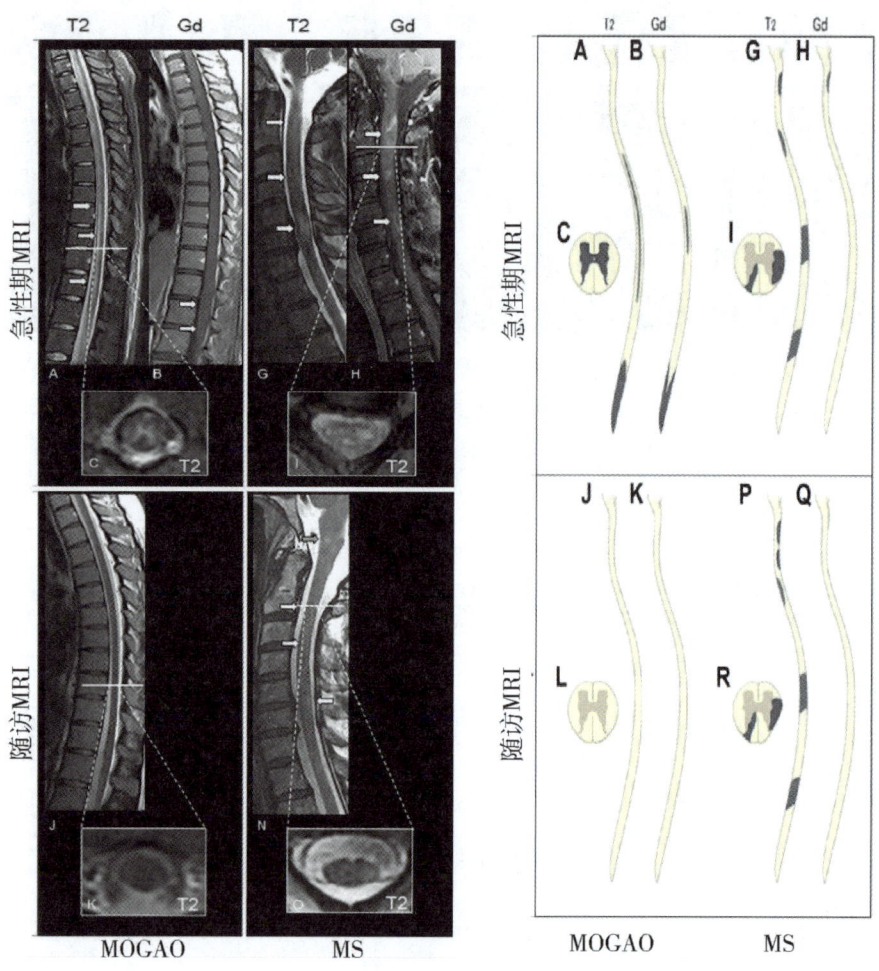

上排显示的是急性期的 MRI 表现（T2 加权成像和增强 T1 加权成像），下排显示的是随访成像（T2 加权成像）。

图 1-17 MOGAD 和 MS 患者脊髓 MRI 及对应示意

资料来源：CACCIAGUERRA L，FLANAGAN E F. Updates in NMOSD and MOGAD diagnosis and treatment：atale of two central nervous system autoimmune inflammatory disorders [J]. Neurologic Clinics，2024，42（1）：77-114.

3. 视神经病灶

MOGAD 累及双侧多见，位于视交叉前视神经，甚至累及视乳头；多为长节段病灶，其长度超过视神经全长的 1/2；视神经增粗明显，边缘模糊，明显和均匀强化，视神经周围钆增强明显。而 MS 患者视神经受累单侧多见，累及范围短，视交叉常不受累。视神经鞘增强（视神经周围强化/视神经周围炎症）及扩展至眼眶脂肪可观察到 50% 的 MOGAD 相关视神经炎，这可能有助于与 MS 区别。（图 1-18）

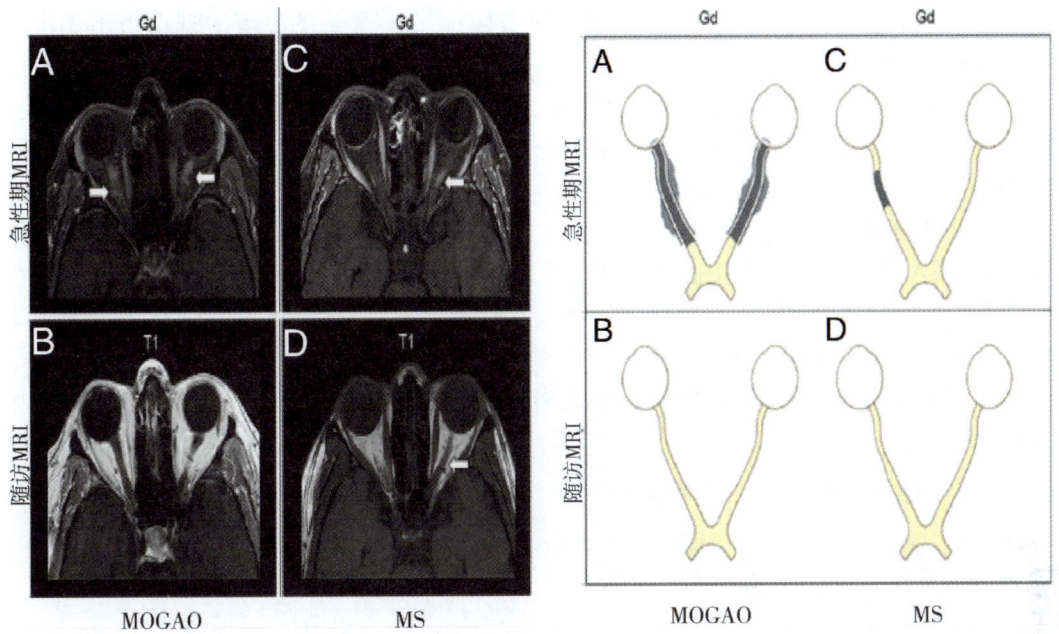

左上排为急性期（对比增强 T1WI 压脂像）MRI 结果，左下排为随访检查（对比增强 T1WI 压脂像）MRI 结果。右上排为急性期示意图，右下排为随访检查示意图。

MOGAD：双侧前部视神经炎（A，箭头），右侧视神经长度超过 50%（即长视神经炎），左侧较短；随访无或仅有轻微的视神经萎缩（B）。

MS：单侧短左视神经炎（E，箭头）；随访视神经局灶性萎缩（F）。

图 1-18　横断面 MOGAD 和 MS 患者视神经 MRI 及对应示意

资料来源：CACCIAGUERRA L, FLANAGAN E F. Updates in NMOSD and MOGAD diagnosis and treatment: atale of two central nervous system autoimmune inflammatory disorders [J]. Neurologic Clinics, 2024, 42 (1): 77-114.

（三）GFAP-A 与 MS 的 MRI 鉴别

1. 脑部病灶

GFAP-A 通常会广泛累及皮质下灰质和白质，尽管 MS 中的皮质下灰质受累也会发生，但通常局限于丘脑。GFAP-A 的 MRI 发现为血管周围线性对比增强，这一现象虽不具特异性，但与其他疾病（如神经肉芽肿、小血管炎及血管内淋巴瘤等）有所不同。荟萃分析结果显示，45% 的 GFAP-A 患者在脑部血管周围出现线性增强标志物，不仅出现在大脑半球，还出现在脑干、小脑和脊髓中。这一发现是动态的，可能存在潜在的低估情况，因为有时在发现胶质纤维酸性免疫球蛋白 G（glial fibrillary acidic protein-IgG, GFAP-IgG）之后才会报告出现线性血管周围增强。双侧丘脑后部高信号也是 GFAP-A 的特征性 MRI 表现。

2. 脊髓病灶

GFAP-A 脊髓灶一般呈纵向广泛特点，程度较轻，更少出现脊髓炎典型表现，如横贯损害或脊髓内囊病变。在脊髓内可以看到典型的血管周围对比增强模式，以及一些位于中央管周围的显著对比增强现象。荟萃分析结果显示，49% 的患者（95% CI = [40%, 62%]）的脊髓 MRI 有异常表现。对 98 例患者的脊髓病变部位进行了详细描述，其中 71% 涉及颈椎，65% 涉及胸椎，23% 涉及锥体和马尾。29% 的患者出现纵向广泛性脊髓炎，即病变累及 3 个及以上椎体节段；仅有 10% 的患者表现出小于 3 个椎体节段的局限性脊髓病变，通常呈现多发性或斑片状分布。病变主要集中于脊髓中央区域，影响灰质，T2 加权成像中表现为模糊、微弱或弥漫性的信号改变。值得注意的是，有 3 例病例报告描述了双侧纵向且位置偏心的病灶。26% 的 GFAP-A 患者在脊髓部位观察到对比增强现象。

3. 视神经病灶

GFAP-A 个案报道了视觉症状和视盘水肿，有 19 例患者的 MRI 检查结果显示有视神经炎。其中，10 例报告为双侧视神经炎，6 例报告为单侧视神经炎，其余病例未明确指出，有 2 例报告称视交叉有广泛病变。

GFAP-A、MOGAD、NMOSD 与 MS 患者的视神经、脑、脊髓病灶 MRI 的示意图见图 1-19。

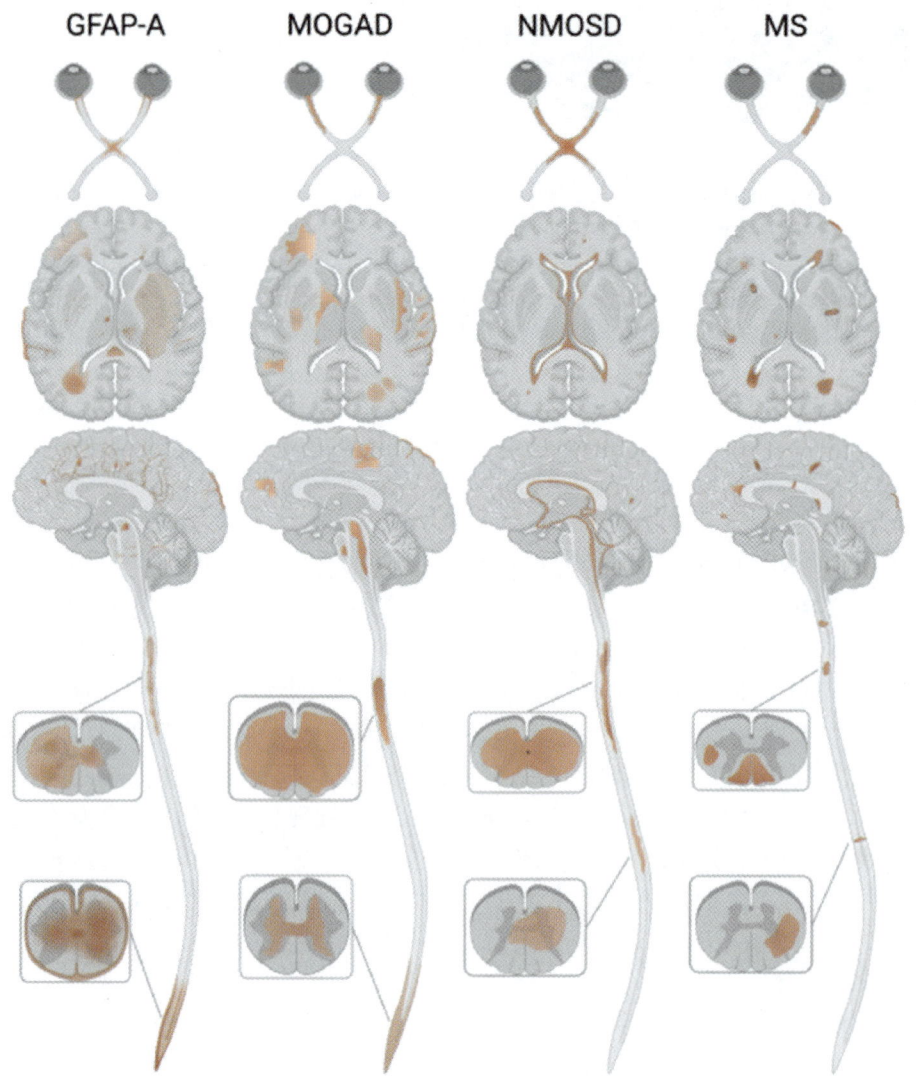

图 1-19 横断面、矢状面上 GFAP-A、MOGAD、NMOSD 和 MS 患者视神经、脑、脊髓病灶 MRI 的对应示意

资料来源：HAGBOHM C, OUELLETTE R, FLANAGAN EP, et al. Clinical and neuroimaging phenotypes of autoimmune glial fibrillary acidic protein astrocytopathy: a systematic review and meta-analysis [J]. Europeanjournalneurology, 2024, 31 (7): e16284.

GFAP-A、MOGAD、NMOSD 与 MS 患者的 MRI 特点对比见表 1-5。

表 1-5 GFAP-A、MOGAD、NMOSD 与 MS 患者的 MRI 特点对比汇总

	MRI 特点	GFAP-A	MOGAD	AQP4 + NMOSD	MS
脑部	脑室周围白质病变	+ +	+	+ + +	+ + +
	白质病变：融合、模糊	+ + +	+ +	-	+
	白质病变：局灶性、明显	+ +	+ +	+	+ + +
	Dawson 手指征	-	-	+	+ + +
	皮层/近皮层病变	+ +	+	-	+ + +
	皮质下灰质病变	+ + +	+ +	-	+
	胼胝体病变	+	+ +	+ +	+ + +
	脑干病变	+ +	+ + +	+ + +	+ +
	丘脑病变	+	+	+ + +	-
	增强病灶，血管周围	+ + +	-	-	-
	增强病灶，脑膜	+ +	+ +	-	+
视神经	视神经炎	+	+ + +	+ + +	+ +
	视盘水肿	+ +	+ +	N/A	-
脊髓	纵向广泛脊髓炎	+ +	+ +	+ + +	-
	短病变（<3个椎体的水平）	-	+ +	+	+ + +
	脊髓病变：模糊，斑点状	+ + +	+ +	+	+
	脊髓水肿	+	+	+ + +	+
	颈髓受累	+ + +	+ + +	+ + +	+ + +
	胸髓受累	+ + +	+ + +	+ + +	+ +
	圆锥受累	+	+ + +	+	-
	脊髓中央病灶	+ +	+ +	+ + +	+
	脊髓侧位病灶	+	+	+ +	+ + +
强化病灶	中央管	+ +	-	-	-
	脑膜	+ +	+	+	-

+ 号数量代表每种诊断中该临床特征或神经影像学发现的频率/典型性。N/A 代表数据不可用（表示所需数据或信息无法获取或不存在）。AQP4：水通道蛋白 4；GFAP-A：自身免疫性胶质纤维酸性蛋白星形胶质细胞病；MO-GAD：抗髓鞘少突胶质细胞糖蛋白免疫球蛋白 G 抗体相关疾病；MS：多发性硬化；AQP4 + NMOSD：AQP4 阳性视神经脊髓炎谱系疾病。

（四）ADEM 与 MS 的 MRI 鉴别

与 ADEM 最难的鉴别诊断是 MS，ADEM 除白质外也可累及灰质，而 MS 多累及脑室周围白质，极少累及丘脑、脑灰质。增强扫描也有一定的帮助，ADEM 在急性期病灶

通常有增强，恢复期通常无增强，而 MS 具有空间及时间的多样性特点，其新旧病灶常同时存在，表现为新病灶增强而旧病灶不增强。ADEM 的典型 MRI 表现为白质、灰质核团和脊髓中广泛、双侧、不对称、均匀或略有不均匀的斑片状 T2WI 高信号。ADEM 的皮质旁白质及深部白质较脑室周围白质更易受累，这是与 MS 白质病灶鉴别的一个重要的点。此外，典型的 MS 病变易累及胼胝体，而在 ADEM 病变中很少见。幕下病变在 ADEM 中很常见，包括脑干和小脑白质。病灶大小和形态多种多样，小片状、大片状、圆形、不规则形均可见。MRI 异常病变通常与临床症状同时出现。然而，也有在临床症状持续 1 个月后延迟出现 MRI 异常病灶的情况，因此当临床发病时，脑和脊髓 MRI 表现正常也不能排除 ADEM 的诊断。30%～100% 的 ADEM 患者可出现病灶增强，增强形式可表现为结节状、弥漫性，完整的或不完整的环状强化。（表 1-6）

表 1-6 ADEM 与 MS 的 MRI 特征对比

MRI 征象	ADEM	MS
皮质及深部灰质受累	是	否
双侧弥漫性病变	是	否
病变边界不清	是	否
巨大的球形病变	是	否
脑室周围病变	否	是
垂直胼胝体长轴排列的病变	否	是
卵圆形病变	否	是
局限于胼胝体的病变	否	是
病变在 TWI 上呈"黑洞征"	否	是

（五）脑小血管病与 MS 的 MRI 鉴别

脑小血管病（cerebral small vessel disease，CSVD）主要影像学特征包括近期皮质下小梗死（recent small subcortical infarct，RSSI）、推测为血管源性的腔隙、推测为血管源性的脑白质高信号（white matter hyperintensities，WMH）、血管周围间隙（perivascular space，PVS）、脑微出血（cerebral microbleed，CMB）和脑萎缩。其他影像学特征包括单个穿支动脉病变所致的脑出血、皮层表面铁沉积和皮层微梗死等。

CSVD 与 MS 的 MRI 特征对比见表 1-7。

表 1-7 CSVD 与 MS 的 MRI 特征对比

MRI 征象	CSVD	MS
胼胝体	罕见	常见
U 型纤维	罕见	常见
幕下	病程后期	常见

续表 1-7

MRI 征象	CSVD	MS
脑干病变	累及中央横向纤维束	脑干：累及软脑膜和脑室表面、三叉神经颅内段
颞叶	罕有	常见
钆增强	少见（亚急性期脑梗死）	常见
黑洞	罕见	典型
腔隙	典型	罕见
脊髓	从不	常见

（六）PCNSL 与 MS 的 MRI 鉴别

中枢神经系统淋巴瘤（PCNSL）典型 MRI 表现为单发或多发 T1 等或稍低信号、T2 等或稍高信号，累及胼胝体时病灶呈蝴蝶状。病灶呈均匀钆增强病变，可表现为"拳头""切口"或"有角"征，病灶周边围绕血管源性水肿。肿瘤内部坏死时 T2 呈高信号。少部分患者淋巴瘤细胞不聚集成团或呈分散多发小团块状，瘤体区域间散在炎症成分，使得脑部病灶总体呈 T1 低信号、T2 高信号，病灶可不强化或呈内部多发小片状、点状、线状 T2 等信号并强化区域。在大脑淋巴瘤患者头颅 MRI 表现为弥漫性白质病变，无明显肿块形成，呈 T1 稍低信号、T2 高信号，增强病灶无明显强化。随病情进展，部分患者可出现片状或结节状强化。免疫功能受损的 PCNSL 患者可出现环形强化。PCNSL 通常弥散加权成像（DWI）呈稍高信号，表观扩散系数（apparent diffusion coefficient，ADC）值降低。灌注加权成像（perfusion weighted imaging，PWI）因肿瘤新生血管少，灌注相对低于其他颅脑恶性肿瘤。波谱成像（magnetic resonance spectroscopy，MRS）上因瘤细胞致密导致胆碱（Cho）峰升高，部分淋巴瘤可出现特征性的脂质（Lip）峰。钙化、坏死和出血等特征在 PCNSL 中罕见。

九、治疗

（一）治疗原则

MS 一旦确立诊断，应尽早开始疾病修饰治疗（disease-modifying therapy，DMT）并长期维持。以全面控制疾病炎症活动、延缓残疾进展、改善临床症状、促进神经修复、提高生活质量为治疗目标。

（二）评价指标及治疗目标

目前，国际上主要通过临床、影像、生物标志物 3 个维度定期监测评估，实现疾病无活动证据（no evidence of disease activity，NEDA），主要指标包括临床复发［年复发率（annualized relapse rate，ARR）］、确认的残疾进展（confirmed disability progression，CDP）（EDSS 评分）、MRI（新增 T2、钆增强或扩大 T2 病变）。NEDA-3（no evidence of disease activity）是无疾病活动证据的一种状态定义。在多发性硬化中，NEDA-3 主要包括以下三个方面：无复发、无持续的残疾进展、无 MS 相关的 MRI 活动（Gd + 病灶和新发/扩大 T2 病灶）。此外，神经丝轻链（neurofilament light chain）、认知功能评估

[符号数字模拟试验（symbol digit modalities test，SDMT）]等指标也在逐渐成为可能的观察指标。NEDA-3作为MS追求的治疗目标，如果能够实现，将极大提升对疾病进展的控制程度。

定期进行MRI随访有助于及时识别疾病活动、评估治疗效果、预测治疗反应、调整治疗策略。考虑到不同DMT起效时间不同，推荐将药物起效时间点MRI评估作为药物疗效评估基线起点。随后依据患者临床情况每6～12个月进行规律随访；可参考诊断MS的基础推荐序列，不建议常规随访应用增强序列，若临床出现明确发作或常规序列提示可疑急性期病变，推荐加做增强扫描序列。

（三）疾病负担

从死亡、伤残、医疗住院和花费等不同指标来看，我国MS患者临床结局不佳，MS防控面临巨大挑战。应对MS发生、发展带来的高致残性、高医疗负荷，以MS预后风险因素的防控为突破口，尽早筛查，长期随访，应贯穿MS全生命周期。

（四）MS治疗

MS治疗分为急性期治疗和缓解期治疗。

1. 急性期治疗

（1）治疗目标。急性期治疗以减轻恶化期症状、缩短病程、改善残疾程度和防治并发症为主要目标。

（2）治疗人群。适用于有客观神经缺损证据且提示恶化的MS患者，如有视力下降、运动障碍和脊髓、小脑/脑干症状等症状者。

（3）治疗药物。

A. 糖皮质激素。激素治疗能促进急性发病的MS患者神经功能恢复（Ⅰ级证据，A级推荐）；延长激素用药对神经功能恢复无长期获益（Ⅱ级证据，B级推荐）。

a. 推荐药物：大剂量甲泼尼龙冲击治疗（intravenous methylprednisolone，IVMP；Ⅰ级证据，A级推荐）。

b. 治疗原则：一线治疗，推荐大剂量，短疗程。

c. 推荐用法：①成人从1 g/d开始，静脉滴注3～4小时，共3～5天。若临床神经功能缺损明显恢复可直接停用。若临床神经功能缺损恢复不明显，可改为口服醋酸泼尼松或泼尼松龙60～80 mg，每天1次，每2天减5～10 mg，直至减停，原则上总疗程不超过3～4周。若在减量的过程中病情明确再次加重或出现新的体征和（或）MRI上出现新的病变，可再次给予IVMP或改用二线治疗。②儿童按体重予以20～30 mg/(kg·d)，静脉滴注3～4小时，每天1次，共5天，症状完全缓解者，可直接停用，否则可继续给予口服醋酸泼尼松或泼尼松龙1 mg/(kg·d)，每2天减5 mg，直至停用。口服激素减量过程中，若出现新发症状，可再次IVMP或给予1个疗程大剂量静脉注射免疫球蛋白（intravenous immunoglobulin，IVIG）治疗。

d. 注意事项：常见不良反应包括电解质紊乱、血糖升高、血压升高、血脂异常、上消化道出血、骨质疏松、股骨头坏死等。评估口服和注射糖皮质激素对MS治疗效果的试验显示，97%的患者至少报告了1个不良事件，其中6%的不良事件为中到重度，未观察到严重不良事件。2008年COCHRANE荟萃分析和2010年中国研究均显示，长期的糖皮质激素治疗不能降低MS的复发风险，也不能延缓疾病进展。

B. 血浆置换（plasma exchange，PE）。

a. 治疗原则：二线治疗。

b. 推荐用法：急性重症或对激素治疗无效者可于起病 2～3 周内应用 5～6 天的血浆置换（Ⅲ级证据，D 级推荐）。

c. 注意事项：血浆置换需有创静脉置管，应避免导管相关感染，在置换过程中注意心脏负荷相关低血压及过敏、电解质紊乱等。

C. IVIG。

a. 治疗原则：因缺乏有效证据，仅作为备选治疗手段。

b. 治疗人群：用于妊娠或哺乳期妇女或不能应用激素治疗的患者（Ⅲ级证据，D 级推荐）。

c. 推荐用法：静脉滴注 0.4 g/（kg·d），连续用 5 天为 1 个疗程，5 天后如果无效，则不建议患者继续使用，如果有效但疗效不是特别满意，则可继续每周用 1 天，连用 3～4 周。

d. 注意事项：应避免 IVIG 后马上进行血浆置换治疗。在治疗过程中注意心脏负荷、高血液黏稠度及过敏等。

2. 缓解期治疗

（1）治疗目标。MS 为终身性疾病，其缓解期治疗以控制疾病进展为主要目标。

（2）治疗药物。目前经中国食品药品监督管理局批准，国内已经上市用于缓解期治疗的 DMT 药物有：特立氟胺、盐酸芬戈莫德、西尼莫德、奥扎莫德、富马酸二甲酯、奥法妥木单抗、醋酸格拉替雷。

A. 特立氟胺。通过阻断嘧啶从头合成途径可逆性抑制二氢乳清酸脱氢酶，进一步抑制活化的 T 淋巴细胞、B 淋巴细胞增殖，同时保留保护性免疫应答。

a. 推荐用法：14 mg，口服，每天 1 次。

b. 注意事项：常见不良反应有头痛、丙氨酸氨基转移酶（alanine aninotransferase，ALT）水平升高、腹泻、头发稀疏。推荐定期监测 ALT 水平，若重复检查证实血清转氨酶大于等于正常 3 倍，建议停药。考来烯胺和活性炭粉末口服可加速药物消除（洗脱）。

B. 盐酸芬戈莫德。芬戈莫德为鞘氨醇-1-磷酸（sphingosine-1-phosphate，S1P）受体调节剂，通过结合于淋巴细胞表面的 S1P 受体使其保留于淋巴结而发挥作用。

a. 推荐用法：0.5 mg，口服，每天 1 次。

b. 注意事项：起始治疗的患者和停药超过 14 天后重新开始治疗的患者均需要进行首次用药 6 小时心电监测。常见不良反应：流感、鼻窦炎、头痛、高血压、咳嗽、腹泻、背痛和肝酶升高、疱疹病毒感染、支气管炎等，该药在儿童中的安全性特征与成人患者相似。推荐定期监测淋巴细胞计数、氨基转移酶水平、有无黄斑水肿。

C. 西尼莫德。西尼莫德为选择性 S1P1 和 S1P5 受体调节剂，可阻止淋巴细胞从淋巴结外排，能穿透血脑屏障，促进髓鞘再生，起到神经修复作用。

a. 推荐用法：根据 *CYP2C9* 基因型决定维持剂量。对于携带 *CYP2C9**1*1 或 *2*2 基因型的患者，维持剂量为 2 mg/d；对于携带 *CYP2C9**1*3 或 *2*3 基因型的患者，维持剂量为 1 mg/d；对于携带 *CYP2C9**3*3 基因型的患者，禁用西尼莫德。开始服药时应进行 4～5 天的剂量滴定，推荐每天早晨空腹或进食状态下服用 1 次。

b. 注意事项：常见不良反应有头痛、高血压和氨基转移酶升高。推荐定期监测淋巴细胞计数、氨基转移酶水平、黄斑水肿。

D. 奥扎莫德。奥扎莫德为S1P1和S1P5受体调节剂，阻止淋巴细胞从淋巴结外排，并能透过血脑屏障，直接发挥神经保护作用。

a. 推荐用法：第1～4天0.23 mg，口服，每天1次；第5～7天0.46 mg，口服，每天1次；第8天及之后0.92 mg，口服，每天1次。

b. 注意事项：常见不良反应有鼻咽炎、转氨酶升高。重度肝损伤患者不应给予奥扎莫德治疗。开始治疗前，需要进行心电图、全血细胞计数和肝功能等检查，无须基因检测。无心脏异常，无须进行首剂给药监测。使用后建议定期监测淋巴细胞计数、氨基转移酶水平，有视觉症状患者需监测黄斑水肿。

E. 富马酸二甲酯。富马酸二甲酯主要通过激活核因子红细胞2相关因子2通路（nuclear factor erythroid 2 - related factor 2 pathway，Nrf2通路）发挥免疫调节和细胞保护作用，包括调节细胞因子表达和免疫细胞亚型，以及对抗氧化应激损伤。

a. 推荐用法：起始剂量为120 mg，口服，每天2次；7天后，剂量增加至240 mg，口服，每天2次，并维持。

b. 注意事项：常见不良反应有潮红、腹痛、腹泻和恶心。推荐定期监测淋巴细胞计数、氨基转移酶水平。

F. 奥法妥木单抗。奥法妥木单抗为全人源抗CD20单克隆抗体（IgG1），通过抗体依赖性细胞和补体介导的溶解作用，选择性清除CD20阳性B淋巴细胞。

a. 推荐用法：在第0、第1和第2周皮下注射20 mg；从第4周开始皮下注射20 mg，每28天1次。

b. 注意事项：常见不良反应有上呼吸道感染、注射相关反应和注射部位反应。在首次使用奥法妥木单抗之前推荐进行乙肝病毒筛查，检测免疫球蛋白，完成疫苗接种。

G. 醋酸格拉替雷。醋酸格拉替雷同时具有外周及中枢免疫调节作用，通过将促炎Th1细胞转化为抗炎Th2细胞，即旁观者抑制（bystander suppression），发挥抗炎作用，同时可促进神经营养因子分泌，发挥神经保护作用，促进髓鞘修复及再生。

a. 推荐用法：2种剂型，分别为20 mg，每天1次，或40 mg，每周3次，皮下注射。

b. 注意事项：常见不良反应见于注射部位反应。最常见的注射部位反应为红斑、疼痛、肿块、瘙痒、水肿、炎症和超敏反应。推荐定期监测淋巴细胞计数、氨基转移酶水平。

3. 对症治疗

MS患者的肢体、语言、吞咽等功能障碍，可药物对症治疗，并予康复治疗及生活指导。在MS的治疗过程中，症状管理是MS治疗不可或缺的一部分，对症治疗应将药物治疗和非药物治疗相结合。现将MS常见症状及相应的对症治疗方式归纳为表1-8。

非药物康复方法包括运动训练、理疗和步态训练，可以通过中枢和外周机制促进步行能力改变。

表 1-8 多发性硬化患者常见症状及相应的对症治疗方法

症状	药物治疗	非药物治疗
痉挛	卡马西平、巴氯芬、替扎尼定、加巴喷丁（特别对于相关肌痉挛）	运动、理疗、水疗
慢性疼痛、感觉异常	（1）神经性疼痛：阿米替林、普瑞巴林、度洛西汀、加巴喷丁。 （2）三叉神经痛：①一线药物有卡马西平、奥卡西平；②二线药物有拉莫三嗪、加巴喷丁、普瑞巴林、巴氯芬。 （3）肌肉骨骼痛：常用镇痛方法、巴氯芬（如痉挛）	理疗、手术治疗三叉神经痛
疲劳（患者较明显的症状）	金刚烷胺、莫达非尼	运动、认知行为疗法、职业疗法、能量管理、有氧训练
步行能力受损	氨吡啶	运动、理疗
共济失调和震颤	盐酸苯海索、盐酸阿罗洛尔、普奈洛尔、氯硝西泮；肉毒杆菌毒素注射（如局部、肢体震颤）	理疗、手术治疗
膀胱功能障碍	膀胱过度活动症：奥昔布宁、托特罗定、索利那新	间歇性自我导尿、留置导管和耻骨上导管（排空困难）、手术治疗（保守措施失败）
性功能障碍	一线：西地那非 二线：尿道内前列地尔	认知行为疗法（如有潜在抑郁症）、盆底理疗（女性性功能障碍，单独或与电刺激或经皮胫神经刺激联合）
肠道功能障碍	便秘可选用轻泻剂、直肠兴奋剂（栓剂、灌肠剂）、灌肠	便秘可进行腹部按摩、生物反馈再训练。失禁可进行盆底理疗、生物反馈再训练、灌肠或直肠灌洗及手术治疗
抑郁和情绪不稳	抗抑郁药（5-羟色胺再摄取抑制剂或去甲肾上腺素再摄取抑制剂）、阿米替林（情绪不稳）、右美沙芬和奎尼丁（假性延髓症状）	认知行为疗法（抑郁症）
认知障碍	胆碱酯酶抑制剂	认知康复、行为干预、职业疗法

4. 康复治疗及生活指导

MS患者的康复治疗至关重要。伴有肢体、语言、吞咽等功能障碍的患者应早期在专业医生的指导下进行相应的功能康复训练。推荐医务工作者对患者及亲属进行宣教指导，提高对疾病的认识。强调早期干预、早期治疗的必要性，合理交代病情及预后，增强患者治疗疾病的信心，提高治疗的依从性。此外，还应在遗传、婚姻、妊娠、饮食、心理及用药等生活的各个方面为患者提供合理建议，包括预防接种咨询、避免用过热的水洗澡和强烈阳光下高温暴晒、保持心情愉快、不吸烟、作息规律、适量运动、补充维生素D等。

十、预后

MS不同临床类型的病程及预后迥异。大多数MS患者预后良好，存活期可长达20～30年；少数于发病后数月或数年内死亡；极少数急性型病情进展迅猛，于发病后数周内死亡。急性、亚急性起病者进展慢，预后好；单一症状较多发、症状易缓解，在单发症状中，复视、球后视神经炎和眩晕又较痉挛性瘫痪、共济失调等预后好。

MS作为一种高风险致残疾病，如果在发病的最初几次即可把握哪些指标可预示后果，对于患者临床转归和医生制定治疗方案均具有重要意义。一些患者在MS发病时症状严重程度虽明显相似，但预后可能存在很大差异。预后不良的患者不一定具有高疾病活动度，但可能表现出许多临床疾病特征，这些特征已被证明与不良的长期预后有关，须尽早进行筛查。既往已经发表的大量综述，概述了临床、影像学、生物标志物和实验室相关参数在MS患者中的预后价值的科学依据。预后因素主要分为人口和环境、临床、MRI、生物标志物这4个方面。目前，影响MS残疾进展和疾病负担最重要的预后因素是病灶部位、个数和复发频率、间隔等临床因素和MRI因素。

（一）预后因素

1. 人口和环境因素

流行病学调查发现，MS起病年龄越大，其预后越差。且近期1项研究也发现，与成年发作型MS（adult-onset MS，AOMS，年龄在16～65岁）相比，早发型MS患者（early-onset MS，EOMS；年龄＜16岁）神经功能障碍进展率显著降低。但Liguori等研究却认为MS发作年龄早并不能提示有更好的预后。性别也不能预测CIS转归为临床确诊的多发性硬化（clinically definite multiple sclerosis，CDMS）的风险。几项研究结果表明，种族与残疾累积有关，特别是在非裔美国人、西班牙裔美国人和北非人中观察到更快的累积。环境暴露会增加罹患MS的风险，一些环境或可改变的因素，如维生素D缺乏症、吸烟和合并症（心血管疾病，精神疾病如抑郁、焦虑、癫痫），也会影响已确诊CIS或MS患者的预后。其他相关因素包括肥胖、死亡和EB病毒感染，研究结果尚存在矛盾，还需进一步调查。

2. 临床因素

复发率≥1次/年、前两次间隔时间短（＜1年）、首次复发后没有完全缓解/恢复、脑干、小脑或脊髓发病、基线EDSS评分＞2.0、多症状发作、认知障碍是重要的预后因素。

3. MRI因素

最重要的临床可观察、可立即实践的预后因素如下：

（1）病灶部位：脊髓或颅内（幕下或脑干或小脑等）。

（2）病灶活跃度：存在增强病灶（含颅内或脊髓）。

（3）病灶数量：基线时颅内T2病灶数＞4个。

4. 生物标志物因素

寡克隆带（OCB）阳性。

（二）特殊人群预后

MS 的预后不会因为怀孕而加重。事实上，许多研究表明，怀孕可以改善长期的预后，那些没有怀孕的 MS 患者有着更高的转变成 MS 进展期的危险性。MS 的患者应该被告知怀孕本身在长期或短期来看对疾病并没有副作用，不会增加 MS 的风险性，甚至可能对疾病有着正面的影响。一个可能的例外就是，继发进展型 MS 患者怀孕后，其以后的病程可能会更严重。

（三）致残原因

MS 致残的主要原因有严重疲劳、下肢运动障碍、尿急、尿失禁及尿潴留、疼痛、双手不灵活、注意力及记忆力障碍、抑郁、视物困难、吞咽困难、下肢痛性痉挛、便秘。

（四）并发症影响

MS 的并发症主要为抑郁、泌尿系感染、吸入性肺炎及支气管肺炎、肺栓塞、压疮、肢体挛缩、胃肠无力及假性肠梗阻。

（肖丽　王玉鸽　郭月飞　梁玮珊）

参考文献

[1] 胡学强, 钟晓南. 多发性硬化的诊断和鉴别诊断 [J]. 中华神经科杂志, 2022, 55（9）: 1019 – 1024.

[2] 栾婷婷, 李燕飞, 贾延劼. NLRP3 炎性小体在多发性硬化中的作用 [J]. 中国神经免疫学和神经病学杂志, 2021, 28（3）: 248 – 251.

[3] 苏明宽, 郑锦利, 杨虹, 等. MHC Ⅱ类分子反式激活因子基因多态性与慢性乙型肝炎易感性的关联 [J]. 现代免疫学, 2019, 39（3）: 184 – 188.

[4] 中华医学会放射学分会磁共振学组, 中国医师协会神经内科医师分会. 多发性硬化 MRI 规范化应用专家共识 [J]. 中华放射学杂志, 2023, 57（6）: 592 – 599.

[5] 中华医学会神经病学分会神经免疫学组. 多发性硬化诊断与治疗中国指南（2023 版）[J]. 中华神经科杂志, 2024, 57（1）: 10 – 23.

[6] ALTOWAIJRI G, FRYMAN A, YADAV V. Dietary Interventions and multiple sclerosis [J]. Current neurology and neuroscience reports, 2017, 17（3）: 28.

[7] ANDERHALTEN L, WOHLRAB F, PAULA F, et al. Emerging MRI and biofluid biomarkers in the diagnosis and prognosis of multiple sclerosis [J]. The lancet regional health Europe, 2024, 44: 101023.

[8] BAGNATO F, SATI P, HEMOND C C, et al. Imaging chronic active lesions in multiplesclerosis: a consensus statement [J]. Brain, 2024, 147（9）: 2913 – 2933.

[9] BELBASIS L, BELLOU V, EVANGELOU E, et al. Environmental risk factors and multiple sclerosis: an umbrella review of systematic reviews and meta-analyses [J]. The lancet neurology, 2015, 14: 263 – 273.

[10] BROWNE P, CHANDRARATNA D, ANGOOD C, et al. Atlas of multiple sclerosis 2013: a growing global problem with widespread inequity [J]. Neurology, 2014, 83: 1022 – 1024.

[11] BROWNLEE W J, MISZKIEL K A, TUR C, et al. Inclusion of optic nerve involvement in dissemination in space criteria for multiple sclerosis [J]. Neurology, 2018, 91（12）: e1130 – e1134.

[12] BSTEH G, HEGEN H, ALTMANN P, et al. Diagnostic performance of adding the optic nerve region assessed by optical coherence tomography to the diagnostic criteria for multiple sclerosis [J]. Neurology, 2023, 101 (8): e784 – e793.

[13] CACCIAGUERRA L, FLANAGAN E F. Updates in NMOSD and MOGAD diagnosis and treatment: atale of two central nervous system autoimmune inflammatory disorders [J]. Neurologic clinics, 2024, 42 (1): 77 – 114.

[14] DUNCAN D S, MILLER S D. CNS expression of B7 – H1 regulates pro-inflammatory cytokine production and alters severity of Theiler's virus-induced demyelinating disease [J]. Public library of science one, 2011, 6 (4): e18548.

[15] ESMAEIL MOUSAVI S, HEYDARPOUR P, REIS J, et al. Multiple sclerosis and air pollution exposure: mechanisms toward brain autoimmunity [J]. Medical hypotheses, 2017, 100: 23 – 30.

[16] FILIPPI M, PREZIOSA P, BANWELL B L, et al. Assessment of lesions on magnetic resonance imaging in multiple sclerosis: practical guidelines [J]. Brain, 2019, 142 (7): 1858 – 1875.

[17] GALLINAT J, MEISENZAHL E, JACOBSEN LK, et al. Smoking and structural brain deficits: a volumetric MR investigation [J]. European journal ofneuroscience, 2006, 24: 1744 – 1750.

[18] HAGBOHM C, OUELLETTE R, FLANAGAN EP, et al. Clinical and neuroimaging phenotypes of autoimmune glial fibrillary acidic protein astrocytopathy: a systematic review and meta-analysis [J]. European journal of neurology, 2024, 31 (7): e16284.

[19] HAGHMORAD D, YAZDANPANAH E, JADID TAVAF M et al. Prevention and treatment of experimental autoimmune encephalomyelitis induced mice with 1, 25 – dihydroxyvitamin D3 [J]. Neurologicalresearch 2019; 41: 943 – 57.

[20] MCGINLEY M P, GOLDSCHMIDT C H, RAE-GRANT A D. Diagnosis and treatment of multiple sclerosis: a review [J]. The journal of the American medical association, 2021, 325 (8): 765 – 779.

[21] MCLAUGHLIN K A, WUCHERPFENNIG K W. B cells and autoantibodies in the pathogenesis of multiple sclerosis and related inflammatory demyelinating diseases [J]. Advances in immunology, 2008, 98: 121 – 149.

[22] PUTHENPARAMPIL M, SEPPI D, RINALDI F, et al. Increased incidence of multiple sclerosis in the Veneto region, Italy [J]. Multiple sclerosis journal, 2013, 19 (5): 601 – 604.

[23] SEP? LVEDA N. Impact of genetic variation on the molecular mimicry between anoctamin – 2 and epstein-Barr virus nuclear antigen 1 in multiple sclerosis [J]. Immunology letters, 2021, 238: 29 – 31.

[24] THOMPSON A J, BANWELL B L, BARKHOF F, et al. Diagnosis of multiple sclerosis: 2017 revisions of the mcdonald criteria [J]. The lancet neurology, 2018, 17: 162 – 173.

[25] TIAN DC, ZHANG C, YUAN M, et al. Incidence of multiple sclerosis in China: a nationwide hospital-based study [J]. The lancet regional health-western pacific, 2020, 1: 100010.

[26] VIDAL-JORDANA A, ROVIRA A, ARRAMBIDE G, et al. Optic nerve topography in multiple sclerosis diagnosis: the utility of visual evoked potentials [J]. Neurology, 2021, 96 (4): e482 – e490.

[27] VIDAL-JORDANA A, ROVIRA A, CALDERON W, et al. Adding the optic nerve in multiple sclerosis diagnostic criteria: alongitudinal, prospective, multicenter study [J]. Neurology, 2024, 102 (1): e200805.

[28] YAMOUT B, SAHRAIAN M, BOHLEGA S, et al. Consensus recommendations for the diagnosis and treatment of multiple sclerosis: 2019 revisions to the MENACTRIMS guidelines [J]. Multiple sclerosis and related disorders, 2020, 37: 101459.

第二节 复发缓解型多发性硬化

一、概述

复发缓解型多发性硬化（relapsing-remitting multiple sclerosis，RRMS）表现为明显的复发和缓解过程，每次发作后均基本恢复，不留或仅留下轻微后遗症。80%～85%的 MS 患者最初病程中表现为本类型。其特点是患者在病程中经历明显的发作（即复发），随后进入部分或完全恢复期（即缓解期）。在缓解期，神经功能可以完全或部分恢复。复发通常表现为新症状的出现或既有症状的恶化，且持续时间超过 24 小时。

二、特点

（一）复发与缓解交替出现

RRMS 以反复的症状复发和缓解为特征。症状的复发可能发生在几个月甚至几年后，并且症状严重程度和持续时间各异。复发频率可能因患者而异，但通常不超过每年 1.5 次。同一个体在不同时间段的复发率波动亦很大。在复发期间，可能会出现各种神经症状，如虚弱、感觉改变、平衡、视敏度受损、色觉或复视，在没有感染或代谢紊乱的情况下持续至少 24 小时。几乎一半的复发会导致残余缺陷，从而导致损伤的逐步累积。缓解就是相对临床稳定期，没有新的神经症状（图 1-20）。

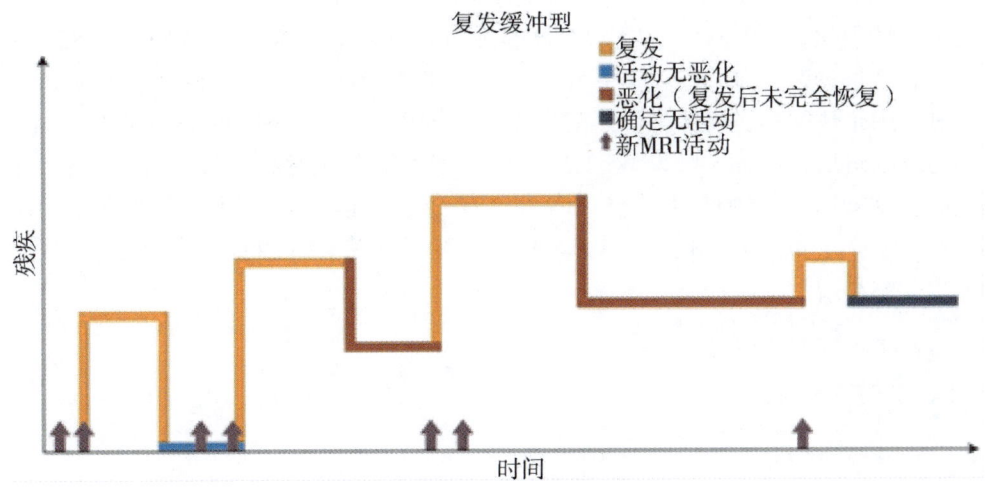

图 1-20 RRMS 病程

（二）早期病程相对缓和

相较于其他类型的 MS［如原发进展型多发性硬化（PPMS）］，RRMS 在早期病程中对患者的神经功能损害较轻，通常在缓解期症状有所好转。这可能与 RRMS 早期炎症阶段的髓鞘再生的极度活跃相关。

（三）神经症状多样化

RRMS 的症状可以表现为视力障碍、肢体无力、感觉异常、平衡失调等，具体症状取决于中枢神经系统中受累的部位。脊髓病灶通常累及运动和感觉传导通路，患者出现相应感觉障碍、肌肉萎缩、肌纤维震颤等症状。直肠、膀胱和性功能异常提示存在脊髓损害。眩晕多为脑干受累所致的中枢性眩晕。平衡失调相对少见，可能由多种病因造成。无力经常在过度用力后或体温升高时才被发现。神经症状复杂多样，但均不具有特异性。

（四）炎症性脱髓鞘病变

MRI 检查通常可以发现大脑和脊髓的炎症及脱髓鞘病变，这是 RRMS 的病理特征之一。MRI 上的白质病变反映了潜在的炎性脱髓鞘病变，被认为是 RRMS 的影像学标志物。RRMS 患者反复发生的神经炎症会造成神经变性，导致进行性残疾，甚至在病程早期已存在，头部 MRI 作为一种非侵入性检查手段可通过脑萎缩的时程变化反映 RRMS 的神经变性情况。影像学研究发现，约 96% 的 RRMS 患者至少有 1 个 U 型纤维病灶存在，提示 U 型纤维受累在 RRMS 中普遍存在，且浅表白质 U 型纤维的完整性反映了早期 MS 潜在的病理改变比深部白质更敏感。在早期 RRMS 患者中，大多数局灶性病变在上颈髓中发现（约 40%），其次是下颈髓（约 20%）和下胸髓（约 25%），上胸椎发现病变最少（约 15%）。RRMS 中约 58% 的新发脊髓病变是无症状的，25% 的 RRMS 患者在 1.5 年内至少出现 1 次无症状脊髓病变。但 10% 的稳定期 RRMS 患者的脊髓疾病活动在仅行常规脑部 MRI 监测中会被忽视。

（五）随时间进展风险增加

虽然 RRMS 患者在早期可能经历明显的缓解，但随着时间推移，可能转化为继发进展型多发性硬化（SPMS），此时病情逐渐加重且不再有明显的缓解期。约 85% 的多发性硬化患者被诊断为 RRMS，其中 50%~60% 的患者在 5~30 年内转变为 SPMS，由于疾病过程中个体间的高度差异，疾病发作和向 SPMS 转变之间的时间存在异质性。由于疾病的逐渐进展，RRMS 和 SPMS 之间的症状和 MRI 特征存在重叠，这使得临床检测疾病进展难度增加，并因此经常被患者和医生忽视。但近期临床研究数据表明，在 RRMS 的早期阶段可能存在由无症状进展引起的隐性残疾，并随着疾病的进展成为残疾累积的主要驱动力。

三、治疗

（一）治疗目标

根据《多发性硬化诊断与治疗中国指南（2023 版）》，RRMS 的治疗目标为：全面控制疾病炎症活动，延缓残疾进展，改善临床症状，促进神经修复，提高生活质量。

1. 单一指标

在 MS 疾病诊疗评价中亟需更准确的用于预测疾病进展的新评价指标，目前临床常用治疗评价指标包括年复发率（ARR）、扩展残疾状态量表（EDSS）、MRI 病灶负荷数等（表1-9）。

表1-9 MS诊疗评价常用指标

评价指标	应用	局限
年复发率（ARR）	是三期临床研究的主要预后指标，多用于研究的主要终点	—
扩展残疾状态量表（EDSS）	评估MS患者残疾进展最广泛使用的工具。 临床研究中的主要残疾指标，在随机对照试验中证实治疗效果。 用于量化残疾并随时监测残疾变化	行走能力是决定评分较高的主要因素。 对认知功能和上肢功能变化不敏感。 对残疾程度变化的敏感性偏低
MRI病灶负荷数	评估MS预后的重要指标，多用作临床研究的次要终点。 无MRI活动病灶被纳入NEDA-3治疗目标	MS患者的病灶负荷与身体残疾之间的相关性较弱

2. 复合指标

新型DMT药物的出现极大地促使MS疾病活动得到更全面的控制，从而演变出治疗新目标——疾病无活动证据（NEDA）。NEDA最早见于心房颤动节律控制的随访研究（the atrial fibrillation follow-up investigation of rhythm management，AFFIRM）研究的事后分析，2010年后，NEDA-3复合指标被广泛用于临床研究，纳入了MRI图像，更明了地反映脑部炎症情况。2014年NEDA被提出且替代了无疾病活动性状态（disease-activity-free status，DAFS），从而更全面地指导对MS患者的治疗决策。2021多发性硬化治疗共识小组（multiple sclerosis therapy consensus group，MSTCG）立场声明指出：临床实践中，疾病控制需通过临床指标（特别是复发、残疾）及MRI活动（即NEDA）来衡量。自此，MS治疗目标从传统单一评估指标（以ARR为主）正式演变成NEDA复合指标，开启了MS治疗追求的最终目标，实现真正的NEDA，迈向治愈MS。

越来越多因素被发现与MS病程存在关联，逐渐被加至NEDA中。国际上主要通过临床、影像学、生物标志物3个维度定期监测评估，实现NEDA，包括主要观察指标和可能的观察指标：①主要观察指标有临床复发（年复发率、ARR）、CDP、MRI（新增T2、钆增强或扩大T2病变）、脑容量变化每年减少<0.4%。②可能的观察指标有神经丝轻链（Nfl）、认知功能。

实现NEDA将极大地提升对疾病进展的控制。现有证据提示，评估"无疾病活动"状态可以考虑涵盖更全面地评估标准，如NEDA-1、NEDA-2、NEDA-3、NEDA-4、NEDA-5、NEDA-6（图1-21），但真正落实并应用于临床还需长期的研究探索。

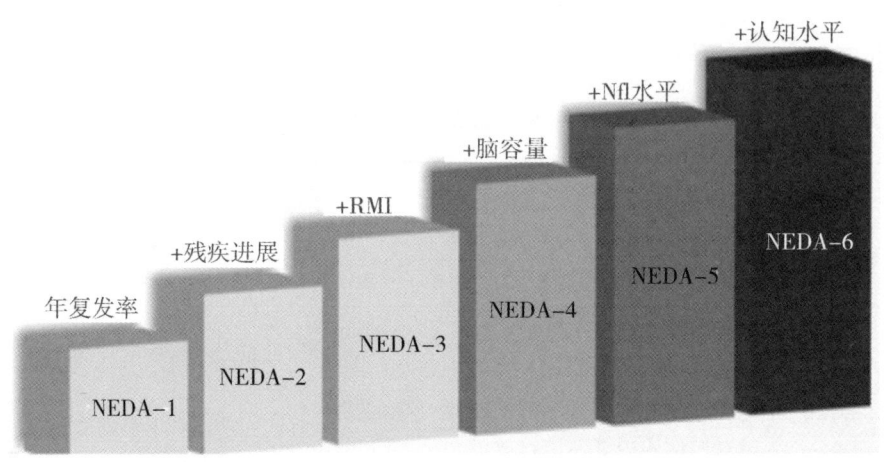

图 1-21 "无疾病活动"状态的评估标准

多种 DMT 药物围绕 NEDA-3 和 NEDA-4 进行探索，NEDA-3 实操性强，被广泛用于超过 19 个随机对照研究的评估。研究显示，第 2 年的 NEDA-3 达标是衡量长期预后最理想的指标，NEDA-3 被定义为没有复发、没有持续的残疾进展，没有 MS 相关的 MRI 活动，钆增强（Gd+）病灶和新发/扩大 T2 病灶。另外一些指标，如脑容量年丢失率＜0.4% 已被纳入 NEDA-4，脑萎缩是 MS 的神经退行性组分的敏感指标，在 MS 的所有临床阶段都可以观察到脑萎缩，可预测 MS 患者的长期残疾进展和认知功能下降。但脑萎缩评估存在障碍，脑萎缩的检测需要特殊软件和方法，目前缺乏标准检测方法，不同检测软件和方法差异巨大，临床难以普及，这限制了 NEDA-4 指标的使用。脑容量丢失（brain volume loss，BVL）在 1～2 年的短时间内变化很小，对 NEDA 的影响最小，脑萎缩提供的信息常滞后于疾病活动和神经受损，脑萎缩的结果会受到生活方式（包括吸烟、饮酒）、药物（如拉莫三嗪、利尿剂）以及伴随疾病（如糖尿病、心血管危险疾病）等的影响，对测量结果的临床解释存在困难。2020MAGNIMS 共识指南指出，为了使脑容量测量在临床实践中可行，需要考虑并适当管理这些潜在的误差来源，并且需要进一步的研究，以确保测量值的准确性和可靠性。

通常患者认为 NEDA 是一种近似"治愈"的状态，一些学者同意并提出了 MS 治愈的定义，即在起始治疗后至少持续 15 年保持 NEDA-3 状态即为治愈。中国首次在大样本 MS 中评估 NEDA-3 状态，在 2020—2021 年，我国 MS 患者 NEDA-3 达标率（27.4%）仍远低于欧美国家数年前的水平（46.0%），因此，亟需积极优化 MS 管理，尽早实现 NEDA-3 达标。

（二）治疗策略

新 DMT 药物进入临床，融入临床路径、规范化管理，新治疗方案必将为 MS 预后和病程的全面有效改善提速，以促进 MS 治疗目标 NEDA 早日实现。《2021 中国多发性硬化诊断和治疗中国专家共识实践手册》指出，早期高效治疗是指为实现 NEDA，对所有确诊 MS 患者在初始治疗阶段即启动高效 DMT。《多发性硬化诊断与治疗中国指南（2023 版）》指出，MS 一经明确诊断，应尽早开始 DMT 并长期维持治疗，推荐患者共同参与制定治疗决策，设立明确的治疗目标及随访计划，定期评估，在确保安全的前提下尽快达到治疗目标。

1. 目前常用治疗策略

（1）进阶治疗。一般活动性患者初始治疗选择中效 DMT 药物，当明确治疗无效时，则进阶使用高效的 DMT 药物。

（2）诱导治疗。预后不良的 MS 患者初始治疗使用强效免疫抑制剂干预后，再使用免疫调节药物进行长期维持治疗。

（3）早期高效治疗。为实现 NEDA，甚至是 NEDA-4/5 的治疗目标，对所有确诊的 MS 患者初始治疗即启动高效 DMT。

欧洲神经病学学会（European Academy of Neurology，EAN）2021 深度报告中，西班牙巴塞罗那 Mar Tintore 教授指出："在多发性硬化中更广泛地使用高效疗法是非常重要的——记住，时间就是大脑和脊髓。"2018 年欧洲多发性硬化治疗和研究委员会（European Committee of Treatment and Research in Multiple Sclerosis，ECTRIMS）和欧洲神经病学学会（EAN）共同发布的多发性硬化药物治疗指南指出，对于活动性复发缓解型 MS 患者，包括满足目前 MS 诊断标准的 CIS 患者，应早期予以高效 DMT（疾病修饰药物（disease modifying drug，DMD）治疗。2021 ECTRIMS/EAN 多发性硬化药物治疗指南指出：根据疾病活动情况（不论是临床或 MRI 活动）和患者特征，考虑在早期选择更高疗效的 DMD。2022 年版多发性硬化意大利专家共识强调了早期高效 DMT 治疗的必要性，疾病早期阶段是 MS 治疗的最佳窗口期，无论预后因素如何，早期启动高效 DMT 都可以获得更佳获益；与进阶治疗相比，早期启动高效 DMT 可能获得更优的风险-获益比。对于所有 MS 患者，都值得推荐早期高效 DMT 治疗，对于预后高风险的患者，必须早期启动高效 DMT 治疗。

目前，2022 版多发性硬化意大利专家意见书对高效 DMT 给予了清晰的定义。在中国上市的 DMT 药物中，奥法妥木单抗是唯一的高效 DMT 药物，奥扎莫德暂未纳入，干扰素均属于中效药物，特立氟胺和富马酸二甲酯都被定义为中效药物（图 1-22）。

神经病学专家将具有以下特征的 DMT 药物定义为高效 DMT：①与安慰剂相比，年复发率（ARR）平均下降幅度至少超过 50%。②和/或 MRI 活动性下降幅度较安慰剂不低于 70%。③与安慰剂相比，至少平均降低 30% 的残疾进展。

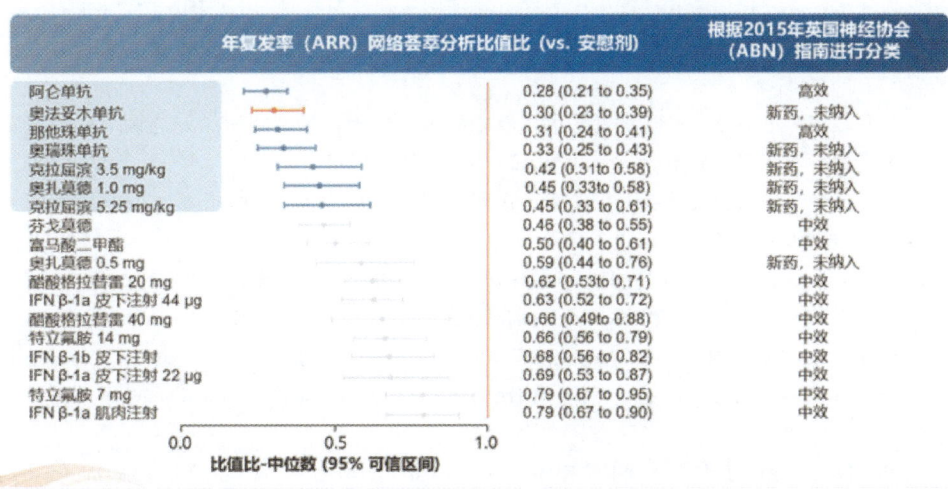

［资料来源：2015 年英国神经病医师协会（Association of British Neurologists，ABN）指南］

图 1-22 基于年复发率平均降低水平进行 DMT 药物分类

早期高效 DMT 治疗的获益在真实世界的验证：2021 年瑞典卡罗琳斯卡学院在 *JAMA Neurology* 发表的一项研究表明，早期高效策略显著降低年复发率、残疾进展风险，采用早期高效策略的瑞典患者相比丹麦患者年复发率更低（ARR：丹麦 0.190 vs. 瑞典 0.078，$P<0.001$），采用早期高效策略的瑞典患者相比丹麦患者 24 周确认的残疾恶化发生率显著降低 29%（$HR=0.71$；$95\% CI=[0.57, 0.90]$；$P=0.004$）。2020 *The Lancet* 报道：较晚期高效 DMT（4～6 年），早期高效 DMT 组残疾进展累积风险下降 54%（$HR=0.46$，$95\% CI=[0.31, 0.68]$，$P<0.0001$）。*Neurology* 发表的 2020 丹麦全国队列研究证实，未经治疗的 MS 患者中早期予高效 DMT 治疗，首次复发风险降低 50%（$HR=0.50$，$95\% CI=[0.37, 0.67]$）。*JAMA* 发表的全球前瞻性研究证实，早期转换高效 DMT 显著降低 SPMS 风险 34%。

谨慎考量分层管理，尽可能让 NEDA 落到实处。DMT 管理作为 MS 患者实现 NEDA 的重要环节，必须落到实处，力争让不同疾病活动性的 MS 患者在初始治疗阶段即得到积极有效的 DMT 治疗，因此，临床上要谨慎考量患者情况，充分评估，平衡安全性，在初始 DMT 或转换 DMT 时实施分层治疗，选择适合的治疗策略，尽早达到治疗目标，延缓疾病进展，提高生活质量，并且实现长期随访评估。

2. 对症治疗策略

（1）症状管理。针对不同症状，如肌肉痉挛、疲劳、疼痛、抑郁等，可能需要使用个别药物或采取物理治疗、职业疗法等辅助疗法。

（2）康复治疗。康复治疗（如物理治疗、言语治疗等）有助于保持患者的功能独立性。

（3）生活方式和辅助治疗。患者还可以通过健康的生活方式、规律的运动、心理支持等方式来增强体质，管理情绪，改善生活质量。近年来，饮食和补充剂（如维生素 D）在 MS 管理中的潜在作用也逐渐受到关注，但这些疗法的效果仍需进一步研究。

（程希　王玉鸽）

参考文献

[1] 胡学强. 多发性硬化诊断和治疗中国专家共识实践手册 [M]. 广州：中山大学出版社，2021.

[2] 李咏梅，刘亚欧，严福华. 推动 MRI 对多发性硬化的诊断和研究 [J]. 中华放射学杂志，2023，57（6）：581-585.

[3] 张遥，尹翩翔，王文君，等. 从真实世界看中国多发性硬化患者临床结局与医生治疗策略 [J]. 中国神经免疫学和神经病学杂志，2022，29（4）：269-274.

[4] 中华医学会神经病学分会神经免疫学组. 多发性硬化诊断与治疗中国指南（2023 版）[J]. 中华神经科杂志，2024，57（1）：10-23.

[5] BANWELL B, GIOVANNONI G, HAWKES C, et al. Editors' welcome and a working definition for a multiple sclerosis cure [J]. Multiple sclerosis and related disorders, 2013, 2：65-67.

[6] WONG B, CAHILL J, RIZVI S. Moving towards a cure for MS：increased immunosuppression and striving for no evidence of disease activity (NEDA) [J]. Rhode island medical journal (2013), 2018, 101 (2)：26-29.

[7] BURON M D, CHALMER T A, SELLEBJERG F, et al. Association of initial disease-modifying therapy with later conversion to secondary progressive multiple sclerosis [J]. The journal of the American medical association, 2019, 321 (2)：175-187.

[8] BURON M D, CHALMER T A, SELLEBJERG F, et al. Initial high-efficacy disease-modifying therapy in multiple sclerosis: A nationwide cohort study [J]. Neurology, 2020, 95 (8): e1041-e1051.

[9] ROTSTEIN D L, HEALY B C, MALIK M T, et al. Evaluation of no evidence of disease activity in a 7-year longitudinal multiple sclerosis cohort [J]. The journal of the American medical association neurology, 2015, 72 (2): 152-158.

[10] LU G, BEADNALL H N, BARTON J, et al. The evolution of "no evidence of disease Activity" in multiple sclerosis [J]. Multiple sclerosis and related disorders, 2018, 20: 231-238.

[11] HEGEN H, BSTEH G, BERGER T. 'No evidence of disease activity' - is it an appropriate surrogate in multiple sclerosis [J] European journal of neurology 2018, 25: 1107-1114, e98-e101.

[12] HE A, MERKEL B, BROWN J W L, et al. Timing of high-efficacy therapy for multiple sclerosis: a retrospective observational cohort study [J]. The lancet neurology, 2020, 19 (4): 307-316.

[13] MOCCIA M, RUGGIERI S, IANNIELLO A, et al. Advances in spinal cord imaging in multiple sclerosis [J]. Therapeutic advances in neurological disorders, 2019, 12: 1756286419840593.

[14] FILIPPI M, MATO M P, CENTONZE D, et al. Early use of high-efficacy disease modifying therapies makes the difference in people with multiple sclerosis: an expert opinion [J]. Journal of neurology, 2022, 269 (10): 5382-5394.

[15] FILIPPI M, AMATO M P, CENTONZE D, et al. Early use of high-efficacy disease modifying therapies makes the difference in people with multiple sclerosis: an expert opinion [J]. Journal of neurology, 2022, 269 (10): 5382-5394.

[16] NIKOLAOS G. DIMITRIOU, SVEN G. MEUTH, ELENA H. MARTINEZ-LAPISCINA, et al. Treatment of patients with multiple sclerosis transitioning between relapsing and progressive disease [J]. CNS Drugs, 2023, 37 (1): 69-92.

[17] PANDIT L. No Evidence of disease activity (NEDA) in multiple sclerosis - shifting the goal posts [J]. Annals of Indian academy of neurology, 2019, 22 (3): 261.

[18] ROTSTEIN DL, HEALY BC, MALIK MT, et al. Evaluation of no evidence of disease activity in a 7-year longitudinal multiple sclerosis cohort [J]. The journal of the American medical association neurology, 2015, 72 (2): 152-158.

[19] MEIJBOOM R, YORK E N, KAMPAITE A, et al. Patterns of brain atrophy in recently diagnosed relapsing-remitting multiple sclerosis [J]. Public library of science one, 2023, 18 (7): e0288967.

[20] SPELLMAN T, MAGYARI M, PIEHL F, et al. Treatment escalation vs immediate initiation of highly effective treatment for patients with relapsing-remitting multiple sclerosis data from 2 different national strategies [J]. The journal of the American medical association neurology, 2021, 78 (10): 1197-1204.

[21] KLINEOVA S, LUBLIN F D. Clinical course of multiple sclerosis [J]. Cold spring harbor perspectives in medicine, 2018, 8 (9): a028928.

第三节　继发进展型多发性硬化

一、概述

继发进展型多发性硬化（SPMS）是多发性硬化（MS）的第二种常见类型，约占 8.6%。该型病变继发于 RRMS 后神经功能或功能障碍的持续恶化，与复发无关，且无明确的恢复迹象。这种进展可能会出现波动和稳定期。有近一半的复发缓解型多发性硬化（RRMS）患者在症状首次发作后的 15 年左右会发展为 SPMS。在 RRMS 病程 30 年后，2/3 的患者会进展为 SPMS。即使在 SPMS 患者中，也可能出现临床复发和 MRI 活动，但主要发生在早期阶段。因此，SPMS 可分为四种亚型：活动性 SPMS 进展型、非活动性 SPMS 进展型、活动性 SPMS 无进展型、无进展或无活动（稳定状态）的 SPMS。

由 RRMS 转变为 SPMS 的过程，这期间诊断的不确定性持续时间估计为 3 年。MS 进展至 SPMS 的机制尚未完全清楚，而且这种疾病似乎是在一个连续的过程中演变的。尚无确切的临床、影像学、免疫学或病理标准用以界定 SPMS 的出现。

二、诊断标准

目前没有明确诊断 SPMS 的"金标准"，为便于更早期、准确和规范地诊断 SPMS，近期来自多个国家的专家们推荐将 EDSS 评分恶化与相应的临床特征作为 SPMS 诊断的唯一共识标准。对 Lorscheider 等人提出的 SPMS 诊断标准进行修改，制定了适用于如下临床实践的 SPMS 标准（图 1-23）：临床评估时，在过去 6 个月内且无任何复发的情况下，EDSS 评分出现恶化（如果之前的 EDSS < 5.0 分，增加 1 分；如果之前的 EDSS ≥ 5.5，增加 0.5 分），并伴有锥体或小脑功能系统症状得分 ≥ 2（对应于功能系统上 EDSS ≥ 2.0 分），不设定最低 EDSS 得分；或者在稳定的 EDSS 得分 ≥ 4.0 时，至少有一个功能评分恶化。

这种恶化应该在临床评估后 3～6 个月内，在没有任何可能暂时加重 EDSS 得分的复发情况下，通过相同的功能系统评分进行确认。

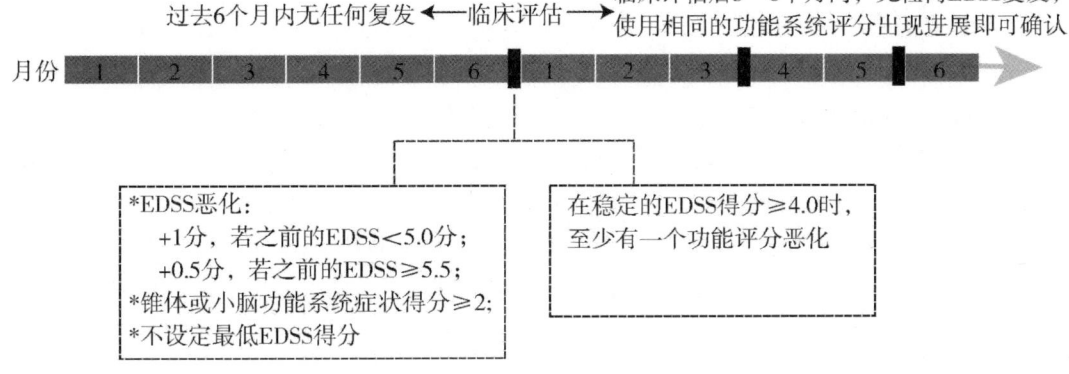

图 1-23 临床实践的 SPMS 标准

三、疾病进展

1. 进展危险因素

该标准认为，患者年龄、疾病持续时间和最低 EDSS 得分阈值是危险因素；就诊期间患者报告和认知障碍是警示信号；临床复发和 MRI 活动不能用于诊断。

年龄（从 40 岁开始）是一种流行病学危险因素，但早期发病也是可能的，特别是首次发作时间早的情况下。EDSS 得分（从 4.0 开始）也是一个频率参数，但 SPMS 转变也可以从 EDSS 得分为 2.0 时开始。在咨询中，患者可能会报告影响他们日常生活或残疾恶化的微小变化。这些报告被认为是触发客观评估（步行测试、认知测试等）或更密切监测的重要警示信号。根据患者反馈的情况，来具体评估是否存在认知障碍问题。大小便功能障碍问题恶化仍然很难评估。RRMS 中也普遍存在疼痛和乏力，并不能以此区别 SPMS。复发情况出现也不能作为 SPMS 的鉴别诊断依据，因为它们可以同时出现在 RRMS 或活跃性 SPMS 中。此外，根据专家组的说法，准确地诊断 SPMS 须在前次复发后至少 6 个月才考虑此诊断。

2. 早期识别 SPMS 或预测 SPMS 进展的工具

开发如 MS 进展分析工具，以评估疾病进展的细微迹象及其对日常活动的影响。目前认为 MRI 上的炎性活动不作为鉴别 SPMS 的标准，但有助于分型和管理。利用定量 MRI 技术可帮助区分与疾病相关和治疗相关的脑容量及脊髓变化，并标记从 RRMS 到 SPMS 的过渡，其他如软脑膜强化、病变缓慢扩大或 T2 病变体积、铁沉积与疾病进展有显著相关性。视网膜的光学相干断层扫描（OCT）用于评估视网膜神经纤维层（RN-FL）和黄斑神经节细胞层，也被用于检测 MS 的进展。其他如监测血清或脑脊液中 NfL、GFAP 水平也有参考意义。标准化的认知测试有助于 SPMS 的早期诊断和疾病监测。在这种情况下，建议每年应用敏感筛选测试，如符号数字模态测试（SDMT）和简易视觉记忆测试修订（brief visuospatial memory test-revised，BVMT-R）或整个简短国际认知评估（brief international cognitive assessment for multiple sclerosis，BICAMS）测试组。诊断 3 年内持续炎症活动的 MRI 证据以及皮质病变的证据可预测 SPMS 转化。

四、治疗

由于存在多种机制（特别是在脑膜中形成淋巴样聚集体）、慢性小胶质细胞激活或不可逆神经变性的累积等原因，目前针对SPMS的有效治疗手段有限。

目前，临床医生倾向于持续采用RRMS所推荐的DMT方案进行治疗，尽管其在SPMS中的相对疗效尚未得到充分研究，风险-获益比变得不太有利。针对SPMS的任何治疗主要目标都是预防、延缓或至少减缓其进展。最近出现了用于治疗SPMS的新型DMT药物，在年轻活跃患者亚组中它们似乎更加有效。

（一）治疗推荐

急性期使用一线治疗快速缓解症状后，早期进入缓解期DMT治疗，具体药物治疗方案见总论部分。

1. 国内治疗推荐

《多发性硬化诊断与治疗中国指南（2023版）》中提到，国内已经上市的可用的DMT药物有特立氟胺、盐酸芬戈莫德、西尼莫德、奥扎莫德、富马酸二甲酯、奥法妥木单抗、醋酸格拉替雷、米托蒽醌。

2. 国外专家共识推荐

西尼莫德和B细胞耗竭治疗适用于处于疾病活动期、年龄≤60岁、EDSS≤6.5的患者。在没有疾病活动证据的患者中，该治疗可考虑在近期出现进展的年轻门诊患者中使用。

3. 其他一些国外研究提示

（1）已获批的治疗药物：利妥昔单抗、西尼莫德、奥瑞珠单抗及其皮下注射剂、米托蒽醌、克拉屈滨。

（2）髓鞘再生和神经保护作用：富马酸二甲酯、奥匹努单抗、异丁司特、辛伐他汀、硫辛酸、苯妥英、大剂量生物素、间充质干细胞。其他目前正在研究的，布鲁顿氏酪氨酸激酶抑制剂（Bruton's tyrosink kinase inbibitor，BTKi）如托布替尼（tolebrutinib）和泽布替尼（fenebrutinib）正在被探索作为潜在的治疗神经前症候群的药物。维多氟迪马钙剂，作为一种口服药物，已显示出降低活动性和新发MRI病变减少的效果。其他治疗方法，如辛伐他汀、N-乙酰半胱氨酸（N-acetyl-L-cysteine，NAC）和α-硫辛酸，其抗氧化性能正在被研究。自体造血干细胞移植（autologous hematopoietic stem cell transplantation，AHSCT）和间充质干细胞治疗是高炎症活性的年轻患者的实验选择。

（3）不建议或无效药物：干扰素-β（interferon beta，IFN-β）、醋酸格拉替雷（glatiramer acetate，GA）、芬戈莫德、那他珠单抗，其他免疫调节和免疫抑制疗法，如硫唑嘌呤、环磷酰胺、静脉免疫球蛋白、氨甲蝶呤、环孢素、霉酚酸酯、拉喹莫德和MBP8298。这些试验的结果大多是负面的，在残疾进展上没有或只有限的益处。

（二）对症治疗

最佳症状管理对于改善患者的生活质量和补充MS长期维持治疗的有益效果至关重要。MS最常见的症状包括疲劳、痉挛相关症状、神经性疼痛、尿功能障碍、睡眠障碍和情绪变化。大部分患者不止一种症状，其中许多症状可能是相互关联的。例如，睡眠不佳和抑郁加剧白天的疲劳，因此这不能完全归因于该疾病。常规评估应包括筛查持续性症状，最好使用有效的量表。根据我们的经验，一般规则是，从治疗最致残或后果最严重的症状开始，慢慢滴定药物，尽量使用有可能同时解决多个症状的药物，避免多重用药。结合药物和非药物方法来解决特定症状是很重要的。例如，步态困难可以通过物理治疗（重点是根据表现改善共济失调或肌肉力量）、痉挛管理（拉伸，抗痉挛药物，肉毒杆菌毒素注射，巴氯芬泵）和达福普定的疲劳治疗来解决。还应着重强调物理、职业和语言治疗。多学科团队的评估和治疗是为进行性多发性硬化患者提供最佳护理的关键。应始终与患者讨论一般的健康措施和合并症的管理，最重要的是高脂血症、高血压和糖尿病的控制，健康饮食、减肥、戒烟、补充维生素 D、骨质疏松症管理和保持情绪健康尤其重要。

（李志彬　王玉鸽）

参考文献

[1] 中华医学会神经病学分会神经免疫学组. 多发性硬化诊断与治疗中国指南（2023 版）[J]. 中华神经科杂志, 2024, 57（1）: 10-23.

[2] CIRON J, GUEGUEN A, KHEDR A A, et al. Secondary progressive multiple sclerosis: a national consensus paper on diagnostic criteria [J]. Revue neurologique, 178（10）: 1098-1104.

[3] JAKIMOVSKI D, BITTNER S, ZIVADINOV R, et al. Multiple sclerosis [J]. Lancet, 2024, 403（10422）: 183-202.

[4] LORSCHEIDER J, BUZZARD K, JOKUBAITIS V, et al. Defining secondary progressive multiple sclerosis? [J]. Brain, 2016, 139（Pt 9）: 2395-2405.

[5] LUBIN F D. New multiple sclerosis phenotypic classification [J]. European neurology, 2024, 72 Suppl 1: 1-5.

[6] OH J, ALIKHANII K, BRUNO T, et al. Diagnosis and management of secondary-progressive multiple sclerosis: time for change [J]. Neurodegenerative disease management, 2019, 9（6）: 301-317.

[7] PETZOLD A, DE BOER J F, SCHIPPLING S, et al. Optical coherence tomography in multiple sclerosis: a systematic review and meta-analysis [J]. Lancet neurology, 2010, 9: 921-932.

[8] ROJAS J I, PATRUCCO L, ALONSO R, et al. Diagnostic uncertainty during the transition to secondary progressive multiple sclerosis: multicenter study in Argentina [J]. Multiple sclerosis, 2021, 27（4）: 579-584.

[9] SCALFARI A, NEUHAUS A, DAUMER M, et al. Onset of secondary progressive phase and long-term evolution of multiple sclerosis [J]. Journal of neurology, neurosurgery, and psychiatry, 2014, 85（1）: 67-75.

[10] TAVAZZI E, ZIVADINOV R, DWYER M G, et al. MRI biomarkers of disease progression and conversion to secondary-progressive multiple sclerosis [J]. Expert review of neurotherapeutics, 2020, 20（8）: 821-834.

[11] YAMOUT B, AL-JUMAH M, SAHRAIAN M A, et al. Consensus recommendations for diagnosis and treatment of multiple sclerosis: 2023 revision of the menactrims guidelines [J]. Multiple sclerosis and related disorders, 2024, 83: 105435.

[12] ZIEMSSEN T, BHAN V, CHATAWAY J, et al. Secondary progressive multiple sclerosis: a review of clinical characteristics, definition, prognostic tools, and disease-modifying therapies [J]. Neurology neuroimmunology & neuroinflammation, 2022, 10（1）: e200064.

[13] ZIEMSSEN T, PIANI-MEIER D, BENNETT B, et al. A physician-completed digital tool for evalua-

ting disease progression（multiple sclerosis progression discussion tool）：validation study［J］. Journal of medical internet research，2020，22（2）：e16932.

第四节　原发进展型多发性硬化

一、概述

原发进展型多发性硬化（PPMS）是多发性硬化（MS）的一种临床病程类型，占所有 MS 患者的 10%～15%。与复发缓解型 MS 不同，PPMS 的特点是患者在没有明显复发的情况下，残疾功能状态呈缓慢进行性加重，病程持续至少 1 年。PPMS 分型包括原有 MS 疾病分型中的进展复发型 MS（primary relapsing multiple sclerosis，PRMS）。头颅 MRI 和（或）脊髓 MRI 具备典型 MS 病灶特征，脑脊液特异性寡克隆带（OCB）常为阳性。

PPMS 通常表现为隐匿性神经功能恶化，大多为逐渐加重的脊髓病伴步态障碍。

二、相关概念

独立于复发活动的进展（progression independent of relapse activity，PIRA），指独立于临床复发的残疾功能障碍的增加，PIRA 可能是构成慢性残疾累积的重要驱动因素。

三、PPMS 分型诊断

McDonald 标准需要疾病进展 1 年的证据（回顾性或前瞻性确定），无缓解复发过程，且符合以下 3 项标准中的 2 项：①脑 MRI 显示，至少 1 个 MS 病灶区域（脑室周围、皮质或近皮质、幕下）有至少 1 个 MS 典型 T2 高信号病灶。②MRI 显示脊髓内有至少 2 个 T2 高信号病灶。③存在脑脊液特异性寡克隆带。

四、疾病活动性和进展

根据临床复发或 MRI 显示有对比增强病变和/或新发或明确扩大的 T2 病变，可确定疾病活动性。疾病进展可衡量残疾情况，是独立于复发的量变过程，为 PPMS 和 SPMS 的特征。因此，进展型疾病（PPMS 和 SPMS）的表型特征包括：①活动性且有进展。②活动性但无进展。③非活动性但有进展。④非活动性且无进展（稳定性疾病）。

五、治疗

治疗 PPMS 的方法包括疾病修饰治疗（DMT），但目前只有少数几种药物被批准用于 PPMS 的治疗。治疗的目标是减缓疾病进展，改善生活质量，并处理伴随的症状。

（一）奥瑞珠单克隆抗体

奥瑞珠单克隆抗体是一种重组人抗 CD20 单克隆抗体，旨在使 B 细胞清除达到最佳。美国食品药品监督管理局（Food and Drug Administration，FDA）于 2017 年 3 月批准使用奥瑞珠单抗治疗成人 PPMS，这是首个获批用于治疗 PPMS 的药物。其适应证随后扩展为包括活动性 SPMS。

奥瑞珠单抗的初始剂量为静脉输注 300 mg，2 周后再次静脉输注 300 mg。随后每 6 个月静脉输注 600 mg 奥瑞珠单抗。应在严密的医疗监测下给药，还要获得医疗支持以处理可能发生的严重输注反应。推荐预先给药，即在每次输注奥瑞珠单抗前约 30 分钟静脉给予 100 mg 或 125 mg 甲泼尼龙（或等效剂量的其他糖皮质激素），并在每次输注奥瑞珠单抗前 30～60 分钟给予抗组胺药（如苯海拉明），以降低输注反应的发生率和严重程度，另外也可加用退热剂（如对乙酰氨基酚）。若有活动性感染，应等到感染消退再输注。最常见的不良事件包括输注反应、上下呼吸道感染和皮肤感染。活动性乙型肝炎病毒（hepatitis B virus，HPV）感染者禁用奥瑞珠单抗。患者最好在启用奥瑞珠单抗前至少 6 周接受所有必要的免疫接种，在奥瑞珠单抗治疗期间或停药后 B 细胞数量恢复前，不推荐接种活疫苗。

（二）对于急性发病患者的激素冲击治疗

激素冲击治疗能促进神经功能恢复，这是一线治疗推荐。根据一项试验中有限且不明确的证据，口服或皮下给予氨甲蝶呤（一周 7.5～20 mg，加或不加每月糖皮质激素冲击治疗）可用于治疗进展型 MS。评估口服氨甲蝶呤治疗进展型 MS 的唯一高质量随机对照试验发现，症状和影像学结果都只有改善的趋势。极少有随机试验评估静脉用免疫球蛋白（intravenous immunoglobulin，IVIG）治疗进展型 MS 的效果，该治疗几乎没有益处。米托蒽醌可能对抑制 MS 的疾病进展有益，但该药毒性较大且表明其有益的证据略少，因此很少使用。

（三）其他治疗

其他用于 PPMS 的治疗均为经验性治疗，尚无关于其有效性的明确临床试验证据，大多数 MS 专家都不会常规使用这些药物治疗 PPMS。

六、疾病管理

除了免疫调节治疗和 DMT，采用多学科方法治疗常见的 MS 并发症和症状非常重要。这些并发症包括排尿排便功能障碍、认知损害、抑郁和焦虑、乏力、步态障碍、跌倒、热耐受不良、疼痛、性功能障碍、睡眠障碍、痉挛、言语和吞咽功能障碍、震颤、眩晕和视觉障碍。此外，人们逐渐认识到，糖尿病、高血压和吸烟引起的心血管问题等合并症可能影响 MS 的进展。肥胖的初步管理包括结合饮食、运动和行为改变的全面生活方式干预，必要时应考虑将其转至肥胖专科。

（王婧琪　王玉鸽）

第五节 临床孤立综合征

一、概述

临床孤立综合征（CIS）是指首次出现的神经系统症状或体征，提示中枢神经系统（CNS）脱髓鞘病变，但尚未达到多发性硬化（MS）诊断标准。临床孤立综合征通常好发于年轻女性，疾病损害部位为脑干、脊髓和视神经。临床孤立综合征最常见的危险因素为：MRI 影像学病灶和脑脊液寡克隆带阳性；次要危险因素包括：维生素 D 缺乏、EB 病毒感染、吸烟、人类白细胞抗原（human leukocyte antigen，HLA）基因和其他免疫异常。CIS 的诊断基于患者的临床表现和影像学特征，而非病理学证据。CIS 是 MS 的早期表现，60%～80% 的 CIS 患者可发展为临床明确的多发性硬化。CIS 后发展为多发性硬化患者预后多变，1/3 的患者无残疾或只伴有轻微症状，一半的患者可发展为继发进展型 MS。安全、积极有效的免疫治疗和神经保护、修复可有效的抑制 CIS 病程向 MS 转化。

二、病因及发病机制

CIS 的主要病理特征是中枢神经系统中多个部位的炎性病变和脱髓鞘病变。尽管其病因尚未完全明确，但遗传和环境因素的交互作用被认为在其发病机制中起重要作用。

三、CIS 与 MS 之间联系

CIS 是一个广泛应用于当代临床神经病学的专业术语，用来描述患者表现中枢神经系统症状和体征，并提示炎症性脱髓鞘疾病的首次临床发作。CIS 病程常常为急性或亚急性，好发作于年轻人（20～45 岁），并于 2～3 周内迅速达到峰值，发作应持续至少 24 小时，并发生在无发热或感染，没有脑病的临床特征。临床上，CIS 总是表现为时间孤立性（单向病程），也通常表现为空间孤立性（单一部位）。影像学常常提示视神经病变，以及脊髓、脑干或小脑或（很少）大脑半球病变。多发性硬化可以出现急性炎性脱髓鞘、中枢神经系统体征、认知功能改变、癫痫发作和脑炎。

CIS 和 MS 的男女患病比例为 1:2.5。15% 的成人 CIS 主要为进行性发病，这一现象在儿童 CIS 中少见，但是儿童 CIS 的临床特征类似于成人 CIS。如果儿童发病的第一个临床事件包括脑病的特征，虽然此特征与 MS 的首发症状极为相似，但除了需要与急性播散性脑脊髓炎做鉴别诊断同时，我们也不将其定义为临床孤立综合征。10%～85% 的 CIS 患者可转化为临床确诊的多发性硬化。据报道，在 CIS 患者中，视神经转化为 MS 的比例在 41%～61%；脑干综合征患者发生多发性硬化的比例在 53%～60%。先前研究报告的这些不同的转化率可能是由于多发性硬化的人群患病率不同，例如在多发性硬化发病率高的地区（北欧和北美），视神经炎转化为多发性硬化的风险通常很高。除了地理差异外，不同的随访时间和失访率也可能导致不同的 MS 临床转化率。总而言之，在所有类型的 CIS 患者中，发展为多发性硬化的风险都是大致相同的。

四、疾病类型

CIS 可根据临床表现和 MRI 影像学特点分为以下几种类型。

（一）视神经炎

视神经炎（ON）是 CIS 最常见的表现之一，主要症状包括单眼视力下降、视野缺损及眼球运动时疼痛。患者常表现为急性或亚急性单眼视力丧失，伴随视野中央或旁中央暗点。约 50% 的视神经炎患者最终会发展为 MS。

1. 临床表现

视神经炎的典型表现是急性单眼视力丧失，患者常自述眼痛，尤其在眼球运动时加重。视野检查常显示中央或旁中央视野缺失，光觉检查可能显示颜色视觉减退。

2. 影像学特征

MRI 检查通常显示视神经的炎性改变，T2 加权成像上可见视神经高信号影，增强扫描可显示病灶的增强。

（二）脑干或小脑综合征

这类综合征包括双眼水平注视麻痹、面瘫、复视、眩晕、共济失调等。脑干和小脑的病变通常会影响患者的运动协调能力和平衡能力。

1. 临床表现

患者可能表现为急性或亚急性起病的复视、面瘫、眩晕和共济失调。根据受累部位不同，症状表现各异，如脑干病变可能导致眼球运动障碍，而小脑病变则主要表现为共济失调。

2. 影像学特征

MRI 检查通常显示脑干或小脑的脱髓鞘病变，T2 加权成像上可见高信号病灶，增强扫描可显示病灶的增强。

（三）脊髓炎

脊髓炎（transverse myelitis，TM）表现为急性或亚急性起病的肢体无力、感觉障碍及括约肌功能障碍。脊髓炎是 CIS 的另一种常见表现。

1. 临床表现

脊髓炎的典型表现是肢体无力和感觉障碍，通常呈横断面分布。患者可能还会出现尿潴留、尿失禁和便秘等症状。

2. 影像学特征

MRI 检查通常显示脊髓局部的高信号病变，T2 加权成像上可见脊髓的脱髓鞘病变，增强扫描可显示病灶的增强。

（四）半球综合征

半球综合征包括单侧肢体无力或感觉障碍，表现为大脑半球病变。MRI 检查常能发现相应的病灶。

1. 临床表现

半球综合征的表现取决于病变部位,常见症状包括单侧肢体无力、感觉减退、语言障碍和认知功能障碍。

2. 影像学特征

MRI 检查通常显示大脑半球的脱髓鞘病变,T2 加权成像上可见高信号病灶,增强扫描可显示病灶的增强。

五、CIS 发展为 MS 的危险因素

(一)影像学特征

50%～70% 的成人 CIS 患者 MRI 在 T2 加权上有多发性无症状的白质脑病变,提示脱髓鞘病变。20 世纪 90 年代的早期随访研究表明,病变的存在与未来临床事件的发生高度相关,表明在空间和时间上均导致临床确诊的 MS。3 项随访 7 年、15 年和 20 年的长期研究报道,MRI 影像学异常患者转化为临床确诊的 MS 的发生率分别为 65%、72% 和 80%。CIS 转化为多发性硬化的研究包括了大多数视神经炎患者的人群,但有证据表明,异常的脑 MRI 也是其他类型 CIS 发生多发性硬化的预测因素(急性脊髓炎和脑干综合征)。在 CIS 发病时,至少有一种幕下病变的患者,转化 MS 的风险增加,脑干病变的患者风险略高于小脑病变的患者。然而,患者伴有脑干和脊髓综合征症状,但对临床症状没有直接影响的病变,可以排除在标准之外。除此之外,虽然脑灰质和白质的萎缩未纳入多发性硬化诊断标准,但其与早期复发缓解性型 MS 转化相关。(图 1-24)

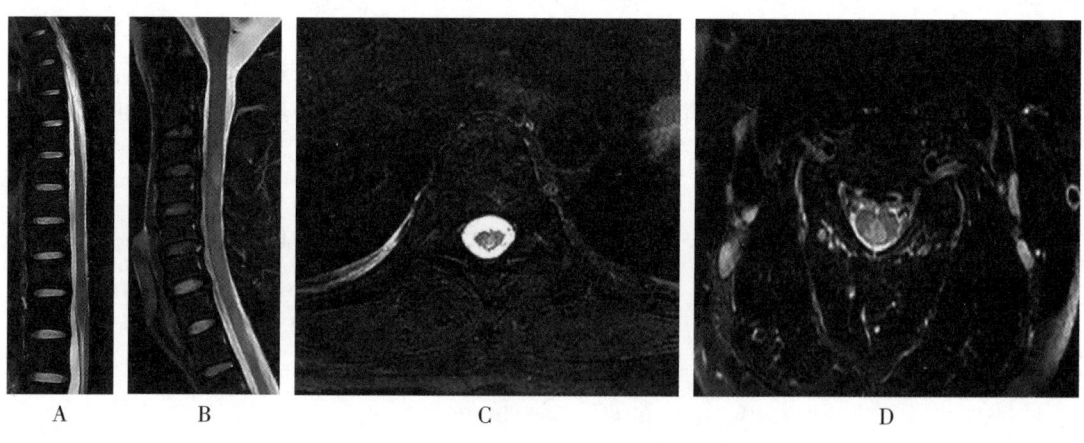

图 1-24 脊髓病灶 MRI 影像学表现

(二)脑脊液

尽管脑脊液寡克隆带(OCB)阳性增加了 CIS 发展为多发性硬化的风险,但它们很少增加 MRI 影像学评估的转化风险。对于多发性硬化的诊断或预测,许多神经科学专家认为仅依据 MRI 影像学足以评估预测。然而,脑脊液检查有助于预测 MRI 阴性或 MRI 未有明显病变的患者的转化风险率。在 MRI 阴性的患者中,OCB 的存在使发生 MS 的风险从 4% 增加到 23%。因此,在 CIS 显示很少或没有 MRI 病变和脑脊液 OCB 阴性的患者中,发生 MS 的概率较小。除了 OCB,脑脊液中一些生物标志物,如炎症因子、免疫因子或 B 细胞,都可以预测 CIS 向 MS 的转化。

(三) 遗传和环境特征

一些遗传和环境因素与多发性硬化转化也有相互关联，基因-环境相互作用有更强的影响，这些因素之间的相互作用可能是由共同的致病机制促成的。尽管有关报道证明 *HLA-DRB1* 等位基因、日照时长、血清维生素 D 浓度、皮肤类型、EB 病毒 (EBV) 感染、吸烟都可能提高 MS 转化率，然而，所有这些因素可能都不是触发向多发性硬化转化的关键因素，特定因素的组合可能与不同的个体相关。

(四) 放射学孤立综合征

颅脑 MRI 显示典型的脱髓鞘，有时见于健康个体或有非特异性症状（如头痛、头晕）的患者，并被称为放射学孤立综合征。超过 2～5 年的随访研究独立报道，30%～40% 的患者有一个或多个临床事件导致诊断为 CIS 或多发性硬化。因此，这一群体可以被认为是多发性硬化的高危人群。

六、诊断及鉴别诊断

(一) 诊断原则

CIS 的诊断应以病史、临床症状、体征为基本依据。当患者仅有主观改变的症状时，应积极寻找有无当前或既往发作的客观证据，即患者报告现有或既往症状所指向的神经系统受累部位需要有体格检查或客观辅助检查的证据，包括影像学、神经电生理检查。

(二) 辅助检查

CIS 诊断应结合各种辅助检查，特别是 MRI 影像学表现及脑脊液寡克隆带结果，其他的辅助检查还包括眼科 OCT 检查、神经电生理检查、免疫学相关化验。MRI 是辅助诊断 CIS 的重要工具，但不可过度依赖于 MRI，需要严格把控 MRI 的病灶与临床症状的关联性。

(三) 排除其他诊断

目前对 CIS 尚无统一的诊断标准，容易发生误诊。因为没有特异性的临床症候或实验室指标，故诊断 CIS 应充分结合临床和亚临床证据。

CIS 诊断及随访流程见图 1-25。

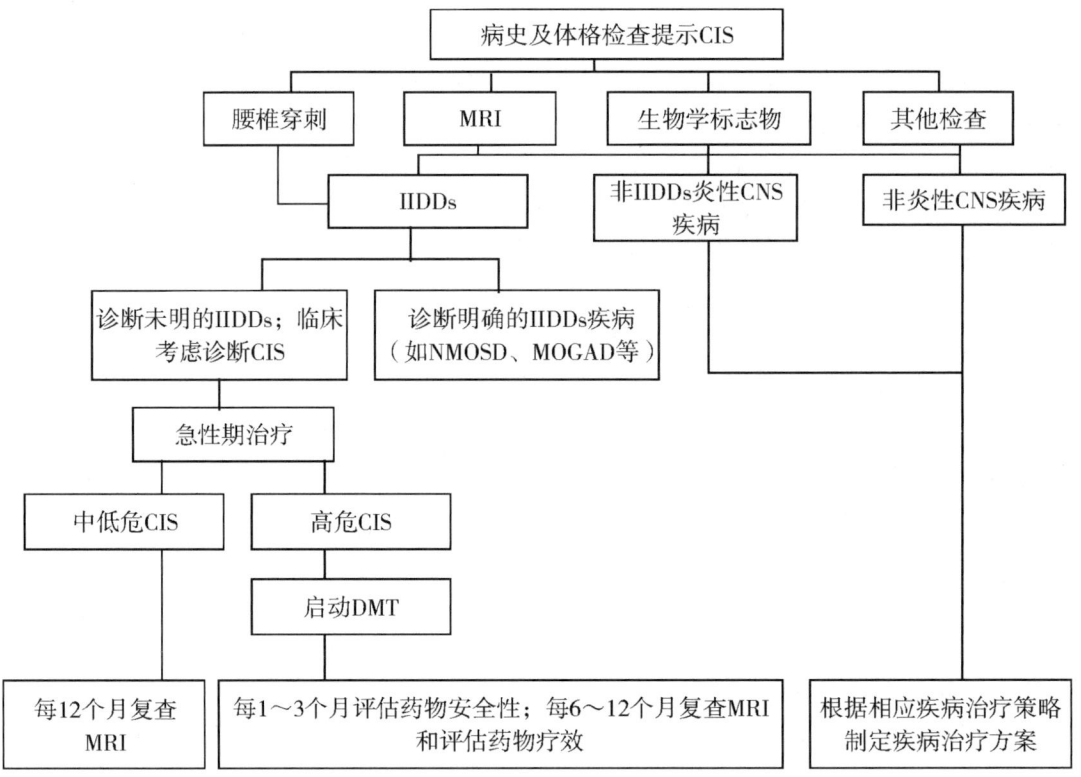

CIS：临床孤立综合征；MRI：磁共振成像；IIDDs：特发性炎性脱髓鞘疾病；CNS：中枢神经系统；NMOSD：视神经脊髓炎谱系疾病；MOGAD：抗髓鞘少突胶质细胞糖蛋白免疫球蛋白 G 抗体相关疾病；DMT：疾病修正治疗；高危 CIS：具有转化为 MS 风险因素的 CIS 患者。

图 1-25　CIS 诊断及随访流程

（四）鉴别诊断

CIS 的诊断过程要求严格，必须经过彻底的鉴别诊断，以防止在未充分分析的情况下，将那些"难以解释"的 IIDDs 或其他非炎性脱髓鞘疾病被简单地归类为 CIS。这是因为精确的诊断和鉴别对于 CIS 患者的管理和后续治疗选择极为关键。CIS 是由一次 CNS 炎性脱髓鞘事件构成的临床综合征，其临床表现既多变又不具典型性，可能仅影响一个解剖部位，也可能表现为多部位同时受累的复杂症状。在诊断 CIS 时，首先需要将其与那些在临床和影像学上表现相似的其他疾病区分开来。同时，某些特定的临床症状，如垂直凝视麻痹、动眼神经麻痹、局限性肌张力障碍、斜颈、急性尿潴留等，是不符合 CIS 诊断标准的。

CIS 鉴别诊断疾病见表 1-10。

表 1-10　CIS 鉴别诊断疾病

疾病种类	具体疾病
特发性炎性脱髓鞘疾病	NMOSD、NOGAD、ADEM、急性脊髓炎

续表 1-10

疾病种类	具体疾病
其他炎性及感染性疾病	风湿结缔组织疾病中枢累及（SLE、干燥综合征、白塞综合征、血管炎、变应性肉芽肿性血管炎、Sneddon 综合征等）、神经节病、原发性中枢神经系统血管炎、淀粉样脑血管病相关炎症、TIDD、病毒、细菌、螺旋体、寄生虫等感染）
非炎性中枢神经系统疾病	脑小血管病（CADASIL、CARASIL、静脉胶原病、视网膜血管病伴脑白质病等）、前庭性偏头痛、颅内肿瘤、莱伯（Leber）遗传性视神经病、代谢性疾病［MELAS、亚急性联合变性、韦尼克（Wernicke）脑病等］、视网膜病变、缺血性视神经病、副肿瘤综合征

SLE：systermic lupus erythematosus，系统性红斑狼疮；TIDD：twnor-like inflammatory dermyelinating disease，瘤样炎性脱髓鞘病；CADASIL：常染色体显性遗传合并皮质下梗死和白质脑病；CADASIL：cerebral autosomal recessive arteriopathy with subcortical infarcts and leukoencepholopathy，常染色体隐性遗传性脑动脉病及动脉硬化伴皮质下梗死及白质脑病；MELAS：mitochondrial encephalomyopathy with latic acidosis and stroke-like episodes，线粒体脑肌病伴高乳酸血症和脑卒中样发作。

七、治疗

CIS 的治疗目标是减轻症状、预防复发及延缓病情进展。一部分临床孤立综合征（CIS）患者的临床症状较轻，通过休息或对症治疗后可自行缓解。然而，当患者出现严重视力下降、视神经炎、脊髓或脑干综合征导致运动障碍、共济失调或眩晕等症状时，需进行积极治疗。治疗一般包括急性期治疗、缓解期治疗、对症治疗和康复治疗四个方面。

（一）急性期治疗

主要药物为糖皮质激素，作为首选的一线治疗方案。研究显示，糖皮质激素能够有效缓解临床孤立综合征急性期症状（如视神经炎引起的视力下降等），促进神经功能恢复，但无法逆转轴索损伤、脱髓鞘等病理改变，亦无法延缓疾病进展或降低转化为多发性硬化的风险，长期使用糖皮质激素治疗对患者并无长期益处。因此，临床孤立综合征急性期糖皮质激素治疗原则为大剂量、短疗程。成人初始剂量为每天 0.5～1.0 g，静脉滴注，治疗 3～5 天。若临床症状改善明显，则可直接停用糖皮质激素。若临床症状改善不明显，可将静脉滴注改为口服醋酸泼尼松或泼尼松龙 60～80 mg，每天 1 次，顿服，每 2 天减量 5～10 mg，直至减停，疗程不超过 3～4 周。在激素减量过程中，若出现病情明显加重（如症状加重、新发体征、MRI 变化等），应考虑再次进行大剂量激素冲击治疗或二线治疗。若激素治疗效果不佳或患者无法耐受激素治疗，可考虑其他治疗方案，二线治疗包括血浆置换或静脉注射丙种球蛋白。急性重症或对激素治疗无效者可于起病 2～3 周内应用 5～7 天的血浆置换。目前，静脉注射丙种球蛋白在临床孤立综合征急性期的疗效尚缺乏有效证据，可作为一种替代治疗方案，在妊娠及哺乳期妇女、激素治疗无效等特定患者中可考虑应用。用法为静脉滴注 0.4 g/(kg·d)，连续 5 天为 1 个疗程，5 天后，如果无效，则不建议患者继续使用，如果有效但疗效不是特别满意，则可继续每周用 1 天，连用 3～4 周。

(二) 缓解期治疗

CIS 缓解期治疗旨在延长孤立综合征转化为多发性硬化的间期,并减缓 MS 疾病的进一步发展。

众多研究已证实,CIS 患者接受疾病修饰治疗(DMT)能够降低复发风险并延缓残疾进展,而未接受 DMT 的患者则面临更高的疾病活动风险和残疾进展风险。对于具有高风险转归为 MS 的 CIS 患者,建议早期进行 DMT 治疗。特别是对于 MRI 显示典型 MS 病灶或脑脊液中存在寡克隆带(OCB)阳性的 CIS 患者,DMT 治疗尤为重要。

在 CIS 患者缓解期进行 DMT 治疗的过程中,应为患者提供评估、监测药物不良反应及毒性作用,并及时处理治疗中出现的问题,以保持患者的良好依从性,确保患者能够从中获益。

目前国际上已批准上市的用于 CIS 的药物超过 10 种。在中国,已批准用于 CIS 治疗的 DMT 药物包括特立氟胺(teriflunomide)、西尼莫德(siponimod)和富马酸二甲酯(dimethyl fumarate),而具有针对 CIS 人群的 III 期临床研究证据的 DMT 药物仅有特立氟胺和注射用重组人干扰素 β-1b(recombinant human interferon beta-1b for injection,INF-β-1b)两种。

1. 注射用重组人干扰素 β-1b

相关研究显示,与安慰剂相比,注射用重组人干扰素 β-1b 能有效降低 CIS 转归为多发性硬化的风险,延缓 CIS 转归为 MS 的时间,并显著减少新发活动性病灶数目及 T2 病灶体积。推荐用法:初始剂量为 62.5 μg,皮下注射,隔日 1 次,之后每两周剂量增加 62.5 μg,直至达到推荐剂量 250 μg,皮下注射,隔日 1 次。

2. 特立氟胺

目前已有针对特立氟胺治疗 CIS 患者的 III 期临床试验,其结果显示,特立氟胺 14 mg/d 和 7 mg/d 与安慰剂相比,均能有效降低 CIS 转归为多发性硬化的风险,显著降低疾病复发和新发 MRI 病灶的风险,并能显著延缓脑萎缩。推荐用法:7 mg 或 14 mg,口服,每日 1 次。

3. 西尼莫德

根据患者的 *CYP2C9* 基因型选择药物滴定方法及维持剂量(1 mg 或 2 mg,口服,每日 1 次)。*CYP2C9*3*3* 基因型的患者禁用。具体药物使用方法可咨询相关临床专家。常见不良反应:头痛、血压升高、心率减慢或房室传导阻滞、肝脏损害、黄斑水肿、感染风险(如带状疱疹、支气管炎、上呼吸道感染等)、呼吸功能降低、停药后残疾加重等。

4. 富马酸二甲酯

起始剂量为 120 mg,口服,每天 2 次。7 天后剂量增加至维持剂量 240 mg,每日 2 次。若患者对维持剂量不耐受,可暂时减至 120 mg,每天 2 次,并在 4 周内恢复至 240 mg,每天 2 次。若患者恢复至维持剂量后仍无法耐受,应考虑停用本品。常见不良反应:潮红、消化道症状(如腹痛、腹泻、恶心、呕吐)、速发过敏反应和血管性水肿、淋巴细胞减少症、肝损伤、进行性多灶性白质脑病、带状疱疹和其他严重机会性感染。随餐服用可降低潮红的发生率。

除上述 4 种常见治疗 DMT 药物外,还有重组人干扰素 β-1a 和醋酸格拉替雷(glatiramer acetate)可用于 CIS 的 DMT 治疗。

对于符合 2017 年修订版 McDonald MS 诊断标准的 CIS 患者，在排除其他可能诊断后，建议早期开始 DMT 治疗。对于高危 CIS 患者，在与患者充分沟通的基础上，建议实施 DMT 治疗。CIS 的 DMT 治疗需综合考虑药物疗效、长期安全性、使用便捷性、患者依从性、循证医学证据级别等多方面因素。

（三）对症治疗

针对症状，如疼痛、痉挛、抑郁及疲劳等，采取相应的对症治疗措施，提高患者生活质量。例如，使用抗抑郁药物、镇痛药物、肌肉松弛剂和物理治疗来缓解症状。

（四）康复治疗

对于那些存在肢体、语言、吞咽等功能障碍的患者，应尽早在专业医师的指导下开展相应的康复训练。在疾病认知方面，医疗人员应耐心向患者及其家属进行教育和指导，强调早期介入和治疗的重要性，恰当地说明病情和预后情况，以增强患者对抗疾病的信心，提升其治疗的依从性。此外，医疗人员还应在遗传、婚姻、妊娠、饮食、心理及用药等生活的多个方面给予患者合理的建议，包括避免接种疫苗、避免使用过热的水洗澡、避免在强烈阳光下长时间暴露，保持心情舒畅，戒烟，保持规律的作息，适量进行体育活动，以及补充维生素 D 等。

八、总结与展望

临床孤立综合征（CIS）是多发性硬化的早期表现，其早期诊断和治疗对于改善患者预后具有重要意义。通过详细的临床评估、MRI、脑脊液检查及视觉诱发电位等辅助检查，可以准确诊断 CIS。治疗上，急性期使用高剂量的糖皮质激素，长期应用疾病修正治疗药物，结合对症治疗和康复训练，能够有效控制病情，延缓疾病进展。

（姜维　王玉鸽）

参考文献

［1］中华医学会神经病学分会神经免疫学组，施福东，管阳太，等. 临床孤立综合征的诊断与治疗中国专家共识（2021 版）［J］. 中华神经科杂志，2022，55（4）：280－289.

［2］ASCHERIO A，MUNGER K L. Environmental risk factors for multiple sclerosis. Part II：Noninfectious factors［J］. Annals of neurology，2007，61（6）：504－513.

［3］COMI G，FILIPPI M，BARKHOF F，et al. Effect of early interferon treatment on conversion to definite multiple sclerosis：a randomised study［J］. Lancet，2001，357（9268）：1576－1582.

［4］COMPSTON A，COLES A. Multiple sclerosis［J］. Lancet，2008，372（9648）：1502－1517.

［5］CONFAVREUX C，VUKUSIC S. Natural history of multiple sclerosis：a unifying concept［J］. Brain，2006，129（Pt 3）：606－616.

［6］FILIPPI M，ROCCA M A，CICCARELLI O，et al. MRI criteria for the diagnosis of multiple sclerosis：MAGNIMS consensus guidelines［J］. The lancet neurology，2016，15（3）：292－303.

［7］FILIPPI M，ROCCA M A. MR imaging of multiple sclerosis［J］. Radiology，2011，259（3）：659－681.

［8］GOLD R，KAPPOS L，ARNOLD D L，et al. Placebo-controlled phase 3 study of oral BG－12 for relapsing multiple sclerosis［J］. The New England journal of medicine，2012，367（12）：1098－1107.

［9］HEESEN C，BÖHM J，REICH C，et al. Patient perception of bodily functions in multiple sclerosis：gait and visual function are the most valuable［J］. Multiple sclerosis journal，2008，14（7）：988－991.

[10] HICKMAN S J. Optic nerve imaging in multiple sclerosis [J]. Journal of neuroimaging, 2007, 17 Suppl 1: 42S-45S.

[11] INTERNATIONAL MULTIPLE SCLEROSIS GENETICS CONSORTIUM, WELLCOME TRUST CASE CONTROL CONSORTIUM 2, SAWCER S, et al. Genetic risk and a primary role for cell-mediated immune mechanisms in multiple sclerosis [J]. Nature, 2011, 476 (7359): 214-219.

[12] JACOBS L D, BECK R W, SIMON J H, et al. Intramuscular interferon beta-1a therapy initiated during a first demyelinating event in multiple sclerosis. CHAMPS Study Group [J]. The New England journal of medicine, 2000, 343 (13): 898-904.

[13] JOHNSON K P, BROOKS B R, COHEN J A, et al. Extended use of glatiramer acetate (Copaxone) is well tolerated and maintains its clinical effect on multiple sclerosis relapse rate and degree of disability. Copolymer 1 Multiple Sclerosis Study Group [J]. Neurology, 1998, 50 (3): 701-708.

[14] KESSELRING J, BEER S. Symptomatic therapy and neurorehabilitation in multiple sclerosis [J]. The lancet neurology, 2005, 4 (10): 643-652.

[15] KRUPP L B, BANWELL B, TENEMBAUM S, et al. Consensus definitions proposed for pediatric multiple sclerosis and related disorders [J]. Neurology, 2007, 68 (16 Suppl 2): S7-S12.

[16] LEOCANI L, GUERRIERI S, COMI G. Visual evoked potentials as a biomarker in multiple sclerosis and associated optic neuritis [J]. Journal of neuro-ophthalmology, 2018, 38 (3): 350-357.

[17] MCDONALD W I, COMPSTON A, EDAN G, et al. Recommended diagnostic criteria for multiple sclerosis: guidelines from the International Panel on the diagnosis of multiple sclerosis [J]. Annals of neurology, 2001, 50 (1): 121-127.

[18] MILLER D H, BARKHOF F, BERRY I, et al. Magnetic resonance imaging in monitoring the treatment of multiple sclerosis: concerted action guidelines [J]. Journal of neurology neurosurgery and psychiatry, 1991, 54 (8): 683-688.

[19] MILLER D H, CHARD D T, CICCARELLI O. Clinically isolated syndromes [J]. The lancet neurology, 2012, 11 (2): 157-169.

[20] MILLER D H, WEINSHENKER B G, FILIPPI M, et al. Differential diagnosis of suspected multiple sclerosis: a consensus approach [J]. Multiple sclerosis journal, 2008, 14 (9): 1157-1174.

[21] MIZELL R, CHEN H, LAMBE J, et al. Association of retinal atrophy with cortical lesions and leptomeningeal enhancement in multiple sclerosis on 7T MRI [J]. Multiple sclerosis journal, 2022, 28 (3): 393-405.

[22] OPTIC NEURITIS STUDY GROUP. Multiple sclerosis risk after optic neuritis: final optic neuritis treatment trial follow-up [J]. Archives of neurology, 2008, 65 (6): 727-732.

[23] POLMAN C H, REINGOLD S C, BANWELL B, et al. Diagnostic criteria for multiple sclerosis: 2010 revisions to the McDonald criteria [J]. Annals of neurology, 2011, 69 (2): 292-302.

[24] ROVIRA A, LEÓN A. MR in the diagnosis and monitoring of multiple sclerosis: an overview [J]. European journal of radiology, 2008, 67 (3): 409-414.

[25] SCALFARI A, NEUHAUS A, DEGENHARDT A, et al. The natural history of multiple sclerosis: a geographically based study 10: relapses and long-term disability [J]. Brain, 2010, 133 (Pt 7): 1914-1929.

[26] TRANSVERSE MYELITIS CONSORTIUM WORKING GROUP. Proposed diagnostic criteria and nosology of acute transverse myelitis [J]. Neurology, 2002, 59 (4): 499-505.

[27] WEINSHENKER B G, O'BRIEN P C, PETTERSON T M, et al. A randomized trial of plasma exchange in acute central nervous system inflammatory demyelinating disease [J]. Annals of neurology, 1999, 46 (6): 878-886.

第六节 放射学孤立综合征

一、概述

放射学孤立综合征（RIS）是一种特殊状态，个体在没有明显的神经系统症状的情况下，磁共振成像（MRI）显示出与多发性硬化（MS）一致的病变。RIS 被认为是 MS 的前驱期，约有 1/3 的患者在确诊后 5 年内转归为临床孤立综合征或明确的 MS，且多为 RRMS。

二、诊断

RIS 的诊断标准包括在 MRI 上具有空间多发性（DIS）的典型 MS 病灶，但患者没有显著的临床症状和体征，不能用其他疾病解释。2017 年，MS 国际诊断小组改良了 RIS 的诊断标准，使得 RIS 的相关研究逐渐成为热点。诊断 RIS 必须满足：在 4 个区域（皮层/近皮层、脑室周围白质、小脑幕下、脊髓）中至少 2 个区域存在 1 个及以上的 T2 高信号病灶，排除基于既往症状或客观体征提示 MS 的神经功能障碍，且 MRI 的异常不能由其他疾病解释（尤其是考虑到年龄、血管、毒物或药物相关的因素）。RIS 是排他性诊断，详细的病史询问和严格的体格检查对查找 MS 临床发作的证据是必要的。在诊断 RIS 时，应排除其他可能导致类似 MRI 表现的疾病，如脑血管病、感染、遗传性疾病等。

三、治疗

RIS 向 MS 转化的高风险因素的识别，使得 RIS 的分层管理和疾病修饰治疗（DMT）具有潜在可行性。然而，RIS 是否需要启动疾病修饰治疗迄今尚无定论，但有效识别转归的危险因素对于早期筛查高危患者和后续的临床精准管理大有裨益。目前，MS 专家们不推荐在 RIS 阶段即使用 DMT 治疗。

四、疾病管理

对于 RIS 的临床管理，建议包括定期的临床监测、药物治疗和预防疾病进展等方面。尽管 RIS 的疾病修饰治疗仍处于临床试验阶段，尚无明确的推荐意见，但结合国内外最新研究进展，可以从人口学特征、临床表现、影像学、脑脊液检查和眼科学检查等方面总结 RIS 向 MS 转归的危险因素。1 项研究显示，从 RIS 诊断到出现临床明显脱髓鞘疾病的时间为 3～4 年。

（一）RIS 向 MS 转化的高风险因素

1. 人口学特征

年龄较大、女性和家族史中有自身免疫性疾病或 MS 的个体可能更容易发展为 MS。

2. 临床表现

虽然没有显著的临床症状，但某些非特异性症状可能与进展为 MS 的风险增加有关。

3. 相关检查

（1）影像学检查。MRI 显示脑室周围、近皮质、幕下和脊髓等区域的典型 MS 病灶，特别是病灶数量多和分布广泛时，风险增加。

（2）脑脊液检查。脑脊液中出现寡克隆带（OCB）阳性是 MS 的一个重要标志，也是 RIS 进展的危险因素。

（3）眼科学检查。视神经炎或视神经的 MRI 异常可能是 RIS 向 MS 转化的危险因素。

（二）RIS 的随访

对 RIS 患者，推荐在 1～3 个月内进行首次随访。主要检查内容包括 MRI 检查，以评估空间和时间多发性，以及其他可能的辅助检查如脑脊液检查和诱发电位。这些检查有助于监测患者的病情进展，并及时调整治疗策略。

（王婧琪　王玉鸽）

参考文献

[1] GRANBERG T, MARTOLA J, KRISTOFFERSEN-WIBERG M, et al. Radiologically isolated syndrome – incidental magnetic resonance imaging findings suggestive of multiple sclerosis, a systematic review [J]. Multiple sclerosis journal, 2013, 19（3）: 271-280.

[2] HOSSEINY M, NEWSOME S D, YOUSEM D M. Radiologically isolated syndrome: a review for neuroradiologists [J]. American journal of neuroradiology, 2020, 41（9）: 1542-1549.

[3] POLMAN C H, REINGOLD S C, BANWELL B, et al. Diagnostic criteria for multiple sclerosis: 2010 Revisions to the McDonald criteria [J]. Annals of neurology, 2011, 69（2）: 292-302.

第七节　儿童多发性硬化

一、概述

儿童期多发性硬化（pediatric onset multiple sclerosis，POMS）是指在 18 岁之前发病的 MS，对患儿的长期健康和生活质量具有深远的影响。儿童 MS 的诊断和管理面临特殊挑战，因为儿童的生理和心理特点与成人显著不同。儿童的神经可塑性较高，可能影响疾病的临床表现和恢复过程。此外，儿童 MS 的诊断可能更为复杂，因为一些症状可能被误认为是正常成长过程中的一部分。儿童 MS 的治疗需要综合考虑疾病控制、生长发育支持和心理社会需求。

POMS 是一种罕见病，1 项系统综述和荟萃分析计算出 POMS 的总体全球汇总发病率为每年 0.87/10 万人。距离赤道较远、社会经济地位较高等因素与 MS 诊断呈正相关。儿童 MS 的中位发病年龄为 12 岁，17%～30% 在首次发病时年龄在 10 岁以下。在青春期前儿童中，男、女童 MS 患病率相似。青春期开始，女孩患病人数比男孩增加更多，导致 12 岁及以上儿童的男女比例为 (2～2.8)∶1。

二、生物学原因与遗传及环境风险因素

POMS 的发病机制复杂，涉及遗传易感性、免疫调节异常和环境因素。遗传上，特定的 *HLA* 基因，尤其是 *HLA-DRB1*＊15∶01，与 MS 的风险增加有关。这些基因在免疫系统中起着关键作用，影响个体对外来抗原的识别和反应。环境因素，包括维生素 D 水平、烟草烟雾暴露和 EB 病毒（EBV）感染，可能通过不同的机制影响患 MS 的风险，如通过影响免疫细胞的成熟和功能，或直接损伤神经细胞。了解这些风险因素不仅有助于识别高风险儿童群体，而且为开发预防策略提供了潜在的靶点。

三、早期症状及早期诊断

儿童多发性硬化的早期症状大多与成人发病的 MS 相似，但存在如下差异：儿童患者更常出现急性脑炎或脊髓炎，并且更容易受到认知功能障碍的影响。儿童 MS 患者通常表现为复发-缓解型病程，初期可能有较高的复发频率，但长期来看疾病进展速度相对较慢。此外，儿童对治疗的反应和成人存在差异，且 MS 可能对其生长发育及心理社会适应造成显著影响，需要多学科团队的综合管理和个性化治疗方案。

（一）早期症状

(1) 运动功能受损：包括肢体无力、协调障碍（共济失调）和步态异常。

(2) 视觉问题：视神经炎是 MS 的常见初期症状，可能导致视力模糊、眼睛疼痛或颜色视觉变化。

(3) 疲劳：这是 MS 常见的症状，可能会影响儿童的日常活动。

(4) 感觉异常：如麻木、刺痛或身体部位的异常感觉。

(5) 膀胱和肠道问题：包括尿失禁或便秘。

(6) 认知和情绪变化：如记忆问题、注意力不集中、情绪波动或抑郁。

(7) 协调和平衡问题：可能导致步态不稳或容易摔倒。

（二）早期诊断

POMS 的早期诊断可能具有挑战性，因为它的症状可能与其他疾病相似。参考 2017 年修订的 McDonald 诊断标准，这些标准被广泛用于成人和儿童 MS 的诊断，包括 MRI 空间和时间上的多发性证据，其诊断 POMS 的敏感性和特异性分别为 71% 和 95%。

四、辅助检查

（一）实验室检查

(1) 脑脊液（CSF）分析：可以检测寡克隆带，这是 MS 诊断的重要指标之一。

(2) 血液检测：检测维生素 D 水平、EB 病毒抗体滴度等，以排除其他疾病。

（二）电生理检查

(1) 视觉诱发电位：评估视神经传导功能，常用于诊断视神经炎。
(2) 体感诱发电位：评估肢体的感觉传导功能。
(3) 脑干听觉诱发电位：评估脑干的功能。

（三）眼科检查

(1) 眼底检查：评估视网膜和视神经的情况。
(2) 视野检查：评估视力范围是否受限。

（四）影像学检查

磁共振成像（MRI）是诊断和监测 MS 的关键工具，尤其是在儿童中。儿童 MS 患者的 MRI 表现可能与成人有所不同，反映了儿童大脑的生长发育特点。MRI 不仅有助于确诊，还可以评估疾病活动性和治疗效果。典型 MRI 表现包括多个散在的 T2 高信号病灶，位于侧脑室周围、半卵圆中心、脑干、小脑或脊髓等部位。病灶边缘模糊，大小不一，可伴有强化。（图 1-26）

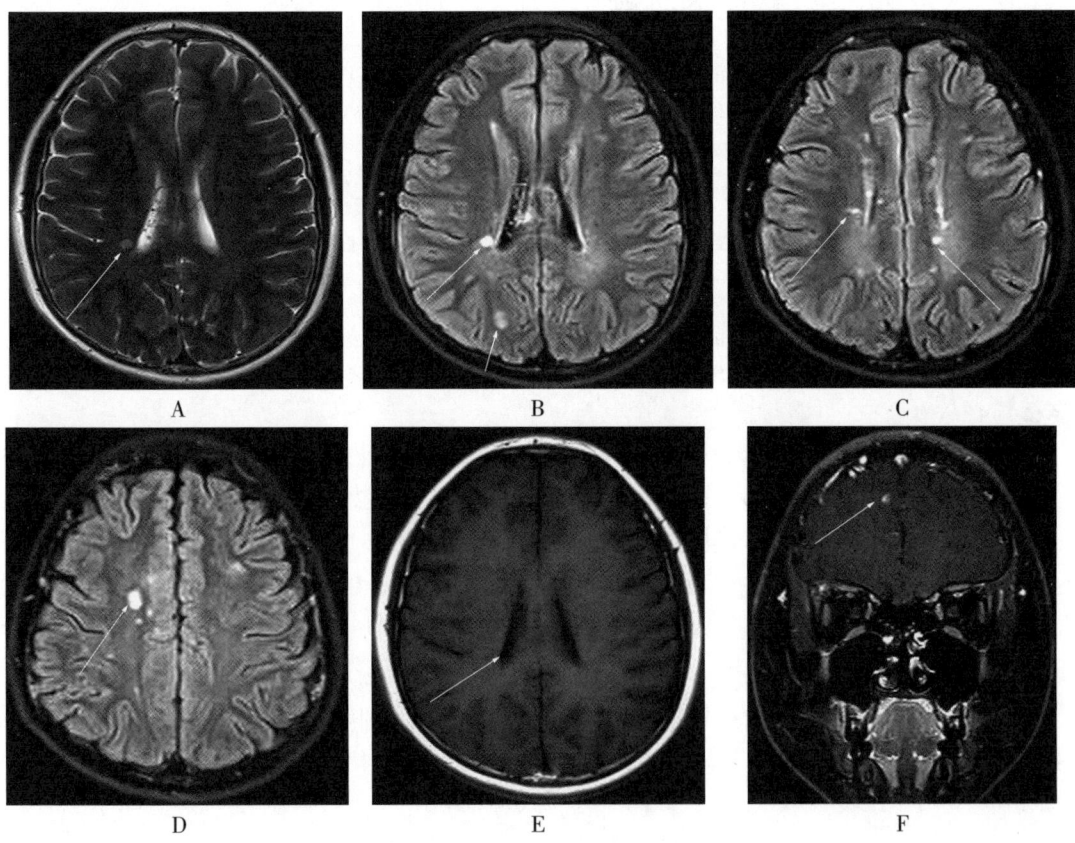

A—F 显示典型的儿童 MS 病变（13 岁）。A、B 青少年患者在 T2（A）和轴位液体衰减反转恢复（FLAIR）图像（B）上的典型脑室周围和皮质旁病变；C：病灶垂直于侧脑室征象；D：青春期患者的轴位 FLAIR 图像，有大的融合（较老）病灶；E：显示 T1 低信号；F：冠状位增强图像显示病灶有强化。

图 1-26 儿童 MS 的典型磁共振表现

五、鉴别诊断

（1）急性播散性脑脊髓炎：通常表现为广泛的脑和脊髓病灶，病灶较大且边界不清。

（2）视神经脊髓炎：病灶长轴超过3个脊髓节段，常累及视神经。

（3）髓鞘少突胶质细胞糖蛋白抗体相关疾病（MOGAD）：更常表现为急性视神经炎、急性播散性脑脊髓炎或孤立的脊髓炎。MRI上病灶较大且边界不清，常累及视神经、脑室周围白质或脊髓。此外，MOGAD患者血清中可检测到抗MOG抗体。

（4）其他脱髓鞘疾病，如急性横贯性脊髓炎、视神经炎等，需通过临床、实验室和影像学资料综合判断。

六、治疗

（一）急性发作的治疗

使用糖皮质激素，如甲基强的松龙，通过减少炎症来加速临床恢复。常用剂量为 $20\sim30$ mg/(kg·d)，总剂量不超过1 g，连续使用 $3\sim5$ 天。对于不完全缓解的症状，可以推荐口服激素，并逐渐减量，例如，使用泼尼松1 mg/(kg·d)，并每 $2\sim3$ 天减少5 mg。对于激素无效的病例，可以考虑第二轮激素冲击治疗或血浆置换等治疗，但这些治疗方法在儿童群体中的数据有限。

（二）疾病修饰治疗

儿童多发性硬化的疾病修饰治疗需要特别谨慎，因为许多成人使用的药物在儿童中的安全性和有效性尚未充分研究。治疗应优先考虑药物的安全性，避免使用在儿童中缺乏充分安全性和有效性数据的药物。治疗方案应个体化，根据患儿的具体病情和生理特点制定，并需要多学科协作，包括神经科、儿科、康复科和心理科等，以综合考虑疾病控制、生长发育支持和心理社会需求。治疗过程中需定期监测患儿的病情变化、药物副作用和生长发育情况，及时调整治疗方案。家长应给予充分的教育和支持，以帮助他们理解和执行治疗方案，确保治疗的有效性和安全性。

目前，在儿童中循证医学证据较为充分的药物包括干扰素β、醋酸格拉替雷、芬戈莫德、特立氟胺和富马酸二甲酯。一些较新的生物制剂和免疫细胞耗竭策略部分正在进行临床研究，以下罗列了疾病修饰治疗在儿童中的应用和研究现状（表1-11）。每种治疗方法都有其特定的机制、剂量和潜在的副作用，新兴治疗的长期效果和安全性仍需要在儿童MS患者中进行深入研究。

表 1-11 儿童多发性硬化疾病修饰治疗汇总

药物名称	作用机制/抗体类型	儿童用药剂量	相关研究/研究状态	国内儿童适应证	国外儿童适应证
干扰素β	减少淋巴细胞细胞因子、抑制自身反应性T细胞、诱导抗炎介质产生、抑制免疫细胞穿过血脑屏障	儿童>10岁 INF-β-1a：肌内注射30 μg，每周1次 INF-β-1a：皮下注射22 μg或44 mcg，每周3次 INF-β-1b：皮下注射250 μg，每隔1天	INF-β-1a：观察性研究。INF-β-1b：观察性研究、BE-TAPAEDIC研究。聚乙二醇干扰素β-1a：NCT03958877开放标签、随机、活性药物对照——目前正在进行中	无	10岁以上儿童复发-缓解型MS
醋酸格拉替雷	将Th1细胞转移到Th2（调节）细胞	儿童>10岁，皮下20 mg，每天；或40 mg，每周3次	ITEMS，队列研究	无	10岁以上儿童复发-缓解型MS
芬戈莫德	使T细胞保留在淋巴结内，减少中枢神经系统中活跃T细胞的循环	≤40 kg，每天口服0.25 mg；>40 kg，每天0.5 mg	PARADIGMS，双盲，随机化，活性对照	10岁及以上儿童复发-缓解型MS	10岁以上儿童复发-缓解型MS
特立氟胺	抑制淋巴细胞的二氢乳清酸脱氢酶，减少CNS中活跃T细胞和B细胞的循环	≥40 kg，每天14 mg；<40 kg，每天7 mg	TERRIKIDS，双盲，随机化，安慰剂对照	10岁以上儿童复发-缓解型MS	10岁以上儿童复发-缓解型MS
硫唑嘌呤	抑制DNA合成，细胞毒性免疫细胞耗竭	2～3 mg/kg，每日	无	无	无
环磷酰胺	细胞毒性免疫细胞耗竭	诱导方案为5剂，持续8天，然后每月进行脉冲治疗或单次诱导疗程，持续5剂以上8天，每剂600～1 000 mg/m²	观察性研究	无	无

续表 1-11

药物名称	作用机制/抗体类型	儿童用药剂量	相关研究/研究状态	国内儿童适应证	国外儿童适应证
富马酸二甲酯	小胶质细胞、星形胶质细胞中的抗炎特性，神经保护	口服 120 mg，每天 2 次，持续 10 天；然后 240 mg，每天 2 次	FOCUS，二期，单臂，开放标签；CONNECTED，FOCUS 随访	无	10 岁以上儿童复发-缓解型 MS
利妥昔单抗	抗 CD20 单克隆抗体，B 细胞耗竭	750 mg/m^2（500～1 000 mg），每 6 个月 1 次，诱导 2 次，间隔 2 周	观察性研究	无	无
达克利珠单抗	抗 CD25 单克隆抗体，抑制 IL-2α 减少 T 细胞活化	N/A	N/A	无	无
阿仑单抗	抗 CD52 单克隆抗体，T 细胞和 B 细胞耗竭	第一疗程：超过 60 mg，5 天；第二疗程（1 年后）：36 mg，3 天	开放标签非随机化研究，目前正在进行	无	无
奥瑞珠单抗	抗 CD20 单克隆抗体，B 细胞耗竭	每 6 个月静脉注射 600 mg（第一剂分为 300 mg，静脉注射，间隔 2 周）	开放标签 PK/PD 研究，目前正在进行	无	无
那他珠单抗	抗 α4β1 整合素单克隆抗体，抑制 T 细胞和 B 细胞迁移到中枢神经系统	静脉注射 300 mg，每 4 周	开放标签 PK/PD 研究，回顾性研究没有结果发布	无	无
米托蒽醌	抑制 DNA 和 RNA 合成，抑制 B、T 细胞和巨噬细胞的增殖，降低 TNFα 和 IL-2α 水平	12～14 mg/m^2，每 3 个月静脉注射	超适应证用药	无	无

续表 1-11

药物名称	作用机制/抗体类型	儿童用药剂量	相关研究/研究状态	国内儿童适应证	国外儿童适应证
奥法妥木单抗	抗 CD20 单克隆抗体，B 细胞耗竭	N/A	NEOS，三臂双盲非劣效性随机试验，目前正在开展	无	无
西波尼莫德	保留淋巴结中的 T 细胞，减少活跃 T 细胞在中枢神经系统的循环	N/A	NEOS，三臂双盲非劣效性随机试验，目前正在开展	无	无

IL-2α：interleukin-2α，白介素2α。TNF-α：turnor necrosis factor，肿瘤坏死因子-α。

（崔春平　王玉鸽）

参考文献

[1] BANWELL B, GHEZZI A, BAR-OR A, et al. Multiple sclerosis in children: clinical diagnosis, therapeutic strategies, and future directions [J]. Lancet neurology, 2007, 6 (10): 887-902.

[2] BANWELL B, KRUPP L, KENNEDY J, et al. Clinical features and viral serologies in children with multiple sclerosis: a multinational observational study [J]. Lancet neurology, 2007, 6 (9): 773-781.

[3] BANWELL B L. Pediatric multiple sclerosis [J]. Current neurology and neuroscience reports, 2004, 4 (3): 245-252.

[4] DICKINSON J L, PERERA D I, VAN DER MEI A F, et al. Past environmental sun exposure and risk of multiple sclerosis: a role for the cdx-2 vitamin d receptor variant in this interaction [J]. Multiple sclerosis, 2009, 15 (5): 563-570.

[5] FADDA G, BROWN RA, LONGONI G, et al. MRI and laboratory features and the performance of international criteria in the diagnosis of multiple sclerosis in children and adolescents: a prospective cohort study [J]. Lancet child and adolescent health, 2018, 2 (3): 191-204.

[6] GHEZZI A, BARONCINI D, ZAFFARONI M, COMI G. Pediatric versus adult MS: similar or different [J]. Multiple sclerosis and demyelinating disorders, 2017, 2: 5.

[7] GBD 2016 MULTIPLE SCLEROSIS COLLABORATORS. Global, regional, and national burden of multiple sclerosis 1990-2016: a systematic analysis for the global burden of disease study 2016 [J]. Lancet neurology, 2019, 18 (3): 269-285.

[8] JEONG A, OLESKE D M, HOLMAN J. Epidemiology of pediatric-onset multiple sclerosis: a systematic review of the literature [J]. Journal of child neurology, 2019, 34 (12): 705-712.

[9] KRUPP L B, TARDIEU M, AMATO M P, et al. International Pediatric Multiple Sclerosis Study Group criteria for pediatric multiple sclerosis and immune-mediated central nervous system demyelinating disorders: revisions to the 2007 definitions [J]. Multiple sclerosis, 2013, 19 (10): 1261-1267.

[10] MAVRIDI A, BOMPIOU M E, REDMOND A M, et al. Current and emerging treatment options in pediatric onset multiple sclerosis [J]. Sclerosis 2024, 2 (2), 88-107.

[11] MIKAELOFF Y, CARIDADE G, ASSI S, SUISSA S, TARDIEU M. Prognostic factors for early severity

in a childhood multiple sclerosis cohort [J]. Pediatrics, 2006, 118 (3): 1133 – 1139.

[12] MIKAELOFF Y, CARIDADE G, TARDIEU M, et al. Parental smoking at home and the risk of childhood – onset multiple sclerosis in children [J]. Brain, 2007, 130 (10): 2589 – 2595.

[13] MUNGER KL, CHITNIS T, ASCHERIO A. Body size and risk of ms in two cohorts of us women [J]. Neurology, 2009, 73: 1543 – 1550.

[14] THOMPSON AJ, BANWELL BL, BARKHOF F, et al. Diagnosis of multiple sclerosis: 2017 revisions of the mcdonald criteria [J]. Lancet neurology, 2018, 17 (2): 162 – 173.

[15] VARGAS – LOWY D, CHITNIS T. Pathogenesis of pediatric multiple sclerosis [J]. Journal of child neurology, 2012, 27: 1394 – 1407.

[16] YAN K, BALIJEPALLI C, DESAI K, et al. Epidemiology of pediatric multiple sclerosis: a systematic literature review and meta – analysis [J]. Multiple sclerosis and related disorders, 2020, 44: 102260.

第八节 多发性硬化的影像学生物标志物

生物标志物是客观地评价和测量正常生物过程、病理过程或者对于治疗的药理学反应的特殊因子。多发性硬化的病因复杂，病理变化多样，临床表现、影像学表现以及对治疗的反应都较为复杂。因此为了能够更好地理解、诊断、鉴别多发性硬化，从而判断多发性硬化患者的预后，国际上已经有大量关于多发性硬化生物标志物的研究。本章节将从影像学方面概述多发性硬化生物标志物的前沿研究。

一、光学相干断层成像术

光学相干断层成像术（OCT）可以测量视网膜神经纤维层（RNFL）的厚度。轴索损伤时 OCT 可以观测到变薄的 RNFL，RNFL 变薄的程度与脑萎缩的程度呈正相关。因此，RNFL 的厚度可以作为衡量疾病进展及对治疗反应的生物标志物。

二、磁共振技术

（一）磁共振成像

除神经学检查和病史外，磁共振成像（MRI）是 MS 早期诊断、治疗和监测最重要的工具。基于 McDonald 标准，MRI 是准确和早期诊断 MS 的一种必要的检查手段。有研究表明，在 MRI 影像学特征中，中央静脉征和铁环征是 MS 的典型表现。认知障碍是 MS 中常见但有时被忽视的症状。影像学研究发现，大脑网络的广泛变化会导致认知障碍，而灰质萎缩是认知功能下降的早期迹象，原发进展型 MS（PPMS）和复发缓解型 MS（RRMS）是导致长期残疾和未来病程进展的危险因素。在已确诊的 MS 患者中，灰质受累和神经退行性病变与临床恶化速度加快相关，软膜下脱髓鞘和缓慢扩张的病变是进展性 MS 的新指标，皮质脱髓鞘病变在 MS 中具有重要意义，但是在 MRI 中很难成像。Bouman 等研究发现，MRI 双反转恢复序列和相位敏感反转恢复序列具有高度的病理特异性，可用于 MS 的皮质病变评估。7T 或更高水平的超高场 MRI 提高了对 MS 病理特征的显像能力，包括皮质脱髓鞘和中央静脉征。此外，超高场 MRI 能对与铁相关的病理及软脑膜炎症和神经炎症的脊髓病理提供独特的显像，有利于提高 MRI 诊断的特异性和具有潜在的治疗监测作用，可以进一步激发新的 MS 成像生物标志物的发现。

目前，MRI 已被广泛接受作为检测和诊断亚临床状态或临床状态的 MS 的工具。MRI 对 MS 的检查分为常规检查和非常规检查两种。前者为传统 MRI 成像，以解剖学显示为主。通过传统的 MRI 检查得出的结果往往和随后出现的 MS 症状不完全相符，这主要是因为传统 MRI 的特异性受到限制，不能预测正常组织出现水肿、脱髓鞘等之后的多样的临床变化。

（二）弥散加权成像

弥散加权成像（DWI）属非常规 MRI 检查，较常规 MRI 更敏感，可显示早期病变。DWI 是基于水分子的移动性和空间分布，可以建立轴索纤维走行图，提供皮质相互连接和白质纤维投射的信息，使我们能观察大脑和脊髓的白质纤维束，从而解释一些特定的临床表现（图 1-27）。

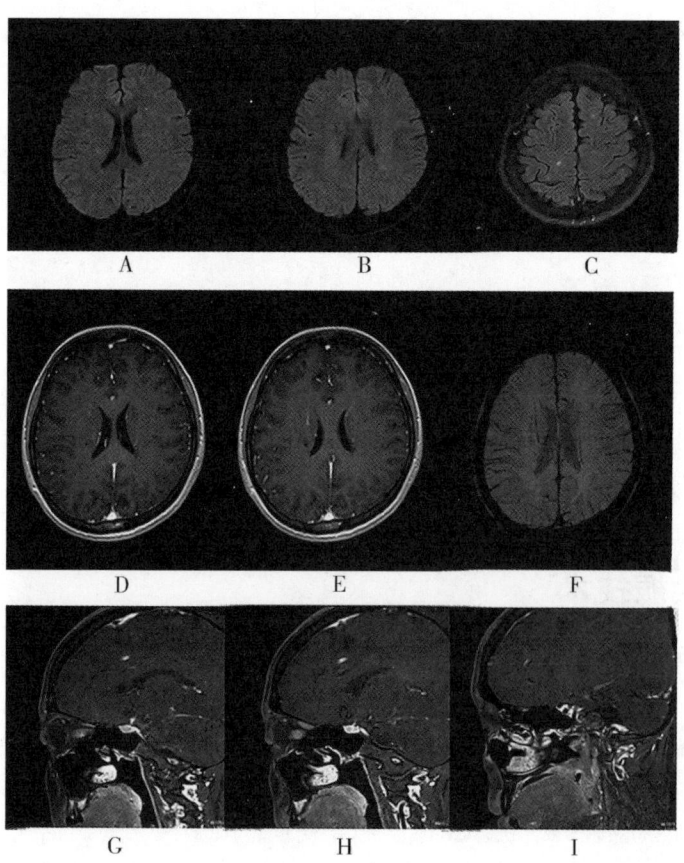

A—F：双侧侧脑室旁，半卵圆中心、放射冠多发病变，考虑脱髓鞘改变。G—I：视神经增强，考虑双侧视神经炎。

图 1-27　头颅 MRA 平扫+增强 3.0T+DWI+SWI+视神经增强

(三) 弥散张量成像

弥散张量成像（diffusion tensor imaging，DTI）是研究空间中的移动方向，可用于分析脑和脊髓的轴索纤维的完整性和组织分布。通过使用不同的参数［平均扩散率（mean diffusivity，MD）和部分各向异性（fractional anisotropy，FA）］可以定量评价白质束结构完整性破坏的程度，并可通过数据的后处理，显示白质束的形态、走行等情况。这些发生于表面正常白质和灰质内的细微变化，与致残程度和认知功能损伤有很好的相关性。在 MS 早期，传统的 MRI 技术并不能发现胼胝体病灶，但是应用 DTI 已可观察到胼胝体异常，并且该异常往往提示 SPMS 患者预后不佳。DTI 能够清晰地显示脑内白质纤维束的走向和空间分布（图 1-28）。

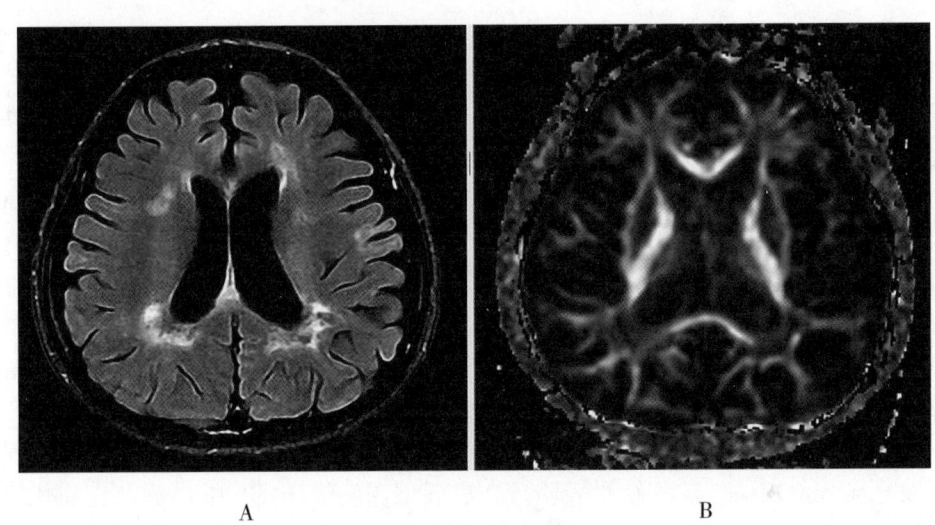

图 1-28　DTI 图像

DTI 可用于评估正常白质和其他难以用常规 MRI 评估的 MS 脑部和脊髓的病变，DTI 和体积 MRI 可显示 MS 患者边缘系统的白质和深部灰质的异常，而穹窿等结构与 MS 患者的认知障碍有关。在存在认知障碍的 MS 患者中，穹窿、丘脑和海马体表现出萎缩和/或异常的扩散指标：较低的部分各向异性（FA）、较高的平均扩散系数和径向扩散系数，以及较低的海马 FA 和较低的丘脑体积，均与认知障碍密切相关。MS 患者总体上表现出广泛的穹窿弥散异常，体积较小，FA 较低，平均扩散系数和径向扩散系数较高。有研究利用 DTI 指标探讨姿势反应潜伏期与颈椎脊髓的微观结构完整性之间的相关性，发现 MS 患者颈椎脊髓较低的 FA 与右侧胫骨前肌测量的较长潜伏期之间存在显著相关性，这表明 DTI 评估的颈椎脊髓微结构受损可能与延迟姿势反应有关，该区域与 MS 的疾病严重程度显著相关。Wolafiezyk 等研究利用 DTI 测量 FA 和表观弥散系数是否足够敏感地检测 MS 患者非正常脊髓的微观结构改变，以及其是否反映了这些患者的临床残疾表现，结果表明 MS 患者与对照组的 FA 值有显著差异，选定白质束的 FA 和表观扩散系数值与特定脊髓水平之间存在相关性，脊髓结构丧失可能是住院患者炎症或脱髓鞘的主要因素，脊髓 DTI 变化与脑 DTI 改变相关。CIS 常被用来描述 MS 的初期症状。Dostal 等通过 DTI 数据分析，研究 CIS 患者颈椎脊髓的弥散特性，发现 CIS 患者颈椎脊髓扩散参数的直方图分析可能有助于预测 CIS 是否向临床确诊 MS 的转化。

（四）磁共振波谱分析

磁共振波谱分析（magnetic resonance spectroscopy，MRS）可以反映炎性脱髓鞘病变的生化改变。例如：急性脱髓鞘斑块可表现为 N-乙酰天门冬氨酸（NAA）的下降，胆碱（choline，Cho）的升高；肌醇（myo-inositol，MI）在急性期可降低，在慢性期可升高；此外，可出现乳酸峰（lactate，Lac）等代谢物的变化，这些能够更好地反映 MS 的病理生理改变，评价病变的进展情况。如出现 Lac 提示病灶存在无氧酵解，考虑为急性或亚急性的斑块，应用 MRS 随访 2 年的 RRMS 患者发现其 NAA 水平进行性下降；早期的光谱改变提示疾病预后较差，光谱学结果提示，在尚未扩散的 RRMS 病变中，白质变性较灰质异常更为突出。

（五）磁共振波谱成像

磁共振波谱成像（magnetic resonance spectroscopy imaging，MRSI）利用原子核化学移位现象进行成像来提供脑组织的代谢信息的技术。在过去的 30 年中，质子磁共振波谱法提供了很多用来诊断中枢神经系统组织疾病的潜在生物标志，并已经获得了丰富的数据集，该数据集提示 MS 患者存在大量代谢变化。扩散加权 ^{1}H-MRS 可以量化肌酸-磷酸肌酸脑扩散系数，其在 MRS 中的降低被认为是能量功能障碍的代表，MS 患者丘脑总肌酸表观扩散系数的降低与丘脑-皮质束损伤相关，表明丘脑能量代谢的病理变化与连接纤维的结构变性有关，^{1}H-MRS 能够在体内测量到涉及 MS 的小分子。Swanlberg 等使 ^{1}H-MRS 测量 RRMS、进展型 MS 及健康对照组的额叶皮质中的谷氨酸、γ-氨基丁酸、谷胱甘肽、谷氨酰胺、N-乙酰天冬氨酸、胆碱和肌醇水平，发现进展型 MS 患者的谷氨酸、γ-氨基丁酸水平降低，而谷胱甘肽水平可能降低；RRMS 患者的病程与γ-氨基丁酸呈显著负相关。这些结果表明，在进展型 MS 和 RRMS 中，额叶皮质代谢存在不同程度的紊乱。MS 病变在 MRI 成像中与脑肿瘤性病变有很多的相似之处：Eksi 等利用 MRS 数据，采用计算机辅助诊断方法对 MS 和低级别脑肿瘤进行鉴别，采用峰值积分和全谱方法对 51 例 MS 患者和 39 例低级别脑肿瘤患者的 MRS 数据进行特征提取，识别出最显著的特征，分步骤采用人工神经网络、支持向量机和线性判别分析方法，自动对 MS 与脑肿瘤进行鉴别。检验结果表明，MS 和低级别脑肿瘤病例的数据在人工神经网络的帮助下可以自动区分，准确率、敏感性、特异性均为 100%，使用 MRS 分析和人工智能方法可能可以作为 MRI 成像的补充成像技术来鉴别 MS 病变和低级别脑肿瘤。在临床上鉴别 RRMS 和继发进展型多发性硬化（SPMS）是很难的。有研究通过 MRS 和机器学习方法对健康对照、RRMS 和 SPMS 进行自动分类：首先，利用信号处理技术鉴定 MRS 代谢物；其次，基于 MRS 光谱进行特征提取，N-乙酰天冬氨酸是鉴别 MS 类型中最显著的代谢物；最后，根据支持向量机算法获得的特征，进行二进制分类（健康对照、RRMS 和 RRMS-SPMS）。RRMS 病例与健康对照的鉴别准确率为 85%，敏感性为 90.91%，特异性为 77.78%；RRMS 和 SPMS 的分类准确率为 83.33%，敏感性为 81.81%，特异性为 85.71%。这些结果表明，MRS 和计算机辅助的联合分析可辅助成像技术来确定 MS 类型。

（六）弥散张量光谱分析

弥散张量光谱分析（diffusion tensor spectroscopy，DTS），是一种将 DTI 和 MRS 联合应用的技术，它在区分轴突病变、脱髓鞘、炎症、水肿和胶质增生方面更具优越性。

(七) 磁敏感加权成像 (SWI)

磁敏感加权成像 (SWI) 可以更好地反映 MS 炎性斑块与小静脉的密切关系，但磁敏感性具有场强依赖的特性，需要高场及超高场的 MRI 设备才能很好地实现这项技术，通常在 3.0T 以上场强的 MRI 设备上这项技术有较好的应用。

(八) 功能性磁共振成像

功能磁共振成像 (functional MRI, fMRI) 这项技术使用双饱和脉冲使脑脊液信号和脑白质信号消失，因此，脑白质呈低信号，与呈高信号的脱髓鞘病变对比明显。与传统的扫描序列（双回波快速 T2 和 Fast-FLAIR）相比，DIR 序列扫描对皮层-近皮层病灶、幕下病灶显示得更好，敏感性更高。但当前有些设备不具有该项功能，而且该方法信噪比低，成像时间长，进一步限制了其临床应用。fMRI 技术可在结构性 CNS 损伤后探查到大脑的重构信息，研究显示，MS 认知功能损害不仅与脑组织的丢失有关，还与组织损伤增加时大脑持续的适应无能有关，通过诱发大脑的适应性改变、增强功能系统的适应能力以激发神经可塑性，促进 MS 神经功能的恢复，这也许可指导以功能恢复为导向的新型治疗策略的发展。

功能磁共振成像 (fMRI) 通过对脑组织含氧和脱氧血红蛋白的测量，来获得相应磁共振信号的微小变化。有研究表明，MS 患者存在广泛的功能网络紊乱，表现为大脑网络效率较低，大脑网络的动态特性与认知功能有很强的相关性，fMRI 显示，有认知障碍的 MS 患者不仅默认模式、额顶叶和视觉网络的动态降低，而且默认模式和视觉网络之间的相互作用丧失。15%~28% 的 MS 患者有执行功能障碍（包括注意力困难、工作记忆困难、计划困难和抑制困难），认知网络中胼胝体和小脑上脚的微观结构损伤，以及静息状态功能连接异常是 MS 中执行功能减弱的基础。为研究神经核特异性丘脑功能连接 (functional connectivity, FC) 的 MS 相关异常及其与疲劳和认知的关系，Lin 等对 64 例 MS 患者和 26 例健康对照的静息状态 fMRI 进行了分析，发现 MS 患者左侧丘脑内侧核与左角回之间的 FC 减少，左丘脑后核与左侧边缘上回之间的 FC 减少，右侧丘脑内侧核与双侧尾状核/丘脑和左侧小脑区域的连通性减少，左侧丘脑前核和双侧前扣带皮质之间的 FC 增加，两组之间的连通性改变与疲劳和认知测量之间存在显著的差异。Giannl 等为了研究丘脑静息态功能连接 (resting-state-functional connectivity, RSFC) 是否与 MS 的感觉运动整合改变和手灵巧性损伤有关，利用多模态结构和功能 MRI 测试了 36 例 RRMS 患者和 39 例健康人群在体感时间辨别阈值中食指外展的运动学特征，结果显示，RRMS 患者的食指外展速度低于健康对照，手指运动速度与丘脑内 RSFC 呈正相关，丘脑 RSFC 与中央前回、中央后回、辅助运动区域和壳核呈负相关。异常的丘脑 RSFC 可能是 MS 中感觉运动整合改变的基础，丘脑内高 RSFC 促进手指运动，而丘脑 RSFC 与基底神经节和感觉运动皮质的增高则导致运动性能恶化。丘脑萎缩被认为是 MS 残疾进展的主要预测因子之一。Schoonheim 等对 673 例受试者（MS 患者 512 例，健康对照 161 例）进行了结构和静息态 fMRI 研究，测量了丘脑和 7 个公认的静息状态网络的萎缩情况，发现残疾与高龄、进行性表型、丘脑萎缩和具有感觉运动网络的静态丘脑 FC 的增加有密切相关。静态丘脑-感觉运动网络 FC 在高残疾扩展残疾状态量表 (EDSS≥4) 患者中显著增高，并与网络萎缩相关，但与丘脑萎缩或病变体积无关；MS 患者残疾的严重程度与静态丘脑-感觉运动网络导致的静态丘脑 FC 的增加有关，丘脑

FC 的改变只与皮质网络萎缩有关，而与丘脑萎缩无关。

（九）双反转恢复序列

双反转恢复（double inversion recovery，DIR）序列提供两种不同的反转脉冲，通过同时减弱脑脊液以及整体脑白质的信号，突出脑灰质信号，从而呈现出脑灰质、CSF 和白质之间最佳组织对比差异的影像。DIR 序列可增强大脑灰质、白质及脱髓鞘斑块与其他非特异性 T2 高信号病灶的信号对比，通过 3D-DIR 成像削弱小病灶的部分容积效应，对在常规影像上仅表现有幕上白质 T2 高信号的可疑 MS 病灶，具有潜在诊断价值，早期检测皮质病变对预测认知损害、运动功能均有重要意义。

（十）相位差增强成像

相位差增强成像（phase difference-enhanced imaging，PADRE）可根据不同组织间髓磷脂含量的差异来区分脑灰质和白质，它利用目标对象与周围组织的相位差异来实现组织对比，因此，选择合适的相位差能明显强化目标组织影像。PADRE 在发现近皮质累及灰质的 MS 病灶上具有潜在应用价值，可与常规 MRI 互补，有助于揭示 MS 髓鞘脱失的病理进程。然而，MS 的病理演变包括血管周围细胞浸润，而 PADRE 则不如 DIR 序列对这类富水病理环境敏感。因此，联合应用 DIR 序列和 PADRE 成像在进一步揭示 MS 灰质病灶的病理特征上具有潜在研究价值。

三、正电子断层成像技术

正电子发射型计算机断层扫描（PET）是一种体外探测定量显像技术。它利用放射性标记的分子探针与要研究的靶点进行特异性的结合，然后进行体外显像。该显像技术的特点是灵敏度、特异性高，在神经系统功能成像领域进展迅速，如匹兹堡化合物 B（Pittsburgh compound B，PIB）痴呆方面的研究、氟脱氧葡萄糖（flurodeoxyglucose，FDG）脑功能网络研究等。MS 是一种涉及复杂病理过程的疾病，可以针对过程中的多个靶点进行示踪剂药物的设计，进而可以更好地研究疾病发生发展的过程、评估治疗后反应和病情检测。尽管 PET 显像的临床应用已经成熟，可以发现活动性小角质细胞瘤中的蛋白质上调，且这种方法甚至比常规的增强 MRI 更早发现表观正常的脑白质（normal-appearing white matter，NAWM）和表观正常的脑灰质（normal-appearing gray matter，NAGM）的改变，但是目前 PET 在 MS 中的应用仍是实验性的。

四、诱发电位

诱发电位（evoked potential，EP）用于评估躯体感觉、运动、视觉和听觉神经的诱发电位的传导。运动 EPs 对于脊髓综合征的 MS 患者有特殊价值。感觉 EPs 与 EDSS 评分联合可以预测 MS 的短期病变进展。视觉诱发电位（VEMPs）能够及时发现脑干病变。联合 EPs 数据，尤其是 EPs 评分，可以更早识别良性 MS。已经有关于 EPs 可以预测三年后的疾病进程的报道。随着 OCT 及 MRI 技术的发展，EPs 的应用范围有所减小。

尽管经过多年的研究，MS 仍然是一个未解的谜。这也是为什么想要找到能够替代 MS 特性的生物标志物始终很难。今后的对于 MS 的生物标志物的研究应倾向于早期明确诊断和迅速的、靶向的和个性化的治疗方法,从而达到最小投入产生最大回报的效果。

(吴昊天　王玉鸽)

参考文献

[1] ABSINTA M, VUOLO L, RAO A, et al. Gadolinium-based MRI characterization of leptomeningeal inflammation in multiple sclerosis [J]. Neurology, 2015, 85 (1): 18-28.

[2] CAPPELLANI R, BERGSLAND N, WEINSTOCK-GUTTMAN B, et al. Subcortical deep gray matter pathology in patients with multiple sclerosis is associated with white matter lesion burden and atrophy but not with cortical atrophy: a diffusion tensor MRI study [J]. American journal of neuroradiology, 2014, 35 (5): 912-919.

[3] DE PAULA F D, DE VRIES E F, SIJBESMA J W, et al. PET imaging of demyelination and remyelination in the cuprizone mouse model for multiple sclerosis: a comparison between [11C] CIC and [11C] MeDAS [J]. Neuroimage, 2014, 87: 395-402.

[4] DOSTAL M, KERKOVSKY M, STULIK J, et al. MR diffusion properties of cervical spinal cord as a predictor of progression to multiple sclerosis in patients with clinically isolated syndrome [J]. Journal of neuroimaging, 2021, 31 (1): 108-114.

[5] EKSI Z, OZCAN M E, CAKIROGLU M, et al. Differentiation of multiple sclerosis lesions and low-grade brain tumors on MRS data: machine learning approaches [J]. Neurological sciences, 2021, 42 (8): 3389-3395.

[6] FERNANDEZ V, VALLS-SILE J, RELOVA J L, et al. [Recommendations for the clinical use of motor evoked potentials in multiple sclerosis [J]. Neurología, 2013, 28 (7): 408-416.

[7] FUTATSUYA K, KAKEDA S, YONEDA T, et al. Juxtacortical Lesions in Multiple Sclerosis: Assessment of Gray Matter Involvement Using Phase Difference-enhanced Imaging (PADRE) [J]. Magnetic resonance in medical sciences, 2016, 15 (4): 349-354.

[8] GAZIOGLU S, BOZ C. Ocular and cervical vestibular evoked myogenic potentials in multiple sclerosis patients [J]. Clinical neurophysiology, 2012, 123 (9): 1872-1879.

[9] GIANNI C, BELVISI D, CONTE A, et al. Altered sensorimotor integration in multiple sclerosis: a combined neurophysiological and functional MRI study [J]. Clinical neurophysiology, 2021, 132 (9): 2191-2198.

[10] HAMCAN S, BATTAL B, AKGUN V, et al. The value of qualitative and quantitative assessment of lesion to cerebral cortex signal ratio on double inversion recovery sequence in the differentiation of demyelinating plaques from non-specific T2 hyperintensities [J]. European radiology, 2017, 27 (2): 763-771.

[11] HERRERO R, GARCIA-MARTIN E, ALMARCEGUI C, et al. Progressive degeneration of the retinal nerve fiber layer in patients with multiple sclerosis [J]. Investigative ophthalmology & visual science, 2012, 53 (13): 8344.

[12] HUBBARD E A, WETTER N C, SUTTON B P, et al. Diffusion tensor imaging of the corticospinal tract and walking performance in multiple sclerosis [J]. Journal of the Neurological Sciences, 2016, 363: 225-231.

[13] JIA D M. ZHAN Y. YA C S. The incidence and prevalence, diagnosis, and treatment of multiple sclerosis in China: a narrative review [J]. Neurological sciences, 2022, 43 (8): 4695-4700.

[14] LOITFELDER M, FAZEKAS F, KOSCHUTNIG K, et al. Brain activity changes in cognitive networks

in relapsing-remitting multiple sclerosis – insights from a longitudinal FMRI study [J]. Public library of science one, 2014, 9 (4): e93715.

[15] MARGARITELLA N, MENDOZZI L, GAREGNANI M, et al. Exploring the predictive value of the evoked potentials score in MS within an appropriate patient population: a hint for an early identification of benign MS? [J]. BMC neurology, 2012, 12: 80.

[16] MARGARITELLA N, MENDOZZI L, GAREGNANI M, et al. Sensory evoked potentials to predict short-term progression of disability in multiple sclerosis [J]. Neurological sciences, 2012, 33 (4): 887–892.

[17] MATTHEWS P M, RONCAROLI F, WALDMAN A, et al. A practical review of the neuropathology and neuroimaging of multiple sclerosis [J]. Practical neurology, 2016, 16 (4): 279–287.

[18] PAPADAKI E Z, SIMOS P G, MASTORODEMOS V C, et al. Regional MRI perfusion measures predict motor/executive function in patients with clinically isolated syndrome [J]. Behavioural neurology, 2014, 2014: 252419.

[19] PAUL F. What is the future of proof of concept studies in multiple sclerosis? [J]. Lancet neurology, 2016, 15 (11): 1107–1109.

[20] SCHLAEFER R, D'SOUZA M, SCHINDLER C, et al. Combined evoked potentials as markers and predictors of disability in early multiple sclerosis [J]. Clinical neurophysiology, 2012, 123 (2): 406–410.

[21] SCHOONHEIM MM, PINTER D, PROUSKAS S E, et al. Disability in multiple sclerosis is related to thalamic connectivity and corlical network atrophy [J]. Multiple sclerosis journal, 2022, 28 (1): 61–70.

[22] SWANBERG KM, PRINSEN H, DESTEFANO K, et al. In vivo evidence of differential frontal cortex metabolic ahnornlalities in progressive anti relapsing-remitting multiple sclerosis [J]. NMR in biomedicine, 2021, 34 (11): e4590.

[23] VALDES CABRERA D, SMYTH P, BLEVINS G, et al. Diffusion imaging of fornix and interconnected limbic deep grey matler is linked to cognitive impairment in multiple sclerosis [J]. European journal of neuroscience, 2022, 55 (1): 277–294.

[24] WOLANCZYK M. BLADOWSKA J. KOLTOWSKA A, et al. Diffusion tensor imaging of normal-appearing cervical spinal cords in patients with multiple sclerosis: correlating with clinical evaluation an cerebral diffusion tensor imaging changes. Preliminary experience [J]. Advances in clinical and experimental medicine, 2020, 29 (4): 441–448.

[25] WOOD E T, RONEN I, TECHAWIBOONWONG A, et al. Investigating axonal damage in multiple sclerosis by diffusion tensor spectroscopy [J]. Journal of neuroscience, 2012, 32 (19): 6665–6669.

[26] YANG L, WANG S, YAO B, et al. Characterizing the contrast of white matter and grey matter in high-resolution phase difference enhanced imaging of human brain at 3.0 T [J]. European radiology, 2015, 25 (4): 1068–1076.

第二章 视神经脊髓炎谱系疾病

第一节 总　　论

一、概述

视神经脊髓炎谱系疾病（NMOSD）是一种罕见的自身免疫性疾病，是一组自身免疫介导的以视神经和脊髓受累为主的中枢神经系统（CNS）炎性脱髓鞘疾病。1894年，Devic首次描述此病，并命名为Devic病；由于视神经和脊髓往往同时或相继的受累，故又称视神经脊髓炎（NMO），此为过去很长一段时间里的最常用名称。

既往NMO被认为是多发性硬化（MS）的特殊亚型，然而随着研究的不断深入，NMO和MS在流行病学、免疫机制、病理、临床特点、影像学及药物治疗和预后等多方面显示出明显的差异。2004年，Lennon等在NMO患者血清中发现了一种特异性抗体，并命名为NMO-IgG，而在MS患者血清中无此抗体，随后的研究证实其靶抗原是位于星形胶质细胞足突上的水通道蛋白4（AQP4），故NMO-IgG也称为抗AQP4-IgG抗体，其在NMO发病机制中发挥关键的作用。血清抗AQP4-IgG抗体阳性，其诊断NMO的敏感性和特异性分别可达73%和91%。这一里程碑式的发现，更加证实NMO确实是不同于MS的疾病实体。

在实际临床中，除典型的NMO之外，在一些发病机制与NMO类似的非特异性炎性脱髓鞘疾病中，抗AQP4-IgG抗体阳性率也较高。对抗AQP4-IgG抗体的深入研究发现，某些局限形式的脱髓鞘疾病，如单发或复发性视神经炎（ON）、单发或复发性纵向延伸的长节段横贯性脊髓炎（longitudinally extensive transverse myelitis，LETM）、伴有风湿免疫疾病或相关自身免疫抗体阳性的ON或LETM等，均与NMO具有相同或类似的发病机制。2007年，Wingerchuk等把上述临床表现命名为NMOSD。直至2015年，国际NMO诊断小组（international panel for neuromyelitis optica diagnosis，IPND）将经典的NMO及局限形式的NMOSD统一整合为广义的NMOSD概念，并以抗AQP4-IgG抗体阳性与否作为分层，制定了诊断标准，使NMOSD的确诊率明显提高。

二、流行病学特征

NMOSD 的病因不明，可能是吸烟、低维生素 D 水平、EB 病毒感染等环境因素与遗传易感的共同作用导致了疾病的发生。小样本流行病学资料显示，NMOSD 的患病率除了在非白种人群如亚洲、拉丁美洲、非洲人群中患病率较高外，在世界其他各地区接近，为（1～5）/10 万。NMOSD 和 MS 虽然都是自身免疫性炎性脱髓鞘疾病，但在白种人中的构成比约为 1∶100，在非白种人中约为 40∶60。NMOSD 的发病率和患病率有明显的种族差异，在不同人群中的患病率不同。NMOSD 在以白种人群构成为主的欧美国家相对少见，患病率比 MS 低 50 倍，甚至 100 倍。NMOSD 可伴发其他自身免疫病，如系统性红斑狼疮、干燥综合征、桥本甲状腺炎、重症肌无力等。

2020 年，中国发布了基于住院登记系统的数据，NMOSD 发病率约为 0.278/10 万，儿童 0.075/10 万，成人 0.347/10 万。NMOSD 见于各年龄阶段，以青壮年居多，平均发病年龄约 40 岁，约比 MS 晚 10 年。抗 AQP4-IgG 抗体阳性患者，女性与男性患病比例高达（4.7～11）∶1；抗 AQP4-IgG 抗体阴性患者，则比例较为接近。NMOSD 为高复发、高致残性疾病，80%～90% 以上为复发病程，其中 40%～60% 在 1 年内复发，约 90% 在 3 年内复发，单相病程约 10%，家族性病例罕见，少数患者有家族聚集现象。自然病程患者中，约 50% 在 5～10 年内遗留有严重的视觉功能或运动功能障碍。

三、病因及发病机制

NMOSD 的确切病因及发病机制目前尚不清楚，可能与特殊病原体感染存在一定关系，如登革热、传染性单核细胞增多症、甲型肝炎、人类免疫缺陷病毒（human immunodeficiency virus，HIV）等病毒感染及结核分枝杆菌、肺炎支原体感染。NMOSD 相关遗传因素不明确，大多无明显家族史，仅少数家系病例被报道，目前有同卵双胞胎同时罹患 NMOSD 的案例报道，然而同卵双胞胎虽然拥有共同的基因影响，但也不能排除宫内环境、幼年成长环境等各种因素的影响。与高加索白种人对 MS 的种族相对易感性相似，非高加索白种人对 NMOSD 具有相对易感性。

长期以来关于 NMOSD 是独立的疾病实体，还是属于 MS 的一种特殊亚型，一直存在争议。2004 年，Lennon 等在 NMOSD 患者血清中发现了一种较为特异的抗体，其靶抗原是位于星形胶质细胞足突的水通道蛋白 4，在 NMOSD 的发病机制中发挥了重要作用。NMOSD 中 70%～80% 患者抗 AQP4-IgG 抗体表达阳性。根据抗 AQP4-IgG 抗体是否阳性，目前 NMOSD 可分为抗 AQP4-IgG 抗体阳性 NMOSD 和抗 AQP4-IgG 抗体阴性 NMOSD 两大类。然而，随着更多自身免疫性脱髓鞘性相关抗体被陆续报道与发现，例如胶质纤维酸性蛋白抗体（GFAP-IgG）、髓鞘少突胶质细胞糖蛋白抗体（MOG-IgG）和髓鞘碱性蛋白抗体（myelin basic protein immunoglobulin G，MBP-IgG），抗 AQP4-IgG 抗体阴性 NMOSD 的诊断无疑存在更多的争议。目前认为 NMOSD 的可能发病机制为，抗 AQP4-IgG 抗体与 AQP4 特异性的结合，改变了 AQP4 在星性胶质细胞中的极性分布，在补体参与下，抗 AQP4-IgG 抗体激活。补体依赖的细胞毒性作用（complement dependent cytotoxicity，CDC）和抗体依赖的细胞介导的细胞毒性作用（antibody-dependent cell mediated cytotoxicity，ADCC）激活巨噬细胞、嗜酸性粒细胞和中性粒细胞，产生一系列的细胞因子、氧自由基等，造成血管和实质的损伤，最终引起轴索和少突胶质细胞在内的白质和灰质的损伤。除了 ADCC 和 CDC 途径外，旁路途径和小胶质细胞 – 星形胶质细胞相互作用途径的激活也越来越受到重视，进而诱导原发性的星形胶质细胞损伤、破环，小胶质细胞、中性粒细胞等细胞浸润，亦促进炎症反应，继发少突胶质细胞的破坏，进而引起髓鞘的崩解与轴突的破坏，最终导致神经元的死亡。相对于 MS 以细胞免疫为主，NMOSD 被认为是以体液免疫为主的独立疾病。

此外，NMOSD 发病可能也与血脑屏障（blood brain barrier，BBB）的完整性存在密切的关系。AQP4 是一种维持细胞内外水平衡的水通道膜蛋白，丰富表达在 BBB 连接处微血管的星形胶质细胞的足突，参与 BBB 的构成。事实上，BBB 的破坏可以由 抗 AQP4-IgG 抗体 直接或间接导致。一方面，抗 AQP4-IgG 抗体直接参与 BBB 的重要组成成分星形胶质细胞的损伤；另一方面，AQP4 致敏的 T 细胞，可能通过分泌 IL-17 破坏 BBB 的完整性，活化的星形胶质细胞产生的白细胞介素 6 也降低 BBB 的功能，而 BBB 的完整性可能与 NMOSD 严重程度存在一定关系。

四、病理

NMOSD 的病灶主要位于视神经和脊髓，部分患者有脑部非特异性病灶。病理改变表现为脱髓鞘、硬化斑及坏死。视神经损害多位于视神经和视交叉部位，偶可累及视束，表现为髓鞘脱失，轻度炎性细胞浸润，对视力的损伤往往较 MS 严重。脑组织可大致正常，或有小范围斑点状髓鞘脱失、胶质细胞增生和血管周围炎性细胞浸润。脑内的病灶往往分布于 AQP4 高表达区域，即室管膜周围区域，包括侧脑室周围、胼胝体下表面、第三脑室周围（下丘脑、中脑导水管周围）、第四脑室周围（延髓极后区）。脊髓病灶可累及多个节段，大体观可见肿胀、软化和空洞形成，镜下可见灰质和白质血管周围轻度炎性脱髓鞘至出血、坏死等不同程度改变。典型病灶位于脊髓中央，病灶中有显著嗜酸性粒细胞和中性粒细胞浸润，围绕透明样变血管周围；有免疫球蛋白（IgG 和 IgM）和补体活化产物的沉积，呈特征性的框边样（rim）和玫瑰花环样（rosette）沉积，并伴有 AQP4 和 GFAP 丧失等，提示体液免疫机制参与 NMOSD 的发病过程。

五、临床表现

（一）病程

NMOSD 通常为急性或亚急性起病，可迅速进展，80%～90% 为复发病程，临床事件发生间隔时间不定，短则数日，长则数十年。少数为单相病程。同时或相继受累视神经炎和脊髓炎通常预示单相病程，即经典的 NMO（在 1 个月内先后出现视神经炎和脊髓炎，没有其他任何核心症状，每次发作间隔数年）。

（二）NMOSD 核心症状

单侧或双侧视神经炎（ON）以及急性脊髓炎（acute myelitis）是本病主要表现，其初期可为单纯的视神经炎或脊髓炎，亦可两者同时出现，但多数先后出现，间隔时间不定。NMOSD 主要有 6 组核心临床症状。

1. 视神经炎

可单眼、双眼间隔或同时发病，可为复发或单相病程。多数起病急，进展快，起病时仅有视力模糊，视力在数小时或者数日内迅速下降，甚至失明，起病前1~2天可伴眶内疼痛，眼球运动或按压时疼痛加剧。可出现视野缺损，常见中心暗点、视野向心性缩小、偏盲或象限盲等，也可见葡萄膜炎和视网膜静脉袖套形成，后者提示T细胞浸润。眼底可见视乳头水肿，晚期可见视神经萎缩，视力通常在1周内恢复，偶有数周、数月恢复者，尤其是单相病程者，复发型病例则可导致视力损伤不断累积。

2. 急性脊髓炎

多数患者出现纵向延伸的长节段横贯性脊髓炎（LETM），病灶累及3个或以上椎体节段，多为横贯性损害。症状常在几天内加重或达到高峰，表现为双下肢瘫痪、双侧感觉障碍、尿潴留和性功能障碍，双侧病理征，且程度较重。严重者可表现为截瘫或四肢瘫痪，甚至可引起呼吸肌麻痹，可有根性神经痛、痛性或非痛性痉挛和Lhermitte征。部分早期病例脊髓受累长度可以短于3个椎体节段或不完全横贯受累。复发型脊髓炎常伴Lhermitte征、阵发性强直性痉挛和脊髓损害平面胸腹束带感或神经根痛，单相病程患者少见。颈髓病变可见霍纳（Horner）综合征，高颈髓病变可出现急性呼吸衰竭、低血压，这在MS患者中罕见。恢复期易发生阵发性痛性或非痛性痉挛、长期瘙痒和顽固性疼痛。截瘫难以完全恢复，顽固性呃逆可能预示着病情急性恶化。

3. 最后区综合征

最后区综合征（area postrema syndrome）见于延髓最后区病变，表现为顽固性呃逆、恶心、呕吐等，亦可无明显临床症状。

4. 急性脑干综合征

急性脑干综合征见于脑干和第四脑室周围病变，表现为头晕、复视、面部感觉障碍、共济失调等，亦可无明显临床症状。

5. 急性间脑综合征

急性间脑综合征见于丘脑、下丘脑、第三脑室周围病变，表现为嗜睡、发作性睡病、体温调节异常、低钠血症等，亦可无明显临床症状。

6. 大脑综合征

大脑综合征见于半球白质或胼胝体病变，表现为淡漠、反应迟钝、意识水平下降、高级皮层功能减退、头痛等，亦可无明显临床症状。

（三）NMOSD合并其他自身免疫性疾病

部分NMOSD患者可伴有其他自身免疫性疾病，如系统性红斑狼疮、干燥综合征、混合结缔组织病、重症肌无力、甲状腺功能亢进、桥本甲状腺炎、结节性多动脉炎等，血清亦可检出抗核抗体、抗SSA/SSB抗体、抗心磷脂抗体等。

与普通NMOSD相比，合并结缔组织病的NMOSD具有以下特点：①多以双侧视神经炎为首发症状。②神经功能缺损往往更严重。③抗AQP4-IgG抗体阳性率高。④复发率更高。⑤脊髓受累更严重、节段更长。

六、辅助检查

(一) 脑脊液 (CSF)

压力多数正常;急性期白细胞计数多大于 $10\times10^6/L$,约 1/3 患者大于 $50\times10^6/L$,少数病例可达 $500\times10^6/L$;可见中性粒细胞及嗜酸粒细胞增多。蛋白多明显增高,可大于 1 g/L,糖及氯化物多正常;约 20% 患者 CSF 特异性寡克隆带(OCB)阳性,检出率较 MS 低。脑脊液中抗 AQP4-IgG 抗体可阳性。

(二) 血清 NMO-IgG(抗 AQP4-IgG 抗体)

NMOSD 患者血清抗 AQP4 抗体多为阳性,而 MS 多为阴性,为鉴别 NMOSD 与 MS 的依据之一。血清抗 AQP4-IgG 抗体是 NMOSD 相对特异性自身抗体标志物,其强阳性提示疾病复发可能性较大。推荐使用基于细胞学检测法(cell-based assay,CBA)检测。

(三) MRI 检查

超过半数患者最初脑 MRI 检查正常,随病程进展,复查 MRI 可发现脑内脱髓鞘病灶,病灶多位于皮质下区、下丘脑、丘脑、第三脑室、第四脑室周围、大脑脚等部位,这些病灶不符合 MS 的影像学诊断标准。

1. 视神经炎

视神经炎最易累及视神经后段和视交叉,病变节段可大于 1/2 的视神经长度。急性期可见视神经 MRI 提示受累视神经肿胀增粗,T2 加权像呈"轨道"样高信号。增强扫描可见受累视神经有小条状强化表现。慢性期表现为视神经萎缩,形成双轨征。(图 2-1A)

2. 急性脊髓炎

NMOSD 患者脊髓 MRI 的特征性表现为脊髓长节段炎性脱髓鞘病灶,连续长度一般 ≥3 个椎体节段,轴位像上病灶多位于脊髓中央,累及大部分灰质和部分白质,呈圆形或 H 型,后索易受累。病灶主要见于颈段、胸段,急性期病变可见明显肿胀,呈长 T1、长 T2 表现,增强后部分呈亮斑样或斑片样、线样强化,相应脊膜也可强化。慢性恢复期可见脊髓萎缩或空洞。长节段病变可转变为间断的不连续长 T2 信号。少数脊髓病变首次发作可少于 2 个椎体节段。(图 2-1B)

3. 最后区综合征

MRI 可见以延髓背侧为主,主要累及最后区域,矢状位呈片状或线状长 T2 信号,可与颈髓病变相连。(图 2-1C)

4. 急性脑干综合征

MRI 可见脑干背盖、第四脑室周围、桥小脑脚弥漫性、斑片状病变,边界不清。(图 2-1D)

5. 急性间脑综合征

MRI 可见丘脑、下丘脑、第三脑室周围弥漫性病变,边界不清。(图 2-1E)

6. 大脑综合征

不符合典型 MS 的 MRI 影像学特征,幕上部分病变体积较大,呈弥漫云雾状,无边界,通常不强化,可有散在点状、泼墨状病变。胼胝体病变较弥漫,纵向可大于 1/2 胼胝体长度。部分病变可沿基底节、内囊后支、大脑脚锥体束走行,T2-FLAIR 呈高信号。

少数病变可表现类 ADEM、肿瘤样脱髓鞘或可逆性后部白质脑病样特征,有轻度占位效应等。(图 2-1F)

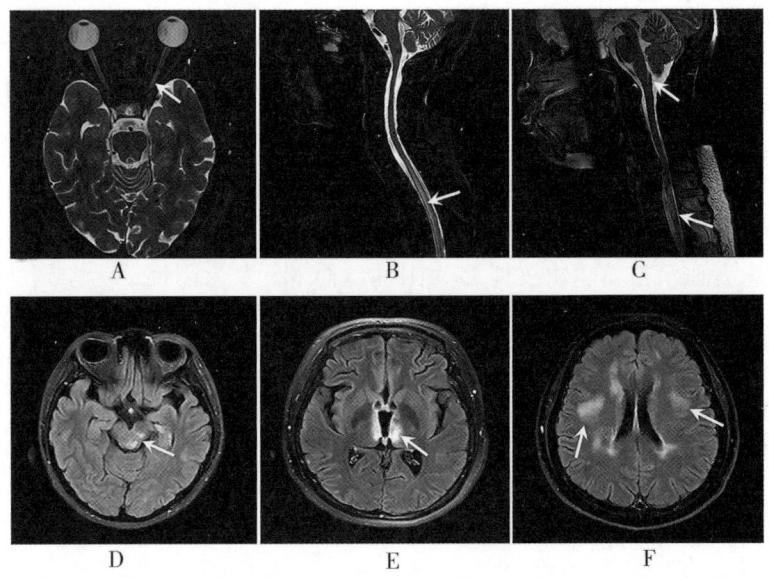

A:视神经 MRI 显示病灶累及视神经后段(箭头)。B:脊髓 MRI 显示脊髓长节段病灶(箭头)。C:脊髓 MRI 显示延髓最后区病灶,且合并脊髓病灶(箭头)。D:头颅 MRI 显示脑干弥漫性病灶(箭头)。E:头颅 MRI 显示丘脑、第三脑室周围弥漫性病灶(箭头)。F:头颅 MRI 显示双侧大脑半球弥漫性病灶(箭头)。

图 2-1 NMOSD 患者 MRI 表现

(四)视功能检查

1. 视敏度

视力多明显下降,严重患者残留视力小于 0.1,甚至全盲。

2. 视野

视野可单眼或双眼受累,表现为各种形式的视野缺损。

3. 眼底

慢性病变多有视神经萎缩,表现为视乳头苍白。

4. 视觉诱发电位(VEP)

P100 潜伏期显著延长,有的波幅降低或引不出波形。

5. 光学相干断层扫描(OCT)

OCT 多见较明显的视网膜神经纤维层厚度变薄。

(五)抗 MOG-IgG 抗体

抗 MOG-IgG 抗体是 MOGAD 的生物诊断标志物,较少与抗 AQP4-IgG 抗体同时阳性,具有重要鉴别诊断价值。推荐采用 CBA 法对血清及 CSF 中的抗 MOG-IgG 抗体进行检测。需要注意的是,一些疾病急性期可表现为一过性抗 MOG-IgG 抗体阳性,需结合临床进行综合判断。

(六)血清神经丝轻链

血清神经丝轻链(neurofilament light chain,NfL)作为神经元损伤的生物标志物,可在多种疾病中被观察到。尽管其特异度不高，但在动态反映神经元损伤程度上被认为是较好的生物学指标，有利于观察疾病的进展及不可逆性损伤，可以作为 NMOSD 残障进展和治疗评价的生物学指标，同时需要综合合并症因素（如高血压、糖尿病、脑梗死等）的影响。

（七）血清其他自身免疫抗体

NMOSD 患者可出现血清抗核抗体谱（antinuclear antibodies，ANAs）阳性，包括抗核抗体（ANA）、抗双链 DNA（double-stranded DNA，dsDNA）、抗着丝粒抗体（anti-centromere antibody，ACA）、抗 SSA 抗体、抗 SSB 抗体等。

（八）其他

NMOSD 也可以表现为一些理化指标的异常，如高甘油三酯血症、肌酸激酶异常等。

七、诊断及鉴别诊断

（一）诊断

根据同时或相继发生的视神经炎、急性横贯性脊髓炎的临床表现，结合脑和脊髓 MRI 以及 NMO-IgG 血清学检测结果可做出临床诊断。目前国内外普遍采用 2006 年 Wingerchuk 修订的 NMO 诊断标准和 2015 年国际 NMO 诊断小组（IPND）制定的 NMOSD 诊断标准。新的诊断标准将 NMO 纳入 NMOSD 统一命名，着重强调了抗 AQP4-IgG 抗体的诊断特异性。

1. 2006 年 Wingerchuk 修订的 NMO 诊断标准

（1）必要条件：①视神经炎。②急性脊髓炎。

（2）支持条件。①脊髓 MRI 异常病灶≥3 个椎体节段。②头颅 MRI 不符合 MS 诊断标准。③血清抗 AQP4-IgG 抗体阳性。

（3）诊断：具备全部必要条件和支持条件中的任意 2 条，即可诊断为 NMO。

2. 成人 NMOSD 诊断标准（IPND，2015）

（1）抗 AQP4-IgG 抗体阳性的 NMOSD 诊断标准：①至少 1 项核心临床特征。②用可靠的方法检测抗 AQP4-IgG 抗体阳性［推荐细胞分析法（CBA）］。③排除其他诊断。

（2）抗 AQP4-IgG 抗体阴性或抗 AQP4-IgG 抗体未知状态的 NMOSD 诊断标准：

A. 在 1 次或多次临床发作中，至少 2 项核心临床特征并满足下列全部条件：①至少 1 项核心临床特征为视神经炎、急性长节段横贯性脊髓炎或延髓最后区综合征。②空间多发（两个或以上不同的核心临床特征）。③满足 MRI 附加条件。

B. 用可靠的方法检测抗 AQP4-IgG 抗体阴性或未检测。

C. 排除其他诊断。

（3）核心临床特征：①视神经炎。②急性脊髓炎。③最后区综合征，无其他原因能解释的发作性呃逆、恶心、呕吐。④急性脑干综合征。⑤症状性发作性睡病、间脑综合征，同时 MRI 伴有 NMOSD 特征性间脑病变。

（4）抗 AQP4-IgG 抗体阴性或未知状态下的 NMOSD MRI 附加条件：

A. 急性视神经炎，需脑 MRI 有下列表现之一：①脑 MRI 正常或仅有非特异性白质病变。②视神经长 T2 或 T1，增强信号 >1/2 视神经长度或病变累及视交叉。

B. 急性脊髓炎：长脊髓病变≥3个连续椎体节段，或有脊髓炎病史的患者相应脊髓萎缩≥3个连续椎体节段。

C. 最后区综合征：延髓背侧/最后区病变。

D. 脑干综合征：脑干室管膜周围病变。

（二）鉴别诊断

1. 多发性硬化、抗MOG抗体相关疾病

NMOSD主要与MS、MOGAD相鉴别，根据三者不同的临床表现、影像学特征、血清抗AQP4-IgG抗体、血清抗MOG-IgG抗体以及相应的临床诊断标准进行鉴别（表2-1）。

表2-1 NMOSD与MS、MOGAD的鉴别

特征	NMOSD	MS	MOGAD
前驱感染或疫苗接种史	多无	多无	常有
发病年龄	任何年龄段（发病年龄中位数约40岁）	任何年龄段（发病年龄中位数约30岁）	任何年龄段（发病年龄中位数约30岁，儿童和青年易感）
性别（女∶男）	9∶1	2∶1	1∶1
流行病学	种族：亚裔、美洲非裔、加勒比非裔易感 地理：相对低纬度地区	种族：高加索-白种人易感 地理：高纬度地区	种族：暂不明确 地理：暂不明确
主要临床表现	较严重的ON、LETM、最后区综合征、急性脑干综合征、急性间脑综合征、大脑综合征	ON、部分性脊髓炎、脑干或小脑症状，认知功能障碍和累及其他MS典型脑区的症状	复发性ON（>85%眼底视盘水肿明显）、ADEM、脑炎或脑膜脑炎（单侧皮层脑炎），视神经-脊髓炎，癫痫
病程	单时相型或复发型，无继发进展过程的报道	85%为复发-缓解型，最后大多发展成继发-进展型，10%为原发-进展型，5%为进展-复发型	>85%为复发型，少数为单时相型，无继发进展过程
起病严重程度	通常中到重度	通常轻到中度	通常中到重度
发作后恢复	通常不完全	良好	良好
CSF	多数患者白细胞>5×10^6/L，少数患者白细胞>50×10^6/L，中性粒细胞较常见，甚至可见嗜酸性粒细胞，<20%寡克隆带阳性	多数正常，白细胞<50×10^6/L，以淋巴细胞为主，85%寡克隆带阳性	可正常，50%患者白细胞>5×10^6/L，以淋巴细胞为主，10%寡克隆带阳性

续表 2-1

特征	NMOSD	MS	MOGAD
生物标志物	抗 AQP4-IgG 抗体	暂无	抗 MOG-IgG 抗体
脑部 MRI	无脑部病变，或不符合经典 MS 病变；累及最后区、第三脑室、第四脑室、中脑导水管、丘脑、下丘脑、胼胝体；病变弥漫、边界欠清	累及皮层/近皮层、脑室旁、幕下；病灶 3 mm～2 cm；呈卵圆形、圆形、Dawson 手指征；急性期环形或开环强化；煎蛋征	不符合经典 MS 病变；ADEM，累及皮层、丘脑、下丘脑、大脑脚、桥脑；急性期可伴有脑膜强化
视神经 MRI	病变长（长于视神经1/2），视神经后段或视交叉易受累，>50% 强化	短节段或未见异常，<50% 强化	病变长，视神经前段易受累，>50% 强化
脊髓 MRI	长节段病灶（长于3个椎体节段）；颈段及颈胸段最多受累；轴位呈横贯性；急性期肿胀明显，亮斑样强化；慢性病变可见脊髓萎缩，病变可不连续，空洞	短节段病灶；偏侧部分性病变	长节段病灶（长于3个椎体节段），部分短节段病灶，累及腰髓和圆锥；轴位呈横贯性
急性期治疗	大剂量甲泼尼龙冲击；血浆置换（常用）	大剂量甲泼尼龙冲击；血浆置换（少用）	大剂量甲泼尼龙冲击；血浆置换（较常用）；丙种球蛋白（儿童）
维持治疗	免疫抑制剂、单克隆抗体	疾病修饰药物	单向病程常无须维持治疗
预后	致残率高，与高复发率和发作时恢复不良相关	致残率高，与疾病进展相关，大多残疾发生于进展期	致残率低，发作后恢复较好

2. 急性脊髓炎

急性脊髓炎可作为 NMOSD 和 MS 发病的表现，但大部分患者并不转化成 NMOSD 或 MS，其起病急，瘫痪重，病变双侧对称，多遗留病残，病程中无缓解复发，无视神经受损表现，需要综合评估头颅和脊髓 MRI、脑脊液靶细胞、OCB、IgG 指数、抗 AQP4-IgG 抗体和随访复发的情况进行鉴别诊断。

3. 视神经炎

视神经炎临床表现与 NMOSD 的眼部症状相同，但始终不出现脊髓病变。如果 NMOSD 以神经损害为首发表现，且与脊髓症状间隔较长，则鉴别困难，往往仍需综合血清抗 AQP4-IgG 抗体结果鉴别。

4. 急性播散性脑脊髓炎（ADEM）

ADEM 多发生于某些感染或免疫接种后，病势严重，常有发热、头痛、昏迷等脑和脊髓弥漫性损害的表现，一般呈单相病程。MRI 一般是同时期的病灶。

5. 其他

NMOSD 还应与副肿瘤综合征、淋巴瘤、Leber 遗传性视神经病、亚急性坏死性脊髓病、亚急性联合变性、脊髓硬脊膜动静脉瘘、梅毒性视神经脊髓病、脊髓小脑性共济失调、遗传性痉挛性截瘫、脊髓肿瘤、脊髓血管病、热带痉挛性截瘫及某些结缔组织病，如系统性红斑狼疮、白塞综合征、干燥综合征、系统性血管炎等伴发的脊髓损伤等鉴别诊断。

6. 不支持 NMOSD 诊断的警示/红旗征

（1）进展性临床病程：神经系统征象的恶化与发作无关，提示 MS 可能。

（2）不典型发作时间：发作时间小于 1 小时提示脊髓血管病。

（3）发病后持续恶化超过 4 周，提示神经结节病或肿瘤可能。

（4）不完全性横贯性脊髓炎，病变较短，提示 MS 可能。

（5）脑脊液特异性 OCB 阳性（Ⅱ型），提示 MS 可能。

（6）影像特征符合 MS 的特有表现或病变持续强化超过 3 个月。

八、治疗

NMOSD 的治疗分为急性期治疗、序贯治疗（预防复发治疗）、对症治疗和康复治疗。

NMOSD 药物治疗原则：NMOSD 任何一次临床发作均有可能带来不可逆性损伤；其残障主要归因于发作后视觉功能缺损的累积。对于抗 AQP4-IgG 抗体阳性以及抗 AQP4-IgG 抗体阴性复发病程的患者，一经诊断应尽早开始序贯治疗，并坚持长程治疗。

NMOSD 治疗药物的选择应在遵循循证证据的基础上，结合安全性、有效性以及患者意愿进行。长期免疫抑制治疗有增加机会性感染和肿瘤的风险，推荐定期进行安全性及有效性指标监测，有条件的地区单位可开展免疫抑制剂药物基因筛查及血药浓度监测，做到个体化指导。近年来，一些新兴治疗靶点单克隆抗体药物不断涌现，RCT 研究结果显示其显著疗效，为 NMOSD 治疗领域提供了更高的循证依据。国际上已有 3 种药物被美国 FDA 或欧盟正式批准用于治疗 NMOSD，包括补体抑制剂、IL-6 受体阻断剂以及 B 淋巴细胞耗竭剂。2021 年 4 月，中国国家药品监督管理局正式批准萨特利珠单抗用于治疗 12 周岁以上抗 AQP4-IgG 抗体阳性的 NMOSD 患者，成为中国大陆首个获批 NMOSD 治疗适应证的药物。随后，2022 年 3 月以及 2023 年 10 月，伊奈利珠单抗和依库珠单抗分别获批用于 NMOSD 治疗。

（一）急性期治疗

1. 治疗目标

减轻急性期症状，缩短病程，改善残疾程度和防治并发症。

2. 治疗人群

有客观神经功能缺损的临床及影像学发作证据的急性发作期患者。

3. 治疗药物

（1）糖皮质激素。静脉注射甲泼尼龙（IVMP）治疗可促进 NMOSD 急性期患者神经功能恢复（A 级推荐）。

A. 治疗原则：大剂量甲泼尼龙冲击治疗可迅速阻断病情进展，待病情稳定后，遵循先快后慢原则，逐渐阶梯减量，同时需视序贯药物起效时间，最终减至小剂量长期维持或停用。

B. 推荐用法：甲泼尼龙 1 g 静脉点滴，每天 1 次，3～5 天；视病情减量至 500 mg 静脉点滴，每天 1 次，3 天；240 mg 静脉点滴，每天 1 次，3 天；120 mg 静脉点滴，每天 1 次，3 天；改为泼尼松 60 mg 口服，每天 1 次，5～7 天；50 mg 口服，每天 1 次，5～7 天；顺序阶梯递减至中等剂量，即每天 30～40 mg 后，依据序贯免疫治疗药物起效时效快慢，逐步放缓减量速度，例如，每 2 周递减 5 mg，至 5～10 mg，口服，每天 1 次，长期维持或停用。

C. 注意事项：在激素冲击后，需衔接序贯治疗。静脉激素冲击治疗可引起心律失常，应注意静滴速度，每次应持续 3～4 小时缓慢静滴，以免引起心脏副作用。静滴过程中一旦出现心律失常应及时处理，严重时停止静滴。同时应用质子泵抑制剂预防上消化道出血，对于年龄较大或者有卒中史以及危险因素的患者，应监测凝血功能，预防发生血栓。激素其他常见副作用包括电解质紊乱，血糖、血压、血脂异常等。激素治疗过程中应注意补钾、补钙、补充维生素 D，较长时间应用激素可加用双膦酸盐类药物。尽可能控制激素用量和疗程，减少中等剂量以上激素疗程，减少骨质疏松、股骨头坏死等并发症的发生。

（2）血浆置换（plasma exchange，PE）及免疫吸附（immunoadsorption，IA）。PE 的治疗机制是从血液循环中消除病理性抗 AQP4-IgG 抗体、补体和细胞因子，还可引起抗体再分布的脉冲诱导和随后的免疫调节变化。IA 作为 PE 的一种新型替代治疗方法，是将患者的血浆通过特定免疫吸附柱吸附去除抗体和免疫复合物后重新输回体内。IA 通过选择性吸附致病性抗体，起到类似 PE 的作用机制，同时又具有无须血浆补充的优势。对于中重度发作的 NMOSD 患者，早期 PE/IA 或与 IVMP 联合应用对促进长期临床功能残障恢复有益（A 级推荐）。

A. 治疗原则：对高抗 AQP4-IgG 抗体抗体滴定度、重症、视功能损害严重、激素冲击疗效不佳或不耐受 IVMP 患者早期联合或辅助治疗。

B. 推荐用法：PE/IA，单次置换剂量以患者血浆容量的 1.0～1.5 倍为宜，隔日 1 次，2 周内重复 5～7 次。

C. 注意事项：PE/IA 需有创静脉置管，应避免导管相关感染，在置换过程中注意心脏负荷相关低血压及过敏、电解质紊乱等。

（3）静脉注射免疫球蛋白（IVIG）。对大剂量甲泼尼龙冲击疗效不佳的患者，IVIG 治疗可能对 NMOSD 急性期残障功能恢复有益（B 级推荐）。

A. 治疗原则：对激素冲击疗效不佳、合并感染、低免疫球蛋白血症及妊娠期患者可选择 IVIG 治疗。

B. 推荐用法：人免疫球蛋白，0.4 g/（kg·d），静脉点滴，连续 5 天为 1 个疗程。

C. 注意事项：应避免 IVIG 后马上进行 PE 治疗。在治疗过程中注意心脏负荷、高血液黏稠度及过敏反应等。

（二）序贯治疗（预防复发治疗）

1. 治疗目标

预防复发，减少疾病反复发作导致的神经功能障碍累积。

2. 治疗人群

适用于抗 AQP4-IgG 抗体阳性及抗 AQP4-IgG 抗体未知或阴性、复发病程的 NMOSD 患者。确诊后尽早启动治疗，并坚持长程治疗。

3. 治疗药物

缓解期主要进行疾病修饰治疗（DMT），DMT 包括免疫抑制剂及单克隆抗体治疗。

（1）传统治疗药物——免疫抑制剂。

A. 硫唑嘌呤（azathioprine，AZA）：AZA 为广谱免疫抑制剂，能抑制 DNA、RNA 及蛋白质的合成，从而抑制淋巴细胞的增殖，阻止抗原敏感淋巴细胞转化为免疫母细胞，产生免疫作用。AZA 能减少 NMOSD 的复发和减缓神经功能障碍进展（B 级推荐）。

a. 推荐用法：按体重 2～3 mg/（kg·d），单用或者联合口服泼尼松［按体重 0.75 mg/（kg·d）］。通常在 AZA 达到优效以后（4～5 个月）将泼尼松逐渐减量至小剂量长期维持。

b. 注意事项：AZA 的不良反应发生概率较高，如出现白细胞降低、肝功能损害、恶心呕吐等胃肠道副反应，可增加肿瘤风险，因此，应注意定期检测血常规和肝功能以及 AZA 的血药浓度。首次应用前可测定硫代嘌呤甲基转移酶（thiopurine methyltransferase，TMTP）活性或相关药物基因检测，避免严重不良反应；推荐定期监测血常规和肝功能及 AZA 血药浓度。

B. 吗替麦考酚酯（mycophenolate mofetil，MMF）：MMF 为 T 细胞免疫抑制剂，能特异性抑制淋巴细胞嘌呤从头合成途径中次黄嘌呤核苷酸脱氢酶（inosine 5′-mono-phosphate dehydrogenase，IMPDH）的活性，因而具有强大的抑制淋巴细胞增殖的作用。MMF 能减少 NMOSD 的复发和减缓神经功能障碍进展（B 级推荐）。

a. 推荐用法：1.0～2.0 g/d，口服。

b. 注意事项：MMF 依从性较好，副作用主要为胃肠道症状和继发感染。可监测 MMF 血药波谷及波峰浓度。

C. 氨甲蝶呤（methotrexate，MTX）：该药为广谱免疫抑制剂，是一种二氢叶酸还原酶抑制剂。小样本临床研究表明，氨甲蝶呤单用或与泼尼松合用能减少 NMOSD 复发和功能障碍进展（B 级推荐）。

a. 推荐用法：每周 15 mg，单用或与小剂量泼尼松合用。

b. 注意事项：其耐受性和依从性较好。副作用主要有白细胞减少及继发感染。

D. 他克莫司（tacrolimus，Tac）：又名 FK506，是从链霉菌属中分离出的发酵产物，隶属于大环内酯类，是一种强力的新型免疫抑制剂，主要通过抑制白介素 -2（IL-2）的释放，全面抑制 T 淋巴细胞发挥作用。小样本临床试验表明他克莫司对减少 NMOSD 复发和减缓神经功能障碍进展有一定疗效（C 级推荐）。

a. 推荐用法：2～3 mg/d，分 2 次空腹口服。

b. 注意事项：他克莫司可导致血糖升高、血镁降低、震颤、肝肾功损害以及罕见的骨髓抑制。推荐在第一次用药前进行 HBV 和结核病筛查。有条件时可监测他克莫司的血药浓度，谷浓度在 4～10 ng/mL。

E. 环磷酰胺（cyclophosphamide）：该药为烷化剂，可用于其他治疗无效时的替代治疗，为二线药物。小样本临床试验表明环磷酰胺对减少 NMOSD 复发和减缓神经功能障碍进展有一定疗效（C 级推荐）。

a. 推荐用法：600 mg 静脉滴注，每 2 周 1 次，连续 5 个月；600 mg 静脉滴注，每个月 1 次，共 12 个月。年总负荷剂量不超过 10 g。

b. 注意事项：主要副作用有恶心、呕吐、感染、脱发、性腺抑制、月经不调、停经和出血性膀胱炎。预防出血性膀胱炎可同时应用美司钠（uromitexan）注射，恶心和呕吐可适当应用止吐药对抗。白细胞减少时应及时减量或停用。

F. 米托蒽醌（mitoxantrone）：通过抑制拓扑异构酶Ⅱ，导致 B 细胞和 T 细胞计数减少。该药为二线药物，当其他药物治疗效果不佳者可作为替代治疗。米托蒽醌能减少 NMOSD 复发（C 级推荐）。

a. 推荐方法：按体表面积（10～12）mg/m² 静脉滴注，每月 1 次，共 3 个月，后每 3 个月 1 次再用 3 次，总量不超过 100 mg/m²。

b. 注意事项：主要副作用为心脏毒性和治疗相关的白血病。应用米托蒽醌治疗致使发生心脏收缩功能障碍、心功能衰竭和急性白血病的风险分别为 12%、0.4% 和 0.8%。使用时应注意监测其心脏毒性，每次注射前应检测左室射血分数（left ventricular ejection fraction，LVEF），若 LVEF<50% 或较前明显下降，应停用米托蒽醌。此外，因米托蒽醌的心脏毒性有迟发效应，整个疗程结束后，也应定期监测 LEVF。

（2）新型治疗药物——单克隆抗体。

目前，治疗 NMOSD 的单克隆抗体主要包括 B 淋巴细胞耗竭剂、补体抑制剂以及 IL-6 受体阻断剂。针对 B 细胞的有利妥昔单抗（rituximab）、伊奈利珠单抗（inebilizumab，MEDI-551）、奥法木单抗（ofatumumab），靶向补体系统的有依库珠单抗（eculizumab）、雷夫利珠单抗（ravulizumab），针对 IL-6 受体的有托珠单抗（tocilizumab）、萨特利珠单抗（satralizumab）。获批可用于治疗 NMOSD 的单克隆抗体有伊奈利珠单抗、依库珠单抗、萨特利珠单抗。

A. B 细胞耗竭剂。

a. 利妥昔单抗（rituximab，RTX）：利妥昔单抗是一种靶向 CD20 的鼠/人嵌合单克隆抗体。CD20 抑制 CD20⁺ B 细胞的凋亡及死亡。利妥昔单抗与 B 淋巴细胞表面的 CD20 特异性结合，通过 CDC 和 ADCC 作用清除干细胞和浆细胞阶段的所有 B 淋巴细胞，减少抗体的产生。RTX 能显著减少 NMOSD 的复发和减缓神经功能障碍进展（A 级推荐）。

（a）推荐用法：①国际方案：按体表面积 375 mg/m² 静脉滴注，每周 1 次，连用 4 周；或 1 000 mg 静脉滴注，共用 2 次（间隔 2 周）。②国内方案：单次 500～600 mg 静脉滴注，或 100 mg 静脉滴注，1 次/周，连用 4 周，6～12 个月后重复应用。大部分患者治疗后可维持 B 淋巴细胞耗竭 6～8 个月。推荐监测 B 淋巴细胞亚群，若 CD19 或 CD20 阳性细胞比例大于 1% 或 CD27 阳性记忆性 B 淋巴细胞比例大于 0.05%，则建议重复进行 RTX 注射治疗。

（b）注意事项：RTX 表现出可接受的耐受性，不良事件主要为输液相关的不良反应；RTX 开始静脉点滴速度要慢，输注前可应用对乙酰氨基酚、泼尼松龙以减少副反应；RTX 不良反应多见中性粒细胞减低，少部分患者出现低免疫球蛋白血症；对卧床患者，有继发严重感染可能，如卡氏肺孢子虫性肺炎。

b. 伊奈利珠单抗（MEDI-551）：伊奈利珠单抗是一种针对 B 细胞表面 CD19 的人源化 IgG1 单克隆抗体。伊奈利珠单抗与 B 细胞表面的 CD19 结合，杀伤浆细胞及浆母细胞，导致更大范围的 B 细胞耗竭，从而减少抗 AQP4 抗体以及促炎因子的产生。伊奈利珠单抗可显著降低 NMOSD 患者的疾病复发和减缓残疾进展（A 级推荐）。

（a）推荐人群：抗 AQP4-IgG 抗体阳性的 NMOSD 患者。

（b）推荐用法：初始负荷剂量，第 0、第 2 周 300 mg，静脉注射。以后每 6 个月重复静脉注射 300 mg。

（c）注意事项：常见不良事件为尿路感染、关节痛、输液反应、鼻咽炎、头痛和背痛，输液相关反应及感染发生率较低。推荐在第一次用药前进行 HBV 和结核病筛查。治疗期间监测免疫球蛋白水平。

B. 补体抑制剂。

依库珠单抗（eculizumab）：依库珠单抗是一种针对补体 C5 的人源化 IgG2/IgG4 杂交单克隆抗体，可阻止 C5 裂解为 C5a 和 C5b，从而阻止膜攻击复合物（membrane attack cemplex，MAC）形成和促炎细胞因子的产生，保护神经细胞。依库珠单抗单药或联合传统免疫抑制剂可显著降低抗 AQP4-IgG 抗体阳性患者的疾病复发（A 级推荐）。

a. 推荐人群：抗 AQP4-IgG 抗体阳性的 NMOSD 患者。

b. 推荐用法：推荐方案为第 0、第 2、第 3、第 4 周 900 mg，以后每 2 周 1 200 mg。采用静脉注射，输注时间控制在 25～45 分钟（欧盟方案）或 35 分钟（美国方案），每次注射后应继续监测患者 1 小时。如果在给药期间发生不良事件，医师可自行决定减缓或停止输液，总输液时间不得超过 2 小时。

c. 注意事项：有增加脑膜炎球菌和包裹性细菌感染的风险，推荐首次用药前 2 周接种脑膜炎球菌疫苗。常见不良反应是上呼吸道感染、头痛、鼻咽炎和恶心。

C. IL-6 受体阻断剂。

a. 托珠单抗（tocilizumab）：托珠单抗是一种针对 IL-6 受体的人源化 IgG1 单克隆抗体。IL-6 促进 B 细胞分化为浆细胞，延长 B 细胞寿命，提升分泌抗体的能力，也能促进 T 细胞分化为 Th17 细胞，引起 NMOSD 复发。托珠单抗与 IL-6 受体结合，并抑制它们的信号传递，从而预防 NMOSD 的复发。与 AZA 比较，托珠单抗可显著降低抗 AQP4-IgG 抗体阳性患者的疾病复发（B 级推荐）。

（a）推荐用法：8 mg/kg，静脉输注，每 4 周重复 1 次。

（b）注意事项：托珠单抗可导致淋巴细胞减少、贫血和转氨酶升高。推荐在第一次用药前进行 HBV 和结核病筛查。在开始治疗的 1 年内，每 4 周定期监测肝功能及中性粒细胞。

b. 萨特利珠单抗（satralizumab）：萨特利珠单抗是一种针对 IL-6 受体的人源化 IgG2 单克隆抗体。萨特利珠单抗能在血液中停留较长时间，从而最大限度地限制 IL-6 信号传导通路，达到抑制淋巴细胞炎症过程的作用。萨特利珠单抗单药或联合传统免疫抑制剂可显著延缓抗 AQP4-IgG 抗体阳性 NMOSD 患者的疾病复发时间（A 级推荐）。

（a）治疗人群：12 周岁以上儿童及成人抗 AQP4-IgG 抗体阳性的 NMOSD 患者。

（b）推荐用法：萨特利珠单抗 120 mg 皮下注射，首次先给予负荷剂量：第 0、第 2、第 4 周皮下注射；以后每 4 周重复皮下注射。

（c）注意事项：萨特利珠单抗耐受性良好，常见不良反应有鼻咽炎、头痛、上呼吸道感染、中性粒细胞轻度下降等。推荐在第一次用药前进行乙型肝炎病毒（HBV）和结核病筛查。在开始治疗的 1 年内，每 4 周定期监测肝功能及中性粒细胞。

D. 其他单克隆抗体。

针对 CD20 的奥法木单抗（ofatumumab）、AQP4 的水通道蛋白单抗（aquaporumab）、免疫球蛋白 G1 的贝伐珠单抗（bevacizumab）以及补体 C5 的雷夫利珠单抗（ravulizumab）均有研究报道对 NMOSD 有治疗作用，但其安全性和有效性也需要新的临床试验来进一步验证。

(3) 细胞疗法。目前，治疗 NMOSD 的细胞疗法主要包括清除和重置自身反应免疫系统的干细胞疗法、诱导免疫耐受的肽负载树突状细胞疗法以及针对 B 细胞成熟抗原的嵌合抗原受体 CT103A。细胞疗法还需要进一步的临床试验验证。

(三) 对症治疗

(1) 痛性痉挛：卡马西平、加巴喷丁、普瑞巴林、巴氯芬等药物。

(2) 慢性疼痛、感觉异常：阿米替林、普瑞巴林、选择性 5-羟色胺再摄取抑制剂（selective serotonin reuptake inhibitor，SSRI）及去甲肾上腺素再摄取抑制剂（serotonin and noradrenaline reuptake inhibitor，SNRI）、去甲肾上腺素能与特异性 5-羟色胺能抗抑郁药物（noradrenergic and specific serotonergic antidepressants，NaSSA）。

(3) 顽固性呃逆：巴氯芬。

(4) 抑郁焦虑：SSRI、SNRI、NaSSA 类药物以及心理治疗。

(5) 乏力、疲劳：莫达非尼、金刚烷胺、氨吡啶（钾通道阻滞剂）。

(6) 震颤：盐酸苯海索、盐酸阿罗洛尔等药物。

(7) 膀胱直肠功能障碍：尿失禁可应用丙咪嗪、奥昔布宁、哌唑嗪、盐酸坦索罗辛等；尿潴留应导尿；便秘可用缓泻药，重者可给予灌肠处理。

(8) 性功能障碍：改善性功能药物等。

(9) 认知障碍：胆碱酯酶抑制剂等。

(10) 肌张力增高：巴氯芬、A 型肉毒毒素。

(11) 其他：对于合并高胆固醇、高甘油三酯血症患者，推荐使用他汀类药物降脂治疗。

(四) 康复治疗

NMOSD 的康复治疗同样重要。对伴有肢体、吞咽等功能障碍的患者，应早期在专业医生的指导下进行相应的功能康复训练，在应用大剂量激素治疗时，避免过度活动，以免加重骨质疏松及股骨头负重。当激素减量到小剂量时，可鼓励活动，进行相应的康复训练。生活中保持心情愉快，戒烟，不饮酒，作息规律，合理饮食，保持适当户外阳光下活动，补充维生素 D 等。

(五) 生育期患者应用免疫抑制剂的相关风险

NMOSD 患者妊娠期复发的概率与非妊娠期相似，分娩或流产后的 0~6 个月复发率显著升高。年龄较小、抗 AQP4-IgG 抗体滴度较高和治疗不足的患者发生妊娠相关疾病的风险较高。对于育龄期患者，激素及人免疫球蛋白是安全的，其他免疫抑制剂及单克隆抗体药物尚缺乏充足临床循证数据，不推荐或谨慎使用。

九、预后

NMOSD 的预后因其反复发作的特性及累及中枢神经系统的关键区域（如视神经和脊髓）而具有较大的个体差异。总体来说，NMOSD 的预后取决于以下几个因素。

1. 疾病的复发频率和严重程度

NMOSD 是一个高度复发的疾病，每次复发可能会导致累积性、不可逆的神经损害。常见的后果包括视力丧失、肢体瘫痪、排尿和排便功能障碍等。每次复发的严重性和累积的神经功能损害直接影响到患者的长期功能预后。

（1）视力丧失：每次视神经炎发作都会增加视力永久性丧失的风险。部分患者可能在一次或几次发作后完全失明。

（2）运动障碍：反复的脊髓炎发作可能导致肢体无力甚至瘫痪，严重影响患者的日常生活能力。

2. 治疗反应

尽早、有效的治疗可以显著改善 NMOSD 的预后。使用高剂量激素治疗急性发作，长期使用免疫抑制剂以及单克隆抗体预防复发可以减少神经功能的不可逆损害。

（1）长期免疫抑制治疗：如果患者对免疫抑制剂或生物制剂（如利妥昔单抗、伊库珠单抗）反应良好，复发频率较低，长期预后会显著改善。

（2）未能及时治疗或治疗不当：如果疾病得不到及时控制，可导致多次复发、不可逆的神经损伤和严重的残疾。

3. 抗体状态

NMOSD 中有大部分患者是抗 AQP4 抗体阳性。抗 AQP4 抗体阳性患者往往具有更严重的临床表现和更高的复发风险，相对预后较差。而抗 AQP4 抗体阴性的患者（如部分抗 MOG 抗体相关性疾病）可能预后较好，复发率相对较低，神经功能的恢复也更好。

4. 个体差异

患者的年龄、性别、基础健康状况以及社会支持系统都会影响预后。年长患者或伴有其他慢性疾病的患者往往预后较差，功能恢复较为困难。而年轻、健康状况较好的患者，经过合理治疗和康复后，功能恢复可能更为理想。

5. 并发症

NMOSD 患者可能因反复的脊髓炎导致并发症，如慢性疼痛、痉挛、膀胱和肠道功能障碍等。这些并发症会显著降低患者的生活质量，并增加长期残疾的风险。

6. 心理和社会因素

长期的慢性疾病管理和神经损害可能导致 NMOSD 患者出现焦虑、抑郁等心理问题。良好的心理支持和社会支持系统有助于改善患者的生活质量与疾病管理。

（徐辉明　胡升飞　李蕊）

参考文献

[1] 黄德晖，吴卫平，胡学强. 中国视神经脊髓炎谱系疾病诊断与治疗指南（2021 版）[J]. 中国神经免疫学和神经病学杂志，2021，28（6）：423-436.

[2] CHAN K H, LEE C Y. Treatment of neuromyelitis optica spectrum disorders [J]. International journal

molecular sciences, 2021, 22 (16): 8638.

[3] CHEN B, WU Q, KE G, et al. Efficacy and safety of tacrolimus treatment for neuromyelitis optica spectrum disorder [J]. Scientific Reports, 7 (1): 831.

[4] CREE BAC, BENNETT J L, KIM H J, et al. Inebilizumab for the treatment of neuromyelitis optica spectrum disorder (N-MOmentum): a double-blind, randomised placebo-controlled phase 2/3 trial [J]. Lancet, 394 (10206): 1352-1363.

[5] DAMATO V, EVOLI A, IORIO R. Efficacy and safety of rituximab therapy in neuromyelitis optica spectrum disorders: a systematic review and meta-analysis [J]. JAMA neurology, 73 (11): 1342-1348.

[6] DM, LUCCHINETTI C F. Neuromyelitis optica spectrum disorder [J]. New england journal of medicine. 2022, 387 (7): 631-639.

[7] ELSONE L, PANICKER J, MUTCH K, et al. Role of intravenous immunoglobulin in the treatment of acute relapses of neuromyelitis optica: experience in 10 patients [J]. Multiple sclerosis journal, 2014, 20 (4): 501-504.

[8] ENRIQUEZ C A G, ESPIRITU A I, PASCO P M D. Efficacy and tolerability of mitoxantrone for neuromyelitis optica spectrum disorder: A systematic review [J]. Journal of Neuroimmunology, 2019, 332: 126-134.

[9] JARIUS S, WILDEMANN B. The history of neuromyelitis optica [J]. Journal of Neuroinflammation. 2013, 10: 8.

[10] JIAO Y J, CUI L, ZHANG W H, et al. Dose effects of mycophenolate mofetil in Chinese patients with neuromyelitis optica spectrum disorders: a case series study [J]. Biomed central neurology, 2018, 18 (1): 47 [2018-4-23].

[11] KIM H J, PAUL F, LANA-PEIXOTO M A, et al. MRI characteristics of neuromyelitis optica spectrum disorder: an international update [J]. Neurology, 2015, 84 (11): 1165-1173.

[12] KIM S H, JEONG I H, HYUN J W, et al. Treatment outcomes with rituximab in 100 patients with neuromyelitis optica: influence of FCGR3A polymorphisms on the therapeutic response to rituximab [J]. The journal of the American medical association neurology, 2015, 72 (9): 989-995.

[13] KIMBROUGH D J, FUJIHARA K, JACOB A, et al. Treatment of neuromyelitis optica: review and recommendations [J]. Multiple sclerosis and related disorders, 2012, 1: 180-187.

[14] LI R, WANG J, LI C, et al. Rescue immunoadsorption treatment for neuromyelitis optica spectrum disorder attacks unresponsive to intravenous methylprednisolone [J]. Journal of neuroimmunology, 2021, 356: 577604.

[15] LOTAN I, CHARLSON R W, RYERSON L Z, et al. Effectiveness of subcutaneous tocilizumab in neuromyelitis optica spectrum disorders [J]. Multiple sclerosis and related disorders, 2020, 39: 101920.

[16] MATTHEWS L, MARASCO R, JENKINSON M, et al. Distinction of seropositive NMO spectrum disorder and MS brain lesion distribution [J]. Neurology, 2013, 80 (14): 1330-1337.

[17] NG A S L, TAN K. Methotrexate is effective for the treatment of neuromyelitis optica spectrum disorders in Asian patients [J]. Clinical and experimental neuroimmunology, 2015, 6 (2): 149-153.

[18] PITTOCK S J, LENNON V A, MCKEON A, et al. Eculizumab in AQP4-IgG-positive relapsing neuromyelitis optica spectrum disorders: an open-label pilot study [J]. Lancet neurology, 2013, 12 (6): 554-562.

[19] POUPART J, GIOVANNELLI J, DESCHAMPS R, et al. Evaluation of efficacy and tolerability of first-line therapies in NMOSD [J]. Neurology, 2020, 94 (15): e1645-e1656.

[20] SATO D K, CALLEGARO D, LANA-PEIXOTO MA, et al. Distinction between MOG antibody-positive and AQP4 antibody-positive NMO spectrum disorders [J]. Neurology, 2014, 82 (6): 474-481.

[21] SCHINDLER P, GRITTNER U, OECHTERING J, et al. Serum GFAP and NfL as disease severity and prognostic biomarkers in patients with aquaporin-4 antibody-positive neuromyelitis optica spectrum disorder [J]. Journal of neuroinflammation, 2021, 18 (1): 105.

[22] SRISUPA-OLAN T, SIRITHO S, KITTISARES K, et al. Beneficial effect of plasma exchange in acute attack of neuromyelitis optica spectrum disorders [J]. Multiple sclerosis and related disorders, 2018, 20: 115-121.

[23] SUN H, MA X X, SUN X, et al. Is transient hyper CKemia a new feature of neuromyelitis optica spectrum disorders? A retrospective study in 439 patients [J]. Journal of neuroimmunology, 2020, 343: 577228.

[24] TANAKA M, KINOSHITA M, TANAKA K. Corticosteroid and tacrolimus treatment in neuromyelitis optica related disorders [J]. Multiple sclerosis journal, 2015, 21 (5): 669.

[25] TIAN DC, LI Z, YUAN M, ZHANG C, et al. Incidence of neuromyelitis optica spectrum disorder (NMOSD) in China: A national population-based study [J]. Lancet Regional Health-Western Pacific, 2020, 2: 100021.

[26] TRABOULSEE A, GREENBERG B M, BENNETT J L, et al. Safety and efficacy of satralizumab monotherapy in neuromyelitis optica spectrum disorder: a randomised, double-blind, multicentre, placebo controlled phase 3 trial [J]. Lancet neurology, 2020, 19 (5): 402-412.

[27] WINGERCHUK D M, BANWELL B, BENNETT J L, et al. International Panel for NMO Diagnosis. International consensus diagnostic criteria for neuromyelitis optica spectrum disorders [J]. Neurology, 2015, 85 (2): 177-189.

[28] WINGERCHUK D M, LENNON V A, PITTOCK S J, et al. Revised diagnostic criteria for neuromyelitis optica [J]. Neurology, 2006, 66 (10): 1485-1489.

[29] YANG Y, WANG C J, WANG B J, et al. Comparison of efficacy and tolerability of azathioprine, mycophenolate mofetil, and lower dosages of rituximab among patients with neuromyelitis optica spectrum disorder [J]. Journal of the neurological sciences, 2018, 385: 192-197.

[30] ZHANG C, ZHANG M N, QIU W, et al. Investigators. Safety and efficacy of tocilizumab versus azathioprine in highly relapsing neuromyelitis optica spectrum disorder (TANGO): an open-label, multicentre, randomised, phase 2 trial [J]. Lancet neurology, 2020, 19 (5): 391-401.

第二节　儿童视神经脊髓炎谱系疾病

一、概述

NMOSD在儿童中并不常见，占总病例的3%～5%，女性患儿高发优势比成人低（3∶1，而成人高达9∶1），并且单相NMOSD比例高。在世界范围内，儿童发病率估计值为（0.01～0.06）/10万，患病率为（0.06～0.22）/10万，基于中国国家医院质量检测系统的数据库显示，2020年，中国儿童NMOSD发病率为每年（0.069～0.08）/10万。由于已发表的关于儿童NMOSD研究较少，且与成人NMOSD存在异质性，因此目前仍未有系统且全面的指南详细介绍儿童NMOSD。

二、临床特点

儿童 NMOSD 的临床表现同成人一样分为六大核心临床特征。儿童的急性脊髓炎多为纵向延伸的长节段横贯性脊髓炎（LETM），但儿童在绝大多数其他病因的脊髓炎中都有此表现，故对于儿童 NMOSD 来说，LETM 的特异性不如成人。

80% 的患者在急性发作时发现视力下降严重，据报道，60% 的患者单侧或双侧失明，平均年龄为 7.7 岁。单侧的视神经炎更常见，但也容易被患儿或家长忽视，需要注意。

儿童 NMOSD 的大脑综合征比成人的发病率高。症状因受累部位而异，通常包括意识水平下降、高级皮层功能减退、头痛、偏瘫和/或视野缺损。可以看到具有血管源性水肿的融合性肿胀性病变，并且影像学表现类似于儿童急性播散性脑脊髓炎（ADEM），病变可能沿着皮质脊髓束或侧脑室走行（呈纵向"大理石"纹或"拱桥"图案）。

三、实验室检查

儿童 NMOSD 实验室检查内容基本与成人一致，但需注意：虽然抗 AQP4-IgG 抗体具有高度特异性，但抗 AQP4-IgG 抗体血清阳性在儿童患者中并没有成人常见，单相病程的 NMOSD 患儿抗 AQP4-IgG 抗体阳性率很低。儿童患者抗 MOG-IgG 抗体阳性频率高于成人。建议对血清中抗 AQP4-IgG 抗体和抗 MOG-IgG 抗体进行检测，同时可以与 MOGAD 相鉴别。

四、诊断与治疗

（一）诊断

相同的 NMOSD 诊断标准也适用于儿童 NMOSD 患者。

（二）治疗

建议早期和积极治疗以减少永久性残疾的风险。儿童 NMOSD 患者与成人使用的治疗方法基本相同，但成人的治疗方法应用于儿童需谨慎。

1. 急性期治疗

急性期治疗首选为大剂量静脉注射甲泼尼松龙，若激素冲击疗效不佳可选择血浆置换或免疫吸附，以及静脉注射免疫球蛋白（IVIG）。有研究表明，血浆置换对于儿童来说有一定的安全性与有效性，能显著促进功能改善。

2. 序贯治疗

常见预防儿童 NMOSD 发作的长期免疫抑制药物（一线药物）如下。

（1）硫唑嘌呤（AZA）。

A. 用法用量：口服，2～3 mg/（kg·d），每天 1 次。

B. 不良反应：骨髓抑制如白细胞降低，以及肝功能损害、胃肠道副反应等。

C. 预防措施：开始使用前检查疫苗接种情况和感染风险（包括结核病），避免使用活疫苗；连续 3 个月每月监测血常规和肝功能，之后每 3～6 个月监测 1 次；通常

3～6个月后，当AZA达到有效后减量泼尼松至小剂量维持。

（2）吗替麦考酚酯（MMF）。

A. 用法用量：口服，5 mg/（kg·d）（750～3 000 mg/d），每天2次。

B. 不良反应：骨髓抑制、胃肠道症状等。

C. 预防措施：开始使用前检查疫苗接种情况和感染风险（包括结核病），避免使用活疫苗；连续3个月每月监测血常规和肝功能，之后每3～6个月监测1次。

（3）利妥昔单抗（RTX）。

A. 用法用量：儿童患者体重小于40 kg或小于12岁，首次输注每剂375 mg/m^2，每周1次，共4次；后续输注每剂375 mg/m^2，共2次，每2周1次。儿童患者体重大于40 kg或年龄大于12岁，首次输注每剂1 g，共2次，每周1次；后续输注每剂1 g，每6个月或根据B细胞再生的证据重复输注。

B. 不良反应：输液相关不良反应、中性粒细胞减少、低免疫球蛋白血症、乙肝病毒再激活等。

C. 预防措施：开始使用前检查疫苗接种情况（特别是乙肝疫苗）和感染风险（包括结核病），避免使用活疫苗；在第2、第4、第6个月时控制CD19；每3个月检测血细胞计数、IgG、IgM和IgA。

（4）萨特利珠单抗。

A. 用法用量：萨特利珠单抗适用于12岁以上的儿童及成人抗AQP4-IgG抗体阳性NMOSD，120 mg皮下注射，首次给予负荷剂量：第0、第2、第4周进行皮下注射；以后每4周定期皮下注射。

B. 不良反应：头痛、鼻咽炎等。

C. 预防措施：开始使用前检查疫苗接种情况和感染风险（包括乙肝和结核病）；在开始治疗的1年内，每个月定期监测肝功能和中性粒细胞。

除以上药物，其他药物仍需要更多儿童NMOSD的研究来确定其安全性和有效性。

五、预后

儿童NMOSD的预后要优于成人患者，但仍可能出现严重的后遗症。超过一半抗AQP4-IgG抗体血清阳性的NMOSD患儿会出现永久性残疾（尤其是在视力和运动方面），早期高效的免疫抑制治疗能够降低残疾率。有相关研究表明，在儿童NMOSD人群中，未在发病时接受免疫抑制治疗的抗AQP4-IgG抗体血清阳性患者的复发时间估计为5个月。

（王茜　李蕊）

第三节　老年视神经脊髓炎谱系疾病（晚发型视神经脊髓炎谱系疾病）

老年 NMOSD 患者通常表现为隐匿的发病和侵袭性进展。1 项多中心研究表明，晚发型 NMOSD 的运动障碍（EDSS 评分≥6）、感觉障碍更为严重，死亡率更高。

晚发型 NMOSD 往往表现为脊髓炎，并且症状严重。随着年龄增长，首发症状为视神经炎和脑/小脑症状的患者比例下降，而横贯性脊髓炎的受累程度随着发病年龄的增加而增加。影像检查显示，脊髓 MRI 中脊髓病变节段更长，颅脑 MRI 中关于 NMOSD 典型脑病变少见。在治疗中要注意老年患者的耐受性，如急性期应用大剂量激素冲击治疗时应监测老年患者的凝血功能，预防血栓形成。

晚发型 NMOSD 患者预后较差（老年患者神经修复机制受损可能是导致预后较差的主要原因），表现为运动障碍更严重，EDSS 评分随着发病年龄增加而增加。另外，老年患者首次发病为 LETM，也可能是导致严重残疾的原因之一。

总之，晚发型 NMOSD 主要多表现为 LETM，视神经炎少见。虽然复发频率低，但残疾进展严重。

（王茜　李蕊）

参考文献

[1] 黄德晖, 吴卫平, 胡学强. 中国视神经脊髓炎谱系疾病诊断与治疗指南（2021 版）[J]. 中国神经免疫学和神经病学杂志, 2021, 28（6）: 423-436.

[2] BAGHBANIAN S M, ASGARI N, SAHRAIAN M A, et al. A comparison of pediatric and adult neuromyelitis optica spectrum disorders: a review of clinical manifestation, diagnosis, and treatment [J]. Journal of the neurological sciences, 2018, 388: 222-231.

[3] DAVOUDI V, KEYHANIAN K, BOVE R M, et al. Immunology of neuromyelitis optica during pregnancy [J]. Neurology: neuroimmunology & neuroinflammation, 2016, 3（6）: e288.

[4] HU Y, SUN Q, YI F, et al. Age of onset correlates with clinical characteristics and prognostic outcomes in neuromyelitis optica spectrum disorder [J]. Frontiers in immunology, 2022, 13: 1056944.

[5] MAO-DRAAYER Y, THIEL S, MILLS E A, et al. Neuromyelitis optica spectrum disorders and pregnancy: therapeutic considerations [J]. Nature reviews neurology, 2020, 16（3）: 154-170.

[6] NAKAHARA K, NAKANE S, NAGAISHI A, et al. Very late onset neuromyelitis optica spectrum disorders [J]. European journal of neurology, 2021, 28（8）: 2574-2581.

[7] PAOLILO R B, PAZ J A D, APóSTOLOS-PEREIRA S L, et al. Neuromyelitis optica spectrum disorders: a review with a focus on children and adolescents [J]. Arquivos de neuro-psiquiatria, 2023, 81（2）: 201-211.

[8] PAPP V, MAGYARI M, AKTAS O, et al. Worldwide incidence and prevalence of neuromyelitis optica: a systematic review [J]. Neurology, 2021, 96（2）: 59-77.

[9] PAUL F, MARIGNIER R, PALACE J, et al. International delphi consensus on the management of

AQP4-IgG + NMOSD: recommendations for eculizumab, inebilizumab, and satralizumab [J]. Neurology: neuroimmunology & neuroinflammation, 2023, 10 (4): e200124.

[10] POISSON K, MOELLER K, FISHER K S. Pediatric neuromyelitis optica spectrum disorder [J]. Seminars in pediatric neurology, 2023, 46: 101051.

[11] SALAMA S, LEVY M. Bright spotty lesions as an imaging marker for neuromyelitis optica spectrum disorder [J]. Multiple Sclerosis Journal, 2022, 28 (11): 1663 – 1666.

[12] SAVRANSKY A, RUBSTEIN A, RIOS MH, et al. Prognostic indicators of improvement with therapeutic plasma exchange in pediatric demyelination [J]. Neurology, 2019, 93 (22).

[13] TIAN DC, LI Z, YUAN M, et al. Incidence of neuromyelitis optica spectrum disorder (NMOSD) in China: a national population-based study [J]. The lancet regional health – western pacific, 2020, 2: 100021.

[14] VISHNEVETSKY A, KAPLAN T B, LEVY M. Transitioning immunotherapy in neuromyelitis optica spectrum disorder – when and how to switch [J]. Expert opinion on biological therapy, 2022, 22 (11): 1393 – 1404.

[15] WANG L, ZHOU L, ZHANGBAO J, et al. Neuromyelitis optica spectrum disorder: pregnancy-related attack and predictive risk factors [J]. Journal of neurology, neurosurgery & psychiatry, 2021, 92 (1): 53 – 61.

[16] WINGERCHUK D M, BANWELL B, BENNETT J L, et al. International consensus diagnostic criteria for neuromyelitis optica spectrum disorders [J]. Neurology, 2015, 85 (2): 177 – 189.

[17] YONG H Y F, BURTON J M. A clinical approach to existing and emerging therapeutics in neuromyelitis optica spectrum disorder [J]. Current neurology and neuroscience reports, 2023, 23 (9): 489 – 506.

第三章 抗髓鞘少突胶质细胞糖蛋白免疫球蛋白 G 抗体相关疾病

一、概述

抗髓鞘少突胶质细胞糖蛋白免疫球蛋白 G（MOG-IgG）相关疾病（MOGAD）是近年来提出的一种免疫介导的中枢神经系统（CNS）特发性炎症性脱髓鞘疾病（IIDDs）。与其他同类疾病相比，MOGAD 在儿童中发病率较高，性别差异不明显。MOGAD 可为单相或复发病程，主要症状包括视神经炎（ON）、脑膜脑炎、脑干脑炎和脊髓炎等。糖皮质激素治疗对 MOGAD 有效，但患者常出现激素依赖而反复发作。多数 MOGAD 患者预后良好，部分遗留残疾。

抗 MOG-IgG 抗体是 MOGAD 的诊断生物学标志物。最初的抗 MOG-IgG 抗体检测方法敏感性、特异性有限。仅认识到一些非典型多发性硬化（MS）患者、急性播散性脑脊髓炎（ADEM）患者、抗 AQP4-IgG 抗体阴性的视神经脊髓炎谱系疾病（NMOSD）患者和 ON 患者存在抗 MOG-IgG 抗体阳性，但其意义不明。随着抗 MOG-IgG 抗体金标准检测方法 CBA 技术的出现，学者们有机会针对抗 MOG-IgG 抗体阳性的脱髓鞘疾病进行独立研究。

学者们逐渐发现这些抗 MOG-IgG 抗体阳性 IIDDs 的临床特点不完全符合 MS、NMOSD 或 ADEM 等任何其他同类疾病，并且抗 MOG-IgG 抗体阳性患者常存在一些共同而独特的临床特点。同时，这些患者的抗 MOG-IgG 抗体滴度与其病情严重程度相关。另外，临床病理学研究发现抗 MOG-IgG 抗体阳性患者有独特的免疫病理改变。此外，动物实验结果也支持抗 MOG-IgG 抗体是一种致病性抗体。上述证据提示抗 MOG-IgG 抗体阳性脱髓鞘疾病是独立疾病。2018 年，国际上一些专家组分别发布了《MOG 脑脊髓炎诊断和抗体检测专家共识》和《抗 MOG-IgG 抗体相关疾病的建议诊断标准》等共识，把 MOGAD 划分为一种新的独立疾病实体。2020 年，我国神经免疫专家组撰写了《抗髓鞘少突胶质细胞糖蛋白免疫球蛋白 G 抗体相关疾病诊断和治疗中国专家共识》，正式把这类抗 MOG-IgG 抗体阳性的 IIDDs 命名为 MOGAD。2023 年国际上发布了首个国际 MOGAD 专家组建议诊断标准。

二、病因及发病机制

目前的研究提示，MOGAD 患者中针对 MOG 抗原的免疫反应与 $CD4^+$ T 细胞和 IgG1 抗体有关。触发这一免疫应答的机制假说包括分子模拟、MOG 自身抗原暴露等。分子模拟假说：与 MOG 抗原共享相同表位的外源抗原引起致脑炎性 T 细胞致敏，随后激活 MOG 特异性 B 细胞，从而产生抗 MOG-IgG 抗体。MOG 自身抗原暴露假说：直接的 CNS 感染或其他机体系统性因素导致血脑屏障破坏和通透性增加，使原本只存在于 CNS 的 MOG 抗原渗漏到外周循环中，或使循环的淋巴细胞进入 CNS，导致 MOG 抗原被识别为非自身抗原，机体启动针对 MOG 抗原的特异性免疫应答。

三、临床表现

MOGAD 患者性别比例差异较小，女性患者与男性患者发病比例为（1～2）∶1。发病年龄跨度较大，儿童发病常见。MOGAD 可呈单相或复发病程，复发者可出现频繁发作。起病前可有感染或疫苗接种等诱因，诱因出现后 4 天至 4 周内发病。多呈急性或亚急性起病。MOGAD 临床表现多样，包括 ON、脑膜脑炎、脑干脑炎、脊髓炎等，可为单一症状或以上症状的多种组合。MOGAD 病灶可广泛累及 CNS，其临床症状的确认需要相应的影像学证据支持。

MOGAD 临床表现的另一特点是其症状具有年龄相关性，儿童起病的 MOGAD 患者多表现为 ADEM 样表型（ADEM、ADEM 相关性 ON、多时相 ADEM 和脑炎），而成人起病的患者多表现为视神经-脊髓表型（ON、脊髓炎）和脑干脑炎。

MOGAD 的分型有以下几种。

1. 视神经炎

ON 是 MOGAD 最常见的临床分型，在成年患者中视神经累及率可高达 90%。发病部位可累及双侧视神经，特别是视神经前段，视神经本身水肿明显，视乳头水肿多见。常合并眼眶结缔组织受累，导致视神经周围炎。因此，MOGAD 相关 ON 患者急性期表现为单眼或双眼视力急剧下降、视野缺损、色觉改变以及对比敏感度下降，患者常诉有比较明显的眼痛或眼球转动痛，多合并眼眶痛。MOGAD 相关 ON 的视功能预后较好，但复发率高，复发周期短。

2. 脑膜脑炎

约 20% 的 MOGAD 患者出现脑部症状，大概 12% 的患者出现不同程度的脑膜受累表现。除脑部局灶性定位症状外，意识障碍、认知障碍、行为改变或癫痫发作是 MOGAD 的常见脑部症状。脑膜受累表现包括头痛、恶心、呕吐和脑膜刺激征等。

3. 脑干脑炎

30% 的 MOGAD 患者可出现脑干脑炎表现，其症状包括呼吸功能衰竭、顽固性恶心和呕吐、构音障碍、吞咽困难、动眼神经麻痹和复视、眼球震颤、核间性眼肌麻痹、面神经麻痹、三叉神经感觉迟钝、眩晕、听力丧失、平衡障碍等。

4. 脊髓炎

MOGAD 出现脊髓炎者占 20%～30%。MOGAD 脊髓炎可累及较长脊髓节段，也可见短节段脊髓炎。国外研究报道腰髓和圆锥受累常见。MOGAD 相关脊髓炎患者可出现肢体乏力、感觉障碍和二便障碍等自主神经功能症状。

5. 其他特殊类型

已有 MOGAD 炎性脱髓鞘假瘤、MOGAD 合并抗 N-甲基-D-天冬氨酸受体（N-methyl-D-aspartate receptor，NMDAR）抗体共阳性疾病的报道。

四、辅助检查

(一) 实验室检查

1. 抗 MOG-IgG 抗体检测

抗 MOG-IgG 抗体是 MOGAD 的诊断生物学标志物。目前,国际推荐的抗 MOG-IgG 抗体检测方法是 CBA。抗原必须使用全长人 MOG 抗原,同时建议使用 Fc 特异性二抗,以避免与 IgM 和 IgA 抗体发生交叉反应。因抗 MOG-IgG 抗体在外周血产生,故血清是首选的检测样品。脑脊液(CSF)检测仅提供补充信息。

2. 脑脊液检查

MOGAD 患者 CSF 常规生化检查指标可正常,或表现为 CSF 白细胞计数轻度升高,可伴 CSF 蛋白水平升高。存在脑膜炎表现的 MOGAD 常合并颅内压升高,CSF 白细胞计数可超过 $100\times10^6/L$,并伴随 CSF 蛋白水平上升。约 10% 的 MOGAD 患者 IgG 寡克隆带阳性。

(二) 影像学检查

根据患者临床表现,选择视神经、头颅和脊髓等 MRI 检查。

1. 视神经

病灶累及双侧多见;位于视交叉前视神经,甚至累及视乳头;多为长节段病灶,其长度超过视神经全长的 1/2。视神经增粗明显,边缘模糊,均匀强化。视神经周围钆增强明显。

2. 头颅

多发病灶常见,多分布于两侧脑室旁白质区,皮层、丘脑、海马病灶具有相对特异性,病灶亦可见于胼胝体、内囊和脑干、小脑。病灶绝大多数呈斑片状,大病灶可类似于脱髓鞘假瘤样。病灶可有或无强化。脑病或癫痫患者可出现软脑膜强化。

3. 脊髓

脊髓病灶累及腰髓和圆锥常见。出现长节段及短节段病灶,短节段病灶相对多见。横断面病灶可见于脊髓中央或周边,呈斑片状。

MOGAD 患者的 MRI 表现见图 3-1。

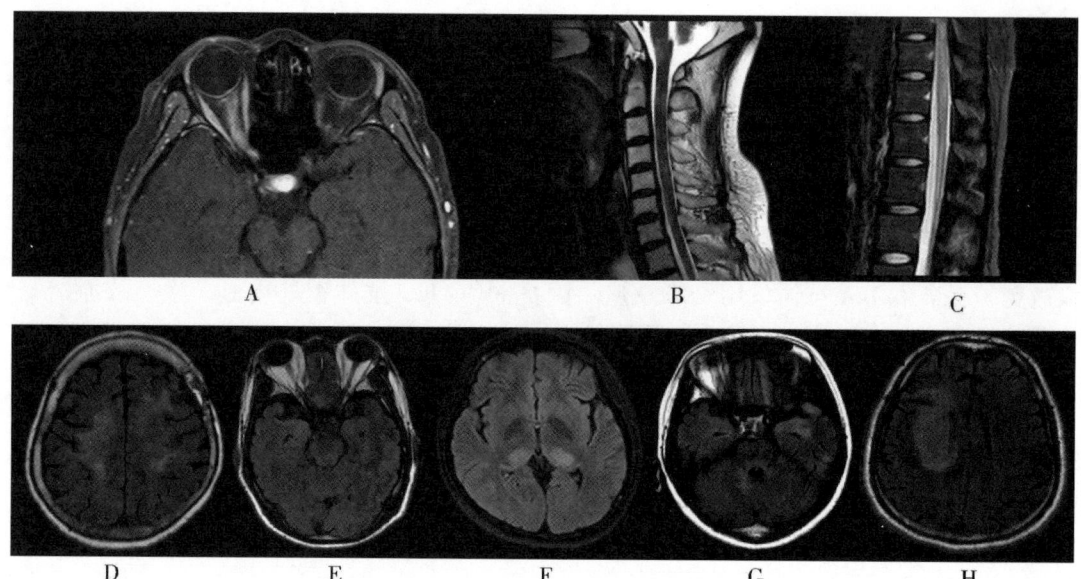

A：视神经 MRI 显示病灶累及视神经球后段全程及视乳头，视神经明显增粗及显著强化；B：脊髓 MRI，显示多发短节段病灶；C：脊髓病灶可累及腰骶髓；D：头颅 MRI 显示皮层和皮层下病灶；E：皮层病灶累及脑膜；F：中线结构病灶；G：海马、小脑和脑干病灶；H：可见白质大病灶，呈脱髓鞘假瘤样。

图 3-1　MOGAD 患者 MRI 表现

（三）眼科检查

1．眼底检查

MOGAD 相关 ON 患者急性期可发现显著的视乳头水肿/乳头炎/视盘肿胀，部分严重者可出现视盘线状出血表现。缓解期可观察到视盘苍白或视神经萎缩（图 3-2）。

2．视野

MOGAD 相关 ON 患者急性期视野缩小，重症及治疗不及时的患者在缓解期仍存在视野残余损伤。

3．视觉诱发电位

MOGAD 相关 ON 患者急性发作期 P100 波潜伏期延迟，振幅降低。

4．光学相干断层扫描

MOGAD 相关 ON 患者急性发作后，视盘周围视网膜神经纤维层及视网膜节细胞-内丛状层复合体带出现明显变薄。MOGAD 患者即使无视功能恶化主诉，在常规复诊中仍可检测出视神经纤维层变薄。

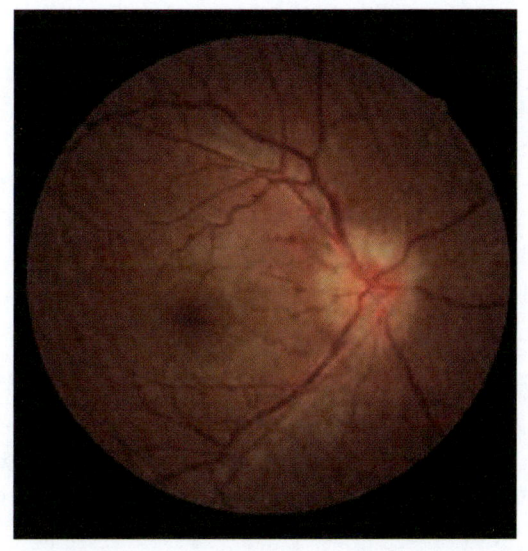

可发现显著视盘水肿，视盘边缘不清。

图 3-2　MOGAD 患者急性期眼底检查

（四）脑电图检查

在部分脑膜脑炎患者，尤其是出现癫痫临床表现的患者可进行脑电图检查。该部分患者脑电图可合并癫痫波、慢波等表现。

五、诊断

暂无特征性的临床症状可以直接提示 MOGAD 诊断。在血清抗 MOG-IgG 抗体阳性基础上，以病史和临床表现为依据，结合辅助检查，尽可能寻找亚临床和免疫学证据辅助诊断。同时，需要排除其他疾病可能。

国内专家组参考国际的 MOGAD 建议诊断共识，结合国人 MOGAD 的研究成果，形成了我国 MOGAD 推荐诊断标准的建议，该建议提出 MOGAD 诊断应符合以下所有标准：

（1）用全长人 MOG 作为靶抗原的细胞法检测血清抗 MOG-IgG 抗体阳性。

（2）临床有下列表现之一或组合：①ON，包括慢性复发性炎性视神经病变。②横贯性脊髓炎（TM）。③脑炎或脑膜脑炎。④脑干脑炎。

（3）与 CNS 脱髓鞘相关的 MRI 或电生理（孤立性 ON 患者的 VEP）检查结果。

（4）排除其他诊断。

应注意的是，由于可能存在抗 MOG-IgG 抗体短暂阳性或低抗 MOG-IgG 抗体滴度的患者，因此对于存在非典型表现的患者，且在第 2 次采用不同细胞法检测后未确认抗 MOG-IgG 抗体阳性的患者，应诊断为"可能 MOGAD"。

2023 年国际上发布了首个国际 MOGAD 专家组建议诊断标准（表 3-1）。

表 3-1　国际 MOGAD 专家组建议诊断标准

MOGAD 诊断（需要满足 A、B 和 C）			
（A）核心临床脱髓鞘事件	视神经炎 脊髓炎 ADEM 脑单灶或多灶病变 脑干或小脑病变 大脑皮层脑炎常伴有癫痫发作		
（B）抗 MOG-IgG 抗体检测呈阳性	基于细胞的检测：血清	明确阳性	无须额外的支持性特征
		低度阳性	抗 AQP4-IgG 抗体血清阴性，并且≥1 个支持性临床或 MRI 特征
		阳性，无报告滴度	
		阴性但 CSF 阳性	
支持性临床或 MRI 特征	视神经炎	• 双侧同时临床受累 • 纵向视神经受累（>50% 视神经长度） • 视神经周围视神经鞘增强 • 视盘水肿	
	脊髓炎	• 纵向广泛性脊髓炎 • 中央脊髓病灶或"H"征 • 圆锥病变	
	脑、脑干或大脑综合征	• 幕上和幕下白质常存在多处边界不清的 T2 高信号病变 • 深部灰质受累 • 桥脑、小脑中脚或延髓的边界不清的 T2 高信号 • 皮质病灶伴或不伴病灶和脑膜强化	
（C）排除更好的诊断，包括 MS			

六、鉴别诊断

以 MS 和 NMOSD 为代表的 IIDDs 是 MOGAD 鉴别诊断的重点（表 3-2）。此外，MOGAD 还需要与神经结核、神经梅毒、脊髓亚急性联合变性、莱伯（Leber）遗传性视神经病变、血管炎、神经白塞病、CNS 淋巴瘤、脑胶质瘤病、副肿瘤性神经系统疾病等相鉴别。

表 3-2　MOGAD 与 MS 和 NMOSD 的鉴别诊断

指标	MS	抗 AQP4-IgG 抗体阳性 NMOSD	MOGAD
生物标志物	CSF 寡克隆带阳性	血清抗 AQP4-IgG 抗体阳性	血清抗 MOG-IgG 抗体阳性
女：男发病人数	3:1	(8~9):1	(1~2):1

续表 3-2

指标	MS	抗 AQP4-IgG 抗体阳性 NMOSD	MOGAD
好发年龄	20～30 岁	20～40 岁	儿童期较成人常见
病程	复发缓解型或慢性进展型	单相型；复发型（多见）	单相型；复发型（常表现为 ON）
临床表现	ON、脊髓炎、脑干或小脑症状，认知功能障碍和累及其他 MS 典型脑区的症状	ON、脊髓炎、极后区综合征、脑干综合征、嗜睡或急性间脑综合征，伴 NMOSD 典型脑部病灶的脑部症状	ADEM 样表型（ADEM，多时相 ADEM，ADEM-ON，脑炎或脑膜脑炎），或视神经-脊髓表型（ON、脊髓炎）或脑干脑炎
ON	单侧多见	双侧或单侧，严重，经常复发	双侧或单侧，很少累及视交叉，经常复发
脑部 MRI	多发白质病灶（脑室旁、近皮层、幕下），6 mm 左右，卵圆形，黑洞（T1 无强化低信号）；可有皮层病灶	无脑部病灶，或病灶不符合 MS 特征	多发或单发白质病灶，斑片状，可伴有丘脑、海马、皮层/近皮层病灶，大病灶肿瘤样，可见软脑膜强化
脊髓 MRI	短节段病灶；偏侧	长节段病灶（纵向延伸超过 3 个椎体节段）；中央	长或短节段病灶，横断面可见于中央或周边，累及腰髓/圆锥为相对特异性表现
视神经 MRI	短节段病灶	长病灶（长于视神经的1/2），视神经后段或视交叉病灶	长病灶（长于视神经的1/2），视神经前段病灶
CSF 白细胞增多	中度（<50% 患者）	常见（>70% 患者）	常见（>70% 患者）
预后	致残率高，与疾病进展相关	致残率高，与高复发率和发作时恢复不良相关	致残率低，发作后恢复较好，部分患者初次发作恢复差

七、治疗

MOGAD 的治疗分为急性期治疗和缓解期治疗。目前，MOGAD 治疗研究数据有限，治疗推荐均来自一些小样本、回顾性研究，并借助其他自身免疫性疾病的经验。

（一）急性期治疗

适当的急性期治疗有助于 MOGAD 患者急性期神经功能恢复。

1. 糖皮质激素

大剂量冲击，缓慢阶梯减量，小剂量维持。成人甲泼尼龙 1 g 静脉注射，每天 1 次，共 3～5 天；逐渐减量，改为泼尼松 60 mg 口服，每天 1 次；递减至中等剂量 30～

40 mg/d 时，依据免疫抑制剂起效快慢与之衔接，逐步放缓减量速度，如每 2 周递减 5 mg，至 10～15 mg 口服，每天 1 次，长期维持，一般维持 6 个月至 1 年。儿童起始剂量为甲泼尼龙静脉注射 20～30 mg/（kg·d），参考成人方案阶梯减量。部分 MOGAD 患者对激素依赖，减量过程中可出现病情再次加重。对这部分患者激素减量要慢，并可与免疫抑制剂联合使用。

2. 大剂量免疫球蛋白冲击治疗

对激素治疗疗效差的 MOGAD 患者，可试用大剂量免疫球蛋白冲击治疗。剂量 0.4 g/（kg·d），连续用 5 天为 1 个疗程。

3. 血浆置换

可能是激素和大剂量免疫球蛋白冲击治疗失败后的一个选择。建议行血浆置换治疗 5～7 次，每次置换血浆 1～2 L。临床应避免血浆置换与大剂量免疫球蛋白冲击治疗同时使用。

（二）缓解期治疗

对于已出现复发的 MOGAD 患者应进行缓解期预防复发的治疗；对于初次发作的 MOGAD 患者是否需要长期免疫调节治疗有待进一步观察，需要根据患者受累部位、病情轻重、抗 MOG-IgG 抗体滴度和阳性持续时间等综合评估。

1. 小剂量激素维持治疗

建议予 10～15 mg/d 的泼尼松（或相等当量的其他口服激素）治疗。建议小剂量激素维持治疗应超过 6 个月。

2. 硫唑嘌呤

可与小剂量激素联合应用。按体重 2～3mg/（kg·d）单用或联合口服泼尼松［按体重 0.75 mg/（kg·d）］。一般于硫唑嘌呤起效后（4～5 个月）将泼尼松渐减量至小剂量长期维持。

3. 吗替麦考酚酯

吗替麦考酚酯和激素联合治疗可能有效。推荐用法为 1～1.5 g/d 口服。由于吗替麦考酚酯需要数个月才能充分起效，因此联合使用的泼尼松需缓慢减量。

4. 利妥昔单抗

使用方法尚未统一，目前最常用方法是按体表面积 375 mg/m^2 计算剂量，第 1 天及第 15 天分别静脉注射。大部分患者利妥昔单抗治疗后 B 淋巴细胞消减可维持 6 个月，若 B 淋巴细胞再募集可进行第 2 疗程治疗。

5. 其他药物

有一些氨甲蝶呤、持续间断性静脉注射免疫球蛋白治疗的报道。

八、预后

与 MS、抗 AQP4-IgG 抗体阳性 NMOSD 相比，MOGAD 预后通常比较理想，但如果没有及时诊断和治疗，也会导致严重和持续的神经系统功能障碍。部分患者虽为初次发作但恢复差。

（钟晓南　黄义英　黄燊）

参考文献

［1］中国免疫学会神经免疫分会. 抗髓鞘少突胶质细胞糖蛋白免疫球蛋白 G 抗体相关疾病诊断和治疗中国专家共识. 中国神经免疫学和神经病学杂志，2020，27（2）：86－95.

［2］BANWELL B, BENNETT J L, MARIGNIER R, et al. Diagnosis of myelin oligodendrocyte glycoprotein antibody-associated disease：International MOGAD Panel proposed criteria［J］. Lancet neurology，2023，22（3）：268－282.

［3］CHEN L, CHEN C, ZHONG X, et al. Different features between pediatric-onset and adult-onset patients who are seropositive for MOG-IgG：A multicenter study in South China［J］. Journal of neuroimmunology，2018，321：83－91.

［4］JARIUS S, PAUL F, AKTAS O, et al. MOG encephalomyelitis：international recommendations on diagnosis and antibody testing［J］. Journal of neuroinflammation，2018，15（1）：134.

［5］JARIUS S, KLEITER I, RUPRECHT K, et al. MOG-IgG in NMO and related disorders：a multicenter study of 50 patients. Part 3：Brainstem involvement－frequency, presentation and outcome［J］. Journal of neuroinflammation，2016，13（1）：281.

［6］JARIUS S, KLEITER I, RUPRECHT K, et al. MOG-IgG in NMO and related disorders：a multicenter study of 50 patients. Part 4：Afferent visual system damage after optic neuritis in MOG-IgG-seropositive versus AQP4-IgG-seropositive patients［J］. Journal of neuroinflammation，2016，13（1）：282.

［7］JARIUS S, KLEITER I, RUPRECHT K, et al. MOG-IgG in NMO and related disorders：a multicenter study of 50 patients. Part 1：Frequency, syndrome specificity, influence of disease activity, long-term course, association with AQP4-IgG, and origin［J］. Journal of neuroinflammation，2016，13（1）：279.

［8］JARIUS S, RUPRECHT K, KLEITER I, et al. MOG-IgG in NMO and related disorders：a multicenter study of 50 patients. Part 2：Epidemiology, clinical presentation, radiological and laboratory features, treatment responses, and long-term outcome［J］. Journal of neuroinflammation，2016，13（1）：280.

［9］LÓPEZ-CHIRIBOGA A S, MAJED M, FRYER J, et al. Association of MOG-IgG serostatus with relapse after acute disseminated encephalomyelitis and proposed diagnostic criteria for MOG-IgG-associated disorders［J］. JAMA neurology，2018，75（11）：1355－1363.

［10］RAMANATHAN S, MOHAMMAD S, TANTSIS E, et al. Clinical course, therapeutic responses and outcomes in relapsing MOG antibody-associated demyelination［J］. Journal of neurology, neurosurgery and psychiatry，2018，89（2）：127－137.

［11］REINDL M, WATERS P. Myelin oligodendrocyte glycoprotein antibodies in neurological disease［J］. Nature reviews neurology，2019，15（2）：89－102.

［12］XIAON Z, YIFAN Z, YANTU C, et al. Seizure and myelin oligodendrocyte glycoprotein antibody-associated encephalomyelitis in a retrospective cohort of Chinese patients［J］. Frontiers in neurology，2019，10：415.

第四章 自身免疫性胶质纤维酸性蛋白星形胶质细胞病

一、概述

自身免疫性胶质纤维酸性蛋白星形胶质细胞病（autoimmune glial fibrillary acidic protein astrocytopathy，GFAP-A）是由 Fang 等于 2016 年首次提出的一种新型自身免疫性脑炎，抗胶质纤维酸性蛋白（glial fibrillary acidic protein，GFAP）抗体是该病特异的生物学标志物。该病可以累及脑膜、脑实质、脊髓、视神经、自主神经等部位。

二、病因及发病机制

GFAP-A 的发病机制目前尚不清楚。研究显示，该病可能与感染或肿瘤有关。其中病毒感染最常见，EB 病毒、巨细胞病毒、风疹病毒等均有报道。50% 的患者有前驱症状，如流感样症状、不明原因发热。GFAP 是星形胶质细胞中的主要中间丝蛋白，是星形细胞的生物学标志物，而且还参与星形细胞的多种生物学功能，包括维持星形胶质细胞的形态稳定性、参与血脑屏障和脑微环境的调节、促进神经再生和突触形成。GFAP-A 病灶内出现不同程度的 GFAP 表达下降或缺失，部分星形胶质细胞缺失。感染或肿瘤导致淋巴细胞、小胶质细胞、巨噬细胞、浆细胞等激活导致神经炎症，星形胶质细胞破坏后胞内的 GFAP 及其分解产物迅速释放到生物体液中，从而引发了自身免疫反应；或者受到免疫攻击的星形胶质细胞出现功能障碍，使水、离子、胆碱和神经递质的转运蛋白表达减少，导致趋化因子的释放，进一步招募炎症细胞，并可使免疫攻击扩散到健康的神经系统组织从而致病。由于 GFAP 位于星形胶质细胞内部，无法直接同 GFAP-IgG 结合。因此，有人为 GFAP 抗体是非致病抗体。

目前有关 GFAP-A 的研究主要集中于临床病理研究。早在 1999 年，人们就在患有坏死性脑炎（necrotizing encephalitis，NE）的狗的脑脊液中发现了 GFAP 抗体。2013 年，研究者提出血 GFAP 蛋白可能是 NE 动物模型的重要标志物。随后，研究者在一种 GFAP 自身免疫性小鼠模型中发现细胞毒性 $CD8^+$ T 细胞是导致小鼠发病及复发的致病因素。同样，GFAP-A 患者病灶区组织病理学显示存在大量炎症细胞围绕血管周围浸润，其中以 $CD8^+$ T 细胞居多。此外，研究发现该病患者脑病灶区存在大量围绕血管周围 $CD3^+$ T 细胞及 $CD4^+$ T 细胞，伴有 $CD8^+$ T 细胞及 $CD20^+$ B 细胞、$CD138^+$ 浆细胞，同时还散在分布一些 $CD68^+$ 巨噬细胞。另外，研究还发现患者脑组织髓鞘脱失并不严重。当然以上研究均是小样本量研究，均需进一步扩大样本量以明确其中病理机制。

三、临床表现

GFAP-A 起病年龄常在 40 岁以上，女性稍多于男性，但也有文献报道男性发病率高于女性。大多数患者为急性或亚急性发作，疾病呈进行性加重，少数患者呈复发-缓解病程。部分患者在发病前出现咳嗽、流涕和腹泻等前驱感染症状。

GFAP-A 的临床表现可为脑膜、脑实质、脊髓、视神经、自主神经受累或上述各受累部位症状的组合，其中，以脑膜脑炎最多见。患者主要表现为高热、头痛、精神症状、意识障碍、癫痫发作、谵妄、认知障碍、不自主运动、共济失调、震颤等。GFAP-A 通常伴有脊髓炎和视神经炎，表现为运动障碍、深浅感觉异常、尿便障碍、视力模糊、双侧视盘水肿等；脊髓病变可见颈髓、胸髓同时受累或仅胸髓受累，单独颈髓受累尚未见。此外，患者可以脑干脑炎为主要表现，出现顽固性呃逆、眼球运动障碍、吞咽困难等。GFAP-A 患者还可有自主神经功能障碍（主要表现为尿潴留、胃胀气、直立性低血压）和呼吸衰竭症状。有报道称，GFAP 患者因累及自主神经可出现心律和血压异常。有研究发现 GFAP-A 还可以累及周围神经。

部分患者伴随恶性肿瘤，如畸胎瘤、腺癌、神经胶质瘤、多发性骨髓瘤、腮腺瘤及前列腺癌等，其中抗 GFAP、N-甲基-D-天门冬氨酸受体（NMDAR）、抗 AQP4 抗体共阳性者畸胎瘤发生率高达 71%。因此，建议对 GFAP-A 患者进行常规肿瘤筛查和长期的随访。此外，GFAP-A 患者可合并一种或多种自身免疫病，包括 1 型糖尿病、自身免疫性甲状腺疾病、类风湿关节炎、溃疡性结肠炎、银屑病性关节炎。

四、辅助检查

（一）实验室检查

腰椎穿刺检测脑脊液压力可正常，部分出现颅高压，颅内压可高于 330 mmH$_2$O。脑脊液检测出现明显增多的白细胞，白细胞计数范围在 $(0 \sim 800) \times 10^6$/L，以单核细胞升高为主，可持续数月。蛋白水平常升高（严重者蛋白 >1 g/L），糖和氯化物水平可下降。GFAP-IgG 阳性是目前国际公认的 GFAP-A 诊断标准，且脑脊液阳性预测值高于其血清检测结果。GFAP 抗体的检测目前有基于组织学检测法（tissue-based assay, TBA）、基于细胞学检测法（CBA）和免疫印迹法。TBA 敏感性较高，但特异性不强，临床上主要用于抗体初筛（图 4-1A）。CBA 是特异性及敏感性均比较高的一种方法（图 4-2B），而且 CBA 法可检测出多种 GFAP 抗体亚型：α、ε 及 κ-IgG。临床上患者脑脊液中 GFAPα-IgG 更多见。文献报道，脑脊液中的 GFAP 抗体阳性率和滴度明显高于血清中的。研究发现，GFAP-IgG 抗体滴度从 1∶10 到 1∶1 000 均可见，抗体滴度与该病的严重程度呈正相关。

脑脊液 GFAP 特异性抗体约 94%，敏感性约 100%。血清和脑脊液中常伴随其他的自身抗体，如抗 NMDAR 抗体、抗 AQP4 抗体、抗髓鞘少突胶质细胞糖蛋白（MOG）抗体或其他自身免疫疾病相关的抗核抗体和抗中性粒细胞抗体。重叠其他自身抗体使 GFAP-A 的诊断更具有挑战性。这提示该病可能存在两种或多种免疫机制，其中 GFAP-A 与自身免疫性脑炎和脱髓鞘疾病的合并现象，称为重叠综合征。

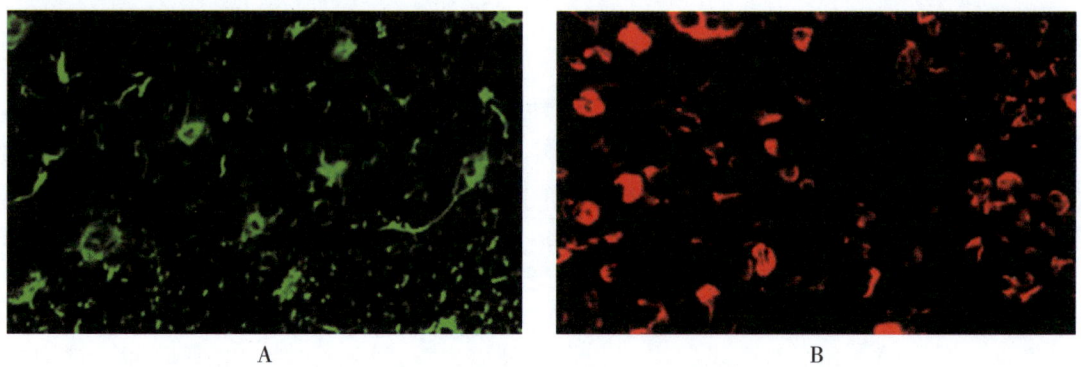

A:基于组织检测免疫荧光法(TBA)检测脑脊液 GFAP 抗体;B:基于细胞检测法(CBA)检测脑脊液 GFAP 抗体。

图 4-1 GFAP 抗体的检测

(二)影像学检查

脑的 MRI 病灶非常多见,见于 70% 以上的患者,累及的部位包括额叶、顶叶、颞叶、岛叶、枕叶、基底节区、背侧丘脑、胼胝体、大脑脚、脑干、小脑、脑膜等多个部位,以白质受累最常见。主要可表现为点状、斑点状、团片状影,T1 加权成像(T1WI)呈低信号,T2 加权成像(T2WI)及液体衰减反转恢复(FLAIR)序列呈高信号,弥散加权成像(DWI)呈等信号。在临床上,具有特异性的脑 MRI 改变是垂直于脑室的脑白质血管样放射样强化(图 4-2A),见于约 53% 的患者,经过免疫治疗后可缓解。另外,双侧丘脑后部高信号也是 GFAP-A 的特征性 MRI 表现。部分患者可见脊髓 MRI 呈长节段的不连续的斑点状强化灶,少有脊髓肿胀,可与 AQP4 抗体阳性脊髓炎典型的斑片状、环形强化相鉴别(图 4-2B)。

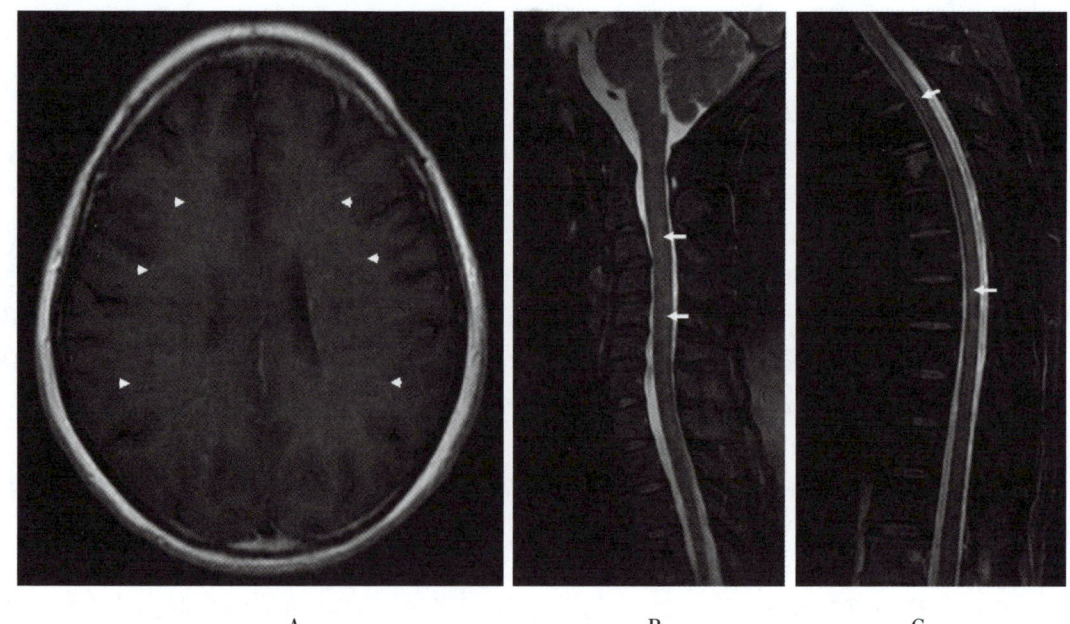

A:颅脑横断面 MRI T1 增强显示双侧脑白质有垂直于侧脑室呈放射状强化病灶;B:脊髓矢状面 MRI T1 增强呈长节段的不连续强化灶。

图 4-2 GFAP-A 患者 T1 增强

（三）病理学表现

GFAP-A 患者颅内病变累及脑膜和脑实质，病理学表现为脑膜炎与小血管周围炎。脑膜可见以 $CD8^+T$ 细胞、巨噬细胞和多核巨细胞为特征的炎性反应；颅内血管周围有广泛的炎性细胞浸润，可见 $CD3^+T$ 细胞、$CD4^+T$ 细胞、$CD8^+T$ 细胞，也有报道可见 $CD20^+B$ 淋巴细胞；脑实质炎性浸润以 $CD8^+T$ 细胞占优势，小胶质细胞活化，部分存在 AQP4 和 GFAP 脱失，也可没有脱髓鞘和 GFAP 染色丢失的表现。

（四）神经电生理检查

关于 GFAP-A 的脑电图报道较少，GFAP-A 患者主要表现为弥漫性慢波，以清醒期枕区 α 波节律偏慢或 θ 波改变多见，部分患者可见痫样放电。此外，部分 GFAP-A 患者视觉诱发电位、感觉诱发电位和运动诱发电位出现异常，表现为中枢传导延迟。部分患者肌电图检查提示明显的轴突损害。

五、诊断与鉴别诊断

（一）诊断

目前 GFAP-A 尚无统一的诊断标准，确认主要依据患者起病方式、临床特点及辅助检查，如脑脊液 GFAP 抗体阳性、MRI 存在侧脑室旁沿血管放射状强化病灶则提示该病。脑病理检测可协助临床医师确诊，同时也可排除其他疾病。

诊断要点如下：

（1）急性或亚急性发病，临床表现为脑膜、脑实质、脊髓、视神经受累或上述各种症状的组合受累。

（2）典型 MRI 可发现颅内或脊髓多发性病变，特征性表现为 MRI 增强扫描中可见与侧脑室垂直的放射状线样血管周围强化影穿过脑白质区，或脊髓长节段受累伴中央管强化。

（3）基于 CBA 或者 TBA 检测到脑脊液 GFAP-IgG 阳性。

（4）脑组织活检提示颅内小血管周围炎症伴小胶质细胞活化。

（5）糖皮质激素治疗有效。

（二）鉴别诊断

需要与 GFAP-A 鉴别的疾病包括中枢神经系统感染（特别是与结核性脑膜炎鉴别，GFAP-AD 被称为"结核的高仿者"）、视神经脊髓炎谱系疾病、抗 MOG 抗体相关疾病、原发性中枢神经系统血管炎、神经元核内包涵体病、自身免疫性脑炎、中枢神经系统淋巴瘤、胶质瘤、淋巴瘤样肉芽肿病等。

六、治疗

目前，GFAP-A 尚缺乏统一的治疗方案，大部分治疗属于临床经验性治疗。急性期一线免疫治疗推荐大剂量糖皮质激素和（或）静脉注射免疫球蛋白（IVIG）冲击治疗，重症患者建议反复行血浆置换疗法。急性期接受甲泼尼龙 1 000 mg，连续 3～5 天，之后减少 50% 的剂量，随后改为口服甲泼尼龙 60 mg/d ［或 1 mg/（kg·d）］，不超过 100 mg/d，之后逐渐减量。在激素减量过程中,药物总疗程目前尚无定论,一般认为应维持3～6个月。对于局部炎症反应过重、抗体滴度高、病灶范围大,或合并重叠综合征、肿瘤的患者单用激素疗效欠佳,这类患者治疗上应联合血浆置换或者IVIG,且需加用免疫抑制剂,如吗替麦考酚酯500 mg,每天2次或硫唑嘌呤2.5 mg/(kg·d),也可以使用利妥昔单抗或环磷酰胺。复发患者需长期口服激素和免疫抑制剂,常用的免疫抑制剂有环磷酰胺、吗替麦考酚酯、硫唑嘌呤和霉酚酸酯等。预防副作用的建议:对于骨质疏松症,服用钙1 500 mg/d,维生素D 1 000 U/d;如果骨质减少,服用双膦酸盐。

七、预后

大部分GFAP-A患者对一线免疫治疗反应良好,约70%的患者使用大剂量糖皮质激素可使临床和影像学得到快速改善,20%～50%的患者会复发,有少数患者遗留功能障碍甚至死亡。

(宋延娜　肖丽)

参考文献

[1] 黄莉,李惠璐,龙友明,等. 自身免疫性胶质纤维酸性蛋白星型细胞病的脑电图特点 [J]. 实用医学杂志,2020;36(19):2700-2704.

[2] CHEN Y, LUO C, ZHOU G, et al. The discrimination between autoimmune glial fibrillary acidic protein astrocytopathy and tuberculous meningitis [J]. Multiple sclerosis and related disorders,2024,85:105527.

[3] DENG B, WANG J, QIU Y, et al. Clinical and electrophysiological characteristics of peripheral neuropathy in autoimmune glial fibrillary acidic protein astrocytopathy:an observational study and literature review [J]. Therapeutic advances in neurological disorders,2023,16:17562864231164806.

[4] FANG B, MCKEON A, HINSON S R, et al. Autoimmune glial fibrillary acidic protein astrocytopathy:A Novel Meningoencephalomyelitis [J]. Journal of the American medical association neurology,2016,73(11):1297-1307.

[5] FANG H, HU W, JIANG Z, et al. Autoimmune glial fibrillary acidic protein astrocytopathy in children:a retrospective analysis of 35 cases [J]. Frontiers in immunology,2021,12:761354.

[6] FLANAGAN E P, HINSON S R, Lennon VA, et al. Glial fibrillary acidic protein immunoglobulin G as biomarker of autoimmune astrocytopathy:Analysis of 102 patients [J]. Annals of neurology,2017,81(2):298-309.

[7] FU C C, HUANG L, XU L F, et al. Serological biomarkers in autoimmune GFAP astrocytopathy [J]. Frontiers in immunology,2022,13:957361.

[8] GRECO G, MASCIOCCHI S, DIAMANTI L, et al. Visual system involvement in glial fibrillary acidic protein astrocytopathy:two case reports and a systematic literature review [J]. Neurology-neuroimmunology & neuroinflammation,2023,10(5):e200146.

[9] IORIO R, DAMATO V, EVOLI A, et al. Clinical and immunological characteristics of the spectrum of GFAP autoimmunity:a case series of 22 patients [J]. Journal of neurology neurosurgery and psychiatry,2018,89(2):138-146.

[10] KIMURA A, TAKEKOSHI A, YOSHIKURA N, et al. Clinical characteristics of autoimmune GFAP astrocytopathy [J]. Journal of neuroimmunology,2019,332:91-98.

［11］ KUNCHOK A, ZEKERIDOU A, MCKEON A. Autoimmune glial fibrillary acidic protein astrocytopathy ［J］. Current opinion in neurology, 2019, 32（3）：452－458.

［12］ LI X L, WANG J Y, LI L K, et al. Epstein－barr virus：to be a trigger of autoimmune glial fibrillary acidic protein astrocytopathy?［J］. CNS neuroscience & therapeutics, 2023, 29（12）：4139－4146.

［13］ LONG Y, LIANG J, XU H, et al. Autoimmune glial fibrillary acidic protein astrocytopathy in Chinese patients：a retrospective study ［J］. European journal of neurology, 2018, 25（3）：477－483.

［14］ MCKEON A, BENARROCH E E. Glial fibrillary acid protein：functions and involvement in disease ［J］. Neurology, 2018, 90（20）：925－930.

［15］ MIDDELDORP J, HOL E M. GFAP in health and disease ［J］. Progress in neurobiology, 2011, 93（3）：421－443.

［16］ MIYAKE H, INOUE A, TANAKA M, et al. Serum glial fibrillary acidic protein as a specific marker for necrotizing meningoencephalitis in pug dogs ［J］. Journal of veterinary medical science, 2013, 75（11）：1543－1545.

［17］ SASAKI K, BEAN A, SHAH S, et al. Relapsing－remitting central nervous system autoimmunity mediated by GFAP－specific CD8 T cells ［J］. Journal of immunology, 2014, 192（7）：3029－3042.

［18］ SECHI E, MORRIS P P, MCKEON A, et al. Glial fibrillary acidic protein IgG related myelitis：characterisation and comparison with aquaporin－4－IgG myelitis ［J］. Journal of neurology neurosurgery and psychiatry, 2019, 90（4）：488－490.

［19］ SHAN F, LONG Y, QIU W. Autoimmune glial fibrillary acidic protein astrocytopathy：a review of the literature ［J］. Frontiers in immunology, 2018, 9：2802.

［20］ SHETTY D, BRAHMBHATT S, DESAI A, et al. Glial fibrillary acidic protein astrocytopathy：review of pathogenesis, imaging features, and radiographic mimics ［J］. American journal of neuroradiology, 2024, 45（10）：1394－1402.

［21］ SHU Y, LONG Y, CHANG Y, et al. Brain immunohistopathology in a patient with autoimmune glial fibrillary acidic protein astrocytopathy ［J］. Neuroimmunomodulation, 2018, 25（1）：1－6.

［22］ TOKIMURA R, MATSUDA N, KOBAYASHI S, et al. Abnormal evoked potentials in autoimmune glial fibrillary acidic protein astrocytopathy ［J］. Eneurologicalsci, 2020, 18：100229.

［23］ UCHIDA K, HASEGAWA T, IKEDA M, et al. Detection of an autoantibody from pug dogs with necrotizing encephalitis（pug dog encephalitis）［J］. Veterinary pathology, 1999, 36（4）：301－307.

［24］ WEN P Y, WANG G Q, DOU L W, et al. A case report of autoimmune GFAP astrocytopathy presenting with abnormal heart rate variability and blood pressure variability ［J］. BMC Neurology, 2023, 23（1）：24.

［25］ XIAO J, CHEN X, SHANG K, et al. Clinical, neuroradiological, diagnostic and prognostic profile of autoimmune glial fibrillary acidic protein astrocytopathy：A pooled analysis of 324 cases from published data and a single－center retrospective study ［J］. Journal of neuroimmunology, 2021, 360：577718.

［26］ YANG J, JIANG L, YAO H, et al. Autoimmune glial fibrillary acidic protein astrocytopathy：to identify its diagnosis, management and prognosis（gfap－aid）registry：study protocol for an ambispective, multicenter registry in china ［J］. Neuropsychiatric disease and treatment, 2022, 18：1099－1105.

［27］ YUAN Z, LI H, HUANG L, et al. CD8（+）T－cell predominance in autoimmune glial fibrillary acidic protein astrocytopathy ［J］. European journal of neurology, 2021, 28（6）：2121－2125.

［28］ ZEKERIDOU A, MCKEON A, FLANAGAN E P. A path to understanding autoimmune GFAP astrocytopathy ［J］. European journal of neurology, 2018, 25（3）：421－422.

［29］ ZHU B, SUN M, YANG T, et al. Clinical, imaging features and outcomes of patients with anti－GFAP antibodies：a retrospective study ［J］. Frontiers in immunology, 2023, 14：1106490.

[30] ZOGHAIB R, SREIJ A, MAALOUF N, et al. Autoimmune brainstem encephalitis: an illustrative case and a review of the literature [J]. Journal of clinical medicine, 2021, 10 (13): 2970.

第五章 自身免疫性脑炎

第一节 总 论

一、概述

自身免疫性脑炎（autoimmune encephalitis，AE）是指自身免疫系统针对神经细胞抗原成分产生的特异性免疫反应所致的中枢神经系统疾病，其主要临床特点表现为急性或亚急性的精神症状、认知行为障碍及癫痫等。AE 每年发病率约为 0.8/10 万，患病率约为 13.7/10 万，发病比例占脑炎病例的 10%～20%，好发于青少年或青壮年，伴或不伴肿瘤，对治疗反应个体差异大。一旦发病，对患者家庭及社会都会带来沉重负担。

自身免疫性脑炎的特点是产生针对突触蛋白或神经元细胞表面抗原的抗体，如针对 N-甲基-D-天门冬氨酸受体（NMDAR）、富含亮氨酸胶质瘤失活蛋白 1（leucine-rich glioma inactivated protein 1，LGI1）、α-氨基-3-羟基-5-甲基-4-异恶唑丙酸受体（α-amino-3-hydroxy-5-methyl-4-isoxazole-propionic acid receptor，AMPAR）、接触素相关蛋白 2（contactin-associated protein 2，CASPR2）、γ-氨基丁酸-B 受体（γ-aminobutyric acid-B receptor，GABABR）的抗体，或针对细胞内抗原的抗体，如抗 Hu、Ma2、Yo、CV2、GFAP 等抗体。AE 合并相关肿瘤者，称为副肿瘤性 AE。

二、分类

目前关于 AE 分类标准不一。根据不同的分类依据，有以下五种分类方式。

（1）Lancaster 等将 AE 广义地分为两类，即经典的副肿瘤性疾病（paraneoplastic disorders，PNDs）和神经元细胞膜或突触受体抗体相关的自身免疫性疾病（即我们通常所称的狭义 AE）。PNDs 在临床相对少见，大多与系统肿瘤相关，且老年人发病多见，相关抗体主要针对神经元胞内抗原，发病机制可能是由细胞毒性 T 细胞介导参与。PNDs 通常呈单向病程且总体上治疗反应有限。然而，狭义 AE 在临床上较 PNDs 常见，与肿瘤相关或不相关，发病年龄不限，儿童、青少年、成年人均可见。其相关抗体与神经元的目标抗原直接接触以介导神经元功能紊乱，70%～80% 的此类患者经过免疫治疗或肿瘤切除可以治愈，约 20% 的患者临床可能复发。

（2）2012 年，国内学者王得新等从临床诊治出发建议将 AE 分为两大类：特异性抗原抗体相关性 AE 及非特异性抗原抗体相关性 AE。

A. 特异性抗原抗体相关性 AE：① 中枢神经系统副肿瘤综合征。抗 Hu（神经元细胞核）、Yo、Ri、Ma2、CV2、amphiphysin（两性蛋白）、SOX1、GAD（谷氨酸脱羧酶）、NMDAR、AMPAR、GABABR、GlyR（甘氨酸受体）、mGLuR（代谢型谷氨酸受体）、LGI1、Caspr2）抗体相关脑炎。②非中枢神经系统副肿瘤综合征。例如，桥本脑病、干燥综合征相关脑病、狼疮脑病及抗 NMO-IgG 相关脑病或视神经脊髓炎。

B. 非特异性抗原抗体相关性 AE，如神经系统结节病、白塞病、急性播散性脑脊髓炎（ADEM），原发性中枢神经系统血管炎。

（3）Vitaliani 等根据病理病变部位不同，可将 AE 分为三类：

A. 灰质受累为主型（脑灰质炎）：如副肿瘤性脑炎、可能副肿瘤相关的脑炎、非副肿瘤性脑炎等。

B. 白质受累为主型（白质脑炎）：如 ADEM、急性出血性脑脊髓炎。

C. 内皮细胞受累（血管炎型）：如原发性中枢神经系统血管炎、系统性血管炎相关脑炎、结缔组织病相关脑炎。

（4）Demaerel 等根据影像学的病变部位还可将 AE 分为边缘叶型、边缘叶以外型、混合型及无显著变型。

（5）中国自身免疫性脑炎诊治指南（专家共识，2022 年版）根据不同的抗神经元抗体和相应的临床综合征，将 AE 分为三种主要类型：①抗 NMDAR 脑炎。②边缘性脑炎，如抗 GAD 抗体、抗 GABABR 抗体相关脑炎等。③其他 AE 综合征，如莫旺综合征、抗 GABAAR 抗体相关脑炎、抗 IgLON 家族蛋白 5 抗体（抗 IgLON5）相关脑病等。

三、病因、诱因及发病机制

AE 是一组与免疫相关的异质性疾病，潜在的病理机制尚不完全清楚。AE 的常见诱发因素包括肿瘤和病毒，特别是单纯疱疹病毒感染。常见的肿瘤有畸胎瘤、小细胞肺癌、胸腺瘤、乳腺癌、神经母细胞瘤、精原细胞瘤和淋巴瘤等。据推测，自身免疫反应由病毒破坏的神经元（如单纯疱疹脑炎）、肿瘤或未知机制释放的抗原启动。在疱疹病毒引起的自身免疫性脑炎中，假设的机制包括分子模拟、从损伤的神经元中释放抗原蛋白，这些蛋白成为自身免疫靶点，或宿主对疱疹病毒感染特异性的自身炎症反应。AE 患者体内自身抗体针对的抗原可能位于神经元细胞质或细胞核、细胞内突触位点以及细胞膜表面。抗细胞膜表面抗原的抗体和突触受体、离子通道或其他细胞表面蛋白结合，从而导致电生理信号或突触传递的功能变化。抗非突触性细胞内抗原的抗体通常发生在副肿瘤中，此类副肿瘤综合征对免疫治疗普遍无反应，其发病机制可能是由细胞毒性 T 细胞介导的细胞快速死亡，发现的抗体可能是生物标志物，不具有致病潜力，它们代表系统性肿瘤触发免疫过程的附带现象，其导致的炎症性脑损伤与细胞毒性 T 细胞有关，这种 AE 通常存在早期和不可逆的结构神经元损伤。在神经元的原代培养中，显示了抗体在自身免疫性脑炎中的致病作用。这些效应包括阻断受体功能（如 GABABR）、受体的交联和内化（如 NMDAR）以及干扰蛋白质-蛋白质间的相互作用（如 LGI1）。近年来发现，生物癌症治疗（如免疫检查点抑制剂）也可能诱发自身免疫性脑炎。此外，也有一些原因不明的隐源性自身免疫性脑炎。

四、临床表现

急性或亚急性起病的脑病，主要症状包括精神行为异常、认知障碍、近事记忆力下降、癫痫发作、言语障碍、运动障碍、不自主运动、意识水平下降与昏迷、自主神经功能障碍等，其他症状包括睡眠障碍、中枢神经系统局灶性损害、周围神经和神经肌肉接头受累。典型 NMDA 脑炎通常表现为精神症状、癫痫、不自主运动（主要为口面部及四肢异常运动）、意识障碍、自主神经功能障碍等。研究者通过对 NMDA 脑炎患者的观察，将其病程分为 5 个临床阶段：前驱期、精神症状期、无反应期、多动期和恢复期。近期有学者总结了目前已知的部分神经元或突触自身抗体与相关肿瘤、临床表现（表5-1）。

表 5-1 神经元相关自身抗体、相关肿瘤与临床表现

抗原	肿瘤	临床症状
NMDAR	卵巢肿瘤（18 岁以上患者中 58% 存在）	脑炎
LGI1	胸腺瘤（<10%）	边缘叶脑炎、肌阵挛、低钠血症
CASPR2	胸腺瘤（38%）	脑炎和或马方综合征
AMPAR	小细胞肺癌、乳腺瘤、胸腺瘤（60%）	边缘叶脑炎、精神异常
GABAAR	—	癫痫持续状态、癫痫、脑炎
GABABR	小细胞肺癌（50%）	边缘叶脑炎、共济失调
mGluR1	霍奇金（Hodgkin）淋巴瘤	小脑共济失调
mGluR5	霍奇金（Hodgkin）淋巴瘤	边缘叶脑炎
GlyR	肺癌	僵人综合征、伴有肌强直与肌阵挛的恶性脑炎
DPPX（Kv4.1）	滤泡 B 细胞淋巴瘤、慢粒性淋巴细胞白血病	幻觉、易怒、肌阵挛、震颤、癫痫、腹泻
IgLON5	—	快速动眼睡眠障碍与非快速动眼睡眠障碍、脑干及边缘叶症状
dopamine 2R	—	基底节脑炎、舞蹈症
amphiphysin	乳腺癌、小细胞肺癌	僵人综合征
GAD	少数患者胸腺瘤或其他肿瘤	伴小脑性共济失调的僵人综合征

DPPX：dipeptidyl-peptidase-like protein 6，抗二肽基肽酶样蛋白。dopamine 2R：dopamine 2 receptor，多巴胺 2 受体。

五、辅助检查

(一) 影像学检查

AE 的典型影像学表现有海马、杏仁体受累，颞叶、基底节、下丘脑、脑干、额叶及顶叶的病变相对少见。正如前面分类所述，根据癫痫发作和 MRI 异常部位可将 AE 分为边缘叶脑炎、边缘系统外脑炎和全脑炎。70% 的边缘叶脑炎患者有颞叶异常信号，异常信号区可见萎缩改变。有时 MRI 正常时，FDG-PET 可发现部分脑叶高代谢，因此有学者认为 PET 特异性、敏感性均优于 MRI。

胸部/盆腔 CT、生殖系统超声或全身 PET-CT 均可帮助临床医师发现肿瘤。

(二) 电生理检查

多数 AE 患者存在脑电图异常，表现为非特异性、杂乱的慢波，有时伴有痫样放电；约 1/3 的抗 NMDAR 脑炎成人患者可表现为特异性的 δ 刷。

(三) 血清和（或）脑脊液自身抗体检测

对于 AE 诊断，血清和（或）脑脊液自身抗体检测非常重要，常见的细胞内抗原抗体包括抗 Hu、Yo、Ri、CV2、amphiphysin 和 Ma2 抗体，相关的肿瘤有小细胞肺癌、睾丸癌、卵巢畸胎瘤和乳腺癌，但这些抗体的存在不一定与副肿瘤性脑炎相关。细胞表面抗体包括抗 NMDA、VGKC、AMPA、GABA 等受体抗体，其可能与肿瘤相关，但更常见于非肿瘤患者。如果为副肿瘤性尚需找到 5 年内相关肿瘤证据。关于自身抗体检测标本是选择脑脊液还是血清，研究表明，仅少数 AE 患者主要是抗 NMDAR 脑炎，脑脊液与血清抗体检测对于 AE 诊断的敏感性与特异性均较高。但是对于多数 AE 患者，脑脊液自身抗体通常为阳性，而约 14% 的 AE 患者血清自身抗体为阴性，这说明如果血清自身抗体阴性时不能排除 AE。

六、诊断与鉴别诊断

(一) AE 的诊断标准

AE 的诊断条件包括临床表现、辅助检查、确诊实验与排除其他病因 4 个方面。

1. 临床表现

急性或者亚急性起病（<3 个月），具备以下 1 个或多个神经与精神症状或者临床综合征。

（1）边缘系统症状：近事记忆减退、癫痫发作、精神行为异常，满足 3 个症状中的 1 个或者多个。

（2）脑炎综合征：弥漫性或者多灶性脑损害的临床表现。

（3）基底节和（或）间脑/下丘脑受累的临床表现。

（4）精神障碍，且精神心理专科认为不符合非器质疾病。

2. 辅助检查

具有以下 1 个或者多个的辅助检查发现，或者合并相关肿瘤。

（1）脑脊液异常：脑脊液白细胞增多（$>5.0 \times 10^6$/L），或者脑脊液细胞学呈淋巴细胞性炎症，或者特异性寡克隆带阳性。

(2) 神经影像学或者电生理异常：①MRI 边缘系统 T2 或者 FLAIR 异常信号，单侧或者双侧，或者其他区域的 T2 或 FLAIR 异常信号（除外非特异性白质改变和卒中）。②PET 边缘系统高代谢改变，或者多发的皮质和（或）基底节的高代谢。③脑电图异常：局灶性癫痫或癫痫样放电（位于颞叶或者颞叶以外），或者弥漫或者多灶分布的慢波节律。

(3) 与 AE 相关的特定类型的肿瘤，如边缘性脑炎合并小细胞肺癌、抗 NMDAR 脑炎合并畸胎瘤。

3. 确诊实验

抗神经细胞抗体阳性。抗神经元表面抗原抗体和部分抗神经突触胞内抗原抗体检测主要采用间接免疫荧光法（indirect immunofluorescence assay，IIF）。根据抗原底物分为基于细胞底物的实验（CBA）与基于组织底物的实验（TBA）两种。CBA 采用表达神经元细胞表面抗原的转染细胞，而 TBA 采用动物的脑组织切片为抗原底物。CBA 具有较高的特异性和敏感性。应尽量对患者的配对的脑脊液与血清标本进行检测，脑脊液与血清的起始稀释滴度分别为 1∶1 和 1∶10。抗神经细胞胞内抗原抗体和部分抗神经突触胞内抗原抗体检测主要采用免疫印迹法。

4. 合理地排除其他病因

诊断标准包括可能的 AE 与确诊的 AE。①可能的 AE：符合上述诊断条件中的第 1、第 2 与第 4 条。②确诊的 AE：符合上述诊断条件中的第 1～4 条。

（二）鉴别诊断

AE 的鉴别诊断包括 AE 亚型之间的鉴别及与其他疾病的鉴别诊断。其中，亚型鉴别将在后续章节详细阐述，在此重点列举 AE 与其他疾病的鉴别诊断。

1. 代谢性疾病

(1) Wernicke 脑病：大部分 Wernicke 脑病由慢性酒精中毒引起，伴维生素 B_1 缺乏，头颅 CT 或 MRI 可见特征性双侧丘脑及脑干导水管周围病变。

(2) 肺性脑病：有肺病史，如气道阻塞性疾病、胸廓与胸膜病变等。血气分析、胸片、呼吸系统相关查体可辅助鉴别。

(3) 肝性脑病：有肝病史（如肝硬化、病毒性肝炎、原发型肝癌）、肝病征（如黄疸、蜘蛛痣、扑翼样震颤）；常见诱发因素有消化道出血、感染、酸碱平衡紊乱等，血氨、肝功生化检查可辅助鉴别。

(4) 肾性脑病：有肾病史，如慢性肾小球肾炎、慢性肾盂肾炎；可有血尿、蛋白尿、水肿、高血压等；血常规、尿常规、内生肌酐清除率、血尿素氮、血肌酐、腹部影像学检查可辅助鉴别。

2. 感染性疾病

感染性疾病包括病毒性脑炎（尤其是单纯疱疹病毒性脑炎，需警惕其可能会成为某些 AE 的诱因）、结核性脑膜脑炎、神经梅毒、神经莱姆病、克-雅病（需警惕该病可能合并血清 CSAab 阳性），以及细菌、真菌或寄生虫所致的中枢神经系统感染等。中枢神经系统感染可有流行病学史，有发热、头痛、意识障碍等表现，脑膜刺激征可呈阳性，结合病毒特异性抗原和（或）抗体检测、病毒核酸检测、脑脊液检查、头颅影像学检查等可辅助鉴别。

3. 神经系统变性病

神经系统变性病有路易体痴呆（dementia with Lewy body，DLB）、遗传性小脑变性等。表现为运动障碍和记忆与认知障碍，起病隐匿，进行性加重，病程可持续数年至数十年，可有家族史，相关生化标志物的检查、头颅影像学检查等可辅助鉴别。

4. 中枢神经系统肿瘤

中枢神经系统肿瘤包括颅内原发肿瘤及转移瘤，特别需警惕大脑胶质瘤病、大脑淋巴瘤病及中枢神经系统淋巴瘤。起病隐匿，进行性加重，可有恶性肿瘤病史，可见头痛、恶心、呕吐、视乳头水肿等颅内压升高表现，脑脊液检查、头颅影像学检查等可辅助鉴别。

5. 遗传性疾病

遗传性疾病包括线粒体脑肌病伴高乳酸血症和卒中样发作（mitochondrial encephalomyopathy with lactic acidosis and stroke-like episodes，MELAS）、肾上腺脑白质营养不良（adrenoleukodystrophy，ALD）等。可有家族史，表现为智能减退、行为异常、言语障碍、不自主运动、抽搐等，染色体检查、生化酶检测、细胞学检查等可辅助鉴别。

6. 中毒性疾病

中毒性疾病包括一氧化碳中毒、砷中毒、放射性脑病。有毒物接触史，表现为意识障碍、精神障碍等，毒理学检查可助鉴别。

7. 血管性疾病

血管性疾病包括硬脑膜动静脉瘘、脑淀粉样血管病相关炎症（cerebral amyloid angiopathy related inflammation，CAA-ri）等。可有头痛、颅内压升高、颅内出血等表现，脑血管造影、头颅 CT 或 MRI 可辅助鉴别。

七、治疗

AE 是一种自身免疫性疾病，对 AE 的治疗主要包括免疫调节治疗、对症治疗（如针对精神症状、癫痫发作、运动障碍、睡眠障碍、自主神经功能障碍的管理）、对合并肿瘤者进行抗肿瘤治疗，以及支持治疗和康复治疗。急性期过后，应避免突然中断免疫治疗，以防早期复发，注重自身免疫性脑炎的长期管理。目前尚无标准治疗方案，对于无伴肿瘤患者，免疫治疗非常关键，故治疗以免疫调节为主，包括一线治疗与二线治疗；部分病例伴有肿瘤病灶或 PNDs，则应积极寻找并切除存在的肿瘤，肿瘤切除不仅加速病情恢复，而且可降低 AE 复发。

AE 治疗流程见图 5-1。

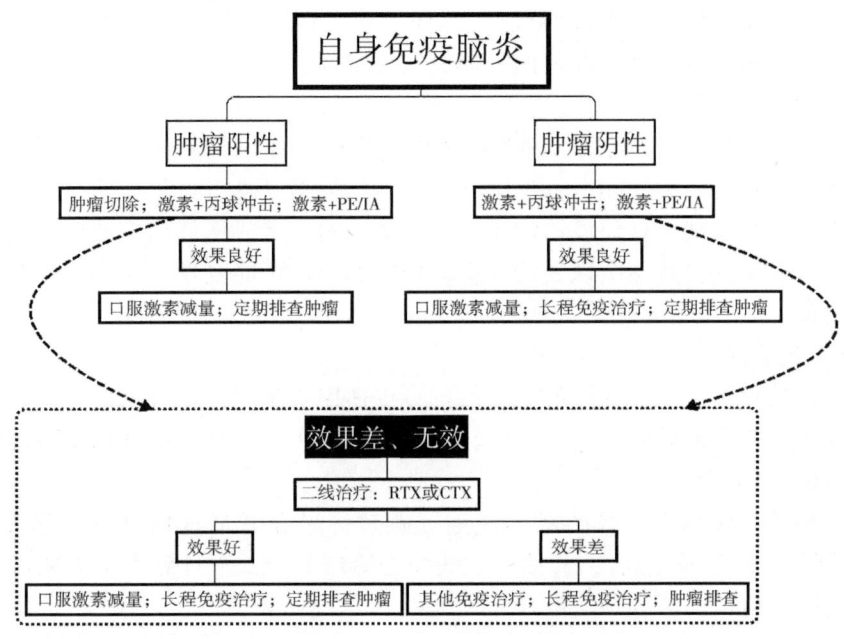

图 5-1 AE 治疗流程

（一）免疫调节治疗

免疫调节治疗可分为一线免疫治疗、二线免疫治疗、长程（维持）免疫治疗、升级免疫治疗和添加免疫治疗等。目前研究显示，一线治疗后辅以长期免疫抑制治疗一般预后较好。

1. 一线免疫治疗

一线治疗为糖皮质激素、静脉注射免疫球蛋白（IVIG）、血浆置换（PE），可以单独应用。所有首次发病的 AE 患者均应接受一线免疫治疗。激素常用甲泼尼龙 1 g 静脉滴注，每天 1 次，共 5 天。丙种球蛋白用法有两种：一种是按每公斤体重 1 g 静脉滴注，每天 1 次，共 2 天；另一种是按每公斤体重 0.4 g 静脉滴注，每天 1 次，共 5 天。两种用法的总量均为每公斤体重 2 g，对于病情严重者，宜采用第一种用法，以期达到更快起效的作用。也可联合应用，常用的联合方案有激素联合 IVIG 或 PE，研究表明联合应用优于单药治疗。

Titulaer 等研究结果显示，接受一线免疫治疗或肿瘤切除治疗 4 周后，53% 的患者症状改善。一般情况下，应联合使用糖皮质激素与 IVIG；对于重症 AE 患者，可联合使用糖皮质激素冲击治疗与 IVIG。对于重症或难治性 AE 患者，可考虑以多轮（两轮或以上）IVIG 为基础的强化一线免疫治疗。

2. 二线免疫治疗

当一线治疗 4 周后效果不佳或复发时，应选择二线免疫治疗。二线治疗包括利妥昔单抗（RTX）等抗 CD20 单抗与静脉注射环磷酰胺。若使用两种或以上一线免疫治疗，2 周后病情无明显好转，应及时应用静脉注射利妥昔单抗治疗。若利妥昔单抗无法获得，或者存在禁忌证，可考虑使用静脉注射环磷酰胺等药物。研究表明，二线免疫治疗对于一线治疗无效的 AE 患者常常有效。治疗方案多为单独应用二线药物，例如，RTX

用量为每平方米体表面积375 mg静滴,每周1次,连用4周。疗效不佳情况下可考虑联合用药,多为利妥昔单抗联合其他一种免疫抑制剂。

3. 长期免疫治疗

对于AE患者而言,恢复期长期维持免疫治疗仍然有利于患者病情的恢复。长程免疫治疗方案包括吗替麦考酚酯、硫唑嘌呤等,一般疗程不少于12个月。一项大样本多中心长期随访研究发现,在免疫治疗4周时几乎只有一半病例病情有改善,而在2年时可高达81%,2年后仍有继续恢复的病例,12%的病例可能复发,这提示维持长期免疫治疗的重要性。

4. 升级免疫治疗

升级免疫治疗主要为静脉注射托珠单抗,仅适用于难治性重症AE患者,若使用二线免疫治疗1~2个月后病情无明显好转,可考虑升级至静脉注射托珠单抗治疗。

5. 添加免疫治疗

添加免疫治疗包括氨甲蝶呤鞘内注射、硼替佐米和低剂量白细胞介素2(IL-2),仅适用于难治性重症AE患者,若使用二线免疫治疗1~2个月后病情无明显好转,经过严格筛选后,可考虑添加免疫治疗。

6. 副肿瘤性AE的治疗

副肿瘤性AE的治疗与抗神经元细胞表面或者突触蛋白抗体相关AE的治疗类似。考虑到细胞毒性T细胞在副肿瘤性AE发病中的重要作用,一般选择作用于所有淋巴细胞的药物,也可选择主要作用于T细胞的药物。

(二) 抗肿瘤治疗

所有AE患者均应常规检查是否合并肿瘤存在。因为部分AE患者自身抗体的产生与而后发生的脑炎与肿瘤有密切关系,目前均主张一旦发现肿瘤,应及时摘除,这不但可以加速病情恢复,而且还可以最大限度地减少病情复发的风险。AE患者如果合并恶性肿瘤,应由相关专科进行抗肿瘤治疗,在抗肿瘤治疗期间一般需要维持对AE的免疫治疗,以一线治疗为主。

例如,抗NMDAR脑炎与卵巢畸胎瘤相关,有报道称18岁以上的女性抗NMDAR脑炎患者中有56%伴有卵巢畸胎瘤。如果发现肿瘤(包括良性肿瘤),如果不切除仅应用免疫治疗虽然也有恢复的可能,但恢复时间要比切除肿瘤者长且易于复发。对于没有发现肿瘤的12岁以上的女性,应每6个月进行1次腹部和盆腔的MRI扫描,至少持续4年。

(三) 对症治疗

AE的患者常出现癫痫发作(或癫痫持续状态)、严重的运动功能障碍、精神症状、自主神经功能异常及睡眠障碍等,具体治疗方案见表5-2。

表 5-2 AE 的对症治疗策略

症状类别	治疗方案	注意事项
癫痫发作/癫痫持续状态	(1) 癫痫发作可选用广谱抗癫痫药物，如苯二氮䓬类、丙戊酸钠、左乙拉西坦、拉莫三嗪和托吡酯等。 (2) 终止癫痫持续状态的一线抗癫痫药物包括地西泮静脉推注或者咪达唑仑肌内注射；二线药物包括静脉注射丙戊酸钠；三线药物包括丙泊酚与咪达唑仑	(1) 对疑似 AE 的癫痫发作患者进行早期免疫治疗；避免单独使用抗癫痫药物。 (2) 对于早期癫痫不再发作且脑部 MRI 和脑电图（electroencephalography, EEG）正常的患者，谨慎考虑后可尝试停用抗癫痫药物
运动功能障碍	(1) 运动功能减退：获得性帕金森病、强直和无运动性缄默症等，可使用多巴胺激动剂（如普拉克索、罗匹尼罗）、卡比多巴/左旋多巴、溴隐亭等。 (2) 运动过度：震颤、肌阵挛等，可使用抗胆碱药（如苯海索、苯扎托品）、β 受体阻断剂和抗癫痫类药物（如氯硝西泮、地西泮等）。 (3) 多动症状：肌张力障碍、舞蹈症、异动症等，可使用抗胆碱药（如苯海索、苯扎托品）、多巴胺阻滞剂（如利培酮）或消耗剂（如丁苯那嗪）、苯二氮䓬类药物（如氯硝西泮、地西泮）和 α 肾上腺素受体阻断剂等	(1) 避免过度镇静和不必要的多重用药。 (2) 注意不自主运动反常恶化或出现抗精神病药物恶性综合征。 (3) 对自主神经功能障碍患者慎用抗胆碱药。 (4) 对精神错乱患者使用抗胆碱药和多巴胺能药物时要谨慎
精神症状	(1) 苯二氮䓬类药物（如氯硝西泮、地西泮）。 (2) 抗精神病药（如喹硫平）。 (3) 情绪稳定剂（如丙戊酸）。 (4) 必要时建立安全措施（如约束、隔离）	(1) 避免过度镇静和不必要的多药治疗。 (2) 避免使用降低癫痫发作高风险患者癫痫发作阈值的药物（如氯氮平、奥氮平）。 (3) 避免使用延长自主神经功能障碍患者 QT 间期的药物（如齐拉西酮、氟哌啶醇）。 (4) 注意不自主运动的恶化或抗精神病药物恶性综合征的出现
自主神经功能异常	(1) 严密的生命体征监测。 (2) β 受体阻滞剂（如普萘洛尔）、α2 受体阻滞剂（如可乐定）和/或乙酰胆碱酯酶抑制剂（吡斯的明）用于增加交感神经驱动。 (3) 米多君、氟氢可的松或屈昔多巴治疗症状性体位性低血压。 (4) 心脏传导阻滞或严重心律失常的临时起搏。 (5) 严重胃肠道动力障碍患者的全营养支持。 (6) 抗毒蕈碱药（如奥昔布宁）治疗尿失禁	(1) 注意对交感神经治疗的异常反应。 (2) 治疗体位性低血压时注意仰卧位高血压。 (3) 使用抗毒蕈碱药时注意认知和心脏副作用

续表 5-2

症状类别	治疗方案	注意事项
睡眠障碍	(1) 改善睡眠环境。 (2) 褪黑激素调节睡眠-觉醒周期。 (3) 镇静：苯二氮䓬类药物（如替马西泮）、苯二氮䓬类受体激动剂（如唑吡坦）和/或非苯二氮䓬类催眠药（如佐匹克隆）治疗失眠。 (4) 促醒剂（如莫达非尼）和/或传统兴奋剂（如哌醋甲酯）治疗过度白天嗜睡。 (5) 使用多导睡眠图评估睡眠障碍，并治疗睡眠呼吸障碍（如果存在）	(1) 避免过度镇静和不必要的多药治疗。 (2) 在癫痫发作或运动过度的不自主运动患者中使用兴奋剂时要小心

（四）对于复发患者的治疗

所有 AE 复发患者均应接受一线免疫治疗，并应考虑在一线免疫治疗后 2 周内启动二线免疫治疗和（或）长期免疫治疗。根据病情严重程度、免疫治疗反应、复发次数及治疗相关不良反应等个体情况，复发患者的长期免疫治疗疗程应达到 12～24 个月。

八、随访

AE 需定期随诊，无病情变化，患者应 3～6 个月定期随访，复查血常规、肝肾功能、电解质等以评估药物副作用。同时，6～12 个月定期复查肿瘤好发部位，如肺 CT、乳腺/生殖系统 B 超等。必要时复查头颅 MRI 平扫+增强检查。如有病情变化及时就诊。

九、预防

（一）一级预防

戒烟、戒酒，加强营养，勿过度劳累，养成良好生活习惯，避免使用降低抗癫痫药疗效的药物。

（二）二级预防

药物如激素、免疫抑制剂或生物制剂以预防复发，同时应提供心理支持。

（徐莉　肖丽　舒崖清）

参考文献

[1] 王得新，刘磊. 自身免疫性脑炎现代概念与分类 [J]. 中国实用内科杂志，2012，32：824-825.

[2] 中华医学会神经病学分会神经感染性疾病与脑脊液细胞学学组. 中国自身免疫性脑炎诊治专家共识（2022 年版）[J]. 中华神经科杂志，2022，55：931-949.

[3] ABBOUD H, PROBASCO J, IRANI S R, et al. Autoimmune encephalitis: proposed recommendations for symptomatic and long-term management [J]. Journal of neurology neurosurgery psychiatry, 2021,

92(8):897-907.

[4] ALI F, WIJDICKS E F. Treatment of movement disorder emergencies in autoimmune encephalitis in the neurosciences ICU [J]. Neurocritical care, 2020, 32(1):286-294.

[5] BASU S, ALAVI A. Role of FDG-PET in the clinical management of paraneoplastic neurological syndrome: detection of the underlying malignancy and the brain PET-MRI correlates [J]. Molecular imaging and biology, 2008, 10(3):131-137.

[6] BERNAL F, GRAUS F, PIFARRE A, et al. Immunohistochemical analysis of anti-Hu-associated paraneoplastic encephalomyelitis [J]. Acta neuropathologica, 2002, 103(5):509-515.

[7] DALMAU J, GRAUS F. Antibody-mediated encephalitis [J]. New England journal of medicine, 2018, 378:840-851.

[8] DALMAU J, ROSENFELD M R. Autoimmune encephalitis update [J]. Neuro-oncology, 2014, 16(6):771-778.

[9] DEMAEREL P, VAN DESSEL W, VAN PAESSCHEN W, et al. Autoimmune-mediated encephalitis [J]. Neuroradiology, 2011, 53(11):837-851.

[10] FLORANCE N R, DAVIS R L, LAM C, et al. Anti-N-methyl-D-aspartate receptor (NMDAR) encephalitis in children and adolescents [J]. Annals of neurology, 2009, 66(17):11-18.

[11] GELFAND J M. Autoimmune encephalitis after herpes simplex encephalitis: insights into pathogenesis [J]. Lancet neurology, 2018, 17(9):733-735.

[12] GRANEROD J, AMBROSE H E, DAVIES N W, et al. Causes of encephalitis and differences in their clinical presentations in England: a multicentre, population-based prospective study [J]. Lancet infectious diseases, 2010, 10(12):835-844.

[13] GRAUS F, TITULAER M J, BALU R, et al. A clinical approach to diagnosis of autoimmune encephalitis [J]. Lancet neurology, 2016, 15(4):391-404.

[14] GRESA-ARRIBAS N, TITULAER M J, TORRENTS A, et al. Antibody titres at diagnosis and during follow-up of anti-NMDA receptor encephalitis: a retrospective study [J]. Lancet neurology, 2014, 13(2):167-177.

[15] HÖFTBERGER R. Neuroimmunology: an expanding frontier in autoimmunity [J]. Frontiers in immunology, 2015, 6:206.

[16] IIZUKA T, SAKAI F, IDE T, et al. Anti-NMDA receptor encephalitis in Japan: long-term outcome without tumor removal [J]. Neurology, 2008, 70(7):504-511.

[17] IRANI S R, BERA K, WATERS P, et al. N-methyl-D-aspartate antibody encephalitis: temporal progression of clinical and paraclinical observations in a predominantly non-paraneoplastic disorder of both sexes [J]. Brain, 2010, 133(Pt 6):1655-1667.

[18] KUNZE A, DRESCHER R, KAISER K, et al. Serial FDG PET/CT in autoimmune encephalitis with faciobrachial dystonic seizures [J]. Clinical nuclear medicine, 2014, 39(10):e436-e438.

[19] LANCASTER E, DALMAU J. Neuronal autoantigens——pathogenesis, associated disorders and antibody testing [J]. Nature reviews neurology, 2012, 8(7):380-390.

[20] MCKEON A. The importance of early and sustained treatment of a common autoimmune encephalitis [J]. Lancet neurology, 2013, 12(2):123-125.

[21] MIYA K, TAKAHASHI Y, MORI H. Anti-NMDAR autoimmune encephalitis [J]. Brain development, 2014, 36(8):645-652.

[22] QIN M, CHEN J, GUO X, et al. Movement disorders in autoimmune encephalitis: an update. Journal of neurology, 2023, 270(11):5288-5302.

[23] ROSENFELD M R, TITULAER M J, DALMAU J. Paraneoplastic syndromes and autoimmune encepha-

litis: Five new things [J]. Neurology clinical practice, 2012, 2 (3): 215 – 223.
[24] TITULAER M J, MC CRACKEN L, GABILONDO I, et al. Late-onset anti-NMDA receptor encephalitis [J]. Neurology, 2013, 81 (12): 1058 – 1063.
[25] TITULAER M J, MCCRACKEN L, GABILONDO I, et al. Treatment and prognostic factors for long-term outcome in patients with anti-NMDA receptor encephalitis: an observational cohort study [J]. Lancet neurology, 2013, 12 (2): 157 – 165.
[26] VITALIANI R, ZOCCARATO M, VIANELLO M, et al. Clinical, immunological and therapeutic aspects of autoimmune encephalitis [J]. Recent patents on CNS drug discovery, 2008, 3 (1): 16 – 22.

第二节 抗 N – 甲基 – D – 天冬氨酸受体脑炎

一、概述

抗 N – 甲基 – D – 天冬氨酸受体（NMDAR）脑炎是 AE 中最常见的一种，占 AE 病例的 54% ~ 80%，占重症监护病房年轻人入院人数的 1%；也是小儿自身免疫性脑炎的第二大常见原因。抗 NMDAR 脑炎常见于年轻女性，但男性也可发病。30% ~ 40% 的患者伴有肿瘤，其中成熟畸胎瘤最常见；有 5% 的患者伴有恶性肿瘤。

二、发病机制

根据目前的免疫机制，抗 NMDAR 抗体交联 NMDAR、破坏 NMDAR-EphB2 相互作用，并导致 NMDAR 内化，以致 NMDAR 功能减退，进而产生一系列的临床症状。但关于自身抗体的来源，目前仍有诸多疑问。卵巢肿瘤、成熟畸胎瘤内包含神经组织，或肿瘤细胞表达了可以被抗体识别的神经蛋白，这些异位表达的蛋白可能在引发自身免疫反应中起作用；类似地，单纯疱疹病毒性脑炎或其他病毒性脑炎可以导致抗 NMDAR 表面蛋白的抗体产生，从而引起抗 NMDAR 脑炎。这些抗体可能解释了在单纯疱疹病毒脑炎发病数周后出现的复发性神经症状。近来，有研究者将抗 NMDAR 脑炎患者的粪便微生物移植到小鼠肠道内，小鼠出现认知障碍，且小鼠的脾脏和小肠黏膜固有层 Th17 细胞数量增加，这表明抗 NMDAR 脑炎相关的行为表型可通过肠道微生物群传播，微生物 – 肠道 – 大脑轴参与抗 NMDAR 脑炎的发病过程。

三、临床特征

（一）发患者群

儿童、青年多见，女性多于男性。

（二）症状和体征

急性起病，一般在 2 周至数周内达高峰。可有发热和头痛等前驱症状，主要表现为精神行为异常、癫痫发作、近事记忆力下降、言语障碍/缄默、运动障碍/不自主运动、意识水平下降/昏迷、自主神经功能障碍等，自主神经功能障碍包括窦性心动过速、心动过缓、泌涎增多、中枢性低通气低血压和中枢性发热等。可见CNS局灶性损害的症状，如复视、共济失调等。

四、辅助检查

（一）脑脊液检查

腰椎穿刺示脑脊液压力正常或者升高，超过300 mmH$_2$O（1 mmH$_2$O = 0.009 8 kPa）者少见。脑脊液白细胞数轻度升高或者正常，少数超过100×10^6/L；脑脊液细胞学多呈淋巴细胞性炎症，偶可见中性粒细胞，可见浆细胞；脑脊液蛋白轻度升高；特异性寡克隆带可呈阳性；抗NMDAR抗体阳性。

（二）头颅MRI

患者头颅MRI检查可无明显异常，或者仅有散在的皮质、皮质下点片状FLAIR高信号；部分患者可见边缘系统FLAIR和T2高信号，病灶分布也可超出边缘系统的范围；少数病例兼有CNS炎性脱髓鞘病的影像学特点，表现为大脑白质或者脑干受累（图5-2）。

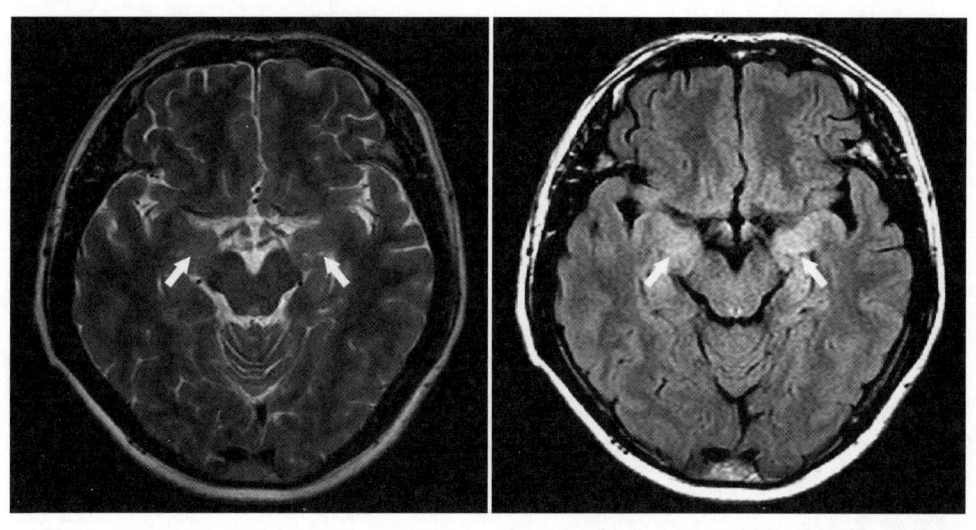

A：双侧海马水平位T2高信号；B：双侧海马水平位T2-FLAIR高信号。

图5-2 抗NMDAR脑炎患者的MRI表现

（三）头正电子发射计算机断层显像

头正电子发射计算机断层显像结果可见双侧枕叶代谢明显减低，伴额叶与基底节代谢升高。

（四）脑电图

脑电图呈弥漫性或多灶的慢波，偶尔可见癫痫波，异常δ刷是该病较特异性的脑电图改变，多见于重症患者。

（五）肿瘤相关检查

卵巢畸胎瘤在青年女性患者中较常见。中国女性抗 NMDAR 脑炎患者卵巢畸胎瘤的发生率为 14.3%～47.8%，在重症患者中比例较高。卵巢超声和盆腔 CT 有助于发现卵巢畸胎瘤，卵巢微小畸胎瘤的影像学检查可以为阴性。男性患者合并肿瘤者罕见。

五、诊断与鉴别诊断

（一）诊断标准

根据 Graus 与 Dalmau 标准（2016 年），确诊抗 NMDAR 脑炎需要符合以下 3 个条件。

（1）下列 6 项主要症状中的 1 项或者多项：①精神行为异常或者认知障碍。②言语障碍。③癫痫发作。④运动障碍/不自主运动。⑤意识水平下降。⑥自主神经功能障碍或者中枢性低通气。

（2）抗 NMDAR 抗体阳性：建议以脑脊液 CBA 法抗体阳性为准。若仅有血清标本可供检测，除了 CBA 结果阳性，还需要采用 TBA 与培养神经元进行 IF 予以最终确认，且低滴度的血清阳性（1∶10）不具有确诊意义。

（3）合理地排除其他病因。

（二）鉴别诊断

主要分为 AE 亚型之间鉴别及与其他疾病鉴别。其中，与其他疾病鉴别可参考总论，不再赘述。下面仅与常见的其他 AE 亚型进行疾病鉴别。

1. 抗 LGI1 抗体相关脑炎

抗 LGI1 抗体相关脑炎临床特点如下：

（1）多见于中老年人，男性多于女性。

（2）主要症状见本病诊断要点。

（3）癫痫发作。以颞叶癫痫常见，先兆以竖毛发作（"起鸡皮疙瘩"感）多见；FBDS 是该病特征性发作症状，表现为单侧手臂及面部乃至下肢的频繁、短暂的肌张力障碍样不自主动作；可伴有双侧肌张力障碍样发作、感觉异常先兆、愣神、意识改变等。

（4）部分患者合并语言障碍、睡眠障碍、小脑性共济失调和抗利尿激素分泌不当综合征（顽固性低钠血症）等。

（5）脑脊液检查、头颅 MRI、脑电图见本病诊断要点。

（6）PET 可见内侧颞叶与基底节区呈高代谢。

（7）血清和（或）脑脊液抗 LGI1 抗体阳性。

2. 抗 GABABR 抗体相关脑炎

抗 GABABR 抗体相关脑炎临床特点如下：

（1）主要见于中老年，男性多于女性。

（2）主要症状见本病诊断要点。

（3）严重且难治的癫痫发作是该病主要的特点。

（4）脑脊液检查、头颅 MRI、脑电图、肿瘤学检查结果见本病诊断要点。

（5）血清和（或）脑脊液抗 GABABR 抗体阳性。

3. 抗 CASPR2 抗体相关脑炎

该病罕见，临床特点如下：

（1）发病年龄中位数在 60 岁左右。

（2）临床表现：癫痫发作、精神行为异常、近事记忆力下降，部分还可表现为肌颤搐、肌强直周围神经过度兴奋，可伴有神经痛。

（3）表现为莫旺综合征。

（4）神经电生理检查结果提示：束颤电位、肌颤搐电位、痉挛电位等运动单位自发放电，以下肢多见。

（5）少数患者合并肿瘤，如胸腺瘤。

（6）血清和（或）脑脊液抗 CASPR2 抗体阳性。

4. 抗 IgLON5 抗体相关脑病

该病罕见，临床特点如下：

（1）发病年龄的中位数在 60 岁左右。

（2）以睡眠障碍和运动障碍为主要表现，出现行走不稳、共济失调、构音障碍、吞咽障碍、中枢性低通气、舞蹈样动作、口面部不自主运动等。

（3）同步视频多导睡眠图可见阻塞性睡眠呼吸暂停、喘鸣、快速眼球运动期睡眠行为障碍，也可见非快速眼球运动期和快速眼球运动期均出现异常运动、睡眠结构异常。

（4）基因检测：*HLA-DRB*∗1001 和（或）*HLA-DQB1*∗0501 异常。

（5）神经病理学检查结果见晚期海马、脑干、被盖、下丘脑等部位出现神经元丢失与 tau 蛋白沉积，伴胶质细胞增生，无类细胞浸润。

（6）血清和（或）脑脊液抗 IgLON5 抗体阳性。

5. 抗 Hu 抗体相关脑炎

抗 Hu 抗体相关脑炎临床主要表现为边缘性脑炎，也可合并或单独表现为感觉性神经元神经病、假性肠梗阻等。抗 Hu 抗体阳性成人患者常合并肺癌，特别是小细胞肺癌，并可以与抗 GABABR 抗体等叠加，在儿童中则与神经母细胞瘤有关。血清和（或）脑脊液抗 Hu 抗体阳性。

六、治疗

在遵循 AE 治疗总则的基础上，该病治疗的重点可分为原发病治疗、免疫治疗和对症治疗三部分。

（一）肿瘤筛查与切除

肿瘤切除可加快症状改善并减少复发。

（二）一线免疫治疗

一线治疗方案包括激素、丙种球蛋白或血浆置换。可根据患者情况选择单用或联合治疗。甲泼尼龙剂量为 1 g 静滴，每天 1 次，共 5 天；丙种球蛋白剂量为每千克体重

0.4 g 静滴，每天 1 次，共 5 天。一线治疗 4 周后效果不佳或复发的患者，可实施二线免疫治疗方案，包括利妥昔单抗、环磷酰胺等免疫抑制剂，可根据患者情况单用或联合应用。儿童推荐单用利妥昔单抗治疗，成人推荐联合应用。

（三）对症治疗

（1）癫痫。可用镇静、抗癫痫药物治疗。注意停用镇静药物时须谨慎，避免诱发癫痫复发。

（2）昏迷、中枢性通气不足、严重自主神经功能紊乱。重症监护，必要时给予呼吸机辅助通气。

（3）营养支持。

（4）慎用麻醉类镇静药物。

七、随访及预后

80% 左右的抗 NMDAR 脑炎患者功能恢复良好（改良 Rankin 评分为 0～2 分），早期接受免疫治疗的患者和非重症患者的预后较好。重症抗 NMDAR 脑炎患者的平均重症监护病房治疗周期为 1～2 个月，病死率为 2.9%～9.5%，少数患者的完全康复需要 2 年以上。有文献指出，抗 NMDAR 脑炎患者病程中出现的临床症状数量与 CSF 抗体滴度有关。T2-FLAIR 异常的患者 CSF 有核细胞和蛋白高于 T2-FLAIR 正常患者。意识障碍、EEG 背景活动恶化、病程中出现的临床症状数量和 CSF 抗体滴度增高是预后不良的预测因素。

（徐莉　肖丽　舒崖清）

参考文献

[1] 苗爱亮，余传勇，郁媛文，等. 抗 NMDA 受体脑炎患者临床特征及预后影响因素的研究 [J]. 南京医科大学学报，2021，1007-4368（2021）08-1185-05.

[2] 王宝洁，汪春娟，曾子玲，等. 20 例抗 N-甲基-D-天冬氨酸受体脑炎患者临床特征与免疫治疗分析 [J]. 中华医学杂志，2017，97（9）：709-711.

[3] 袁晶，彭斌，关鸿志，等. 重症抗 N-甲基-D-天冬氨酸受体脑炎 35 例免疫治疗分析 [J]. 中华医学杂志，2016，96（13）：1035-1039.

[4] 中华医学会神经病学分会神经感染性疾病与脑脊液细胞学学组. 中国自身免疫性脑炎诊治专家共识（2022 年版）[J]. 中华神经科杂志，2022，55：931-949.

[5] BOST C, CHANSON E, PICARD G, et al. Malignant tumors in autoimmune encephalitis with anti-NMDA receptor antibodies [J]. Journal of neurology, 2018, 265 (10): 2190-2200.

[6] BOYKO M, AU K, CASAULT C, et al. Systematic review of the clinical spectrum of CASPR2 antibody syndrome [J]. Journal of neurology, 2020, 267 (4): 1137-1146.

[7] CHEN H, CHEN Z, SHEN L, et al. Fecal microbiota transplantation from patients with autoimmune encephalitis modulates Th17 response and relevant behaviors in mice [J]. Cell death discovery, 2020, 6: 75.

[8] CUI L L, BOLTZE J, ZHANG Y. Positive LGI1 Antibodies in CSF and relapse relate to worse outcome in anti-LGI1 encephalitis [J]. Frontiers in immunology, 2021, 12: 772096.

[9] DAVIES G, IRANI S R, COLTART C, et al. Anti-N-methyl-D-aspartate receptor antibodies: a poten-

tially treatable cause of encephalitis in the intensive care unit [J]. Critical care medicine, 2010, 38 (2): 679 – 682.
[10] GRAUS F, TITULAER M J, BALU R, et al. A clinical approach to diagnosis of autoimmune encephalitis [J]. Lancet neurology, 2016, 15 (4): 391 – 404.
[11] HUANG X, FAN C, WU J, et al. Clinical analysis on anti-N-methyl-D-aspartate receptor encephalitis cases: Chinese experience [J]. International journal of clinical and experimental medicine, 2015, 8 (10): 18927 – 18935.
[12] PRÜSS H, DALMAU J, HARMS L, et al. Retrospective analysis of NMDA receptor antibodies in encephalitis of unknown origin [J]. Neurology, 2010, 75 (19): 1735 – 1739.
[13] TITULAER M J, MCCRACKEN L, GABILONDO I, et al. Treatment and prognostic factors for long-term outcome in patients with anti-NMDA receptor encephalitis: an observational cohort study [J]. Lancet neurology, 2013, 12 (2): 157 – 165.

第三节 抗谷氨酸脱羧酶 65 抗体脑炎

一、概述

抗谷氨酸脱羧酶（glutamic acid decarboxylase，GAD）65 抗体脑炎是相对罕见的一类 AE。多见于中青年女性，可呈急性、亚急性或慢性起病，病程较长。抗 GAD65 抗体脑炎患者常合并多种自身免疫性疾病，如胰岛素依赖性糖尿病等；部分患者可伴有胸腺瘤，合并恶性肿瘤者少见。对免疫治疗的反应相较其他类型 AE 效果欠佳。

二、发病机制

抗 GAD 抗体属于抗神经元细胞内突触蛋白抗体，包括两种亚型：抗 GAD65 和抗 GAD67 抗体，但目前认为抗 GAD67 抗体与临床症状相关性较低。在神经系统中，GAD65 蛋白主要表达在抑制性神经递质 γ - 氨基丁酸（γ-aminobutyric acid，GABA）能神经元突触末梢，是催化突触部位传递过程中 GABA 快速合成的关键限速酶。

抗 GAD 抗体相关脑炎中免疫球蛋白主要为 IgG1 亚型，少数患者也可出现 IgG2、IgG3 等亚型。目前，关于抗 GAD65 抗体是否具有致病性仍有争议，但关于其可能的致病机制包括以下假设：

（1）抗 GAD65 抗体很可能与选择性表达于突触囊泡内 GABA 能神经元的 GAD65 相互作用，从而干扰 GABA 神经递质的传递和释放。

（2）抗 GAD65 抗体能诱使 GAD 特异的 $CD8^+T$ 细胞破坏表达 GAD 的神经突触，也可导致 GAD 特异的 $CD4^+T$ 细胞激活自然杀伤细胞及 B 淋巴细胞等，通过多种途径启动细胞毒性 T 淋巴细胞介导的免疫损伤程序。

三、临床特征

（一）患病群体

多见于中青年女性，30岁左右起病，约占80%。

（二）症状和体征

患者可呈急性、亚急性或慢性起病，病程漫长，中位病程可超过10年。临床表现多样，典型表现如下：

（1）僵人综合征（stiff-person syndrome，SPS）：抗GAD65抗体脑炎最常见的临床综合征。典型表现：声音、触觉或情绪等刺激诱发颈部、躯干和四肢的骨骼肌出现发作性痛性痉挛，伴肌肉僵硬，表现为躯干强直僵硬、脊柱过度前凸等，睡眠后可缓解；常伴焦虑、抑郁；病情缓慢进展、进行性加重且症状波动，随着病情发展，患者跌倒频率增加并影响自主生活能力，严重者甚至发生猝死。

（2）小脑性共济失调（cerebellar ataxia，CA）：是抗GAD65抗体脑炎第二常见的临床表现，包括步态共济失调、构音障碍和眼球震颤。

（3）边缘性脑炎（limbic encephalitis，LE）：抗GAD抗体相关LE患病率约为1.9/10万，表现以亚急性起病的癫痫、顺行性失忆、意识混乱和行为改变等。

（4）自身免疫性癫痫（autoimmune epilepsy，AEP）：大多为青年女性，且为该病的首发症状；而在儿科患者中，男性更多。起病方式不一，临床表现形式多样，包括局灶性发作、颞叶癫痫、难治性癫痫等。有研究报道，9%～15%患者会出现音乐诱导反射性癫痫（music-induced reflex seizures），这可能是抗GAD65抗体脑炎癫痫发作的一种独特类型。

（5）伴强直和肌痉挛的进行性脑脊髓炎（progressive encephalomyelitis with rigidity and myoclonus，PREM）。

（6）莫旺（Morvan）综合征。

（7）其他症状：脊髓炎、视力下降等。

四、辅助检查

（一）血清和脑脊液检查

大部分患者脑脊液细胞数和蛋白含量是正常的，部分患者脑脊液中特异性寡克隆带阳性。确诊需在患者血清和（或）脑脊液中检测到高滴度抗GAD65抗体，部分患者标本中合并其他自身免疫性抗体[抗amphiphysin抗体、抗gephyrin（桥尾蛋白）抗体、抗GABABR抗体]阳性。

（二）头颅MRI

早期的头颅MRI检查多无明显异常。随病程进展，部分患者可在边缘系统出现T2 FLAIR序列明显异常信号。根据临床表现不同，MRI表现各有侧重：CA患者病变多见于小脑蚓部，可伴轻度萎缩；LE患者颞叶在T2WI上高信号；癫痫患者MRS显示皮质GABA水平较低等（图5-3）。

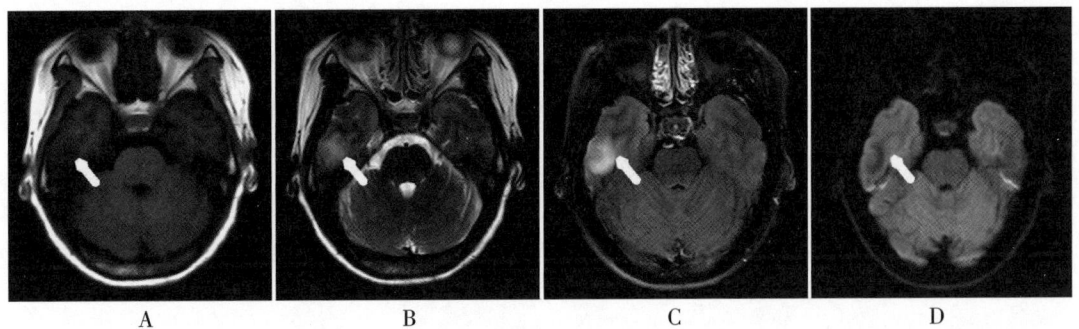

A：右侧颞叶水平位 T1 低信号；B：右侧颞叶水平位 T2 高信号；C：右侧颞叶水平位 T2-FLAIR 高信号；D：右侧颞叶水平位 DWI 低信号。

图 5-3　抗 GAD65 脑炎患者的 MRI 表现

（三）头正电子发射计算机断层显像

头正电子发射计算机断层显像结果可见颞叶或小脑代谢减低。

（四）肌电图

SPS 患者的肌电图可以检测到静止的运动单位不自主兴奋，表现为主动肌和拮抗肌的动作电位持续放电或持续性共同收缩，这种异常放电可在静脉注射地西泮后减少或消除。

（五）脑电图

癫痫患者脑电图通常表现为颞区的尖波或慢波。

（六）肿瘤相关检查

该类脑炎较少合并肿瘤，故不需定期筛查肿瘤。

三、诊断与鉴别诊断

（一）诊断

目前尚无统一诊断标准，参考如下：

（1）成年女性（≥30 岁），亚急性或慢性起病，病程较长。

（2）临床表现为 SPS、CA、LE、癫痫、PREM 及莫旺综合征等，还有个别患者表现为脊髓炎、视力下降及腭肌阵挛等症状。

（3）头颅 MRI 可见小脑、额颞叶等异常信号，FDG-PET 或单光子发射型计算机断层扫描（single photon emission computed tomography，SPECT）可见小脑、额颞叶等脑区代谢减低或低灌注改变。

（4）肌电图、脑电图异常。

（5）血清和（或）脑脊液抗 GAD65 抗体阳性。

（6）排除其他疾病。

（二）鉴别诊断

主要分为 AE 亚型之间鉴别及与其他疾病鉴别，可参考本章第一节和第二节相关内容。

四、治疗

关于抗GAD65抗体脑炎的治疗缺乏充足的理论依据,主要建立在病例报道和临床经验上。总体而言,在遵循AE治疗总则的基础上,进行免疫治疗和对症治疗。

(一)免疫治疗

免疫一线治疗包括糖皮质激素冲击、静脉注射免疫球蛋白和血浆置换;二线治疗包括环磷酰胺或利妥昔单抗等。

(二)对症治疗

(1)癫痫。在充分抗免疫治疗的情况下,可用镇静、抗癫痫药物治疗。
(2)SPS。苯二氮䓬类、抗痉挛药物(巴氯芬)等。
(3)营养支持。

五、随访及预后

抗GAD65抗体脑炎是AE中的罕见病,其病程较长,且相对其他AE类型,其对免疫治疗的反应较差,但患者较少合并恶性肿瘤。早期积极的免疫治疗、长期免疫维持治疗及有效的抗癫痫处理是改善预后的有效因素。

(徐莉 肖丽 舒崖清)

参考文献

[1] 王群,刘佳,罗朝晖,等. 抗谷氨酸脱羧酶65抗体脑炎临床特点分析 [J]. 国际神经病学神经外科杂志,2022,49(6):18-22.

[2] 闫露露,黄晓雪,唐窈,等. 抗谷氨酸脱羧酶抗体相关脑炎的研究进展 [J]. 中华神经科杂志,2021,54(4):409-417.

[3] DAIF A, LUKAS R V, ISSA N P, et al. Antiglutamic acid decarboxylase 65 (GAD65) antibody-associated epilepsy [J]. Epilepsy & behavior reports, 2018, 80:331-336.

[4] GRESA-ARRIBAS N, ARIÑO H, MARTÍNEZ-HERNÁNDEZ E, et al. Antibodies to inhibitory synaptic proteins in neurological syndromes associated with glutamic acid decarboxylase autoimmunity [J]. Public library of science ONE, 2015, 10(3):e0121364.

[5] ISHIDA K, MITOMA H, MIZUSAWA H. Reversibility of cerebellar GABAergic synapse impairment induced by anti-glutamic acid decarboxylase autoantibodies [J]. Journal of the neurological sciences, 2008, 271(1-2):186-190.

[6] SOLIMENA M, DE CAMILLI P. Autoimmunity to glutamic acid decarboxylase (GAD) in Stiff-Man syndrome and insulin-dependent diabetes mellitus [J]. Trends in neurosciences, 1991, 14(10):452-457.

第四节 抗富亮氨酸胶质瘤失活 1 蛋白抗体脑炎

一、概述

抗富亮氨酸胶质瘤失活 1 蛋白（leucine-rich glioma inactivated protein 1，LGI1）抗体脑炎是目前最常见的自身免疫性边缘性脑炎，发病率为 0.63～0.83/100 万，据国内报道，其病例数约为抗 NMDAR 脑炎的 44.6%。抗 LGI1 脑炎患者多为中老年男性，其中伴有肿瘤者较少（约 1%，多为胸腺瘤），合并恶性肿瘤者罕见（0.8%）；青年患者（≤45 岁）以女性多见；大部分患者对免疫治疗应答良好。

二、发病机制

LGI1 是一种相对分子量为 60 kD 的分泌性神经蛋白，主要分布于海马和颞叶皮层处神经元轴突和谷氨酸能突触的起始段。LGI1 参与形成多个重要跨突触复合体，包括与去整合素-金属蛋白酶（disintegrin and metalloproteinase，ADAM）家族中表达于突触前膜的 ADAM23、表达于突触后膜的 ADAM22 和 α-氨基-3-羟基-5-甲基-4-异恶唑丙酸受体（AMPAR）相互作用以及调控突触前的电压门控钾离子通道（voltage-gated potassium channels，Kv）1.1，进而影响突触传递和神经元的兴奋性。

LGI1 包含两个功能性结构域：N 端是高度保守的富亮氨酸重复序列（leucine-rich repeats，LRR），C 端是由 7 个外显子构成的癫痫相关的重复结构域（epilepsy-associated repeat/epitempin repeat，EAR/EPTP）。抗 LGI1 抗体脑炎患者的自身抗体为 IgG4 亚型，目前认为该抗体可以特异性地识别并结合 LGI1 的 LRR 和 EPTP 结构域，从而阻断 LGI1-ADAM22/ADAM23 复合体的组装或影响复合体的降解影响突触后 AMPAR 的水平，或直接降低突触前 Kv1.1 通道数量，致使谷氨酸能兴奋性突触的传递增强，导致神经元的兴奋性发生改变。

三、临床特征

（一）患病群体

中老年男性多见，50～70 岁起病。45 岁以下约占 20%，青年或儿童患者、女性患者更为多见。

（二）症状和体征

患者多数呈急性或亚急性病程，少数呈慢性病程。病变主要累及边缘系统，临床表现多样，包括以短时记忆障碍为主的记忆力下降、精神行为异常、癫痫发作、低钠血症和睡眠障碍等。其中，癫痫发作是最常见的首发症状，病程早期常以"脑子发空"、竖毛发作（"起鸡皮疙瘩"感）等非典型症状多见。面-臂肌张力障碍发作（faciobrachial dystonic seizure，FBDS）是该病的特征性临床症状，通常发生在认知功能障碍损害之前，主要表现为自发的单侧面部和同侧肢体出现频繁（每天 10～100 次）、短暂的（1～2秒）肌张力障碍样的不自主动作，亦可由情绪压力、剧烈运动或噪声诱发。此外，少部分患者可出现莫旺综合征、自主神经系统症状、共济失调或意识障碍等。

四、辅助检查

（一）血清学检查

常发现患者有顽固性低钠血症（血钠<135 mmol/L）；绝大部分患者血清抗 LGI1 抗体阳性；部分患者可伴发甲状腺自身抗体升高。

（二）脑脊液检查

腰椎穿刺压力正常或者轻度升高。大部分患者脑脊液细胞数目无明显变化，少数患者的脑脊液白细胞增多，分类以淋巴细胞为主。脑脊液蛋白正常或轻度升高，特异性寡克隆带阳性率低，约 70% 患者可有抗 LGI1 抗体阳性。

（三）头颅 MRI

大部分患者可发现单侧或双侧颞叶内侧（杏仁体与海马）存在 T2-FLAIR 高信号，其中部分患者伴有基底节区的异常信号，或治疗后出现海马或全脑萎缩，常见于临床出现 FBDS 的患者（图 5-4）。

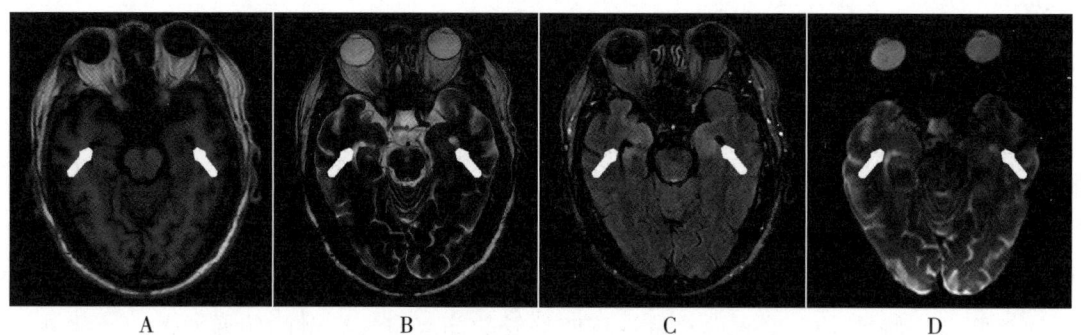

A：双侧海马水平位 T1 低信号；B：双侧海马水平位 T2 高信号；C：双侧海马水平位 T2-FLAIR 高信号；D：双侧海马水平位 DWI 高信号；E：海马矢状位 T2 高信号。

图 5-4 抗 LGI1 脑炎患者的 MRI 表现（5 选 4 即可）

（四）头正电子发射计算机断层显像

早期发现 FBDS 患者出现的基底节和颞叶内侧代谢异常。

（五）脑电图

绝大部分患者存在脑电图的异常。根据癫痫发作类型不同可记录到相应的脑电改变。FBDS 发作期脑电图异常比例仅占 21%～30%，FBDS 发作间期可表现为轻度弥漫性慢波或双侧额颞叶慢波，也可完全正常。部分患者发作间歇期仍可见颞区和中央-颞-枕区、中央前区、中线区/额颞区等出现异常放电。

（六）肿瘤相关检查

合并肿瘤者较少，以胸腺瘤较多。因此可利用纵隔或胸部 CT 排除胸腺瘤和肺癌或其他肿瘤。

五、诊断与鉴别诊断

（一）诊断

目前尚无统一诊断标准，参考如下：
(1) 急性或者亚急性起病，进行性加重。
(2) 临床符合边缘性脑炎，或者表现为 FBDS。
(3) 脑脊液白细胞数正常或者呈轻度淋巴细胞性炎症。
(4) 头颅 MRI：双侧或者单侧的颞叶内侧异常信号，或者无明显异常（MRI 可用 FDG-PET 替代）。
(5) 脑电图异常。
(6) 血清和（或）脑脊液抗 LGI1 抗体阳性。
(7) 排除其他疾病。

（二）鉴别诊断

主要分为 AE 亚型之间鉴别及与其他疾病鉴别，可参考本章第一节和第二节相关内容。

六、治疗

在遵循 AE 治疗总则的基础上，该病急性期治疗的重点为免疫治疗和对症治疗。

（一）免疫治疗

大部分的抗 LGI1 抗体脑炎患者对一线免疫治疗反应良好。临床上，典型的一线治疗方案是糖皮质激素冲击治疗后减量维持、静脉注射免疫球蛋白和血浆置换，然而，有研究指出单独使用皮质醇激素比单独使用丙种球蛋白治疗效果更好。若激素冲击治疗 1~2 周后无效，可考虑血浆置换 3~5 次，或开始二线药物（如环磷酰胺或利妥昔单抗等）治疗。

（二）对症治疗

(1) 癫痫。在充分抗免疫治疗的情况下，可用镇静、抗癫痫药物治疗。针对患者不同的癫痫发作类型采用不同的抗癫痫药物。其中，左乙拉西坦、卡马西平和丙戊酸钠等是治疗抗 LGI1 抗体脑炎相关癫痫常用的药物，但有研究发现与抗 GABAR 脑炎和抗 NMDAR 脑炎相比，抗 LGI1 抗体脑炎患者使用抗癫痫药物更容易出现药物副作用，因此用药时需注意密切观察患者。然而，FBDA 几乎对所有的抗癫痫药物无明显反应。

(2) 低钠血症。持续补钠，注意补钠速度不宜过快，纠正速度在每小时 1~2 mmol/L，24 小时内浓度升高 8~10 mmol/L 为宜。

(3) 营养支持。

七、随访及预后

抗LGI1脑炎是一种预后相对较好的AE，病死率约6%，主要发生于年龄较大的患者，合并严重的肺部感染是死亡的重要原因；部分患者主要会遗留轻度的近事记忆力下降。据统计，抗LGI1脑炎治疗后复发率3个月内为25%，2年内为27%，以及8年内为35%。早期足量的激素治疗、长程免疫维持治疗有助于改善预后和降低复发率；较高的血清抗LGI1抗体滴度、过早停用免疫治疗药物及单独使用类固醇治疗可能是疾病复发的危险因素。

（徐莉　肖丽　舒崖清）

参考文献

[1] 董赞，张方，王婧，等. 抗富亮氨酸胶质瘤灭活蛋白1抗体脑炎血清抗体滴度与临床特点及预后相关性研究 [J]. 中华神经科杂志，2023，56（7）：738-746.

[2] 范思远，任海涛，林楠，等. 抗LGI 1脑炎：一项国人单中心队列研究 [J]. 罕见病研究，2022，1（2）：122-129.

[3] DE BRUIJN M A A M, VAN SONDEREN A, VAN COEVORDEN-HAMEETE M H, et al. Evaluation of seizure treatment in anti-LGI1, anti-NMDAR, and anti-GABABR encephalitis [J]. Neurology, 2019, 92 (19): e2185-e2196.

[4] GADOTH A, PITTOCK S J, DUBEY D, et al. Expanded phenotypes and outcomes among 256 LGI1/CASPR2-IgG-positive patients [J]. Annals of neurology, 2017, 82 (1): 79-92.

[5] OHKAWA T, FUKATA Y, YAMASAKI M, et al. Autoantibodies to epilepsy-related LGI1 in limbic encephalitis neutralize LGI1-ADAM22 interaction and reduce synaptic AMPA receptors [J]. The journal of neuroscience, 2013, 33 (46): 18161-18174.

[6] PETIT-PEDROL M, SELL J, PLANAGUMÀ J, et al. LGI1 antibodies alter Kv1. 1 and AMPA receptors changing synaptic excitability, plasticity and memory [J]. Brain, 2018, 141 (11): 3144-3159.

[7] RAMANATHAN S, MOHAMMAD S S, BRILOT F, et al. Autoimmune encephalitis: recent updates and emerging challenges [J]. Journal of clinical neuroscience, 2014, 21 (5): 722-730.

[8] REN H, FAN S, ZHAO Y, GUAN H. The changing spectrum of antibody-mediated encephalitis in China [J]. Journal of neuroimmunology, 2021, 361: 577753.

[9] RODRIGUEZ A, KLEIN C J, SECHI E, et al. LGI1 antibody encephalitis: acute treatment comparisons and outcome [J]. Journal of neurology, neurosurgery and psychiatry, 2022, 93 (3): 309-315.

[10] VAN SONDEREN A, PETIT-PEDROL M, DALMAU J, et al. The value of LGI1, Caspr2 and voltage-gated potassium channel antibodies in encephalitis [J]. Nature reviews neurology, 2017, 13 (5): 290-301.

[11] VAN SONDEREN A, THIJS R D, CONENDERS E C, et al. Anti-LGI1 encephalitis: Clinical syndrome and long-term follow-up [J]. Neurology, 2016, 87 (14): 1449-1456.

第六章 中枢神经系统副肿瘤综合征

一、概述

神经系统副肿瘤综合征（paraneoplastic neurologic syndromes，PNS）是一种由免疫介导的肿瘤远隔效应。基于人群的 PNS 流行病学调查数据较少，初步统计每 300 例肿瘤患者中约有 1 例出现 PNS，PNS 在人群中的发病率为每年 1.6～8.9/100 万。免疫检查点抑制剂（immune checkpoint inhibitors，ICI）在肿瘤治疗中的广泛应用也会导致类似的综合征发生率逐渐增加。

二、发病机制

肿瘤抗原被树突状细胞处理后，在局部淋巴结呈递给免疫系统，激活细胞毒性（$CD8^+$）T 细胞反应或 B 细胞反应（与 $CD4^+$ T 细胞协同）。异常的免疫反应进入中枢神经系统，细胞毒性 T 细胞可引起不可逆的神经细胞损伤，抗体可与相应的神经细胞表面抗原结合，导致临床症状的产生（图 6-1）。

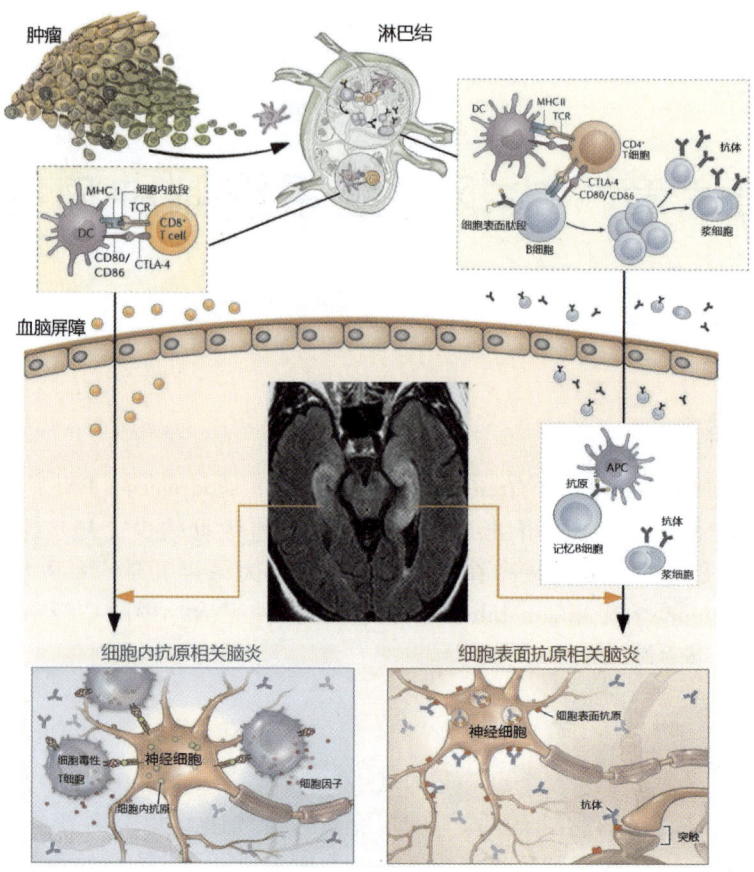

图 6-1 PNS 的发病机制

（资料来源：GRAUS F. Clinical approach to diagnosis of paraneoplastic neurologic syndromes [J]. Handbook of clinical neurology, 2024, 200: 79-96.）

三、神经系统副肿瘤综合征的定义

2021年，PNS-Care 小组修订了 PNS 的诊断标准，提出了 PNS 的定义，即 PNS 是一种具有以下特点的神经系统疾病：①可累及神经系统任何部位，常常具有较为刻板的临床表现。②发病与肿瘤相关。③存在免疫介导的发病机制（由通常合并存在的特定抗神经元抗体支持）。

四、临床表现

PNS 是一组异质性神经系统疾病，其表现复杂多样，根据既往文献报道，可将 PNS 归纳为不同的风险表型。几乎总是有副肿瘤性病因的特定临床表现的综合征定义为"高危表型"，以前称为典型 PNS，出现其中任何一种综合征的患者均应接受肿瘤筛查。伴或不伴癌症的情况下发生的神经系统综合征定义为"中危表型"，若确认存在中危风险综合征，应考虑副肿瘤性病因，特别是在未找到其他解释时。

（一）常见高危神经系统表型

1. 脑脊髓炎

脑脊髓炎（encephalomyelitis，EM）指神经系统多部位累及导致的临床功能障碍，包括脑炎和脊髓炎，涵盖神经系统多部位受累，如边缘叶、小脑、脑干、脊髓、周围神经系统（背根神经节、周围神经或神经根病变）。出现的多部位受累区域应包含在表型描述中，例如，伴有背根神经节炎或感觉神经病的 EM，或伴有周围神经病变的 EM。EM 几乎总是与小细胞肺癌（small-cell lung cancer，SCLC）相关。抗 Hu 抗体，也称为抗神经元核抗体 1（antineuronal nuclear antibody 1，ANNA-1），是副肿瘤性 EM 中最常见的抗体，患者常表现为感觉性神经病、脑干症状、认知障碍、癫痫发作。CV2 抗体，也称塌陷反应调节蛋白 5（collapsin response-mediator protein 5，CRMP5 抗体），在副肿瘤性 EM 中也较常见，可表现为舞蹈症和视神经病变。副肿瘤性神经元抗原（Ma2）抗体常见于睾丸癌，相关的 EM 病灶常累及边缘系统、间脑、中脑区域，上述区域可表现为 MRI 上 T2 和 T2-FLAIR 高信号和强化（图 6-2A）。

2. 边缘型脑炎

边缘型脑炎（limbic encephalitis，LE）的诊断参考自身免疫性边缘性脑炎诊断标准（2016 年）。通常表现为脑病症状，如认知障碍、癫痫发作及精神症状，并在不到 3 个月内迅速进展。LE 为 PNS 的高风险表型，通常与抗 Hu 抗体、γ-氨基丁酸 B 受体（GABABR）抗体、M2 抗体和 α-氨基-3-羟基-5-甲基-4-异恶唑丙酸受体（AMPAR）抗体的出现有关。在抗 GABABR 抗体和 AMPAR 抗体阳性的患者里发现有超过 50% 的副肿瘤性 LE 病例。另外，抗 Hu 和抗 Ma2 抗体几乎总是在成人中出现，并与潜在的癌症相关。而在儿童 LE 患者中检测到抗 Hu 抗体者极为罕见，且通常不与癌症相关。

3. 快速进展的小脑综合征

该类患者表现为迅速发展成严重的双侧小脑综合征，不到 3 个月的时间进展至限制日常生活活动。步态共济失调可能是主要或唯一的初始特征，在疾病的后期，躯干和四肢的共济失调也逐步显现。除小脑症状外，脑干功能障碍也可能伴随出现。孤立的小脑症状通常是 Yo 抗体［也称浦肯野细胞抗体 1，Purkinje cell antibody 1，PCA-1)］和 Tr/δ-Notch 样表皮生长因子相关受体（delta/notch-like epidermal growth factor-related receptor，DNER）抗体相关的 PNS 的典型表现。与 LE 不同，快速进展的小脑综合征抗体仅在少数研究中报道（图 6-2E）。

4. 眼球阵挛-肌阵挛综合征

眼球阵挛-肌阵挛综合征（opsoclonus-myoclonus syndrome，OMS）的特点是各方向注视时均可出现的不自主的、高频的、混乱多方向的扫视运动，以及非节律性动作性肌阵挛，通常累及躯干、四肢和头部。其他特征包括小脑受累和脑病表现。

OMS 的两个主要原因包括副肿瘤性和特发性机制，但越来越多的证据表明后者通常是一种免疫介导的后感染过程。儿童副肿瘤性 OMS 占 50% 的病例，与神经母细胞瘤密切相关。成人副肿瘤性 OMS 常与 SCLC 或乳腺癌相关，乳腺癌的患者通常伴有 Ri 抗体。与非副肿瘤性 OMS 的成人相比，副肿瘤性 OMS 的患者可能年龄更大、更有可能发展为脑病，并且预后较差。在年轻女性患者中，OMS 可能会与卵巢畸胎瘤一起出现，而没有神经元抗体。除 Ri 抗体外，OMS 合并抗体少见，因此对于出现 OMS 的患者，尤其具有高危因素（儿童和大于 45 岁成人）者应注意筛查肿瘤。

5. 感觉神经病变

感觉神经病变（sensory neuronopathy，SNN）由背根神经节的感觉神经受累所致，表现为感觉障碍，也可伴有运动症状（因周围神经的运动神经根受累）。SNN 患者呈亚急性病程，大部分患者数月内症状加重，多表现为不对称的肢体疼痛、麻木，体格检查可见各种感觉缺失，尤其是关节位置觉和振动觉，腱反射消失。SNN 可独立出现或合并其他神经系统症状，如脑脊髓炎。

SNN 中最常见的抗体是抗 Hu 抗体，多与 SCLC 相关，其次是抗 CV2/CRMP5 抗体。约 16% SNN 患者可不合并自身免疫性抗体。

6. 胃肠道假性梗阻

临床表现为反复发作的腹痛、腹胀、便秘或呕吐，但无机械性梗阻的证据，临床上可通过胃排空异常或小肠测压来证实诊断。胃肠道假性梗阻是由肌间神经丛功能障碍引起的，可伴自主神经受累、SNN 或 EM 等其他表现。SCLC 伴抗 Hu 抗体阳性最常见胃肠道假性梗阻，伴 CV2 抗体阳性的 SCLC 及胸腺瘤也有报道。

7. 兰伯特-伊顿（Lambert-Eaton）肌无力综合征

兰伯特-伊顿肌无力综合征（Lambert-Eaton myasthenic syndrome，LEMS）的特点是进行性加重的近端肌无力，通常从下肢开始，随后影响上肢和远端肌肉，最后影响眼和球部肌肉。大约 90% 的患者有自主神经功能障碍的症状，包括口干、勃起功能障碍和便秘，这是 LEMS 的一个标志性特点。临床怀疑 LEMS 可通过重复神经电刺激来确诊。针对 P/Q 型电压门控钙通道（P/Q type voltage-gated calcium channels，P/Q-VGCC）的抗体几乎存在于 90% 的肌无力患者中，可以副肿瘤和非副肿瘤形式存在。值得提出的是，抗胶质细胞核抗体（或抗 SOX1 抗体）的产生与 SCLC 密切相关，检测出抗 SOX1 抗体要重点排查肺癌。

（二）中枢神经系统表型

1. 抗 NMDA 受体脑炎

抗 NMDA 受体（NMDAR）抗体与副肿瘤性脑炎相关的神经元抗体都是抗细胞内神经元蛋白抗体。最常见的副肿瘤性细胞内神经元蛋白抗体脑炎是抗 NMDAR 脑炎。NMDAR 抗体阳性的儿童和年轻男性很少有肿瘤，而 18～35 岁的女性通常患卵巢畸胎瘤，其频率为 35%～50%。大多数情况下，畸胎瘤是成熟良性的，但病理研究表明它们含有表达 NMDAR 的神经组织，激活 B 细胞产生抗 NMDAR 抗体，促成了副肿瘤综合征。

2. 脑干脑炎

脑干脑炎通常表现为眼球运动障碍和延髓症状（构音障碍、吞咽困难），有时伴有运动障碍或小脑功能障碍（图 6-2D）。

脑干脑炎可能与 LE 并发，与抗 Ma2 抗体密切相关，通常伴有潜在的睾丸肿瘤或非小细胞肺癌（non-SCLC，NSCLC）。

间脑受累可能伴随脑干脑炎出现在具有抗 Ma2 抗体的患者中，表现为间脑综合征，如过度日间嗜睡/发作性睡病、暴食、高热和内分泌异常等。球麻痹和中枢性低通气是抗 Hu 抗体的特点，而 OMS 和下颌肌张力障碍在 Ri 抗体的 PNS 患者中较为常见。在与抗 kelch 样蛋白 11（KLHL11）抗体相关的脑干脑炎合并有睾丸癌或畸胎瘤患者中，感音神经性耳聋较为常见。

3. 莫旺（Morvan）综合征

莫旺综合征定义为周围神经过度兴奋（如神经性肌强直）、自主神经系统功能障碍（如多汗、心动过速、阳痿、流涎、便秘和尿失禁）、顽固性失眠（如激越失眠症、严重的失眠和节律紊乱）、伴生动幻觉的波动性脑病和肢体感觉异常。恶性胸腺瘤是最常与莫旺综合征相关联的肿瘤，通常伴有重症肌无力。莫旺综合征几乎总是与接触素相关蛋白2（CASPR2）抗体有关，有时还会同时出现抗富亮氨酸胶质瘤失活蛋白1（LGI1）和抗轴突生长诱向因子1（netrin-1）受体抗体。

4. 孤立性脊髓病

作为副肿瘤表现的孤立性脊髓病通常表现出快速进展的痉挛性截瘫，伴或不伴二便障碍，影像学上呈广泛、对称、特定于传导束或灰质的异常信号。它主要与乳腺癌和肺癌相关，并且与CV2/CRMP50和两性蛋白（amphiphysin）抗体相关。有些患者可能没有抗神经元抗体，但在排除其他病因的情况下，应考虑副肿瘤的可能性（图6-2B、C）。

5. 僵人综合征（SPS）

SPS是一种少见疾患，表现为自发性或外部刺激诱发的肌肉僵硬、强直或痉挛。副肿瘤性SPS主要与抗两性蛋白抗体（乳腺癌）和桥蛋白Gephyrin抗体（纵隔肿瘤）相关。需要与副肿瘤SPS相鉴别的是与抗谷氨酸脱羧酶（GAD）65抗体相关的非副肿瘤性SPS，后者通常伴糖尿病或其他内分泌疾病症状。与抗GAD65抗体相关的非肿瘤性SPS相比，amphiphysin相关的副肿瘤性SPS患者年龄较大，且经常有颈部和上肢受累。尽管一些抗GAD65抗体相关的SPS患者可能患有癌症，但除非GAD65在肿瘤细胞中表达，否则不应认为其是副肿瘤的病因。

SPS谱系中还包括SPS局灶变异型（如僵腿综合征、僵肢综合征、SPS小脑综合征等），伴强直和肌阵挛的进行性脑脊髓炎（PERM），表现为过度惊骇、脑干功能障碍和自主神经异常，PREM在非副肿瘤性情况下主要与甘氨酸受体（GlyR）抗体有关。

6. 多发神经根神经病

副肿瘤性多发神经根神经病的典型表现为轴索病变，伴中枢神经系统受累，表现多样，可为对称或不对称的疼痛、自主神经系统功能紊乱（图6-2F、G）。最常见的抗体是抗CV2/CRMP5、amphiphysin及PCA-2抗体，通常出现在SCLC或乳腺癌患者。副肿瘤性多发神经根神经病需要与吉兰-巴雷综合征（Guillain-Barré syndrome，GBS）和慢性炎症性脱髓鞘性多发神经病（chronic inflammatory demyelinating poly-neuropathy，CIDP）鉴别。在癌症患者中，除非检测到高风险抗体，否则不应将符合GBS或CIDP标准的神经病变视为副肿瘤性病变。

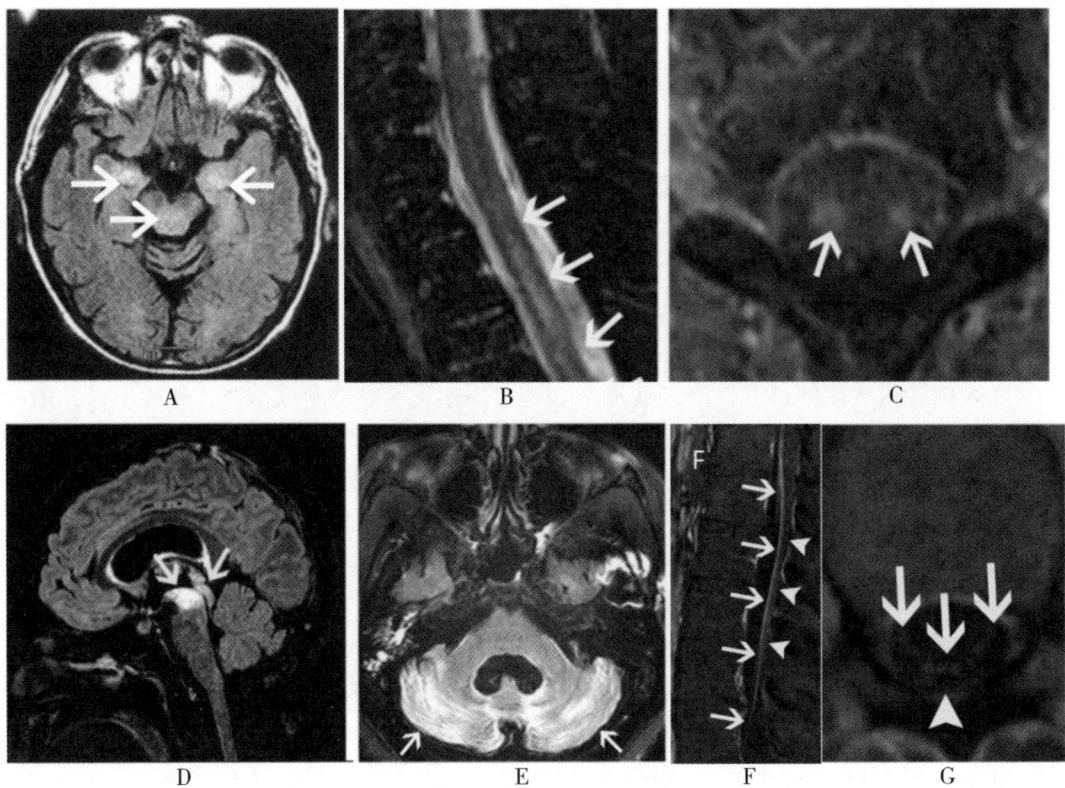

A：抗 Ma2 抗体相关脑炎，内侧颞叶和背侧中脑受累（T2-FLAIR）；B、C：抗 CRMP5 抗体相关脊髓炎（B 为 T2WI，C 为 T1WI 增强）；D：KLHL11 抗体相关脑干炎，中脑受累（T2-FLAIR）；E：PCA-1 抗体相关小脑炎（T2-FLAIR）；F、G：KLHL11 抗体相关多发神经根神经病（T1WI 增强）。

图 6-2　中枢神经系统副肿瘤综合征的影像学表现

（资料来源：A 引自 DALMAU J, GRAUS F, VILLAREJOA, et al. Clinical analysis of anti-Ma2-associated encephalitis [J]. Brain, 2004, 127 (8): 1831-1844. B—G 引自 MADHAVAN A A, CARRCM, MORRIS P P, et al. Imaging review of paraneoplastic neurologic syndromes [J]. American journal of neuroradiolyg, 2020, 41 (12): 2176-2187.)

（三）神经副肿瘤综合征

1. 神经副肿瘤综合征的临床表现和肿瘤、抗体的相互指导意义

根据经验和文献报道，不同的临床表型常提示相应的常见的恶性肿瘤和副肿瘤抗体。这些综合征可帮助临床工作者缩小寻找肿瘤的位置范围和抗体筛查（表 6-1）。

表 6-1　高、中等风险神经副肿瘤综合征表型及对应肿瘤及抗体

综合征	常见的肿瘤（抗体）
高风险表型	
脑脊髓炎	小细胞肺癌（Hu, CV2），睾丸精原细胞瘤（Ma2）
边缘性脑炎	小细胞肺癌（Hu, GABABR），睾丸精原细胞瘤（Ma2），霍奇金淋巴瘤（mGluR5）

续表 6-1

综合征	常见的肿瘤（抗体）
快速进展的小脑综合征	乳腺/卵巢癌（Yo），小细胞肺癌（P/Q 型 VGCC，SOX1），霍奇金淋巴瘤（Tr）；大约 30% 的小细胞肺癌病例为血清阴性
眼球阵挛-肌阵挛综合征	神经母细胞瘤（无），卵巢畸胎瘤（无），乳腺癌（Ri），小细胞肺癌（无）
感觉神经病变	小细胞肺癌（Hu）；较少见的抗体包括 CV2，amphiphysin，PCA2
胃肠道假性肠梗阻	小细胞肺癌（Hu）
Lambert-Eaton 肌无力综合征	小细胞肺癌（P/Q-VGCC）；SOX1 抗体存在于 60% 的伴有小细胞肺癌的 Lambert-Eaton 肌无力综合征患者中
中等风险表型	
自身免疫性脑炎	卵巢畸胎瘤（NMDAR）、小细胞肺癌（GABABR，AMPAR），胸腺瘤（AMPAR，GABAAR），霍奇金淋巴瘤（mGluR5）
莫旺综合征	胸腺瘤（CASPR2）
脑干脑炎	睾丸精原细胞瘤（Ma2，KLHL11），小细胞肺癌（Hu），乳腺癌（Ri）
僵人综合征	乳腺癌（amphiphysin）
孤立性脊髓病	小细胞肺癌（amphiphysin，CV2）
多发神经根神经病	小细胞肺癌（CV2，PCA2）

AMPAR：α-氨基-3-羟基-5-甲基-4-异恶唑丙酸受体；CASPR2：接触素相关蛋白 2；GABA（A/B）R：γ-氨基丁酸 A/B 受体；KLHL11：Kelch 样蛋白 11；mGluR5：代谢型谷氨酸受体 5；NMDAR：N-甲基-D-天冬氨酸受体；SOX1：性别决定区 Y（SRY）盒基因家族成员 1；VGCC：电压门控钙通道。

根据抗体与恶性肿瘤的相关程度，将文献报道的副肿瘤抗体分为三类：高风险抗体、中风险抗体和低风险抗体。高风险抗体在超过 70% 的病例中与癌症相关，包括典型副肿瘤性/肿瘤神经元抗体，常为针对神经元细胞内蛋白的抗体。中风险抗体在 30%～70% 的病例中与癌症相关，而低风险抗体在少于 30% 的病例中与癌症相关。不同风险等级的抗体对于临床指导意义不同（表 6-2 至表 6-4）。但是需要注意，尽管某些抗体强烈提示疾病与肿瘤相关，但部分抗体可见于非肿瘤患者。

表 6-2 高风险抗体（与癌症相关性大于 70%）

抗体（替代名称）	神经系统表型	癌症发生率	常见肿瘤	性别、年龄及其他特异性
Hu（ANNA-1）	SNN、慢性胃肠伪梗阻、EM 及 LE	85%	SCLC；远高于 NSCLC、其他神经内分泌肿瘤及神经母细胞瘤	在 18 岁以下患者中，LE 通常为非副肿瘤性

续表 6-2

抗体（替代名称）	神经系统表型	癌症发生率	常见肿瘤	性别、年龄及其他特异性
CV2（CRMP5）	EM 和 SNN	>80%	SCLC 和胸腺瘤	患有相关胸腺瘤的患者较年轻，更常出现 MG，较少出现神经病
SOX1	LEMS 伴或不伴快速进展的小脑综合征	>90%	SCLC	与 SCLC 的关联比特定神经症状更强
PCA2（MAP1B）	感觉运神经病、快速进展的小脑综合征及 EM	80%	SCLC、NSCLC 及乳腺癌	—
Amphiphysin	多发性神经根神经病、SNN、EM、SPS	80%	SCLC 和乳腺癌	相关抗体通常共存。仅抗 amphiphysin 抗体阳性的患者多为女性，患有乳腺癌和 SPS
Ri（ANNA-2）	脑干/小脑综合征、OMS	>70%	乳腺癌 > 肺癌（SCLC 和 NSCLC）	女性乳腺癌，男性肺癌
Yo（PCA-1）	快速进展的小脑综合征	>90%	卵巢癌和乳腺癌	几乎全为女性；在男性中，应证实肿瘤表达抗原
Ma2 和/或 Ma	LE、间脑炎及脑干脑炎	>75%	睾丸癌和 NSCLC	年轻男性：睾丸肿瘤和仅 Ma2 阳性；年长：SCLC 及 Ma1/2 阳性
Tr（DNER）	快速进展的小脑综合征	90%	霍奇金淋巴瘤	—
KLHL11	脑干/小脑综合征	80%	睾丸癌	年轻男性

ANNA：抗神经元核抗体；CRMP5：塌陷反应调节蛋白 5；DNER：δ/Notch 样表皮生长因子相关受体；EM：脑脊髓炎；KLHL11：Kelch 样蛋白 11；LE：边缘性脑炎；LEMS：兰伯特-伊顿肌无力综合征；MAP1B：微管相关蛋白 1B；MG：重症肌无力；NSCLC：非小细胞肺癌；OMS：眼球阵挛-肌阵挛综合征；PCA：浦肯野细胞抗体；SCLC：小细胞肺癌；SNN：感觉神经病变；SPS：僵人综合征。

表 6-3 中风险抗体（与癌症相关性为 30%～70%）

抗体	神经系统表型	癌症发生率	常见肿瘤	性别、年龄及其他特异性
AMPAR	边缘性脑炎	>50%	小细胞肺癌和恶性胸腺瘤	当与其他肿瘤神经元抗体共存时，更可能是副肿瘤起源

续表 6-3

抗体	神经系统表型	癌症发生率	常见肿瘤	性别、年龄及其他特异性
GABABR	边缘性脑炎	>50%	小细胞肺癌	副肿瘤病例更常出现在老年男性、吸烟者中，并且常伴有抗 KCTD16 抗体。大多数年轻患者并非存在副肿瘤
mGluR5	脑炎	50%	霍奇金淋巴瘤	—
P/Q VGCC	LEMS、快速进展的小脑综合征	50%（LEMS），90%（快速进展的小脑综合征）	小细胞肺癌	当与 N 型 VGCC 抗体共存时，在副肿瘤莱姆斯综合征中可能略为常见
NMDAR	抗 NMDAR 脑炎	38%	卵巢或卵巢外畸胎瘤	肿瘤（主要是卵巢畸胎瘤）在 12 至 45 岁女性中占主导地位（50%）。老年人的肿瘤发生率较低（<25%），但通常是癌。儿童中的副肿瘤病例罕见（<10%）
CASPR2	莫旺综合征	50%	恶性胸腺瘤	仅在莫旺综合征的情况下，才应将抗 CASPR2 抗体视为中风险抗体。当与其他神经系统综合征相关联时，癌症的风险非常低

AMPAR：α-氨基-3-羟基-5-甲基-4-异恶唑丙酸受体；CASPR2：接触素相关蛋白 2；GABABR：γ-氨基丁酸 B 型受体；KCTD16：钾离子通道四聚体结构域蛋白 16；LEMS：兰伯特-伊顿肌无力综合征；mGluR5：代谢型 B 型谷氨酸受体 5；NMDAR：N-甲基-D-天冬氨酸受体；VGCC：电压门控钙通道。

表 6-4　低风险抗体（与癌症相关性小于 30%）

抗体	神经系统表型	癌症发生率	常见肿瘤	性别、年龄及其他特异性
mGluR1	小脑性共济失调	30%	多为血液系统肿瘤	—
GABAAR	脑炎	<30%	恶性胸腺瘤	在儿童中副肿瘤起源较少（约 10%），而成人中较多（约 60%）
CASPR2	脑炎、获得性神经肌亢进（伊萨克综合征）及莫旺综合征	<30%	恶性胸腺瘤	莫旺综合征与恶性胸腺瘤关联性更强（约 50%），而肢体脑炎几乎总是非副肿瘤性的
GFAP	脑膜脑炎	20%	卵巢畸胎瘤和腺癌	可能作为卵巢畸胎瘤并发抗 NMDAR 脑炎的免疫伴随现象出现

续表 6-4

抗体	神经系统表型	癌症发生率	常见肿瘤	性别、年龄及其他特异性
GAD65	肢体脑炎、僵人综合征及小脑性共济失调	<15%	小细胞肺癌、其他神经内分泌肿瘤及恶性胸腺瘤	副肿瘤患者通常年龄更大、男性更多、伴有神经元抗体且临床表现不典型
LGI1	边缘性脑炎	<10%	恶性胸腺瘤和神经内分泌肿瘤	副肿瘤病例主要见于莫旺综合征患者,血清中同时存在抗LGI1和抗CASPR2抗体
DPPX	伴有中枢神经系统高兴奋性的脑炎和PERM	<10%	B细胞肿瘤	—
GlyR	边缘性脑炎和PERM	<10%	恶性胸腺瘤和霍奇金淋巴瘤	—
AQP4	视神经脊髓炎谱系疾病	<5%	腺癌	年龄较大、男性及发病时严重恶心呕吐
MOG	MOG抗体相关性疾病	少见	多为卵巢畸胎瘤	—

AQP4:水通道蛋白4;CASPR2:接触素相关蛋白2;DPPX:二肽基肽酶样蛋白-6;GABAAR:γ-氨基丁酸A型受体;GAD:谷氨酸脱羧酶;GFAP:胶质纤维酸性蛋白;GlyR:甘氨酸受体;LGI1:富含亮氨酸的胶质瘤失活蛋白1;mGluR1:代谢型谷氨酸受体1;MOG:髓鞘少突胶质细胞糖蛋白;NMDAR:N-甲基-D-天冬氨酸受体;PERM:伴强直和肌阵挛的进行性脑脊髓炎。

2. 关于神经副肿瘤综合征中抗体检测的建议

(1)检测标本的选择。对于怀疑患有神经副肿瘤综合征者,推荐同时对血清和脑脊液进行副肿瘤抗体检测。针对表面抗原的抗体在血清中呈阳性但在脑脊液中呈阴性的情况,应由检测实验室进行重新评估,特别对于具有高风险或中等风险的临床表型的患者。对于高度怀疑患有神经副肿瘤综合征但血清和脑脊液中神经抗体检测均呈阴性的患者,应在有经验的实验室中重新检查。对于患者的神经系统表型和/或癌症不一致的抗体阳性结果需进行谨慎评估,并寻求进一步的专业检测。

(2)检测抗体的选择。建议根据患者的临床表型和罹患肿瘤情况,对其进行个体化的抗体检测,无选择性和无针对性的检测会增加假阳性和假阴性结果的可能性。需要注意的是,目前只有检测出神经元的IgG抗体具有诊断意义,检测出神经元的IgM或IgA抗体无诊断意义。

(3)检测方法的选择。虽然PNS可以在没有神经元抗体检测的情况下被诊断,但神经元抗体的检测在PNS的诊断中具有重要价值。临床常应用重组蛋白的免疫印迹法(适合大多数针对胞内抗原的抗体)或基于细胞学检测法(CBA)(适合针对细胞表面或突触蛋白的抗体)检测副肿瘤抗体,免疫印迹法易出现假阳性结果,CBA法检测阳性率较免疫印迹法低。有学者建议,最终抗体阳性的确认可同时应用以上两种方法进行检测。而且 CBA 得出的阳性结果可通过脑免疫组织化学方法得到进一步确认,尤其是在仅检测血清、抗体滴度低和/或结果与临床表型不符的情况下。

3. 副肿瘤综合征患者的肿瘤筛查建议

部分 PNS 的患者在确诊时可发现肿瘤,但也有不少患者在潜在肿瘤被诊断之前出现神经系统症状。临床经验和文献表明,绝大多数肿瘤将在神经系统疾病发作后 2 年内确诊。检测到特定的抗体可以指示最常见的相关肿瘤类型。全身计算机断层扫描(CT)或氟脱氧葡萄糖正电子发射断层扫描结合 CT(FDG-PET/CT)适用于筛查大多数常见的肿瘤类型。对于某些特定类型的肿瘤,如 LEMS 中的胸腺瘤或小细胞肺癌,可仅限于胸部 CT 扫描。对于疑似卵巢或胃肠道癌症的患者,则应进行腹部/盆腔的 CT 扫描。筛查乳腺癌建议进行乳房 X 线钼靶或磁共振成像(MRI)。男性患者应进行睾丸超声检查排查睾丸癌。年轻女性(18~35 岁)应考虑进行经阴道或经腹超声检查排查卵巢畸胎瘤。在一些医学中心,FDG-PET/CT 逐渐成为恶性肿瘤的首选筛查工具,数据表明,其对于癌症诊断的敏感性高于全身 CT 扫描。但是,也存在 5%~20% 的假阳性结果,可能导致不必要的进一步检查。综上所述,早期识别对于管理 PNS 至关重要。筛查策略应该根据患者的个体情况进行调整(图 6-3)。

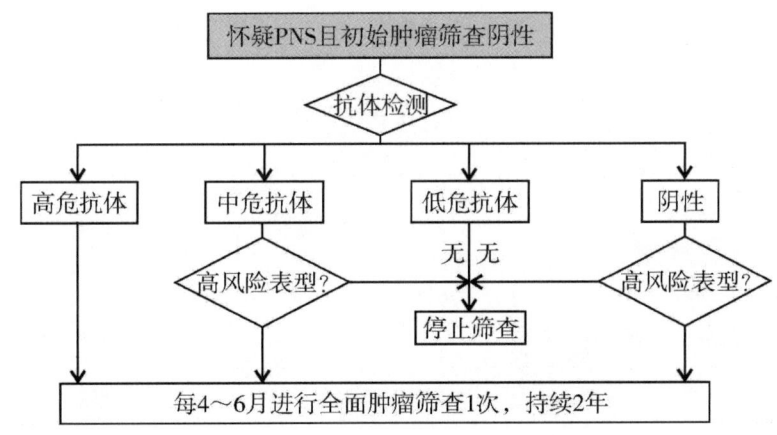

图 6-3 PNS 患者的肿瘤筛查流程

五、PNS 的诊断

PNS 的诊断较为困难,需要仔细排除肿瘤直接累及神经系统的情况,如脑转移或癌性脑膜炎,以及间接累及由凝血障碍、治疗相关的神经毒性、代谢问题及感染。PNS 的诊断标准最早在 2004 年被提出,2021 年,国际 PNS-Care 小组基于新的临床表型和抗体对诊断标准进行了更新。

(一) 2004 年 PNS 诊断标准

1. 确诊 PNS

(1) 出现典型的综合征,且在神经疾病确诊后的 5 年内发现肿瘤。

(2) 出现非典型的综合征,并在没有免疫治疗的情况下,经抗肿瘤治疗后该综合征得到缓解或显著改善,且该综合征不会自发缓解。

(3) 出现非典型的综合征，伴有（不论是否已明确的）神经系统副肿瘤抗体阳性，且在神经疾病确诊后的5年内发现肿瘤。

(4) 一种神经系统综合征（不论典型或非典型），伴随明确的神经系统副肿瘤抗体（如抗Hu、Yo、CV2、Ri、Ma2或amphiphysin抗体）阳性，且未发现肿瘤。

2. 可能的PNS

(1) 出现典型的综合征，无神经系统副肿瘤抗体，无肿瘤，但高度怀疑有潜在的肿瘤。

(2) 伴随部分特征明确的神经系统副肿瘤抗体但未发现肿瘤的神经系统综合征（无论是否典型）。

(3) 出现非典型综合征，无神经系统副肿瘤抗体，且在确诊后两年内发现肿瘤。

(二) 2021年PNS-Care Score诊断标准

2021年PNS-Care Score诊断标准见表6-5。

表6-5 2021年PNS-Care Score诊断标准

评分项目	得分
临床表型	
高风险表型	3
中等风险表型	2
定义明确但与肿瘤无流行病学关联的表型	0
实验室检查	
高风险抗体（>70%肿瘤关联）	3
中等风险抗体（30%~70%）	2
低风险抗体（<30%）或阴性	0
肿瘤	
发现肿瘤，且与临床表型及（如果检出的）副肿瘤抗体相一致，或不一致但证实有抗原表达	4
未发现肿瘤或与临床表型和抗体不一致，但随访不足2年	1
未发现肿瘤且随访≥2年	0
诊断分级	
确诊 ≥ 8	
极可能 6~7	
疑似/可能 4~5	
可基本排除PNS ≤ 3	

六、治疗

(一) 肿瘤治疗

治疗 PNS 首要也是最重要的目标是识别和治疗潜在的恶性肿瘤。在对 200 名患有 SCLC 和抗 Hu 抗体且表现出副肿瘤性脑脊髓炎的患者进行的一系列检查中，无论是否采用免疫疗法直接治疗脑脊髓炎，肿瘤定向治疗都会使 PNS 改善或症状稳定的概率提高 4.5 倍。同样，多发性骨髓瘤引起的副肿瘤性周围多发性神经病患者经积极放化疗后也有显著改善。

(二) 免疫抑制治疗

对于由针对突触或细胞膜蛋白的抗体介导的 PNS 来说，抗体消耗和免疫抑制治疗可能非常有效。一线免疫疗法通常包括皮质类固醇、静脉注射免疫球蛋白（IVIG）和/或血浆置换。对于这些患者来说，早期治疗可能会因为减轻神经系统症状的负担而带来更好的预后。然而，这些治疗的效果通常在疾病的后期不尽如人意，此时存在大量鞘内合成的抗体，而上述治疗方法无法充分耗尽这些抗体。对于这些患者，二线免疫调节治疗，如利妥昔单抗和环磷酰胺，可能有效。在一项针对抗 NMDAR 脑炎患者的多中心观察性研究中，一线治疗未能改善，但继续接受二线治疗的患者，获得更好功能结果的概率比其他患者高 2.5 倍以上，同时这些患者复发的风险也更低。不幸的是，由针对细胞内抗原并由 T 细胞介导的抗体引起的 PNS 往往对治疗反应不佳。对于这些患者来说，除了治疗原发性恶性肿瘤外，使用皮质类固醇和 IVIG 进行早期积极的免疫调节和免疫抑制治疗提供了神经系统恢复的最佳机会，这可能是因为神经元损伤尚未完全。也可以尝试更具攻击性的细胞毒性药物（如环磷酰胺，一种主要消耗 T 细胞的烷化剂）或免疫抑制剂（如他克莫司和环孢菌素）。在一项小型前瞻性系列研究中，对 10 名有 PNS 但没有活动性恶性肿瘤的患者进行了血浆置换和口服环磷酰胺治疗，其中 60% 的患者表现出残疾程度的稳定或改善。作为 T 细胞功能的负调节剂，他克莫司可能是细胞内抗体相关 PNS 的二线治疗药物选择。在一项单中心回顾性研究中，具有高滴度抗 Hu、抗 Yo 或抗 CRMP5 自身抗体的患者接受他克莫司并同时口服泼尼松治疗，其中一些患者发生了显著且具有功能意义的神经系统功能改善，但这一发现需要更大规模的研究来验证。

尽管近年来 PNS 患者的生存率有所提高，但这主要归功于肿瘤治疗的改进。对于疑似副肿瘤性和非副肿瘤性自身免疫性脑炎的患者，不应因等待自身抗体检测结果而推迟治疗。如果排除病毒和细菌原因，应立即开始免疫抑制治疗。如果患者对一线治疗没有反应，则应考虑将利妥昔单抗或环磷酰胺作为升级治疗。托珠单抗（tocilizumab）是一种抗白细胞介素 6 抗体，可有效治疗利妥昔单抗难治性自身免疫性脑炎患者。一般来说，60%～80% 的患者在 2 年内出现显著改善，尽管 15%～30% 的患者可能会出现复发。关于更积极的早期免疫抑制是否会降低复发率的讨论正在进行中。

七、预后

预后可能因特定的 PNS 类型和潜在的病理机制而异。一些疾病（如 LEMS 和重症肌无力）对免疫抑制治疗和潜在肿瘤的治疗反应良好。另一些疾病，涉及中枢神经系统的疾病，如脑脊髓炎或副肿瘤性小脑变性，通常对治疗的反应较差。潜在的病理机制可能是这些不同结果的基础。神经肌肉接头疾病，如 LEMS 或重症肌无力，不涉及母体神经元的丧失，因此一旦致病性自身抗体被去除，可以直接通过免疫抑制或间接通过治疗潜在的导致自身抗体生成的肿瘤来恢复其功能。相反，副肿瘤性小脑变性等疾病通常与神经元损伤有关，其亚急性病程，诊断常常被延迟，受影响的神经元经常死亡和丢失，从而导致不可逆的损伤，这再次强调了早期迅速治疗的重要性。值得注意的是，与具有相同肿瘤但没有 PNS 的患者相比，PNS 的患者可能有更好的预后。这种预后的改善并不仅仅归因于癌症的早期诊断。例如，就 SCLC 而言，抗 Hu 抗体的存在可以预测治疗反应和生存率。对于抗体阳性患者，组织病理学分析表明肿瘤和神经组织内都有严重的炎症浸润，机体内抗肿瘤炎症反应强烈，可能解释相对良好的治疗反应和生存率。此外，没有肿瘤的患者往往比有肿瘤的患者有更高的复发频率。

（常艳宇　谭莎　冯莉雯）

参考文献

［1］ARMANGU'E T, SABATER L, TORRES-VEGA E, et al. Clinical and immunological features of opsoclonus-myoclonus syndrome in the era of neuronal cell surface antibodies［J］. JAMA neurology, 2016, 73（4）：417-424.

［2］BERNAL F, SHAMS' ILI S, ROJAS I, et al. Anti-Tr antibodies as markers of paraneoplastic cerebellar degeneration and Hodgkin's disease［J］. Neurology, 2003, 60（2）：230-234.

［3］CHEFDEVILLE A, TREILLEUX I, MAYEUR M E, et al. Immunopathological characterization of ovarian teratomas associated with anti-N-methyl-D-aspartate receptor encephalitis［J］. Acta neuropathologica communications, 2019, 7：38.

［4］DALMAU J, GRAUS F. Antibody-Mediated Encephalitis［J］. The New England journal of medicine, 2018, 378（9）：840-851.

［5］DALMAU J, Rosenfeld M R. Update on paraneoplastic neurologic disorders［J］. Community oncology. 2010, 7（5）：219-224.

［6］DE GRAAFF E, MAAT P, HULSENBOOM E, et al. Identification of delta/notch-like epidermal growth factor-related receptor as the Tr antigen in paraneoplastic cerebellar de-generation［J］. Annals of neurology, 2012, 71（6）：815-824.

［7］DUBEY D, JITPRAPAIKULSAN J, BI H, et al. Amphiphysin-IgG autoimmune neuropathy：a recognizable clinicopathologic syndrome［J］. Neurology, 2019, 93（20）：e1873-e1880.

［8］DUBEY D, LENNON VA, GADOTH A, et al. Autoimmune CRMP5 neuropathy phenotype and outcome defined from 105 cases［J］. neurology, 2018, 90（2）：e103-e110.

［9］FIGUEROA M, GUO Y, TSELIS A, et al. Paraneoplastic neuromyelitis opticaspectrum disorder associated with metastatic carcinoid expressing aquaporin-4［J］. The journal of the American medical association neurology, 2014, 71（4）：495-498.

［10］GRAUS F, KEIME-GUIBERT F, REÑE, et al. Anti-Hu-associated paraneoplastic encephalomyelitis：analysis of 200 patients［J］. Brain, 2001, 124（Pt 6）：1138-1148.

［11］GRAUS F, TITULAER M J, BALU R, et al. A clinical approach to diagnosis of autoimmune encephalitis［J］. The lancet neurology, 2016, 15（4）：391-404.

［12］GRAUS F, VINCENT A, POZO-ROSICH P, et al. Anti-glial nuclear antibody：marker of lung cancer-related paraneoplastic neurological syndromes [J]. Journal of neuroimmunology, 2005, 165 (1-2): 166-171.

[13] GRAUS F, VOGRIG A, MUNÑIZ-CASTRILLO S, et al. Updated diagnostic criteria for paraneoplastic neurologic syndromes [J]. Neurology neuroimmunology & neuroinflammation, 2021, 8 (4): e1014.

[14] GRAUS F. Clinical approach to diagnosis of paraneoplastic neurologic syndromes [J]. Handbook of clinical neurology, 2024, 200: 79-96.

[15] GRAUS F. Anti-Hu-associated paraneoplastic encephalomyelitis: analysis of 200potients [J]. Brain: a journal of neurology, 2001, 124 (Pt 6): 1138-1148.

[16] HéBERT J, RICHE B, VOGRIG A, et al. Epidemiology of paraneoplastic neurologic syndromes and autoimmune encephalitides in france [J]. Neurology neuroimmunology neuroinflamm, 2020, 7 (6): e883.

[17] HOCHBERG M C, FELDMAN D, STEVENS M B. Adult onset polymyositis/dermatomyositis: an analysis of clinical and laboratory features and survival in 76 patients with a review of the literature [J]. Seminars in arthritis and rheumatism, 1986, 15 (3): 168-178.

[18] HOFTBERGER R, TITULAER M J, SABATER L, et al. Encephalitis and GABAB receptor antibodies: novel findings in a new case series of 20 patients [J]. Neurology, 2013, 81 (17): 1500-1506.

[19] HOFTBERGER R, VAN SONDEREN A, LEYPOLDT F, et al. Encephalitis and AMPA receptor antibodies: novel findings in a case series of 22 patients [J]. Neurology, 2015, 84 (24): 2403-2412.

[20] HONNORAT J, DIDELOT A, KARANTONI E, et al. Autoimmune limbic encephalopathy and anti-Hu antibodies in children without cancer [J]. Neurology, 2013, 80 (24): 2226-2232.

[21] IRANI S R, VINCENT A. Voltage-gated potassium channel-complex autoimmunity and associated clinical syndromes [J]. Handbook of clinical neurology, 2016, 133: 185-197.

[22] JOUBERT B, KERSCHEN P, ZEKERIDOU A, et al. Clinical spectrum of encephalitis associated with antibodies against the α-amino-3-hydroxy-5-methyl-4-isoxazolepropionic acid receptor: case series and review of the literature [J]. The journal of the American medical association neurology, 2015, 72 (10): 1163.

[23] KIMPINSKI K, IODICE V, VERNINO S, et al. Association of N-type calcium channel autoimmunity in patients with autoimmune autonomic ganglionopathy [J]. Autonomic neuroscience, 2009, 150 (1-2): 136-139.

[24] LANCASTER E, HUIJBERS M G, BAR V, et al. Investigations of caspr2, an autoantigen of encephalitis and neuromyotonia [J]. Annals of neurology, 2011, 69 (2): 303-311.

[25] LEE W J, LEE S T, BYUN J I, et al. Rituximab treatment for autoimmune limbic encephalitis in an institutional cohort [J]. Neurology, 2016, 86 (18): 1683-1691.

[26] LEE W J, LEE S T, MOON J, et al. Tocilizumab in autoimmune encephalitis Refractory to Rituximab: An institutional cohort study [J]. Neurotherapeutics, 2016, 13 (4): 824-832.

[27] MAKUCH M, WILSON R, AL-DIWANI A, et al. N-methyl-D-aspartate receptor antibody production from germinal center reactions: therapeutic implications [J]. Annals of neurology, 2018, 83 (3): 553-561.

[28] MCKEON A. Purkinje cell cytoplasmic autoantibody type 1 accompaniments: the cerebellum and beyond [J]. Archives of neurology, 2011, 68 (10): 1282.

[29] MICHAEL S, WATERS P, IRANI S R. Stop testing for autoantibodies to the VGKC-complex: only request LGI1 and CASPR2 [J]. Practical neurology, 2020, 20 (5): 377-384.

[30] MOTOMURA M, NAKATA R, SHIRAISHI H. Lambert-Eaton myasthenic syndrome: Clinical review

[J]. Clinical and experimental neuroimmunology, 2016, 7 (3): 238-245.

[31] MUÑIZ-CASTRILLO S, JOUBERT B, ELSENSOHN M H, et al. Anti-CASPR2 clinical phenotypes correlate with HLA and immunological features [J]. Journal of neurology, neurosurgery, and psychiatry, 2020, 91 (10): 1076-1084.

[32] ORANGE D, FRANK M, TIAN S, et al. Cellular immune suppression in paraneoplastic neurologic syndromes targeting intracellular antigens [J]. Archives of neurology. 2012, 69 (9): 1132-1140.

[33] PITTOCK S J, PARISI J E, MCKEON A, et al. Paraneoplastic jaw dystonia and laryngospasm with anti-neuronal nuclear autoantibody type 2 (anti-Ri) [J]. Archives of neurology, 2010, 67 (9): 1109-1115.

[34] PRANZATELLI M R, TATE E D, MCGEE N R. Demographic, clinical, and immunologic fea-tures of 389 children with opsoclonus-myoclonus syndrome: a cross-sectional study [J]. Frontiers in neurology, 2017, 8: 468.

[35] ROTTA F T, BRADLEY W G. Marked improvement of severe polyneuropathy associated with multifocal osteosclerotic myeloma following surgery, radiation, and chemotherapy [J]. Muscle Nerve, 1997, 20 (8): 1035-1037.

[36] SAIZ A, BRUNA J, STOURAC P, et al. Anti-Hu-associated brainstem encephalitis [J]. Journal of neurology, neurosurgery, and psychiatry, 2008, 80 (4): 404-407.

[37] TITULAER M J, LANG B, VERSCHUUREN J J. Lambert-Eaton myasthenic syndrome: from clinical characteristics to therapeutic strategies [J]. The lancet neurology, 2011, 10 (12): 1098-1107.

[38] TITULAER M J, MCCRACKEN L, GABILONDO I, et al. Treatment and prognostic factors for long-term outcome in patients with anti-NMDA receptor encephalitis: an observational cohort study [J]. The lancet neurology, 2013, 12 (2): 157-165.

[39] V VERNINO S, O'NEILL B P, MARKS R S, et al. Immunomodulatory treatment trial for paraneoplastic neurological disorders [J]. Neuro-Oncology, 2004, 6 (1): 55-62.

[40] VERNINO S, LOW P A, FEALEY R D, et al. Autoantibodies to ganglionic acetylcholine receptors in autoimmune autonomic neuropathies [J]. The New England journal of medicine, 2000, 343 (12): 847-855.

[41] VINCENT A, BUCKLEY C, SCHOTT J M, et al. Potassium channel antibody-associated encephalopathy: a potentially immunotherapy-responsive form of limbic encephalitis [J]. Brain, 2004, 127 (Pt 3): 701-712.

[42] VOGRIG A, GIGLI G L, SEGATTI S, et al. Epidemiology of paraneoplastic neurological syndromes: a population-based study [J]. Journal of neurology, 2020, 267 (1): 26-35.

[43] YU Z, KRYZER T J, GRIESMANN G E. CRMP-5 neuronal autoantibody: marker of lung cancer and thymoma-related autoimmunity [J]. Annals of neurology, 49 (2): 146-154.

第七章 髓鞘相关性脑白质病及其他

第一节 急性播散性脑脊髓炎

一、概述

急性播散性脑脊髓炎（acute disseminated encephalomyelitis，ADEM）也称感染后脑脊髓炎，是一种自身免疫性中枢神经系统（CNS）脱髓鞘疾病。ADEM 常由病毒感染诱发，由脑和脊髓中的炎症反应所致。多灶性神经功能障碍呈急性发作，进展迅速。

二、流行病学特征

ADEM 并不常见，ADEM 在 18～82 岁成人中均有报道，平均患病年龄 37 岁（标准差 ±23 岁），该病无特殊的种族分布，数项研究表明男性发病略多。近年来 ADEM 的表型不断扩大，可能与髓鞘少突胶质细胞糖蛋白（MOG）抗体相关疾病有重叠。

三、病因及发病机制

ADEM 的发病机制并不完全清楚，可能的机制假说包括自身免疫、在遗传易感性个体中由环境刺激诱发。现已提出的机制是髓鞘自身抗原如髓鞘碱性蛋白、蛋白脂质蛋白及 MOG 与感染性病原体有相同的抗原决定簇。

ADEM 与前驱感染相关，2022 年一篇针对 ADEM 成人的荟萃分析纳入 12 项研究、共计 437 例患者，约 50% 的 ADEM 病例与前驱感染有关，但并不一定能识别出特定的病原体。与 ADEM 相关的感染性病原体包括风疹病毒、腮腺炎病毒、水痘病毒、麻疹病毒、天花病毒、EB 病毒、单纯疱疹病毒、人疱疹病毒 6 型、流感病毒、HIV 和肺炎支原体。此外，严重急性呼吸综合征冠状病毒 2（Severe acute respiratory syndrome coronary virus 2，SARS-CoV-2）感染可能与 ADEM 相关，少数病例报告称，新型冠状病毒感染（Coronavirus disease 2019，COVID-19）患者出现了符合 ADEM 的临床和神经影像学表现。

ADEM 与免疫接种呈弱相关，虽然早期报道提示少数 ADEM 病例出现于免疫接种后，但后续研究发现，ADEM 与免疫接种几乎没有相关性。在美国，研究表明在疫苗接种的主要暴露时间窗（发病前 5～28 日），ADEM 风险并未增加。2011—2015 年进行的一项病例对照研究纳入中国某省的成人和儿童，发现疫苗与 ADEM 风险无关。

导致 ADEM 的免疫事件可分为 2 个主要阶段：一是初始的 T 细胞致敏和激活阶段，二是随后的募集和效应阶段。这些阶段之后是修复和髓鞘再生。

致敏和激活阶段：致敏阶段发生在全身次级淋巴器官，此处抗原提呈细胞将髓鞘蛋白抗原及肽类提呈给神经抗原反应性 T 细胞。活化的 T 细胞增加，然后向 CNS 迁移，经毛细血管后小静脉进入血管周围间隙。在树突状细胞表达的 HLA Ⅱ类分子的背景下，T 细胞在血管周围间隙（Virchow-Robin space，V-R 间隙，VRS）再次遇到其同源抗原。这种再激活使 T 细胞可穿过胶质界膜并进入脑实质。

募集和效应阶段：抗原提呈细胞和活化 T 细胞通过产生细胞因子和趋化因子进一步募集，从而促使更多 T 细胞及其他白细胞（如多形核和单核吞噬细胞）迁移至 CNS。

募集的肥大细胞、T 细胞和单核细胞释放蛋白酶可破坏血脑屏障，并产生活性氧自由基进一步使内皮损伤。随后进入效应阶段，此时对于其他引起脱髓鞘和轴突损伤的炎症过程来说，T 细胞更多是起次要作用。这些过程包括产生氧和氮自由基、肿瘤坏死因子 -α、直接和间接补体激活、抗体依赖性细胞毒性、髓鞘吞噬、$CD8^+$ 细胞毒性 T 淋巴细胞直接损伤轴突、蛋白酶分泌及少突胶质细胞凋亡。也会发生谷氨酸介导的少突胶质细胞兴奋性毒性损伤。

这种炎症过程会持续数日至 2 周，导致脱髓鞘轴突伸长，而其中一部分可能发生横断。

修复。修复过程始于星形胶质细胞的激活与增生。巨噬细胞清理碎片、驻留细胞和 T 细胞产生的抗炎细胞因子和多种生长因子增加。少突胶质细胞前体细胞被激活，连同存活下来的少突胶质细胞一起开始髓鞘再生过程。

四、病理

肉眼观察 ADEM 患者的神经病理脑切片常见水肿，与之相符的观察结果是，糖皮质激素治疗通常可改善 ADEM，并且 ADEM 仅引起极轻微神经系统后遗症。但在其他病例中，脑组织可能看起来正常。

最常见的组织病理学表现为静脉周围有淋巴细胞浸润，也已有研究观察到中性粒细胞、浆细胞、小胶质细胞、泡沫状巨噬细胞和嗜酸性粒细胞浸润。许多报道强调，静脉周围炎性袖套反应和脱髓鞘表现是 ADEM 的病理学标志和主要病变。在部分 ADEM 病例中，这些静脉周围病灶最终可能合并形成融合的脱髓鞘区域。这与 MS 不同，后者通常表现为分散的多个病灶。

巨噬细胞内可见髓鞘分解产物，即脂质。血管周围的炎症浸润常呈血管套状。其他特征可能包括由血管壁炎症构成的血管炎型病变，血管周围坏死，脑膜淋巴细胞浸润，以及灰质中存在胶质结节。一些病例中可见反应性星形胶质细胞，并且神经胶质增生通常会取代炎性渗出物。已在致死性 ADEM 病例中观察到了轴突损伤。

五、临床表现

（一）典型 ADEM

ADEM 的典型表现大多涉及前驱感染性疾病。典型表现出现于前驱疾病后数日至 2 个月（平均约 12.5 日），包括急性起病的多灶性神经系统症状伴脑病。大多数患者出现运动障碍，可累及单个肢体或者导致下肢轻瘫或四肢轻瘫。感觉障碍、脑干受累较常见，包括眼球运动障碍和构音障碍。其他症状和体征可包括头痛、脑膜刺激征、共济失调、失语、视神经炎（有时为双侧）、眼球震颤、锥体外系运动障碍、尿潴留、癫痫发作和颅内压增高。

儿童比成人更常出现 ADEM，儿童中诊断 ADEM 的必要临床特征之一是存在脑病。在成人，存在脑病具有临床意义，有助于与其他疾病（如 MS）鉴别，仅 20%~56% 的成人病例报告了脑病。

（二）变异型 ADEM

一些研究者识别出其他 ADEM 变异型，包括部位局限型（如感染后脊髓炎或脊髓神经根神经炎）及中枢和周围神经系统同时受累的类型。急性出血性白质脑炎（acute hemorrhagic leukoencephalitis，AHLE）是 ADEM 的一种变异型，通常在感染性病变后出现，表现为脑膜刺激征、头痛、癫痫发作、多灶性神经系统受累、非对称性神经功能障碍，并迅速进展至昏迷。AHLE 的病理特征包括水肿、放射冠点状出血、血管周围出血、血管壁破坏伴纤维蛋白沉积以及中性粒细胞浸润。

（三）ADEM 伴周围神经系统受累

此类患者可能有周围神经系统受累的临床或亚临床电生理证据。周围神经损伤的临床表现包括肢体远端感觉异常、会阴部感觉缺失和肌肉萎缩，与仅有 CNS 症状的患者相比，周围神经受累的患者明显年龄偏大、预后较差且复发风险增高。

六、辅助检查

对疑似诊断为 ADEM 的患者，首先要进行详细的临床病史采集和体格检查，常可发现脑病和多灶性神经系统症状。

对疑诊 ADEM 的患者应进行下列检查：

（一）神经影像学检查

疑似 ADEM 的患者应首选头颅 MRI 平扫和增强扫描。还需进行颈髓和胸髓 MRI 检查，这有助于鉴别 ADEM 与其他 CNS 脱髓鞘疾病（如 NMOSD 和 MS）。即使没有脊髓受累的症状或体征，所有存在 CNS 脱髓鞘证据的患者均应接受颈髓和胸髓 MRI 检查。

1. 头部 CT

许多疑似 ADEM 或其变异型的患者为急诊科首诊，可能需要予以急查头部 CT 以排除神经系统疾病的其他病因。然而，头部 CT 结果通常提示正常或结果不具有诊断意义，特别是在 ADEM 病程早期；也有一些患者可经 CT 检查发现局灶性或多灶性白质损伤的证据。

2. 头颅 MRI

ADEM 相关的头颅 MRI 病变通常呈双侧且不对称，边界往往不清。大多数患者的深部和皮质下白质有多发病灶，伴脱髓鞘特征。ADEM 病灶在 MRI T2 加权序列和液体衰减反转恢复（FLAIR）序列上呈高信号，在非增强 T1 加权序列上通常不太明显。然而，大的病灶在非增强的 T1 加权序列上表现为轻微低信号。病变表现存在相当大的差异，大的融合病灶、单个孤立病灶和多个小病灶均有报道。病灶可出现于脑室周围和皮层下白质（包括胼胝体和半卵圆中心），也可见于灰质（包括皮质、基底节和丘脑）。脑干、小脑和脊髓内的幕下病变较常见。部分患者头颅 MRI 病灶的出现可能存在滞后现象，有研究报道，头颅 MRI 病变出现的延迟时间为 ADEM 症状发作后 8 周。

3. 脊髓 MRI

ADEM 患者常有脊髓病变，但不伴幕上受累的孤立性脊髓病变较罕见。长节段和短节段脊髓病变均有报道，但延伸超过多个节段的大型融合性髓内病变更常见，特别是在 MOG 抗体相关 ADEM 中。

4. 增强病灶

ADEM 病灶的 MRI 钆增强情况不一，在同一次扫描中，增强病灶和非增强病灶可能同时存在。即使 ADEM 通常是一种单相疾病，但在病程早期，重复扫描所示的增强和非增强病灶的存在情况均可能发生变化，尤其是 MOG 相关脱髓鞘病变。

5. 弥散 MRI

磁共振弥散加权成像（DWI）中，ADEM 相关病灶在急性期（即症状出现后 7 日内）显示弥散受限，即表观弥散系数（apparent diffusion coefficient，ADC）减低，但在初始发病后几周内可见弥散增加和 ADC 恢复正常。

MRI 异常消退：许多 MRI 病灶在 18 个月内消失，但一些患者在随访影像学检查时可见残余病灶。

（二）脑脊液分析

疑诊为 ADEM 的患者应接受腰椎穿刺脑脊液分析，以查找炎症证据并鉴别 ADEM 与其他疾病（如 MS、NMOSD），同时排除感染。应包括细胞计数、蛋白质、葡萄糖和培养，评估脑脊液和血清 IgG 寡克隆带（OCB），包括 IgG 合成率和 IgG 指数，寡克隆带有助于区分以 ADEM 为首次发作的 MS。

ADEM 患者的脑脊液表现多变，虽然可能正常，但 50%～80% 的患者其脑脊液可见异常。ADEM 的典型异常表现不具特异性，包括脑脊液淋巴细胞增多（脑脊液白细胞计数通常 < 100×10^6 L）和蛋白轻度升高（通常 < 0.7 g/L），但也报道过更高的数值。

血清自身抗体：疑诊 ADEM 患者需检测血清 MOG-IgG 自身抗体和 AQP4-IgG 自身抗体。抗 MOG-IgG 抗体是 MOGAD 的标志，MOGAD 是一种脱髓鞘疾病，以 ADEM、复发性和双侧视神经炎、横贯性脊髓炎和脑干脑炎等多种表现为特征。尽管数据有限，但一项研究发现，一个含 20 例 ADEM 成人患者的队列中，抗 MOG 抗体血清阳性率为 60%。ADEM 儿童的抗 MOG 抗体血清阳性率为 33%～66%。抗 AQP4-IgG 抗体是 NMOSD 的特异性生物标志物。抗 AQP4 抗体血清阳性的脑部病变、视神经炎或横贯性脊髓炎患者符合 NMOSD 标准。

（三）其他检查

其他检查包括诱发电位检查和脑电图，但结果通常不具特异性。脑电图的实用性存在争议。

七、诊断与鉴别诊断

（一）诊断

目前尚无特异性生物标志物或确诊性试验来确立 ADEM 的诊断。存在 MOG-IgG 抗体则可归类为 MOG 相关脱髓鞘。

1. 支持特征

支持 ADEM 诊断的特征包括头颅 MRI 单个或多个幕上或幕下脱髓鞘病灶，以及 T1 加权 MRI 未见破坏性"黑洞"病灶，后者提示先前发作过炎症或脱髓鞘（可见于 MS）。前驱感染和脑脊液异常（轻度脑脊液淋巴细胞增多和轻度脑脊液蛋白升高）可提示 ADEM，但不是诊断 ADEM 的必要条件。

2. 排除性诊断

由于缺乏特异性诊断检查，ADEM 是一种排除性诊断，必须排除其他 CNS 脱髓鞘和炎症综合征，尤其是 MOGAD、MS、NMOSD。

3. 诊断标准

成人 ADEM 尚无统一的诊断标准，但关键表现如下：

（1）首次多灶性临床 CNS 事件，推测为炎症性脱髓鞘病因

（2）常见临床特征：①锥体束征。②脑干症状。③有无法用发热解释的脑病。

（3）发病前可能有前驱事件。

（4）MRI 病灶特征：①急性期（3 个月）MRI 异常，表现为界限不清的弥漫性大病灶，主要累及白质。②可出现深部灰质、脑干、小脑和脊髓病灶。③白质 T1 低信号病灶罕见。

（5）排除其他诊断，包括其他炎症性脱髓鞘疾病和脑炎。

（二）鉴别诊断

主要与 MOGAD、NMOSD 或 MS 首次发作相鉴别。

在 ADEM 鉴别诊断中应考虑到的其他疾病包括感染性脑膜脑炎、神经系统结节病、血管炎、进行性多灶性白质脑病（progressive multifocal leukoencephalopathy，PML）和贝赫切特（Behçet）综合征。

1. MOGAD

血清 MOG-IgG 抗体阳性提示 MOGAD。其特征是具有与 CNS 脱髓鞘相关的多种表现，包括 ADEM 和其他综合征，如复发性和双侧视神经炎、横贯性脊髓炎和脑干脑炎等。

MOGAD 诊断标准参照 2023 年国际 MOGAD 专家组建议的诊断标准。

2. MS

MS 是一种以时间多发性和空间多发性为特征的慢性自身免疫性脱髓鞘疾病，ADEM 可出现发热，而 MS 中少见。ADEM 通常会引起广泛的 CNS 功能障碍，常伴意识受损

和/或脑病，而 MS 通常表现为单一症状（如视神经炎或亚急性脊髓病）且呈复发 - 缓解过程。MS 发作通常不会引起脑病。共济失调是 ADEM 的常见起病特征，但较少成为 MS 的起病特征。脑部 MRI 特征可能有助于鉴别 ADEM 与 MS：①ADEM 的 MRI 病灶通常比早期 MS 更多，表现为面积更大的双侧非对称性白质异常。②ADEM 的病灶往往边界不清，而 MS 的病灶边界更清楚。③MRI 检出新旧程度大致相同的脑部病灶非常符合 ADEM，而存在新旧程度不同的脑部病灶和/或存在"黑洞"（T1 加权像低信号病灶）则提示 MS。

3. NMOSD

NMOSD 主要累及视神经和脊髓，但也可累及脑和脑干。疾病特异性 AQP4 抗体在 NMOSD 的发病机制中起到直接作用，其存在是鉴别 NMOSD 的依据。NMOSD 的标志性特征包括双侧同时或短时间内相继出现的视神经炎（导致视力丧失）急性发作、急性横贯性长节段脊髓炎（常引起肢体无力和膀胱功能障碍）、极后区综合征（顽固性呃逆或恶心和呕吐），以及间脑综合征、脑干综合征和大脑综合征。

4. PML

PML 是一种由 JC 病毒引起的脑部炎症性脱髓鞘疾病。PML 几乎仅见于免疫抑制个体。典型 PML 呈进展性和多灶性，并累及白质。与 ADEM 相似，PML 患者可能出现多灶性神经功能障碍，包括运动无力、视觉改变和认知障碍。PML 起病可能不如 ADEM 急骤，但可在数月期间迅速进展，常造成重度残疾甚至死亡。PML 的典型神经影像学表现为对称性或非对称性多灶性白质脱髓鞘，这些病灶不符合脑血管分布区，且既无占位效应也无对比增强。对于有相应神经系统和神经影像学特征的患者，聚合酶链式反应（polymerase chain reaction，PCR）检出脑脊液中的 JC 病毒 DNA 可确诊 PML，有时也可通过脑活检确诊。

5. Behçet 综合征

Behçet 综合征的特征是反复发作的口腔阿弗他溃疡和全身性表现，后者可能为生殖器溃疡、眼部病变、皮肤病变、胃肠道疾病、神经系统疾病、血管疾病或关节炎。Behçet 综合征的多数临床表现是由血管炎所致。该病好发于 20～40 岁的年轻成人，其神经系统损害可能类似于脱髓鞘疾病。患者可能存在急性或慢性复发性脑膜炎、伴精神状态改变的脑膜脑炎、灰质和白质多灶性实质损害或者脑干和脑神经受损。Behçet 综合征的诊断主要基于临床表现，尚无具有诊断意义的实验室检查发现。常见表现是急性期反应物非特异性增多。脑脊液分析通常显示细胞数增多；慢性期细胞计数常小于 60/mL，诊断参照 2014 年 ICBD 分类和诊断标准。

八、治疗

免疫抑制是 ADEM 的主要治疗方法。

（一）急性期

推荐对 ADEM 成人使用大剂量糖皮质激素进行治疗。在患者发病时即可开始使用糖皮质激素，常用方案：静脉给予甲泼尼龙 1 000 mg/d，连用 3～5 日，然后予以口服糖皮质激素逐渐减量治疗，是否需要长期的口服激素维持治疗，仍需要进一步探讨。

（1）特定患者的经验性抗感染治疗：一些患 ADEM 的成人表现为发热、脑膜刺激征和急性脑病,并且有血液和脑脊液炎症证据。如果这类患者存在脑炎但无明显原因,应启用阿昔洛韦经验性治疗,并持续治疗直至排除感染性病因。

(2)初始治疗效果不佳:对于糖皮质激素疗效较差的 ADEM 患者,治疗选择包括 IVIG 或血浆置换。此外,若疑似 ADEM 患者应用糖皮质激素治疗效果不佳,则应查找其他病因。

(3)IVIG:如果糖皮质激素疗效不佳,可使用 IVIG 0.4 g/(kg·d),静脉给药,连用 5 日。

(4)血浆置换:血浆置换也用于糖皮质激素治疗无效的 ADEM 成人患者,但相关数据有限。对于 ADEM,血浆置换通常应在 10~14 日期间进行 5~7 次。一种合理的治疗方案是进行 6 次置换,每 2 天 1 次,每次置换 1~1.5 倍血浆容量。

(5)恶性水肿的处理:暴发性 ADEM 或 AHLE 有时可进展为恶性占位性脑水肿,伴颅内压增高和脑疝。该过程可导致神经功能恶化,表现通常包括觉醒水平下降、瞳孔改变和运动反应恶化。这些征象提示需要采取紧急措施治疗脑水肿。处理包括:密切监测神经系统并发症,采取措施降低脑内压,例如抬高床头、渗透性治疗、按需给予短时间过度通气,以及对脑水肿危及生命者实施单侧去骨瓣术。

(二)随访

对于脑脊液特异性 OCB 检测阳性的 ADEM 患者,建议在数年内每年进行 1 次头颅 MRI 平扫和钆增强扫描,以监测是否出现新病灶和可能的 MS。若患者在 ADEM 发病时可检测到抗 MOG 抗体滴度,则应每 6 个月复查 1 次,至少监测 1 年。对抗体滴度持续较高的患者应予以密切临床观察,并每 6~12 个月进行 1 次影像学复查。血清抗 MOG 抗体持续阳性与复发风险增加相关。

九、预后

现有研究表明,与儿童 ADEM 相比,成人 ADEM 的病情更严重,结局更差。大多数患者在治疗后可获得改善,并且在轻症患者中可出现自发缓解。据报道,10%~46% 的成人患者获得完全缓解。

(一)死亡率和残疾

ADEM 可能致命,尤其是暴发性病例。大样本研究显示死亡率约为 8%,入住 ICU 的 ADEM 患者死亡率约为 25%,成人 ADEM 残余功能障碍的发生率约为 47.5%。

AHLE 是 ADEM 的超急性变异型,预后较差。1 项病例系列研究中,8 例患者都接受了积极治疗,包括糖皮质激素、血浆置换、IVIG 和去骨瓣减压术等,但其中 6 例死亡,其余 2 例有严重残疾。

(二)复发

虽然传统上认为 ADEM 是一种单相疾病,但多达 1/4 的成人患者至少可出现 1 次复发。存在抗 MOG 抗体与复发可能性更高相关。血清抗 MOG 抗体持续阳性与复发风险增加相关。

(林嘉灏 卢婷婷)

参考文献

[1] KETELSLEGERS I A, VISSER I E R, NEUTEBOOM R F, et al. Disease course and outcome of acute disseminated encephalomyelitis is more severe in adults than in children [J]. Multiple sclerosis journal, 2011, 17 (4): 441-448.

[2] KOELMAN D L H, CHAHIN S, MAR S S, et al. Acute disseminated encephalomyelitis in 228 patients: A retrospective, multicenter US study [J]. Neurology, 2016, 86 (22): 2085-2093.

[3] LI K, LI M, WEN L, et al. Clinical presentation and outcomes of acute disseminated encephalomyelitis in adults worldwide: systematic review and meta-analysis. Frontiers in immunology, 2022, 13: 870867.

[4] MARCHIONI E, RAVAGLIA S, PICCOLO G, et al. Postinfectious inflammatory disorders: subgroups based on prospective follow-up [J]. Neurology, 2005, 65 (7): 1057-1065.

[5] POHL D, ALPER G, VAN HAREN K, et al. Acute disseminated encephalomyelitis: Updates on an inflammatory CNS syndrome [J]. Neurology, 2016, 87 (9 Suppl 2): S38-S45.

第二节　瘤样脱髓鞘病变

一、概述

瘤样脱髓鞘病变（tumefactive demyelinating lesions, TDLs），既往也称瘤样炎性脱髓鞘病（tumor-like inflammatory demyelinating disease, TIDD）或脱髓鞘假瘤（demyelinating pseudotumor, DPT），是中枢神经系统（CNS）中一种相对特殊类型的免疫介导的炎性脱髓鞘病变，绝大多数为脑内病变，脊髓 TDLs 鲜有报道。影像学所见病变体积较大，多伴周边水肿，且具有占位效应，和/或 MRI 增强影像学改变，易与脑肿瘤相混淆，因此得名。

尽管脑活检是诊断 TDLs 的"金标准"，但有其局限性：①因患者恐惧心理或医院条件所限，脑活检难以广泛开展。②当 TDLs 病理不典型时，如伴有胶质细胞过度增殖表现或假性异型性，易与脑胶质瘤相混淆。③活检术前使用糖皮质激素（以下简称激素）可导致原发性中枢神经系统淋巴瘤（PCNSL）病变组织失去典型淋巴瘤病理结构，且病变边缘常伴反应性 T 细胞增多，易被误诊为 TDLs。④当脑活检取材少或定位不够精确时，缺乏典型病理改变，难以确诊，需再次活检。

目前，对 TDLs 诊断仍主要依靠临床与影像学特点。

二、病理

TDLs 病变以白质受累为主，可累及皮层及皮层下白质。其病理学特征如下：

（1）苏木精伊红（hematoxylin-eosin staining, HE）染色和髓鞘染色显示病变区域组织结构破坏，髓鞘脱失。

（2）轴索染色和免疫组织化学标记神经丝蛋白可显示髓鞘脱失区域轴索相对保留。

(3) HE 染色和 CD68 免疫组织化学标记可显示病变区域内有大量吞噬髓鞘碎片的格子细胞，在急性期应用快蓝（Luxol fast blue）髓鞘染色可见胞质内充满蓝染的髓鞘碎片。

(4) 病变区域及周围组织内可见血管周围"套袖"样淋巴细胞浸润，渗出细胞以 T 淋巴细胞为主。

(5) HE 染色和免疫组织化学标记胶质纤维酸性蛋白（GFAP）检查结果显示，病变组织内不同程度反应性增生的星形胶质细胞，其胞质丰富，核常偏位，GFAP 或霍尔泽（Holzer）染色还可见呈星芒状突起。

(6) 多数患者病变组织中可见散在分布的 Creutzfeuldt 细胞（怪异的肥胖型星形细胞），其特征为：胞质丰富、淡染，核膜消失，染色质变为不规则染色体形式，称之为"流产型核分裂"，易被误诊为胶质瘤，该细胞对 TDLs 的诊断虽不具有特异性，但结合其他改变高度提示该病诊断。

(7) TDLs 的病理学改变也会随病程而发生相应变化。病程急性期（起病≤3 周）病理表现符合病理上的急性活动期改变：病灶处于显著的炎性反应阶段，髓鞘广泛脱失，轴索可见不同程度肿胀损伤。亚急性期（起病 4～6 周）病理符合慢性活动期病理改变：病灶边界清晰，轴索相对保留，含有髓鞘降解物的巨噬细胞呈放射状聚集在病灶边缘。病程慢性期（起病≥7 周）病理以阴燃性活动期或非活动期表现为主：病灶髓鞘部分再生。病灶中心为非活动性者，炎性细胞数很少，周围环绕巨噬细胞和小胶质细胞，但这些细胞内几乎不含有髓鞘降解物。非活动期主要表现为病灶中髓鞘脱失区逐渐修复。不同时期病理改变可同时存在。

需注意以下几点：

(1) 有时脑活检病理检查具有一定局限性，部分脑肿瘤患者因病理缺乏典型表现而易被误诊为 TDLs，而在随访中发现病情加重，经再次或多次手术确诊。因此，对于病理或影像表现不典型患者，临床与影像的随访尤为重要。

(2) 国内外研究表明，脑活检前激素的应用是脑活检病理结果不典型的常见因素之一，特别是针对 PCNSL，活检前应避免使用激素。

(3) 取材部位也是影响脑活检病理结果的重要因素之一，不要选择病变中心，而应选择 MRI 上强化显著的病变部位，其在一定程度上可反映出局部的免疫活动性。

三、临床特征

（一）发病特点

TDLs 的发病率及患病率等流行病学资料缺如。急性或亚急性起病居多，少数慢性起病，鲜有前驱感染症状，个别发病前有疫苗接种及感冒受凉史。男女患者比例基本相当，各年龄段均可发病，以中青年为多。国内报道的平均发病年龄约 35 岁。大多数 TDLs 为单次病程，少数可向复发-缓解型 MS 转化，或再次以 TDLs 形式复发，极少数可与 NMOSD、MOGAD 重叠。

（二）临床表现

绝大多数 TDLs 患者脑内受累，少数脊髓也可受累。与脑胶质瘤相比，多数 TDLs

临床症候相对较显著，少数亦可表现为影像病灶大、临床症状相对较轻的特点，与胶质瘤类似。TDLs 以头痛、言语不清、肢体力弱起病多见。部分患者早期可仅表现为记忆力下降、反应迟钝、淡漠等精神认知障碍，易被患者及家属忽视。随病情进展，症状可逐渐增多或加重，也可有视力下降。TDLs 的临床症候主要取决于病变累及的部位及范围，活动期症状可逐渐增多或加重，但很少仅表现癫痫发作（在脑胶质瘤中多见）。当 TDLs 病变较弥漫或多发时，可影响认知功能，部分出现二便障碍。TDLs 以白质受累为主，还可累及皮层及皮层下白质。病灶可为单发或多发，病变双侧受累较为常见，极少数可同时累及脊髓。累及额叶最为多见，其次为颞叶、顶叶，基底节区与胼胝体及半卵圆中心受累也较常见。

四、辅助检查

（一）实验室检查

1. 脑脊液（CSF）相关检查

颅压多数正常，少数轻度增高，多数患者 CSF 蛋白水平正常，少数轻、中度增高，细胞数多为正常。个别患者 CSF 的寡克隆带（OCB）呈弱阳性或阳性。部分患者的髓鞘碱性蛋白（myelin basic protein，MBP）或 IgG 合成率不同程度增高。若动态观察 OB 持续呈阳性，要注意其向 MS 转化之可能。

2. 血清学免疫相关检查

极少数 TDLs 与 NMOSD 重叠，其血清水通道蛋白 4（AQP4）抗体阳性；伴有可提取核抗原（extractable nuclear antigen，ENA）部分抗体阳性者更易复发。

（二）影像学检查

按 TDLs 的影像学形态特点、病灶形态可将 TDLs 分为以下 3 型：①弥漫浸润样病灶（diffuse infiltrating lesions）。T2WI 序列显示病灶边界不清，可呈不均匀强化，弥漫浸润样生长。②环样病灶（ring-like lesions）。病灶形态为圆形或类圆形，可呈闭合环形及开环形强化。③大囊样病灶（megacystic lesion）。T1WI、T2WI 序列病灶均呈高信号，边界非常清楚，可呈环形强化。此型较为少见。

1. 头颅 CT 检查

CT 平扫检查显示，绝大多数为边界较清楚的低密度影，个别可为等密度，CT 强化多不显著。

2. 头颅 MRI 检查

（1）头颅 MRI 平扫：病灶 T1WI、T2WI 序列多为高信号，70% 以上的患者 T2WI 像为高信号，边界较清楚，部分伴 T2 低信号边缘。TDLs 多有占位效应，但多不及脑肿瘤明显，病灶周围多可见水肿带。急性或亚急性期，以细胞源性水肿为主，弥散加权成像（DWI）多为高信号，经激素规范治疗后，病灶多在数周内逐渐缩小或消散。

（2）MRI 增强扫描：因血脑屏障的破坏，TDLs 在急性期与亚急性期钆喷酸葡胺（gadopentetate dimeglumin，Gd-DTPA）增强检查结果表现为结节样、闭合环样、开环样、火焰状等不同形式的强化。其中，开环样强化（亦称"C"形强化,）最具特征，即周边不连续的半环或开环形强化。另外，部分 TDLs MRI 增强扫描可见垂直于脑室的扩张的静脉影，呈梳齿样结构，急性期与亚急性期多见，该特点对于 TDLs 的诊断具有一定特异性，脑肿瘤一般无此特点。国内一项 60 例 TDLs 大样本研究结果表明，TDLs 的 MRI 增强扫描的病灶形态可随 TDLs 临床病程按一定规律演变：①急性期（起病<3周），以斑片状或结节状强化为主。②亚急性期（起病 4~6 周），则逐步演变为开环样、闭合环样或花环样，同时也可合并斑片状强化。③慢性期（起病≥7 周），除仍可表现为开环或闭合环形，原有增强信号逐渐变淡呈斑片状或消失。

3. **磁共振波谱分析（MRS）**

MRS 可反映病变组织的代谢情况，对 TDLs 与脑胶质瘤与 PCNSL 的鉴别具有一定的临床价值。TDLs 的 MRS 主要表现为：胆碱（Cho）峰升高、N-乙酰天门冬氨酸（NAA）峰降低，部分还伴有一定程度乳酸（Lac）峰升高。尽管脑肿瘤也有类似表现，但后者 Cho 峰升高、NAA 降低程度更为显著，一般 Cho/NAA 多不小于 2。

4. **灌注加权成像（PWI）**

PWI 可用来评价病灶内的血流灌注情况。胶质瘤新生血管多，往往呈高灌注，而 TDLs 一般不出现高灌注表现。

5. **其他检查**

电生理学检查对于 TDLs 的诊断价值并不显著。

五、诊断与鉴别诊断

（一）诊断

1. 基本标准

（1）临床症状持续超过 24 小时，在一定时间内进行性加重，有或无神经功能缺损。

（2）头颅 MRI（场强 1.5T 以上）检查示：颅内单发或多发病灶，至少有 1 个病灶具有轻中度占位效应，有或无不同程度水肿带，且病灶最长径≥2 cm。占位效应程度分级为：①轻度。脑沟消失。②中度。脑室受压。③重度。中线移位，或出现钩回疝、大脑镰下疝。病灶周围水肿程度分级：①轻度。水肿带<1 cm。②中度。水肿带 1~3 cm。③重度。水肿带>3 cm。

（3）病灶主体以脑白质为主。

（4）头颅 CT 平扫示病灶为低密度或稍等密度。

（5）患者的临床症状、实验室及影像学指标难以用其他颅内占位性疾病更好地解释。

2. 支持指标

（1）临床症状。符合下列 3 条即可：①中青年起病。②急性、亚急性起病。③头痛起病。④病情严重程度与影像学平行对应（部分感染性疾病临床症状相对于影像学表现过重，而脑胶质瘤等临床症状少，病情相对于影像学明显较轻）。

（2）常规实验室指标。符合下列 3 条即可：①颅内压正常或轻中度增高（一般≤240 mmH$_2$O）。②CSF 细胞数正常或轻度增多（一般≤50 个/mm^3）。③CSF 蛋白水平正常或轻、中度增高（一般≤1 g/L）。④CSF-OB 阳性和/或 MBP 升高。⑤血清抗 AQP4 抗体阳性。

（3）普通影像学指标。符合下列1条即可：①病灶单发或多发，且累积双侧半球，但非粟粒性。②病灶边界相对清楚（有时伴T2低信号边缘）。

（4）不同临床时期（起病＜3周、4～6周、≥7周）其增强MRI特点按一定规律动态演变。同一病灶具有从结节样或斑片样强化向环形（或开环样、花环样、火焰状）强化逐渐演变特点。

（5）病灶形态（增强MRI）呈环样结构，且须具备以下特征：①有1个或数个缺口。②呈开环样、"C"形、反"C"形强化。

（6）梳齿征阳性。增强MRI检查示侧脑室旁病灶内可见梳齿样排列的扩张静脉影。

3. 警示指标

出现以下指标，需慎重诊断TDLs。

（1）临床特点具有以下情况之一：①首次发病年龄＞60岁。②隐袭起病，病程迁延大于1年。③与影像学相比，临床症状较少，病情较轻。④病程中出现显著的脑膜刺激征。⑤病程中出现超过24小时的发热，且难以用其他病因解释。

（2）以癫痫起病。

（3）T1WI和/或T2WI像示病灶边界模糊不清。

（4）病灶内显著出血、坏死；或DWI像示病灶呈低信号或混杂信号。

（5）增强MRI显示病灶呈规则、壁外侧光滑、闭合环形。

（6）MRS检查示病灶内感兴趣区Cho/NAA≥2，或出现高大的脂质（Lip）峰。

（7）激素冲击治疗病情缓解后3个月内病情很快复发并加重。

4. 排除指标

（1）CSF细胞学检查发现肿瘤细胞。

（2）头颅CT检查示病灶呈高密度（除外钙化、出血性病变、海绵状血管畸形）。

（3）增强MRI检查示：①典型的PCNSL征象，如均匀团块状强化、缺口征、握拳征。②典型的脑胶质瘤征象，如脑干基底动脉包绕征等。③其他肿瘤或非肿瘤占位性疾病的典型征象。

（4）动脉自旋标识（arterial spin labeling，ASL）或PWI检查显示病灶局部明显高灌注。

（5）PET-CT检查示病灶局部呈高代谢。

（6）明确诊断非炎性脱髓鞘病变，如颅内肿瘤性疾病、感染性疾病、血管炎等。

5. 综合诊断标准

根据患者的临床症状、实验室指标、影像学结果，结合上述各诊断指标以及病理学活检结果，建议将TDLs的诊断级别分为以下3个等级：

（1）病理确诊的TDLs。无排除指标，且脑活检出现TDLs典型病理学改变。

（2）临床确诊的TDLs。同时具备以下几条：①无排除指标。②符合所有基本标准。③至少符合4条支持指标。④无警示指标。

（3）临床可能的TDLs。同时具备以下几条：①无排除指标。②符合所有基本标准。③至少符合4条支持指标。④有警示指标存在，需有支持指标对冲平衡。例如：1个警示指标，必须至少有1个支持指标；2个警示指标，必须有2个支持指标；不允许超过2个警示指标存在。

（二）鉴别诊断

1. 脑星形细胞瘤

（1）临床特点。脑星形细胞瘤一般表现为影像学占位显著而临床症状较 TDLs 轻的特点，可能与星形细胞瘤瘤细胞沿神经纤维之间弥漫生长、很少破坏神经纤维及神经元有关。约 25% 的 TDLs 患者以头痛起病，易被误诊为脑肿瘤；而至少 20% 的脑星形细胞瘤患者以癫痫起病，TDLs 则少有癫痫起病的报道。

（2）头颅 CT 检查。超过半数脑星形细胞瘤病灶呈高密度或等密度，而 98% 以上的 TDLs 均为低密度灶，这对鉴别具有重大意义。

（3）头颅 MRI 检查。

A. MRI 平扫。与 TDLs 相比，脑星形细胞瘤 T1WI 上以呈稍长或等信号为主，而 T2WI 上病灶边界多模糊不清，占位效应更为显著，有时尽管病灶不大，却能观察到显著的病灶周围水肿及中线移位；部分脑星形细胞瘤病变的 DWI 信号多随时间呈越来越高趋势，而对于高级别星形细胞瘤，若病灶合并坏死、出血、囊变，则 DWI 高信号的病灶内可见低信号或混杂信号，而 TDLs 的 DWI 信号仅会随病程逐渐变淡。

B. MRI 增强扫描。脑星形细胞瘤随不同病理学分型及 WHO 分级，强化影像学表现各异，主要呈结节样、团块状或雾霾样强化，胶质母细胞瘤易出现囊变、出血、坏死影像特点。

C. fMRI。还可借助 MRS 及 ASL 等功能 MRI 检查进行鉴别，胶质母细胞瘤有时可见高大脂质（Lip）峰，星形细胞瘤的 Cho/NAA 多大于等于 2，若显著升高则临床意义更大。部分胶质瘤病灶在 PWI 与 ASL 中呈高灌注，特别是对于高级别者更为显著，而 TDLs 病灶多呈等灌注或稍低灌注。

（4）特殊影像学征象：①增强 MRI 的"梳齿"征对于 TDLs 的诊断有相对特异性。②脑桥的基底动脉包绕征高度提示星形细胞瘤。

2. 原发性中枢神经系统淋巴瘤（PCNSLs）

（1）临床特点。PCNSL 以认知功能减退与记忆力显著下降为首发症状多见，部分患者还可出现双眼视力下降，而 TDLs 则以头痛首发多见，仅少数可伴视力下降。

（2）头颅 CT 检查。多数 PCNSL 头 CT 病灶呈高密度或等密度，少数 PCNSL 患者早期头颅 CT 检查病灶呈低密度，随病程逐渐变为高密度。CT 增强扫描一般可见中心型强化（球形居多）。

（3）头颅 MRI 检查。

A. MRI 平扫。TDLs 病灶于 T2WI 上病灶边界多清楚，与 PCNSL 相比，病变相对较为局限，且其占位效应多不及 PCNSL 显著，而 PCNSL 的 DWI 多为高信号，且随时间呈越来越高趋势。

B. MRI 增强扫描。PCNSL 多表现为相对均匀显著的片状或球形强化，有些患者可见"缺口"征、"尖角"征，有些呈"雨滴"样表现，上述 PCNSL 的诸多影像学特点均有别于 TDLs 增强扫描的"梳齿"征及其动态演变特点。

C. 功能性磁共振成像（fMRI）。与 TDLs 相比，PCNSL 的 Cho/NAA 多大于等于 2，且常可见高大的 Lip 峰，有助于二者的鉴别。

3. 原发性中枢神经系统血管炎

原发性中枢神经系统血管炎（primary angiitis of the central nervous system，PACNS）

为原发于 CNS 的特发性小血管炎性病变，可表现为颅内多发占位病变，其临床、影像学表现与 TDLs 极相似，易相互误诊，部分 PACNS 脑活检病理缺乏典型表现，易被误诊为 TDLs。但与 TDLs 相比，PACNS 的部分特点可供鉴别：

（1）临床起病相对较急，病灶更靠近皮层，可表现为癫痫发作。

（2）以皮层受累多见，增强 MRI 可呈脑回样强化，部分累及中线结构，常分布于双侧。

（3）病灶周围水肿及占位效应多不及 TDLs 显著。

（4）实验室检查方面，国外文献报道，约 30% 的 PACNS 可见血小板轻中度增高，少数患者还可出现 p-ANCA、c-ANCA 阳性，有一定鉴别价值。

（5）部分病例在急性期与亚急性期可因病灶坏死，合并出血，MRI 平扫见 T1WI 高信号、T2WI 低信号，DWI 则呈低信号或混杂信号，SWI 可证实出血。

（6）对激素治疗反应相对较慢，在使用激素后增强 MRI 病灶很少快速消减。

（7）依据病理学特点可分为淋巴细胞浸润型、肉芽肿型、急性坏死型，显微镜下可见血管壁炎性细胞浸润或坏死，部分可见受累血管闭塞，可与 TDLs 相鉴别。

4．其他

生殖细胞瘤与脑转移瘤等也可表现为 CT 高密度征象，但生殖细胞瘤的 MRI 还可见其他征象（如基底节区生殖细胞瘤可见同侧大脑脚萎缩及同侧侧脑室前角的负占位效应）。另外，生殖细胞瘤一般发病年龄小，多见于男性；脑转移瘤多继发于肺癌、乳腺癌等，病灶可多发，常位于皮层下血流较为丰富的区域，也可出现环形强化，部分呈囊状，其好发性别、年龄与原发肿瘤相关。

六、治疗

根据上述关于 TDLs 诊断标准中的诊断级别，分别推荐如下治疗原则：①病理确诊与临床确诊的 TDLs，可直接启动 TDLs 相关治疗。②临床可能的 TDLs，根据受累部位，充分评估手术风险后，推荐行组织活检，若病理学表现缺乏特异性，无法确诊，分析原因后可再次行组织活检，根据病理结果进行相应诊疗决策。③对于组织活检仍无法确诊且暂无再次组织活检计划者，或因各种原因无法行组织活检者，除外禁忌后，均推荐激素试验性治疗，治疗后行增强 MRI 扫描进行影像学评估；对于增强完全消失或大部分消退者可基本除外胶质瘤的可能，应进行密切随访；若于半年内复发或病情再次加重的，应注意淋巴瘤的可能性。

治疗方面主要可分为急性期治疗、缓解期治疗（疾病修正治疗）、神经营养治疗、对症治疗、康复治疗及生活指导。因绝大多数 TDLs 为单时相病程，复发较少，且病灶体积相对较大，故激素的治疗方法则既不同于 NMOSD 的"小剂量长期维持"，也不同于 MS 的"短疗程"，而有其自身特点。对于 TDLs 复发的患者，需首先检测血清抗 AQP4 抗体，MOG 抗体结果阳性高度提示患者存在向 NMOSD 或 MOGAD 转变的可能，复发率可能较高，神经功能残障相对显著。急性期和/或缓解期治疗均可参考 2016 年《中国视神经脊髓炎谱系疾病诊断与治疗指南》或《MOGAD 诊断和治疗中国专家共识》进行规范治疗；若血清脱髓鞘抗体阴性，则仍按 TDLs 相关推荐治疗建议。

（一）急性期 TDLS 治疗

治疗目标：减轻急性期临床症状、缩短病程、改善神经功能，使颅内占位病灶体积缩小至消退，达到影像学缓解或治愈，预防并发症。

1. 激素治疗

可作为首选，促进急性期 TDLs 临床症状的缓解、影像学颅内占位病灶的缩小及病灶强化的消退。但因 TDLs 的病灶体积相对较大，病情多较 MS 重，故其激素冲击治疗之后的阶梯减量往往应较 MS 慢，以免病情反复或加重。

（1）治疗原则：大剂量冲击缓慢阶梯减量，逐步减停。

（2）推荐方法：大剂量冲击、缓慢阶梯减量，逐步减停。

A. 成人：甲泼尼龙 1 000 mg/d，静脉点滴 3～4 小时，3～5 天，此后剂量阶梯依次减半，每种剂量 2～3 天，至 120 mg/d、80 mg/d、40 mg/d 以下，改为口服甲泼尼龙片 28 mg/d，连用 3 天，依次递减为 20 mg/d，连用 7 天，之后每周减量 4 mg，直至减停。

B. 儿童：较为少见，具体剂量可参考儿童 MS 激素使用方法。

多数 TDLs 对激素治疗较敏感，经激素冲击及阶梯递减治疗后，绝大多数症状可获缓解；而对于在激素减量过程中，若出现新发症状或症状反弹，可再次激素冲击治疗或给予 1 个疗程静脉注射大剂量免疫球蛋白（IVIG）治疗。

需注意：对于疑似 PCNSL 的患者，在脑活检术前不宜使用激素治疗，以免使影像学与病理学表现不典型而致确诊困难。

2. 激素联合免疫抑制剂

激素联合免疫抑制剂适用于激素冲击效果不佳者，主要包括硫唑嘌呤、环磷酰胺、吗替麦考酚酯、氨甲蝶呤、他克莫司等，尚缺乏 TDLs 相关的循证医学证据。

3. IVIG

IVIG 适用于血清抗 AQP4 抗体阳性的患者，也可用于不适合激素治疗或激素治疗无效者，亦适合于不宜使用免疫抑制剂的特殊人群，如妊娠或哺乳期妇女、儿童。推荐用法：免疫球蛋白用量为 0.4 g/(kg·d)，静脉点滴，连用 5 天为 1 个疗程。

（二）复发型 TDLs 缓解期的治疗

（1）治疗目标：控制疾病进展，预防复发。

（2）免疫抑制治疗：对于不符合 MS 与 NMOSD 的 TDLs，免疫抑制剂可作为一线药物进行选择使用，常用的有硫唑嘌呤、环磷酰胺、吗替麦考酚酯等。

七、预后及随访

TDLs 一般预后良好，尚缺少大样本随访数据，多为单相病程，可复发，部分患者有向 MS 转化的趋势或与 NMO、MOGAD 重叠，以前者居多。复发的形式以多发斑片状异常信号为主（呈 MS），少数为 TDLs；另外，随访中亦发现，部分经病理活检诊断为 TDLs 的患者治疗缓解后，病情反复并加重，后经开颅手术证实为脑胶质瘤或 PCNSL（其中，部分患者尽管早期头颅 CT 显示低密度病灶，但后期可转变为高密度）。

因此，推荐随访意见如下：①对所有 TDLs 患者均应进行电话随访（3 年内，确诊的 TDLs 至少每年 1 次，临床确诊的 TDLs 至少每半年 1 次，临床可能的 TDLs 至少每季度 1 次）。②对于临床有复发的 TDLs，均应在复发后每 3～6 个月进行 1 次头颅增强 MRI 检查。③对于随访中病灶再次出现或有增大趋势者可行头颅 CT 检查，必要时再次行脑活检检查。

（林嘉灏　卢婷婷）

参考文献

[1] 中国免疫学会神经免疫分会，中华医学会神经病学分会神经免疫学组，中国人民解放军科委会神经内科学专业委员会神经免疫学组. 中枢神经系统瘤样脱髓鞘病变诊治指南 [J]. 中国神经免疫学和神经病学杂志，2017，24（5）：305－317.

[2] CACCIAGUERRA L, MORRIS P, TOBIN W O, et al. Tumefactive demyelination in MOG Ab-associated disease, multiple sclerosis, and AQP－4－IgG－positive neuromyelitis optica spectrum disorder [J]. Neurology, 2023, 100 (13)：e1418－e1432.

[3] ENZINGER C, STRASSER-FUCHS S, ROPELE S, et al. Tumefactive demyelinating lesions：conventional and advanced magnetic resonance imaging [J]. Multiple sclerosis journal, 2005, 11 (2)：135－139.

[4] HARDY T A, REDDEL S W, BARNETT M H, et al. Atypical inflammatory demyelinating syndromes of the CNS [J]. The lancet neurology, 2016, 15 (9)：967－981.

[5] JEONG I H, KIM S H, HYUN J W, et al. Tumefactive demyelinating lesions as a first clinical event：Clinical, imaging, and follow-up observations [J]. Journal of the neurological sciences, 2015, 358 (1－2)：118－1124.

第三节　同心圆性硬化

一、概述

Baló 同心圆性硬化［又称巴洛（Baló）病］，通常被认为是一种多发性硬化的罕见亚型。这种疾病的患者表现为急性或亚急性神经功能恶化，头颅 MRI 显示一个或多个多层、环状、同心圆样病变，病变通常位于大脑白质中。该病于 1906 年由 Marburg 首次报道，1928 年匈牙利神经病学家 Baló 报道了 1 例 23 岁男性患者，其临床表现为右侧偏瘫伴视神经炎，最后的尸检报告显示该患者为同心圆样脱髓鞘脑炎。既往的诊断多依靠尸检证实，随着影像学技术特别是 MRI 的快速发展和普及，临床诊断的病例逐渐增多，使许多患者生前得以确诊，极大改善了同心圆性硬化患者的诊疗效果。

二、流行病学

由于同心圆性硬化极为罕见，因此准确地估计其发病率非常困难。其发病年龄为 3～62 岁，好发年龄为 34 岁左右，南方地区好发。我国有少量的个案报道，未见明显性别差异，未发现其发病存在季节相关性或者传染性。

三、病理

同心圆性硬化的典型病理学特征包括脑白质少突胶质细胞丢失和脱髓鞘，皮层灰质并不受累，其交替的环状外观可归因于相对髓鞘保留和缺失以及相对轴索不受累，可以形成所谓的洋葱皮样外观。相对髓鞘保留很少包含正常的髓鞘，而是早期或部分的髓鞘脱失，既往脱髓鞘的区域重新形成新的髓鞘。其特征包括在退化的髓鞘上补体沉积，伴有髓鞘重新形成的区域。星形胶质细胞病变也可作为同心圆性硬化的标志性特征。肥大的星形胶质细胞分布于整个病灶中。

四、临床表现

同心圆性硬化存在急性自限型、复发缓解型和快速进展型三种不同的临床表现，根据病变部位的不同，患者可能出现急性或亚急性症状，它可以表现为典型的多发性硬化的局灶体征，如肢体无力、共济失调、感觉异常、复视等，而其临床表现更普遍的是脑实质受累症状，包括头痛、智能下降、行为异常、失语、尿失禁、癫痫等，甚至有时可以表现为类似卒中的急性表现，罕见的病例无症状。

五、辅助检查

（一）头颅 MRI

同心圆性硬化的病灶在 T1WI 特征性地呈现出交替的等强度和低强度同心圆状环，T2WI 显示在所谓的 T2 高信号的风暴中心周围环绕着高信号的片层样结构，也可表现为马赛克状、花瓣状或康乃馨状，甚至双杠状。病灶水肿轻微。DWI 序列可见高信号，通常位于病变的边缘。MRI 增强更可能出现病变的周围，但偶尔也会出现多层的强化，相应的 T2WI 也出现高信号层。与典型的多发性硬化脱髓鞘病变不同，Baló 病变主要发生在脑白质，不累及皮层的 U 型纤维。其他的病灶部位包括基底神经节、脑桥、小脑，也有报道称脊髓和视神经受累。同心圆性硬化或同心圆性硬化样病灶的病变大小可以小至不足 1 cm，也可以大到累及整个大脑半球。该病变可能是多个病灶起病或孤立性病灶。同心圆性硬化病变的核磁共振波谱成像显示胆碱／乙酰天门冬氨酸比率有中等程度的增加。

（二）脑脊液检测

目前的研究显示，同心圆性硬化的脑脊液检查缺乏特异性，一般表现为轻度的蛋白，有核细胞的增高，多以淋巴细胞为主。脑脊液中寡克隆带无特异性。

六、诊断标准与鉴别诊断

（一）诊断

同心圆性硬化的诊断基于临床表现、头颅 MRI 和病理检查。MRI 是最有力的辅助临床诊断方法，Baló 病的病灶在 T1WI 特征性地呈现出交替的等强度和低强度同心圆状环，T2WI 显示在所谓的 T2 高信号的风暴中心周围环绕着高信号的片层样结构。

（二）鉴别诊断

同心圆性硬化可与胶质母细胞瘤、原发性中枢神经系统淋巴瘤、脑梗死、脑脓肿、假瘤样病变、结节病、脑结核瘤相鉴别。

七、治疗

（一）急性病灶的治疗

由于同心圆性硬化的稀有性和临床表现的异质性，指导急性症状性同心圆性硬化治疗方案的随机对照研究较少。

大剂量糖皮质激素是推荐的一线治疗方法，对糖皮质激素反应差或无反应的病变和相关临床综合征，仍有待进一步探索有效的治疗方法。

血浆置换可能是一种合理的二线选择，其他治疗方法如环磷酰胺、静脉注射免疫球蛋白和免疫吸附仅在个别患者中被尝试使用，有时可结合更长期的治疗方法，如硫唑嘌呤或米托蒽醌治疗。然而，这些治疗方法的可能获益或者哪一种更佳的研究数据尚不充分，其安全性与有效性有待进一步探索。

（二）维持治疗

是否应该使用维持治疗来预防同心圆性硬化患者复发尚存在争议，目前认为同心圆性硬化病变在空间和时间上出现进展，并且具有复发缓解病程，DMT 维持治疗可能是合理的。

八、预后

在目前报道的案例中，同心圆性硬化的预后差异很大，有临床和影像的完全康复，也有病情继续进展导致死亡或者机体持续性的失能。发病时仅仅有同心圆性硬化，还是同时伴有多发性硬化的脱髓鞘病变，可能是影响病情预后的关键因素。

（林嘉灏　卢婷婷）

参考文献

[1] HARDY TA, MILLER DH. Baló's concentric sclerosis [J]. Lancet Neurolgy, 2014, 13 (7): 740-746.
[2] JOLLIFFE E A, GUO Y, HARDY T A, et al. Clinical and radiologic features, pathology, and treatment of Baló concentric sclerosis [J]. Neurology, 2021, 97 (4): e414-e422.

第四节 脑白质营养不良

一、概述

脑白质营养不良是一组罕见的主要累及中枢神经系统白质的遗传性疾病。脑白质病是一组各种原因引起的以白质病变为主要特点的疾病统称，谱系极广。脑白质营养不良是脑白质病谱系中最重要的类型之一。

二、病理生理机制及分类

随着对脑白质营养不良潜在基因缺陷种类了解的不断深入，人们大大提高了对脑白质营养不良病因及病理生理机制的理解。脑白质营养不良不仅由髓鞘形成障碍（如佩梅病）或脱髓鞘导致，还包括其他非神经元类型细胞受累，如星形胶质细胞（亚历山大病和伴皮质下囊肿的巨脑性脑白质病）、小胶质细胞（成人起病的脑白质病伴轴索球样变和色素胶质细胞），甚至小血管的缺陷引起。在分子水平上，而不是结构水平上，大量的脑白质营养不良是由呼吸链缺陷引起的。同样，许多脑白质营养不良是由直接或间接影响 mRNA 翻译缺陷引起的，共同构成了一个大的脑白质营养不良类别，包括白质消融性脑白质病、低髓鞘化脑白质营养不良（4H 综合征）和转运 RNA（transfer RNA，tRNA）合成酶缺陷等。

脑白质营养不良的分类复杂。脑白质营养不良在病理学上可分为髓鞘疾病、星形细胞病、小胶质细胞病、脑白质轴突病、遗传性脑白质血管病和不明原因的遗传性脑白质营养不良。髓鞘疾病可进一步细分为低髓鞘化脑白质营养不良/髓鞘形成不足性脑白质病、脱髓鞘性脑白质病和髓鞘空泡化脑白质病。根据细胞器功能障碍或特定代谢途径的损伤，按其发病过程，可将脑白质营养不良分为过氧化物酶体病、溶酶体病、线粒体呼吸链障碍、氨基酸和有机酸代谢障碍、DNA 修复障碍、翻译缺陷、遗传性血管病、离子和水稳态障碍等。部分疾病类型可以跨多个分类。

三、临床表现

各年龄段均可发病，具有多样的疾病表型。主要见于儿童，常在婴幼儿期发病，但目前除佩梅病没有成人型外，其他多数可在成人期发病。成人脑白质营养不良，或称为晚发型脑白质营养不良，通常是进行性疾病。临床主要表现为认知功能下降、精神行为异常、运动障碍、周围神经病、球麻痹和癫痫等，一般较儿童患者进展缓慢。

以下介绍几种相对常见及本书病例涉及的脑白质营养不良类型。

（一）肾上腺脑白质营养不良

肾上腺脑白质营养不良（ALD）是一种脂质代谢障碍病，呈 X 性连锁隐性遗传，基因定位在 Xq28，是过氧化物酶体病中最常见的一种。由于 ABCD1 基因突变导致其编码的蛋白 ALDP 功能异常，体内过氧化物酶缺乏、长链脂肪酸（C23～C30）代谢障碍，脂肪酸在体内尤其脑和肾上腺皮质沉积，导致脑白质脱髓鞘和肾上腺皮质功能减退和脊髓神经病等一系列临床症状，没有明确的表型 - 基因型相关性。本病血管周围炎性细胞浸润位于脱髓鞘病灶中央，是区别于多发性硬化的病理特点，并有肾上腺皮质萎缩、睾丸间质纤维化和输精管萎缩等，脑内和肾上腺中含大量长链脂肪酸。多在儿童期（5～14岁）发病，通常为男孩，可有家族史，表现可为步态不稳、行为异常、偏瘫、皮质盲、耳聋等，症状缓慢进行性加重，伴有肾上腺皮质功能减退表现如肤色变黑及 ACTH 兴奋试验异常者可临床诊断。成人常以非特异性的精神行为异常起病。枕叶、顶叶及颞叶白质可见对称性大片状炎性脱髓鞘病灶，前进边缘可见强化，以双侧脑室后部白质病变为主，呈蝶样分布，小脑、脑干白质也可受累，偶可累及脊髓，周围神经不受损。额叶白质受累为主是 ALD 的额叶变异或反向模式。

（二）遗传性弥漫性白质脑病并轴索球样变

遗传性弥漫性白质脑病并轴索球样变（hereditary diffuse leukoencephalopathy with spheroids，HDLS）是一种罕见的常染色体显性遗传的进展性脑白质病变，集落刺激因子 1 受体（colony-stimulating factor 1 receptor，CSF1R）基因突变影响酪氨酸激酶结构域可能是 HDLS 的病理基础，显微镜下可见广泛脑白质病变伴轴索球样变和吞噬细胞，小脑可见明显的浦肯野细胞丢失。本病只见于成年人，多为中年起病，临床表现多样，主要包括执行功能下降、记忆力下降、人格改变、运动障碍、癫痫样发作、额叶症状（如判断丧失、缺乏自制力、洞察力下降等），缺乏特异性，易与其他常见脑白质病变混淆。影像上表现为双侧额叶和额顶叶白质 T2-FLAIR 高信号、T1 低信号，早期多为非对称性，表现为斑片样或局灶性病变，多不强化，DWI 信号可增高，部分病例 CT 平扫可见病变区斑点状钙化灶；主要累及深部脑白质、侧脑室周围，亦可累及胼胝体和皮质脊髓束，不累及 U 型纤维，可伴脑室扩大和继发性脑萎缩，但一般没有灰质、脑干和小脑萎缩。双侧侧脑室旁及半卵圆中心 DWI 持续高信号，尤其在疾病进展期，被认为是较具特征性的表现，胼胝体萎缩合并有胼胝体膝部和/或压部 T2WI 高信号可能是其早期特征性病变。MRS 提示明显的 Cho 峰增高和 NAA 峰减低，需与肿瘤性病变鉴别。

（三）白质消融性白质脑病

白质消融性白质脑病（leukoencephalopathy with vanishing white matter，VWM）又称儿童共济失调伴中枢神经系统髓鞘化不良（childhood ataxia with central nervous system hypomyelination，CACH），是由 EIF2B1、EIF2B2、EIF2B3、EIF2B4、EIF2B5 中任一种编码基因突变所导致的常染色体隐性遗传的脑白质营养不良，多于儿童期起病，临床异质性较大，其中有部分女性患者成年后起病并常伴有卵巢早衰，被命名为卵巢性脑白质营养不良（ovarioleukody-strophies disease，OLD），是 VWM 的变异型。临床表现包括精神症状、痴呆、运动症状（包括共济失调和痉挛）、癫痫发作和头痛，发热感染、轻微头部外伤、怀孕、分娩和其他应激源可诱发或加重脑病。脑脊液中的甘氨酸增多和去唾液酸运铁蛋白减少对 VWM 有一定的诊断意义。病理提示受累白质髓鞘明显脱失，残留的髓鞘呈海绵样改变，无斑块性脱髓鞘及活动性髓鞘破坏证据，轴索则相对保留；星形胶质细胞稀少但功能活跃；少突胶质细胞明显增生。少突胶质细胞增多且胞质呈泡沫样变，伴星形胶质细胞减少是 OLD 最具特征性的病理学特点。弥漫对称的长 T1 长 T2 信号白质病变中出现白质消融灶（接近脑脊液信号，T2-FLAIR 呈低信号，为囊性变或消融的脑白质，最终完全由液体取代），内残留条索状白质信号，通常不累及 U 型纤维、内囊及前连合，非白质消融区可表现为弥散受限，可伴有脑萎缩。脊髓通常不受累。

（四）异染性脑白质营养不良

异染性脑白质营养不良（metachromatic leukodystrophy，MLD）是一种常染色体隐性遗传性溶酶体贮积病，致病基因（*ALRSA*）定位于 22q13.3，*ARSA* 突变导致芳基硫酸酯酶 A 活性下降，底物硫酸脑苷脂在大脑白质和周围神经中积聚，从而引发脱髓鞘和进行性神经退行性病变。根据发病年龄，MLD 可分为婴儿型、青少年型和成人型。青少年 MLD 的特点是，3～16 岁开始出现症状，16 岁以上出现首发症状则被归为成人 MLD，成人发病的情况少见。最初的表现通常包括精神、行为及认知异常，如性格改变、情绪不稳定、精神病和认知能力下降；随后出现运动症状，如进行性不协调、痉挛、癫痫发作和周围神经病变等。疾病早期易被误诊为精神分裂症、抑郁症。可并发胆囊炎、胆囊息肉和胆囊癌。MRI 显示双侧对称汇合的脑室周围和深部白质变化，代表小静脉周围区域白质的保留。通常累及胼胝体。成人发病时的白质变化通常以额叶为主，随后进展到顶枕区。早期 U 型纤维不受损害。DWI 图像可见可变的高信号，晚期出现皮层萎缩。

四、辅助检查

（一）影像学检查

头颅 MRI 是诊断脑白质营养不良的首选影像学方法，存在多种 MRI 病变模式，最常表现为双侧对称的白质长 T1、长 T2 信号病变，脑实质受累部位、病变形态、发展模式及治疗反应有助于甄别疾病类型，有的类型之间差异细微，部分类型 MRI 表现无特异性。头颅 MRI 的纵向评价对于脑白质营养不良的诊断相当重要。功能序列，尤其是新的 MRI 技术有助于进一步识别白质微观结构及病变的病理生理。头部 CT 检查主要用于识别钙化灶。

（二）实验室检查

代谢生物标志物筛选，如血浆氨基酸、同型半胱氨酸、乳酸、丙酮酸、极长链脂肪酸、胆甾烷醇；尿液有机酸、硫酸酯、唾液酸；溶酶体酶活性、线粒体和细胞质 tRNA 合酶活性等检测对特定类型的脑白质营养不良具有重要的诊断价值，也用于对诊断不明确的病例进行非选择性筛查。

（三）基因检测

随着分子遗传学的进步，多数脑白质营养不良能够确诊并发现突变基因。基因测试包括有针对性的单基因测试、小组测试、全基因组或外显子组测试等。当全外显子组测序或靶向基因测序未能明确基因变异时，可以进行多重连接探针扩增技术检测，该检测可分析大片段和外显子级别的变异情况。全外显子组测序有其局限性，仅从技术层面，其无法检测到某些遗传变异（拷贝数变异、基因非编码部分的变异以及非编码 RNA 中的变异等）。例如，由非编码 RNA SNORD118 突变引起的伴有钙化和囊肿的脑白质营养不良症无法被全外显子组测序检测到，但很容易通过 MRI 检查识别出来。全基因组测序可以在一定程度上弥补全外显子组测序的不足。

五、诊断与鉴别诊断

脑白质营养不良主要通过临床表现及个人家族史、影像学检查、代谢产物检测及基因检测等综合诊断，早期诊断有助于监测、管理疾病和预防并发症。脑白质营养不良患者的临床表现和神经系统表现通常是非特异性的，MRI 检查能够早期、敏感地识别脑白质异常。因此，MRI 表现模式对识别脑白质营养不良并进行鉴别诊断具有重要价值。基因检测从分子遗传学角度使怀疑脑白质营养不良的患者得到确诊并明确突变基因。同影异病使 MRI 并不能识别所有的脑白质营养不良类型，基因检测也有其局限性，因此需要结合病史及临床表现、代谢产物检测等其他检查进行综合判断。

如果 MRI 和临床特征提示一种或几种特异性疾病，下一步进行有针对性的代谢和遗传分析是确诊的最快方法。否则，应重新考虑脑白质营养不良的诊断和鉴别诊断。在某些情况下，MRI 是特定疾病的特异性诊断，即使初检测结果为阴性也不应排除。如果 MRI 模式和临床表现的特异性较低，或者难以与获得性脑白质病相鉴别，可以使用下一代测序结合白质基因面板分析或开放式全外显子组或全基因组测序进行非选择性筛查。如果下一代测序技术不可用、无法获得或周期太长，可以进行代谢生物标志物筛选。

六、治疗

这类疾病的治疗和管理仍然是一个挑战。少数疾病类型有针对性的治疗方法，大部分类型无有效疗法，仍以支持和对症治疗为主，兼顾生活管理。对部分疾病类型，造血干细胞移植和基因治疗有效，且需在发病前或早期进行治疗才能获得较满意的治疗效果。痉挛状态是脑白质营养不良的一个核心问题，通常通过口服药物、肌内注射肉毒杆菌毒素、鞘内注射巴氯芬或选择性脊神经背根切断术进行控制。对脑白质营养不良的基因缺陷和病理生理机制研究的不断深入，有助于揭示哪些基因、分子途径和细胞类型是治疗靶点，针对不同靶点的酶替代疗法、反义寡核苷酸、底物减少疗法、靶向药物开发等多种治疗方法正处于不同阶段的研发与试验中。早期识别与干预是治疗的关键。

七、预后

脑白质营养不良类型复杂、临床表型多样，新的表型仍在不断发现中。发作的时间和严重程度指向不同的临床结局，但也难以预测，可以从死亡到完全康复。具有相似遗传缺陷的脑白质营养不良可以表现出不同的病程和预后。因此，在遗传、临床、影像和环境心理信息（如感染、创伤或饮食习惯）的基础上，结合相关的研究结果将有助于对预后进行预测。

（方羚）

参考文献

[1] 詹飞霞,曹立. 遗传性弥漫性白质脑病合并轴索球样变研究进展 [J]. 中国现代神经疾病杂志, 2019, 19 (2): 125-131.

[2] 郑扬,章殷希,丁美萍. 卵巢性脑白质营养不良的研究进展 [J]. 中华神经科杂志, 2017, 50 (5): 384-387.

[3] 中华医学会儿科学分会血液学组,中华医学会儿科学分会神经学组,中华医学会儿科学分会内分泌遗传代谢学组,中华医学会放射学分会,中华儿科杂志编辑委员会. 异基因造血干细胞移植治疗脑型肾上腺脑白质营养不良中国专家共识(2023)[J]. 中华儿科杂志, 2024, 62 (4): 303-309.

[4] MUTHUSAMY K, SIVADASAN A, DIXON L, et al. Adult-onset leukodystrophies: a practical guide, recent treatment updates, and future directions [J]. Frontiers in neurology, 2023, 14: 1219324.

[5] VAN DER KNAAP MS, SCHIFFMANN R, MOCHEL F, et al. Diagnosis, prognosis, and treatment of leukodystrophies [J]. Lancet neurology, 2019, 18 (10): 962-972.

第五节　渗透性脱髓鞘综合征

一、概述

渗透性脱髓鞘综合征(osmotic demyelination syndrome, ODS)是一组罕见的以脑组织脱髓鞘为特征的疾病,根据病变部位不同分为脑桥中央髓鞘溶解症和脑桥外髓鞘溶解症。脑桥中央髓鞘溶解症是以脑桥基底部对称性脱髓鞘为病理特征的脱髓鞘疾病,由Adams于1959年首次报道,其特点是髓鞘破坏但神经元及轴突相对完好,无炎症反应及血管改变,病变呈对称性。脑桥外髓鞘溶解症指髓鞘脱失病变累及脑桥外的其他部位,如基底节、丘脑、小脑、皮质下白质等,约占渗透性脱髓鞘综合征病例的10%。

二、病因及发病机制

本病病因不明。绝大多数患者存在严重的基础疾病,首位病因是各种原因导致水、电解质平衡紊乱(特别是低钠血症)及快速纠正史,其次是慢性酒精中毒,其他包括肝移植术后、肾衰竭、肝功能衰竭、严重烧伤、败血症、癌症、糖尿病、获得性免疫缺陷综合征、妊娠呕吐、化疗后、放疗后、垂体危象、肾透析后、脑外伤后、神经性厌食、急性卟啉病、锂中毒等。一般认为脑桥中央髓鞘溶解症的病理、生理机制与脑内渗透压平衡失调有关,如果快速纠正慢性低钠血症,钾、钠以及有机溶质不能尽快进入脑细胞,可能引起脑细胞急剧缺水,导致髓鞘和少突胶质细胞脱失,而脑桥基底部则可能是对代谢紊乱异常敏感的区域。

三、病理

渗透性脱髓鞘综合征的病理改变具有特征性,脱髓鞘病变在脑桥内呈孤立性对称性分布。病灶中央部几乎所有髓鞘均被破坏,但轴突、神经细胞相对保留完好,血管未受累。病灶边界清楚,直径数毫米或波及整个脑桥基底部、被盖部,周围可见吞噬细胞和星形胶质细胞反应,无少突胶质细胞反应和炎症现象。广泛对称性脱髓鞘病变还可累及脑桥以外,如小脑、壳核、丘脑、胼胝体、皮质下白质、屏状核、尾状核、丘脑下部、外侧膝状体、杏仁核、丘脑底核及黑质等。

四、临床表现

青壮年多发,亦可见于儿童,常在各种慢性消耗性疾病的基础上突然出现假性延髓性麻痹、中枢性四肢瘫和不同程度的意识障碍等较为典型的临床表现,这是由位于脑桥基底部中线附近的皮质脑干束、皮质脊髓束、上行网状激活系统被损害所致。严重者四肢瘫痪、咀嚼、吞咽及言语障碍,患者沉默不语,呈缄默或完全/不完全性闭锁综合征,仅能通过眼球活动示意,还可出现眼震、眼球协同运动障碍。多数脑桥中央髓鞘溶解症患者的预后差,死亡率较高,可于数日或数周内死亡,也有少数存活者完全康复的报道。脑桥外髓鞘溶解症占所有病例的10%左右,可表现为共济失调、行为异常、视野缺损、帕金森综合征、手足徐动或肌张力障碍等,上述症状可同时伴有或不伴有脑桥外髓鞘溶解的影像学改变。

五、辅助检查

(1) 脑脊液检查可见蛋白及髓鞘碱性蛋白增高。
(2) 脑电图检查可见弥漫性低波幅慢波。
(3) CT 有时可显示病灶,但常为阴性。MRI 是目前最有效的辅助检查手段,可发现脑桥基底部特征性的蝙蝠翅病灶,显示对称分布的长 T1、长 T2 信号,无强化,在久病后 1 ~ 2 周行 MRI 检查,才显示病灶,如果临床怀疑渗透性脱髓鞘综合征,而 MRI 阴性,有必要在病后 10 ~ 14 日复查 MRI 以免漏诊。弥散加权像(DWI)对早期的脱髓鞘病变较为敏感,这是脑桥中央髓鞘溶解症的原发病往往是水电解质紊乱导致细胞渗透性损伤的过程,DWI 对水的变化非常敏感。有时临床表现消失而影像学异常可持续几个月或更长时间。

六、诊断与鉴别诊断

(一) 诊断

患者在低钠血症纠正过快、慢性酒精中毒及其他严重疾病的基础上,突然出现皮质脊髓束和皮质脑干束受损的症状应高度怀疑本病,头颅 MRI 可明确诊断。MRI 可清楚显示脑桥基底部对称分布的长 T1、长 T2 异常信号,有时呈特征性的蝙蝠翅样,无明显占位效应,造影强化不明显,矢状位显示病变更清晰。

(二) 鉴别诊断

1. 可逆性后部白质脑病综合征（RPLS）

主要根据以下几点鉴别：

（1）病因不同：可逆性后部白质脑病综合征（reversible posterior leukoencephalopathy syndrome，RPLS）的病因主要是高血压脑病、肾功能不全、子痫、应用免疫抑制剂或细胞毒性药物等。

（2）病变部位：RPLS 主要是大脑半球后部对称性大片状白质水肿病灶，特别是双侧顶枕叶，而脑桥中央髓鞘溶解症主要是在脑桥，且病灶呈特征性的蝙蝠翅样。

（3）影像学检查：RPLS 发病机制为血管源性水肿，MRI 显示 T1WI 上为等或低信号灶，T2WI 上为高信号灶，DWI 为等或略高信号改变，ADC 图为高信号改变。脑桥中央髓鞘溶解症主要为脱髓鞘及细胞水肿，MRI 表现为长 T1、长 T2 信号，DWI 为高信号改变，ADC 图为低信号改变。

（4）预后：RPLS 为可逆性，多数预后好；而脑桥中央髓鞘溶解症预后极差，死亡率高。

2. 肿瘤、脑梗死

临床上可根据其病灶无占位效应、呈对称性且不符合血管走行与分布的特点，与肿瘤和脑梗死鉴别。

七、治疗

目前尚缺乏特别有效的治疗方法，以对症和支持治疗为主，积极处理原发病与预防并发症。临床上纠正低钠血症速度要缓慢，主张使用生理盐水逐渐纠正并限制液体入量，24 小时内血钠升高不超过 25 mmol/L，症状控制后应减少钠的输入。急性期可给予甘露醇、呋塞米等脱水剂控制脑水肿，早期大剂量应用皮质激素冲击疗法可延缓病情的进展，也可试用高压氧及血浆置换疗法。

（刘亦心　卢婷婷）

参考文献

[1] ABBOTT R, SILBER E, FELBER J, et al. Osmotic demyelination syndromel [J]. British medical journal, 2005, 331 (7520): 829-830.

[2] CRISMALE J F, MELIAMBRO K A, DEMARIA S, et al. Prevention of the osmotic demyelination syndrome after liver transplantation: a multidisciplinary perspective [J]. American journal of transplantation, 2017, 17 (10): 2537-2545.

[3] LAMBECK J, HIEBER M, DREβING A, et al. Central Pontine Myelinosis and Osmotic Demyelination Syndrome [J]. Deutsches Arzteblatt international l, 2019, 116 (35-36): 600-606.

[4] VOETS PJGM, MAAS R, VOGTLÄNDER N P J, et al. Osmotic demyelination syndrome and thoughts on its prevention l [J]. Journal of nephrology, 2022, 35 (1): 339-342.

第六节 莱伯遗传性视神经病

一、概述

莱伯（Leber）遗传性视神经病变（Leber's hereditary optic neuropathy，LHON）（OMIM 535000）是一种经典的线粒体疾病，通常表现为双眼无痛性（亚）急性视力下降。本病多在青壮年时期发病，且以男性为主。LHON 呈母系遗传，仅女性患者或携带者的后代会发病，男性患者或携带者的后代则不会发病。线粒体 DNA（mitochondiral DNA，mtDNA）突变是 LHON 的主要分子基础，3 个致病的原发性突变包括 *MT-ND4* m.11778G > A（p. R340H）、*MT-ND6* m.14484T > C（p. M64V）、*MT-ND1* m.3460G > A（p. A52T）。

二、病因及发病机制

线粒体基因突变是导致 LHON 的必要条件，其他的修饰因子，包括细胞核修饰基因、线粒体继发突变、线粒体单体型、环境因素（如吸烟、饮酒、药物使用、情绪和应激等）以及由环境因素造成的表观遗传等均可能独立影响 LHON 的外显，也可能与 mtDNA 原发突变协同作用而致病。

mtDNA 突变是 LHON 发病的分子基础，又包括原发突变和继发突变，其中 *MT-ND4* m.11778G > A、*MT-ND6* m.14484T > C、*MT-ND1* m.3460G > A 是其最主要的致病原因。三者在中国 LHON 患者筛查中均未见异质性突变。未携带上述突变的 LHON 患者则可能存在罕见的致病突变如 *MT-ND1* m.3635G > A 等。m.3733G > A 致病突变虽在欧裔人群中有报道，但在中国人群中仅发现 1 例。线粒体基因 *MT-ND1*、*MT-ND4* 和 *MT-ND6* 是与 LHON 发病相关的突变热点。在中国人群中与 LHON 发病相关的继发突变有 *MT-ND1* m.3394T > C、m.3866T > C，*MT-ND4L* m.10680G > A，*MT-ND4* m.11696G > A，*MT-ND5* m.12338T > C，*MT-ND6* m.14502T > C、m.4459G > A、tRNA^{Met}4435A > G，tRNA^{Glu}14693A > G 和 tRNA^{Thr}15951A > G 等。与 LHON 发病相关的 mtDNA 突变位点可查阅 MITOMAP 数据库（http：//www. mitomap. org/MITOMAP）。中国的 LHON 家系中罕有合并 2 个原发位点的，但国外有相关报道。LHON 的致病突变通常为同质突变，国内曾发现 m.14484T > C 以及 m.14495A > G 异质突变各 1 例。

视网膜神经节细胞（retinal ganglion cells，RGCs）受损或凋亡是 LHON 的主要病理生理学机制。线粒体基因和功能的稳定性同时受核基因和线粒体基因的调控。线粒体基因组编码 37 个基因，其中 13 个基因编码线粒体呼吸链复合物的亚基。3 个 mtDNA 的原发突变基因 *MT-ND1*、*MT-ND4* 和 *MT-ND6* 均位于编码线粒体呼吸链复合体 I 上，其突变主要造成该复合物活性的下降，导致视网膜神经节细胞内 ATP 合成减少，使氧化磷酸化发生缺陷，导致大量活性氧（reactive oxygen species，ROS）的产生，因而损伤线粒体本身,并引起细胞内蛋白质、脂类、核酸以及能量供给障碍。细胞线粒体功能障碍易使视网膜神经节细胞发生功能丧失或凋亡,导致视力障碍。短期的氧化应激使视网膜毛细血管扩张,长期的病变可使视神经萎缩退化。

三、临床表现

(一)视力

患者多呈急性或亚急性起病。急性期表现为中心视力下降,不伴眼痛。慢性期,视力水平相对稳定,最佳矫正视力多在 0.1 以下。双眼视力下降程度可不对称。单眼起病多见,逐渐加重,数天至数月后累及对侧眼;亦可双眼同时起病。同一家系不同患者可以出现不同程度的视力下降。

(二)瞳孔对光反射

由于富含黑视蛋白的 RGC 相对不受累,瞳孔对光反射常保留。当仅单眼受累或双眼视力下降程度不对称时,相对性传入性瞳孔反应缺陷阳性。

(三)眼底

急性期表现为视盘充血、色红,视盘边界模糊,视盘周围毛细血管扩张迂曲,结合病理改变可将其总结为视盘周围毛细血管扩张样微血管病变、视盘周围神经纤维层肿胀;少数患者视盘正常。随疾病进展,视盘充血逐渐消退,颞侧盘沿颜色变淡(图 7-1)。进入慢性期后,视盘黄斑束轴索损伤、丢失导致以颞侧为主的视盘苍白,还可扩展至视杯甚至出现弥漫性的视盘苍白。LHON 突变携带者眼底表现可完全正常,亦可出现视盘表面或周围毛细血管扩张样微血管病变、视盘水肿或其周围视网膜神经纤维层肿胀。

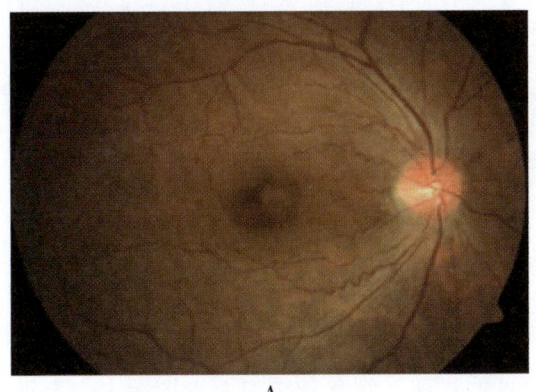 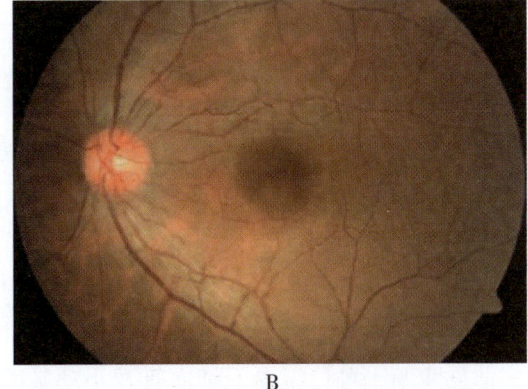

A   B

双眼视盘潮红,边界尚清,C/D = 0.2,视盘颞侧视网膜小血管迂曲扩张,黄斑正常。

图 7-1 Leber 遗传性视神经急性期眼底

(资料来源:中山大学中山眼科中心)

(四)视野

早期为以中心暗点、旁中心暗点和与生理盲点相连的中心暗点最多见(图 7-2)。缺损范围可逐渐扩大。

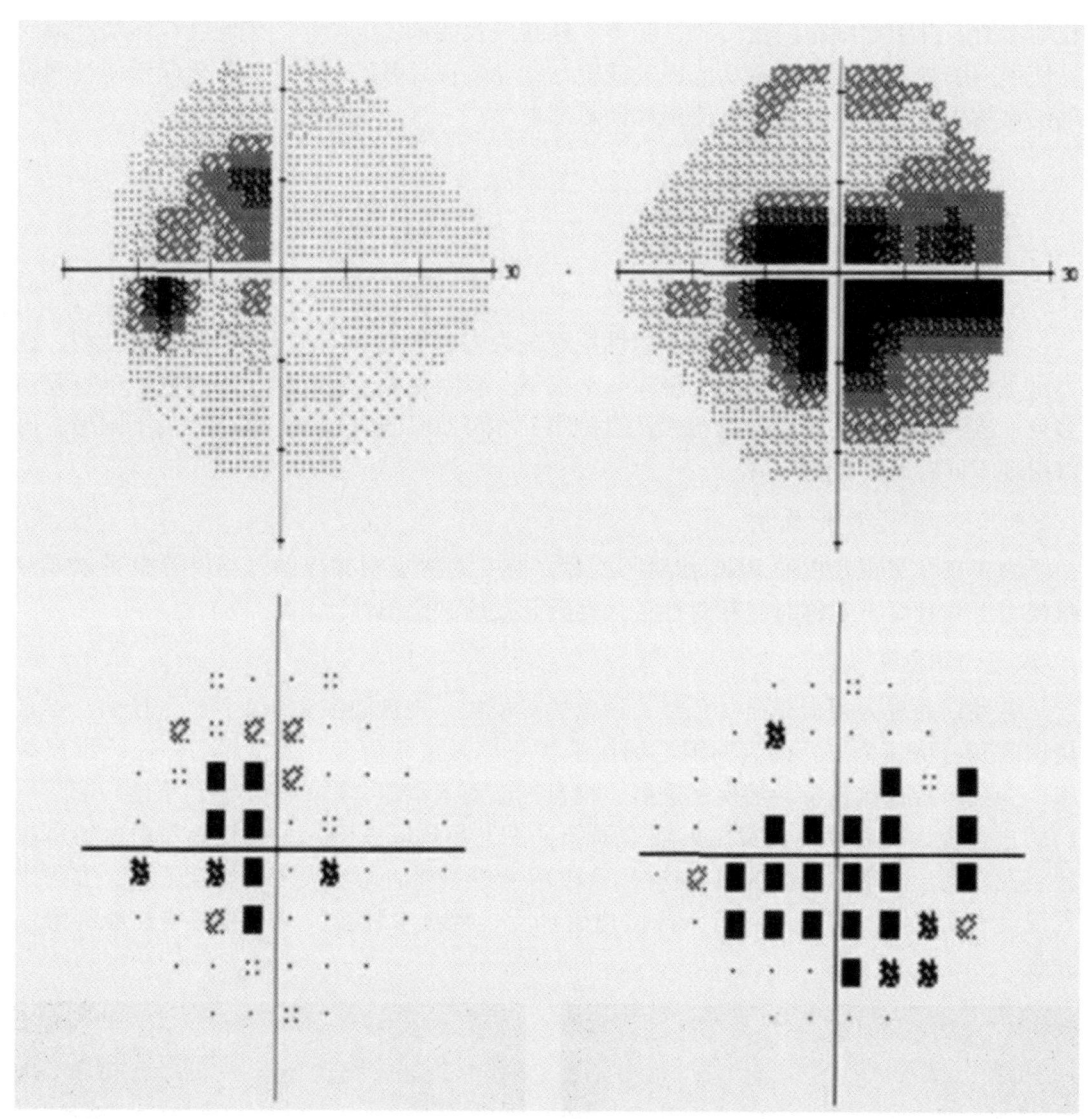

图7-2 LHON患者视野改变，双眼中心暗点

（五）色觉障碍

以红绿色盲为主。

（六）荧光素眼底血管造影

急性期，可见视盘毛细血管及小动脉明显迂曲扩张，视盘黄斑束血管床减少，毛细血管充盈延迟或充盈缺损狭窄，管径不规则，视盘及盘周无荧光素渗漏。随疾病进展，视盘颞侧小动脉和毛细血管变细，视盘外周扩张的小动脉及毛细血管减少，视盘黄斑束的毛细血管荧光灌注不足，视网膜颞下方多数血管壁上出现荧光素滞留，晚期视盘着色。进入慢性期后，视盘血管总体分布减少，动静脉循环时间延长，视盘区域异常扩张的小动脉及毛细血管消失，视网膜动脉显著变细。LHON突变携带者可仅出现视盘表面或周围毛细血管扩张样改变。

(七) 视觉诱发电位

在早期，图形视觉诱发电位 P100 潜伏期及波幅可以正常。随疾病进展，可表现为 P100 潜伏期延长、波幅下降甚至波形引不出。无症状携带者可仅表现为 P100 潜伏期延长。

(八) 相干光断层扫描

临床前期、急性期，颞侧和下方象限视网膜神经纤维层增厚，随疾病进展，颞侧象限的 RNFL 逐渐变薄。慢性期，视盘上方、鼻侧、下方象限的视网膜神经纤维层也逐渐变薄，一般在发病 1 年后达到稳定。无症状携带者主要表现为颞侧、下方象限视网膜神经纤维层增厚。视网膜神经纤维层厚度不能用于疾病严重程度的评估。

(九) 磁共振成像

视神经 MRI 表现尚无定论，偶见视束及外侧膝状体 T2 高信号以及视神经、视交叉强化。合并其他神经系统表观者需行头颅影像学检查。部分患者出现类似于多发性硬化的白质病变，亦可表现为非特异性的白质改变。

(十) 其他系统表现

本病典型表现为双眼无痛性中心视力下降，部分患者伴随眼外的其他系统表现。

1. Harding 病

少数 LHON 患者可出现类似多发性硬化的临床表现，如肢体麻木、锥体束征共济失调等，这部分患者被称为与 LHON 相关的多发性硬化样疾病或 Harding 病，见于女性及携带 m.11778G>A 突变的患者。

2. LHON 叠加其他系统疾病

LHON 叠加其他系统疾病，如可逆性后部白质脑病综合征、肌张力障碍、帕金森综合征、脊髓小脑性共济失调、脑干病变、视神经脊髓炎、橄榄脑桥小脑变性、邦纳（Charles Bonnet）综合征、周围神经系统受累、青少年型开角型青光眼、预激综合征、骨纤维异常增生症等。

四、诊断与鉴别诊断

(一) 诊断

LHON 的诊断需结合患者的临床表现、眼科相关检查及基因诊断。家族史、发病年龄、病史、视野、眼底及 FFA 等临床特征是本病诊断的重要依据。

1. 临床表型的诊断

LHON 的临床诊断标准为：①双眼同时或先后发生无痛性急性或亚急性视力下降。②急性期视乳头充血，周围毛细血管扩张、迂曲，神经纤维层肿胀；晚期视神经萎缩，以颞侧为著。③常见的视野缺损类型为中心或旁中心暗点。④视觉诱发电位振幅和潜伏时间异常。⑤母系成员有发病或携带者家族史，线粒体 DNA 检测确定有突变存在。⑥排除其他疾病。

2. 分子诊断

分子诊断方法主要包括 mtDNA 靶向测序，多基因包或 mtDNA 全测序。LHON 致病的主要位点明确，且 3 个原发位点所占的人群比重大，因此对 3 个原发位点的靶向测序是最有效和首选的方案。当疑似病例未检测到原发位点，且排除父系传递的证据，可扩大线粒体基因的筛查范围。由于线粒体基因组较小，仅 1.6 kb，对未携带 3 个原发突变、但高度疑诊的病例通常可进行线粒体全序列的测序分析，重点关注中国人群中罕见的致病位点（如 m.3635G > A）及与 LHON 外显相关的线粒体继发位点的分析。

3. 产前诊断

如果母亲的 mtDNA 致病突变已经确定，则无须通过羊水或胎盘绒毛样本对胎儿进行基因检测，主要的理由如下：

（1）大多数母亲所携带的 mtDNA 突变为同质性。即使存在异质性突变，羊膜细胞和胎盘绒毛中的 mtDNA 突变程度也无法对应于胎儿或成人组织中 mtDNA 的异质程度。

（2）引起 LHON 的 mtDNA 突变无法预测视力丧失发生的年龄、严重程度和进展速度。

（二）鉴别诊断

1. 视神经炎

LHON 以青少年和中年受累为主，且存在假性视盘水肿，因此极易被误诊为视神经炎，尤其当患者无明确母系遗传家族史、存在视力部分恢复现象以及出现类似多发性硬化的临床及影像学表现时。但与 LHON 不同的是，视神经炎患者视力损害程度轻重不等且通常不对称，视力下降在发病 2 周内达峰，常伴随转眼痛，视力恢复程度相对较好，视野损害类型多样化，FFA 可见荧光素渗漏，急性期视神经 MRI 可见视神经强化，mtDNA 检测阴性可排除诊断。

2. 常染色体显性遗传性视神经萎缩

常染色体显性遗传性视神经萎缩在儿童期隐匿发病，表现为正常、轻中重度甚至极重度视力损伤，色觉障碍主要为蓝黄色觉异常，视野缺损通常表现为中心暗点或旁中心暗点，眼底表现为颞侧视盘苍白。除视功能障碍外，还可伴有神经、心血管及骨骼肌系统异常，如锥体束征、癫痫、心律失常等。OPA 基因突变可证实诊断。

3. 营养不良性及中毒性视神经病变

维生素 B_{12} 缺乏、叶酸缺乏及长期大量吸烟可引起营养不良性及中毒性视神经病变。饮酒、应用某些药物（如乙胺丁醇）等情况会损伤视神经。其典型临床表现为双眼进行性、对称性视力下降，视野损害为中心暗点、旁中心暗点或与生理盲点相连的中心暗点，初期视盘正常或轻度充血、水肿，亚急性期和慢性期视盘逐渐苍白，因此需与 LHON 鉴别。但该类病因所致视神经损伤多为慢性病程、视力损害多在 0.05 以上（甲醇中毒除外），色觉减退可为首发或早期唯一症状，RAPD 多阴性，P100 波幅明显下降但潜伏期多正常（叶酸及维生素 B_{12} 缺乏者除外），mtDNA 检测可辅助鉴别。

4. 其他

神经系统其他综合征，如脊髓小脑性共济失调、弗里德赖希（Friedreich）共济失调、腓骨肌萎缩症（Charcot-Marie-Tooth，CMT）以及其他类型的线粒体疾病等多种神经系统疾病，均有视神经萎缩的表现，而详细的体格检查通常可以发现其他相应的特征性的神经系统表现，可以辅助鉴别。

五、治疗

研究表明,在 LHON 急性期全身应用类固醇激素、维生素 B 或氰化物拮抗剂来治疗和预防视力下降无明确的疗效;维生素、电子受体、自由基清除剂等药物也被证实疗效欠佳。近年来,艾地苯醌成为治疗 LHON 的选择之一。临床试验证实,艾地苯醌对于发病早期以及视力相对较好的患者可以取得一定的疗效,并已在欧洲获得批准应用于临床,但其远期的安全性和有效性还有待观察。

LHON 是一种与线粒体代谢密切相关的复杂疾病。除原发性 mtDNA 突变外,还与核基因、环境、心理因素和性激素水平等相关。针对改善线粒体能量代谢的调节,目前已有多种方法(如 EPI-743 和 MTP-131 等)被试用于 LHON 的治疗,但这些药物尚处于不同的临床研究阶段。各种基因和干细胞治疗对于急性期 LHON 和保护高危眼的作用仍在研究和临床验证中。线粒体替代策略的安全性和临床适用性也在试验中。我国的传统中药和针灸也有报道被用于 LHON 的治疗。

对于携带导致 LHON 的 mtDNA 突变的个体,强烈建议不吸烟、不过度饮酒,避免重大应激和创伤,同时避免与环境中有毒物质的接触,这些均有可能增加发病的风险。此外,应注意定期进行心电图和神经系统检查,尽早处理所发现的异常。

六、预后

基于目前尚无特效疗法,LHON 的视功能预后总体较差,最佳矫正视力多在 0.1 以下,部分患者在发病数月甚至数年以后视功能可以部分恢复。有报道发现,个别患者视力可恢复至 0.2 甚至 0.5 以上。该现象多发生在早期发病(尤其是 20 岁以前起病者、缓慢进展的、OCT 提示视网膜神经纤维层较厚及大视盘者)。不同突变位点的视力自发恢复率存在差异:m.11778G > A 为 4%~25%,m.14484T > C 为 37%~70%,m.3460G > A 为 15%~40%。

(刘亦心 卢婷婷)

参考文献

[1] KIM J Y, HWANG J M, CHANG B L, et al. Spectrum of the mitochondrial DNA mutations of Leber's hereditary optic neuropathy in Koreans [J]. Journal of neurology, 2003, 250 (3): 278-281.

[2] WALLACE D C, LOTT M T. Leber hereditary optic neuropathy: exemplar of an mtDNA disease [J]. Handbook of experimental pharrnacology, 2017, 240: 339-376.

[3] YANG J, ZHU Y, TONG Y, et al. The novel G10680A mutation is associated with complete penetrance of the LHON/T14484C family [J]. Mitochondrion, 2009, 9 (4): 273-278.

第七节 脑小血管病

一、概念

脑小血管病（cerebral small vessel disease，CSVD）是指各种病因影响脑内小动脉及其远端分支、微动脉、毛细血管、微静脉和小静脉所导致的一系列临床、影像、病理综合征。目前对于脑小血管的定义更为宽泛，不仅包括上述小血管，还包括这些小血管周围 2～5 mm 的脑实质和蛛网膜下腔内的血管结构。

二、病因及发病机制

按照脑小血管病的病因可将其分为 6 大类：①小动脉硬化，也称年龄和血管危险因素相关性脑小血管病。②散发性或遗传性脑淀粉样血管病。③其他遗传性脑小血管病。④炎性或免疫介导性脑小血管病。⑤静脉胶原病。⑥其他未分类的脑小血管病。

目前认为，CSVD 的病理生理机制包括慢性脑缺血与低灌注、内皮功能障碍及血脑屏障破坏、组织间液回流障碍、炎症反应和遗传因素等，不同机制间存在交互作用。其中，慢性脑缺血与低灌注是较重要的致病机制，尤其是在增龄相关性 CSVD 中。年龄、高血压等因素可引起微小血管损伤，出现动脉硬化、管壁增厚、管腔变窄甚至闭塞，导致脑血流降低，慢性脑缺血引起髓鞘脱失，出现脑白质微结构改变、小血管急性闭塞，导致局部急性缺血。

三、病理

CSVD 的病理改变主要包括小动脉硬化、脂质透明样变性、纤维素样坏死、淀粉样变性、血管周围间隙扩大、微小动脉瘤、血脑屏障破坏、血管炎等。

四、临床表现

CSVD 的临床表现异质性较大，分为急性缺血性 CSVD 和慢性隐匿起病的临床综合征。急性缺血性 CSVD 表现为特定的腔隙综合征，慢性 CSVD 可无临床症状，多依靠影像学检查诊断。随着 CSVD 负担逐渐加重，患者可出现认知障碍、运动障碍、情感障碍和二便障碍等症状（表 7-1）。

表 7-1 CSVD 不同阶段的临床表现

临床表现	初始阶段	中间阶段	最终阶段
认知表现	轻度缺陷，只有通过适当的认知测试才能察觉	认知恶化，但尚未达到痴呆水平（血管皮质下轻度认知障碍）	伴有记忆缺陷的痴呆（皮质下血管性痴呆）
情绪变化	抑郁症状	抑郁	不可评估
尿便障碍	—	尿失禁发作	完全性尿失禁，甚至出现大便失禁
步态障碍	正常或轻度减速，自感姿势不稳	步态缓慢拖曳、步幅宽短	卧床不起
日常生活功能	独立或轻度 IADL 改变	IADL 的显著改变和 BADL 的轻度改变	完全丧失自主活动功能

五、诊断

（一）影像学诊断

CSVD 主要影像学特征包括近期皮质下小梗死（recent small subcortical infarct，RSSI）、推测为血管源性的腔隙、推测为血管源性的脑白质高信号（WMH）、血管周围间隙（PVS）、脑微出血（CMB）和脑萎缩。其他影像学特征包括单个穿支动脉病变所致的脑出血、皮层表面铁沉积和皮层微梗死等。其他不同角度的分类方法包括出血性和非出血性 CSVD、散发型和家族型 CSVD 及增龄相关的脑小血管谱系疾病（包括深穿支动脉病和 CAA）等。

（二）基因诊断

单基因遗传性 CSVD 是不同基因突变所致脑小血管的结构和功能异常的一类疾病，由基因检测可进行确诊（表 7-2）。目前较为明确的单基因遗传性 CSVD 可归类为：血管平滑肌细胞病（如 CADASIL、CARASIL）、血管间质性病（如 CAA）、遗传性胶原蛋白病（如Ⅳ型胶原突变所致常染色体显性遗传微动脉病和白质脑病）、血管内皮细胞病［如视网膜脑血管病变伴白质脑病（retinal vasculopathy with cerebral leukoencephalopathy）］、血管代谢性病［如法布里（Fabry）病、线粒体脑肌病伴高乳酸血症和卒中样发作］等。

六、治疗

急性期参照急性卒中处理；慢性期控制危险因素，对症治疗。

附　常染色体显性遗传脑动脉病伴皮质下梗死及白质脑病

一、概述

常染色体显性遗传脑动脉病伴皮质下梗死及白质脑病（cerebral autosomal dominant arteriopathy with subcortical infarcts and leukoencephalopathy，CADASIL）是最常见的遗传性脑小血管病，致病基因为 NOTCH3 基因，表现为皮质下缺血事件，并导致进行性痴呆伴假性延髓麻痹，头颅 MRI 检查可见脑白质 T2 高信号、多发腔隙性脑梗死及脑微出血。诊断"金标准"有 2 个，分别为病理检查发现微小动脉平滑肌细胞表面出现嗜锇性颗粒物质（granular osmiophilic material，GOM）和基因检查发现 NOTCH3 基因致病变异。

二、发病机制

NOTCH3 基因编码的 NOTCH3 蛋白属于单次跨膜受体蛋白，包括胞外段、跨膜段和胞内段 3 部分。其中胞外段包含 34 个表皮生长因子样重复结构域（epidermal growth factor-like repeat，EGFr），每个 EGFr 结构域内有 6 个半胱氨酸残基，互相配对形成 3 个二硫键，构成 EGFr 结构域的次级结构。NOTCH3 基因在成年个体中主要表达于血管系统，对血管平滑肌细胞的成熟和正常功能的维持起到重要作用。NOTCH3 基因有 33 个外显子，95% 以上的致病变异位于第 2～24 号外显子。目前全世界已报道了近 300 多种 CADASIL 致病变异，包括在我国患者中发现的新变异位点。大部分致病变异为累及半胱氨酸残基的杂合错义突变，导致胞外段 EGFr 结构域内半胱氨酸残基的数目由偶数变为奇数，从而影响二硫键的配对；仅有少数致病变异不累及半胱氨酸残基。在高加索人群患者及我国北方患者中，第 3、4 号外显子是致病变异的热点区域，其次是第 5、6、8、11、20 号外显子。而在我国南方患者及韩国患者中，第 11 号外显子的 p.R544C 突变是热点突变。

三、病理

CADASIL 主要累及全身微小动脉，在中枢神经系统主要累及小的穿支动脉和软脑膜动脉。电镜下可观察到血管平滑肌细胞变性、丢失，小动脉平滑肌细胞基底膜增厚和出现 GOM 结构。GOM 通常呈直径 1～2 μm 的蘑菇状或不规则圆形，其底部与血管平滑肌细胞基底膜贴近，头部突向细胞外基质。毛细血管周细胞也可出现退行性改变，其表面也可出现 GOM 沉积。免疫电镜显示 GOM 中含有 NOTCH3 蛋白胞外段。

四、临床表现

（一）偏头痛

CADASIL 最早的临床表现可为先兆偏头痛，20%～30% 伴有偏头痛，发生偏头痛的平均年龄为 28 岁。

（二）卒中

卒中是 CADASIL 最常见的临床表现，症状可突然发生，多无血管危险因素。

（三）痴呆

约 1/3 的患者出现痴呆，发生的平均年龄为 60 岁，主要是皮质下痴呆。表现为注意力缺失、情感淡漠和记忆损害。常伴锥体束征、假性延髓性麻痹、步态困难、小便失禁等症状，认知损害可以突然发生或逐渐起病，进行性加重。10% 的患者可以不伴缺血性事件而与变性痴呆相似。认知损害的发生频率和严重程度在不同的患者有所不同，与脑组织损害部位与严重程度有关。患者多死于吞咽障碍所致的肺部并发症。

（四）其他

一些患者出现情感障碍、抑郁症、癫痫及突发性耳聋等症状。

（刘亦心　卢婷婷）

参考文献

[1] 王朝霞，袁云. 常染色体显性遗传脑动脉病伴皮质下梗死及白质脑病 [J]. 中华神经科杂志，2021, 54 (7): 705-711.

[2] 中华医学会神经病学分会，中华医学会神经病学分会脑血管病学组. 中国脑小血管病诊治共识 [J]. 中华神经科杂志，2015, 48 (10): 838-844.

[3] DUERING M, BIESSELS G J, BRODTMANN A, et al. Neuroimaging standards for research into small vessel disease-advances since 2013 [J]. The lancet neurology, 2023, 22 (7): 602-618.

[4] MORAN C, PHAN T G, SRIKANTH V K. Cerebral small vessel disease: a review of clinical, radiological, and histopathological phenotypes [J]. International journal of stroke, 2012, 7 (1): 36-46.

[5] PANTONI L. Cerebral small vessel disease: from pathogenesis and clinical characteristics to therapeutic challenges [J]. The lancet neurology, 2010, 9 (7): 689-701.

第八节　原发性中枢神经系统血管炎

一、概述

原发性中枢神经系统血管炎（PACNS）是一种罕见且病因未明的仅累及脑和脊髓血管的中枢神经系统炎性疾病。

根据脑脊髓受累血管管径大小及造影特点，PACNS 可分为造影阳性型（中、大血管受累型）、造影阴性型（小血管受累型）和脊髓型。结合临床、影像、病理特点，可分别为快速进展型、颅内出血及脊髓型、脑膜强化型、肉芽肿性血管炎伴淀粉样血管病、肉芽肿性血管炎、淋巴细胞性血管炎、坏死性血管炎和 β-淀粉样蛋白相关性脑血管炎等。

二、发病机制

PACNS 的发病机制尚不清楚,水痘带状疱疹病毒等感染因素可能参与 PACNS 的发病,但感染介导的详细机制尚未阐明。另外,核内体、线粒体和核糖体功能障碍,蛋白质合成障碍,非编码 RNA 也可能与 PACNS 的发生发展相关。

三、临床表现

PACNS 的发病率极低,约为每年 2.4/100 万,好发于男性,发病年龄高峰为 37~59 岁(平均约 45 岁),偶见于儿童。PACNS 一般缓慢起病,少数也可急性起病,病程可呈复发缓解,也可进行性加重。临床表现与受累血管大小、病理分型、病灶部位等相关,缺乏特征性的临床表现。

头痛是最常见的临床表现,可能与血管炎、软脑膜炎性反应、颅内压增高、脑出血或梗死等血管事件有关。头痛的形式程度不一,常表现为亚急性、隐匿起病,少数可呈急性起病,进行性加重。部分 PACNS 呈瘤样改变,具有占位效应,这类 PACNS 以头痛为首发症状者较为多见,且存在临床与影像不匹配的情况,即影像损伤范围大,临床症状却相对轻。

脑血管病事件可见于 30%~50% 的 PACNS 患者,呈急性起病,多表现为多次发作、累及不同供血区的多发梗死,或短暂性脑缺血发作,也可合并脑出血。患者可出现局灶神经功能缺损症状、锥体外系症状,如偏瘫、头晕/眩晕、共济失调、失语、构音障碍、视觉障碍等。

脑病表现主要包括癫痫发作、精神症状、意识或认知功能障碍、遗忘综合征等。

脊髓病表现少见,单纯脊髓受累罕见。患者多伴后背疼痛,表现为进行性截瘫,累及肢体、骶尾部的麻木感,尿便障碍等。视神经炎罕见。

四、辅助检查

血清学、脑脊液检查及神经影像学(包括血管造影)异常结果对于 PACNS 通常不具有特异性,但能为其鉴别诊断提供依据,而且若脑脊液(CSF)检查和头 MRI 结果均为阴性,则 PACNS 可能性较小。皮层下联合软脑膜的组织活检发现原发的血管透壁性损害及血管破坏性炎性反应是诊断 PACNS 的金标准。

(一)血清学

无特异性,少数 PACNS 存在红细胞沉降率、C 反应蛋白(c-reactive protein,CRP)水平升高。若存在其他免疫指标阳性如抗心磷脂抗体、抗中性粒细胞胞质抗体、狼疮抗凝物等,需考虑继发性中枢神经系统血管炎(secondary angiitis of the central nervous system,SACNS)的可能。完善血清学检查的目的主要是排除其他疾病。

(二)脑脊液

PACNS 患者通常无颅内压显著升高的征象,多表现为无菌性脑膜炎,淋巴细胞、蛋白水平呈轻至中度升高,偶见寡克隆带阳性、IgG 鞘内合成率增高。根据脑脊液结果可以排除某些病原体感染、肿瘤等疾病。

（三）其他实验室检查

二代测序技术的开展对于鉴别肿瘤、特殊感染、遗传等疾病具有重要意义。

（四）影像学检查

（1）CT平扫一般呈低密度，少部分PACNS也可存在颅内出血，表现为脑实质、蛛网膜下腔、脑室高密度影。

（2）MRI是对PACNS最敏感的影像学检查方法，PACNS患者通过MRI检查90%~100%可有阳性发现，应用MRI不同的序列成像方法更容易发现PACNS的异常表现。PACNS病变MRI表现多样。多累及双侧皮质、皮质下及深部白质，常表现为长T1、长T2信号，若病变有出血则可在病灶内见到短T1、短T2信号表现。瘤样PACNS以幕上病变（额叶、颞叶、枕叶、顶叶）较为多见，尤其以额叶为主。PACNS可呈带状、线状、多发团块状等强化方式，但缺乏特异性。强化病灶残留时间长短不一，可持续数月至数年，可能与病变的持续活动相关。急性期PACNS患者DWI常呈稍高或较高信号。MRS常见胆碱/肌酸、胆碱/N-乙酰天冬氨酸比值以及脂质峰、乳酸峰均升高。管壁发生肉芽肿性炎症或纤维素性坏死时，血管易于破裂出血，病变较多累及直径在200~300 mm的血管，破裂出血量较少，SWI可呈低信号；部分瘤样PACNS（mass lesion PACNS，ML-PACNS）患者SWI存在微出血。ASL和PWI可显示病变呈低灌注。高分辨MRI有助于识别大血管壁病变。

（3）数字减影血管造影（digital subtraction angiography，DSA）一般不作为常规检查手段，当受累血管较小时，可出现MRI阳性而DSA阴性结果，约1/4的患者DSA表现出血管串珠样狭窄和局部代偿性血管扩张，DSA可用于鉴别大动脉炎、先天血管畸形。

（五）病理学检查

脑和脑膜活检是PACNS诊断的"金标准"。典型的病理改变可见血管透壁性损害及血管坏死性炎性反应。该病病理活检诊断的敏感度仅为53%~63%，针对影像学所显示的病变部位进行靶向病理活检可将阳性率提高至89%。

病理分型：肉芽肿性血管炎、淋巴细胞性血管炎、坏死性血管炎和β-淀粉样蛋白相关性脑血管炎等。病理类型可相互重叠。

肉芽肿性血管炎是最常见的病理类型，其特征是血管周围破坏性单核浸润，伴有形态良好的肉芽肿和多核巨细胞，部分可伴有β-淀粉样蛋白沉积，即β-淀粉样蛋白相关性脑血管炎。淋巴细胞性血管炎是第二种最常见的病理类型，表现为淋巴细胞与数量不等的浆细胞、组织细胞、中性粒细胞和嗜酸性粒细胞浸润于血管周围。相较于其他两种血管炎，淋巴细胞性血管炎病程更偏良性，致残率和病死率更低。坏死性血管炎以急性坏死性血管壁改变、透壁纤维素样坏死和急性炎症为特征，常表现为出血。纤维素样坏死和炎性反应被认为会导致血管壁增厚，从而增加血管破裂和动脉瘤扩张的风险。β-淀粉样蛋白相关性脑血管炎常表现为软脑膜、皮质小血管周围巨细胞、淋巴细胞炎性反应、淀粉样蛋白沉积，可伴肉芽肿形成，也可见局灶性出血、纤维素样坏死、栓塞及再通。

五、诊断及鉴别诊断

血清学、脑脊液检查及神经影像学（包括血管造影）异常结果对于 PACNS 通常不具有特异性，但能为其鉴别诊断提供依据，而且若脑脊液（CSF）检查和头 MRI 结果均为阴性，则 PACNS 可能性较小。皮层下联合软脑膜的组织活检发现原发的血管透壁性损害及血管破坏性炎性反应是诊断 PACNS 的"金标准"。

（一）诊断

Calabrese 和 Mallek 于 1988 年提出如下诊断标准：

（1）临床标准：患者病史或临床检查提示有神经功能缺损，通过多方面评价后仍不能用其他病变解释。

（2）影像学和组织学标准：由影像和/或病理证实的中枢神经系统血管炎性过程。

（3）排除标准：无任何证据显示有系统性血管炎，或有任何证据显示血管炎为继发性，如梅毒性血管炎。（注：应符合以上所有条件，儿童型 PACNS 要求发病年龄大于 1 个月且小于 18 岁。）

2009 年，Birnbaum 和 Hellmann 等在此基础上提出了新的补充诊断标准，用以排除可逆性脑血管收缩综合征：

（1）确诊的 PACNS：活检确诊的 PACNS（"金标准"）。

（2）很有可能的 PACNS：①缺乏活检资料；②血管造影、MRI、CSF 表现符合 PACNS 表现。

（二）鉴别诊断

PACNS 患者具有临床表现多样性、影像学表现多变性且缺乏特异性的特点，这就决定了其需要与多种疾病相鉴别，如炎性、感染性、免疫性、肿瘤性、动脉粥样硬化性疾病等。

（1）继发性中枢神经系统血管炎（SACNS）：病因复杂，种类丰富，与 PACNS 在影像学表现上极其相似，难以鉴别，常见有系统性血管炎合并有中枢神经系统血管炎，常先有原发病的症状或全身反应，后续累及中枢神经系统，需仔细甄别。

（2）可逆性脑血管收缩综合征（reversible cerebral vasoconstriction syndrome，RCVS）：需要和 PACNS 的快速进展型相鉴别。RCVS 好发于中年女性，急性起病，单相病程，容易在应用血管活性药物、高血压、偏头痛、子痫、产后人群中发作。典型的临床表现为突发的反复发作的雷击样头痛，伴或不伴神经功能缺损症状。头颅 MRI 可见分水岭梗死或占位样改变，容易有微出血表现，且 DSA 可见颅内多发性节段性收缩及"穿线腊肠"样改变，易与 PACNS 影像混淆。但在高分辨 MRI 上多无血管壁强化，而 PACNS 多表现向心性管壁强化。RCVS 脑组织活检无血管炎表现，一般应用血管扩张剂如钙通道阻滞剂治疗有效，然而使用激素可能会加重病情，这是与 PACNS 的不同之处。大部分 RCVS 临床预后较好，症状可消退，DSA 异常改变常在 3 个月内恢复正常。

（3）脑胶质瘤、瘤样脱髓鞘病变（TDLs）、原发性中枢神经系统淋巴瘤（PCNSL）及感染性占位病变等：瘤样 PACNS 极易被误诊为上述疾病。脑胶质瘤最具特征的首发症状为癫痫，极少以认知功能损害、视力下降起病；脑高级别胶质瘤呈高灌注；脑星形细胞瘤 WHO 分级在Ⅲ级以下一般无出血。TDLs 以头痛、偏身肢体无力、视力下降起病多见，很少以癫痫起病，其影像学表现较重，临床症状往往也较重，一般无微出血表现，增强扫描可有"梳齿"征、"开环"征等特征性强化。

六、治疗

目前临床上以激素治疗为主，部分患者联合免疫抑制剂治疗。约 80% 的 PACNS 患者对激素或免疫抑制剂有良好反应。由于 PACNS 是一组异质性疾病，应针对具体类型进行个体化治疗。

（1）一线治疗药物包括激素、环磷酰胺，适用于急性发病患者。若治疗期间患者病情有反复，可适当调整激素剂量或者加用免疫抑制剂环磷酰胺，环磷酰胺的序贯治疗可长达 1 年半。

（2）二线治疗药物包括吗替麦考酚酯、硫唑嘌呤等毒性较低的免疫抑制剂。

（3）三线治疗药物主要是肿瘤坏死因子-α 拮抗剂或利妥昔单抗等生物制剂。同时，应给予神经节苷脂、胞磷胆碱钠胶囊、多种维生素等促神经生长及修复的药物。

七、预后

PACNS 总体预后较差，有 1/4～1/3 复发，死亡率 6%～15%，多死于脑梗死。PACNS 预后与具体类型有关，中、大血管受累型中的快速进展型预后最差；脊髓受累型亦预后不良；小血管受累型中的肉芽肿型对一线或二线药物治疗反应好，但容易复发，频繁复发者（至少 1 年复发 1～2 次）可能需要三线治疗；淋巴细胞型、ABRA 型预后相对较好。早期诊断并开始激素、免疫抑制治疗可明显改善预后。可通过 MRI 监测疾病活动性，初始治疗后每 4～6 周复查 MRI，药物减量期应每 3～4 个月复查 MRI，以了解是否存在无症状的疾病进展，新病灶或新症状的出现往往提示疾病仍在活动。

（方羚）

参考文献

［1］何宇，臧卫周. 原发性中枢神经系统血管炎的影像学表现研究进展［J］. 中华神经科杂志，2023，56（9）：1072－1078.

［2］王晴晴，戚晓昆. 原发性中枢神经系统血管炎［J］. 中华神经科杂志，2021，54（4）：392－398.

［3］中国免疫学会神经免疫学分会，中华医学会神经病学分会神经免疫学组，中国医师协会神经内科医师分会神经免疫专员委业会. 原发性中枢神经系统血管炎诊断和治疗［J］. 中国专家共识中国神经免疫学和神经病学杂志，2017，24（4）：229－239.

第九节 贝赫切特综合征

一、概述

贝赫切特综合征（Behcet syndrome，BS）又称白塞综合征（BS），是一种以血管炎为基础病理改变的慢性、复发性自身免疫/炎性疾病，主要表现为反复发作的口腔溃疡、生殖器溃疡、葡萄膜炎和皮肤损害，亦可累及周围血管、心脏、胃肠道、关节、肺、肾等器官，以及神经系统。在2012年修订的教堂山共识会议（Chapel Hill Consensus Conference，CHCC）血管炎命名中，将BD归于变异性血管炎。该病往往有不同的临床表型，近年来更多学者倾向将其称为BS。BS的发病机制尚未完全明确，具有多种致病途径，与感染及微生物、遗传、免疫功能障碍及环境等因素都有关。

二、流行病学

BS在世界范围内有较大的地域差异，中东、远东、地中海地区发病率较高，故被称为"丝绸之路病"。全球综合患病率为10.3/10万。我国患病率为14/10万，北方可高达110/10万。发病年龄多为15～50岁，中位发病年龄为34岁，男女发病率相似，但男性早期发病者更易出现重要脏器受累，预后较差。

三、临床表现

BS多起病隐匿，临床表现多样，病情呈反复发作与缓解交替。全身多系统、多脏器均可受累，皮肤黏膜损害是最常见的临床表现，眼、血管、胃肠道、神经系统受累者预后不佳。部分患者伴有疲劳、睡眠障碍、体重减轻、发热等非特异性临床表现。

（一）口腔溃疡

复发性（大于3次/年）疼痛性口腔溃疡（阿弗他溃疡）通常是BS的首发症状，亦是最常见的临床表现，发生率在95%以上。口腔溃疡可发生在口腔任何部位，常多发且反复发作。局部创伤、某些食物、疲劳、失眠、月经可能为触发因素。典型病变为圆形，中央凹陷，表面覆有黄白色假膜，周围为边界清楚的红晕。溃疡大小、数量多变，小阿弗他溃疡最为常见，直径<1 cm，轻微疼痛，持续时间短（2周之内），愈合后不留瘢痕；大阿弗他溃疡直径为1～3 cm，剧烈疼痛，持续时间长（可达6周）；疱疹样溃疡少见，表现为多个直径为1～2 mm疼痛剧烈的小溃疡，可融合形成大溃疡。较大的溃疡可遗留瘢痕。咽深部溃疡和狭窄可导致吞咽困难及呼吸困难。此外，口腔和喉咙部溃疡复发可导致沿口腔和鼻咽部、喉部、气管和食管的瘘管。

（二）生殖器溃疡

生殖器溃疡很少为首发症状，发生率为51.7%～93%。生殖器溃疡在男性多见于阴囊，亦可在阴茎、龟头和环肛门周围。女性最常见于大阴唇，亦可出现在小阴唇、阴道、宫颈处。与口腔溃疡相比，生殖器溃疡出现的次数较少，数目亦少，但通常更深、更大，边缘不规则，常疼痛剧烈，溃疡愈合后常留有瘢痕。可引起排尿困难、性交困难、明显体力活动困难，严重者并发大出血。

（三）皮肤损害

39.4%～87.1%的 BS 患者可出现皮肤损害，皮肤损害表现多种多样，包括假性毛囊炎、结节红斑、坏疽性脓皮病、血栓性浅静脉炎、急性发热性嗜中性皮肤病（Sweet 综合征）样病变等。痛性结节性红斑为最常见的皮肤损害，多见于女性，好发于下肢，愈合后留有色素沉着，组织病理学检查提示血管炎。假性毛囊炎和痤疮样皮疹在男性患者更常见，可发生于非青春期人群（>40 岁），是一种圆形无菌性脓疱，基底部有红斑和水肿病变，分布于背部、面部和颈部，有时沿发际线分布。血栓性浅静脉炎在男性患者更常见，分布于手臂和腿部的浅表静脉部位，可见于静脉穿刺后。针刺反应阳性为皮肤在针刺后出现红斑和脓疱，是 BS 患者特征性的皮肤超敏反应表现，具有诊断价值。

（四）眼损害

眼损害亦称眼白塞综合征。眼是 BS 最常见的受累脏器，可见于 26.8%～93%的 BS 患者，约 15%的患者以眼病变为首发表现，如不及时治疗，可导致失明。眼损害是本病致残最主要的原因。眼白塞综合征好发于 20～30 岁人群，男性更多见且症状更重，预后差。多数眼部受累发生在眼外症状出现后 2～3 年，最初可仅为单侧受累，但经过缓解-复发的过程，多数患者发展为双侧受累。虽然各眼球组织均可受累，但最常见的表现是急性、复发性后/全葡萄膜炎，主要表现为突然出现的视力下降、眼前漂浮物。如合并前葡萄膜炎可有眼红、眼痛、畏光、流泪等刺激症状，前房积脓可见于约 20% 的眼 BS，但孤立性前葡萄膜炎少见。前葡萄膜炎可在 2～3 周自行消退，但不及时治疗可能会引起虹膜后粘连。眼后段受累是最常见和最严重的 BS 眼部表现，以静脉性视网膜血管炎为主要表现，包括视网膜静脉迂曲扩张、血管鞘、视网膜出血等改变，较严重的患者可见相对特征性的黄白色视网膜浸润灶，还可出现视乳头水肿、黄斑水肿等表现；常伴不同程度的玻璃体炎。眼底荧光素血管造影可见视网膜静脉荧光素渗漏、着染，可存在无灌注区。轻度患者眼底检查可无明显异常，仅在荧光素血管造影中可见弥漫毛细血管荧光素渗漏，表现为特征性的"蕨树叶"样强荧光。葡萄膜炎反复发作可引起瞳孔膜闭合、黄斑萎缩、白内障、视神经萎缩和青光眼等严重并发症，可能导致可逆或不可逆的视力丧失。

（五）血管损害

2.2%～50%患者可有血管受累，亦称血管白塞综合征，以男性居多。血管受累是 BS 死亡的主要原因之一。75%的血管事件首次发生于 BS 起病后 5 年内。各种不同直径的动脉和静脉均可受累，静脉受累更常见，包括血栓性浅静脉炎和深静脉血栓形成（deep venous thrombosis，DVT）。DVT 是最常见的静脉血栓类型，特别是下肢 DVT，占所有血管病变的 60%～80%，常多发，双侧受累多见，治疗反应差，易复发，再通困难，临床可引起间歇性跛行，超过半数患者会导致严重的血栓后综合征，表现为慢性肢体疼痛、水肿和皮肤色素沉着并可继发下肢溃疡。BS 患者的深静脉血栓与发生炎症的血管壁黏附紧密、不易脱落，而 BS 肺血管受累引起的肺血管炎可损伤内膜，导致肺动静脉内多发血栓形成。腔静脉血栓（上、下腔静脉）引起慢性梗阻可导致显著的胸壁和腹壁静脉曲张。肝静脉和下腔静脉同时或相继受累可引起布加综合征，临床表现为腹痛、腹腔积液、肝大和黄疸、阴囊水肿和下肢水肿，严重者可导致肝衰竭。动脉受累主要表现为动脉瘤、动脉狭窄和闭塞，以动脉瘤多见，可合并附壁血栓，常发生在主动脉、肺动脉、股动脉等位置，严重者出现瘤体破裂，病死率极高。血管受累常有复发趋势，2年复发率为23%，5年复发率为38.4%。

（六）心脏损害

心脏受累临床表现多样，可出现心包炎、瓣膜病变、冠状动脉病变、心内血栓、心肌炎、心内膜炎、传导异常、心肌梗死等，多提示不良预后。其中，瓣膜病变起病隐匿，可以在 BS 典型症状前出现，常导致漏诊或误诊，临床上不乏看到心脏病变多次瓣膜置换术后发生瓣周漏、瓣膜脱落等严重并发症，之后才确诊 BS 的病例。临床主要表现为急性或慢性中/重度主动脉瓣关闭不全，常合并升主动脉扩张或升主动脉瘤，少数可累及二尖瓣和三尖瓣，病理为主动脉瓣及瓣周组织广泛炎症。冠状动脉受累相对少见，以男性多见，临床表现为心绞痛、心律失常、心肌梗死，影像学表现为冠状动脉狭窄、动脉瘤和闭塞病变，常伴发心脏外血管病变，而心血管疾病危险因素少见。

（七）肺部损害

肺部损害最常累及肺血管，出现肺动脉瘤、肺血栓形成，临床表现为咳嗽、胸痛、胸闷、呼吸困难等，严重病变者可出现大咯血，危及生命。肺动脉高压多继发于心瓣膜病变和肺血管病变。肺实质受累少，CT 表现为肺内结节、胸膜下薄壁空洞、磨玻璃影、胸腔积液等。

（八）消化道损害

消化道损害又称肠白塞综合征，发生率为4%～38%，从食管至肛门全消化道均可受累，可单一部位或多部位受累，以回肠末端、回盲部、升结肠受累最多见。临床表现为腹痛、腹部包块、腹泻、腹胀、吞咽困难、嗳气、呕吐、便血、便秘等，溃疡累及食管时可出现顽固性胸骨后疼痛，严重者出现消化道溃疡、出血、肠穿孔、肠梗阻和瘘管形成等。典型的 BS 消化道溃疡内镜下表现为好发部位单发或局灶性多发（不超过5个）的圆形或椭圆形、边界分明的溃疡，直径多大于 1 cm，创面较深，底部相对宽阔平坦，呈烧瓶状，有穿孔和出血的倾向；亦可表现为卵圆形穿凿样、地图样、环形溃疡。肠道 CT 表现为肠壁增厚、息肉形成、肠周浸润影，部分表现肠系膜血管充血、瘘管形成及周围脂肪组织混浊。手术病理可见肠管及系膜内小血管纤维素样坏死、炎性细胞浸润等血管炎表现，以及肠黏膜急慢性炎症、坏死、肠壁增厚、溃疡形成等非特异性表现。肠白塞综合征需与炎症性肠病、肠结核及其他感染性肠炎、药物相关性结肠炎等鉴别。

（九）神经系统损害

神经系统受累是 BS 最严重的并发症之一，称为神经白塞综合征，发生率为2.3%～44%，多发生于30～40岁，平均出现时间在皮肤黏膜及眼受累之后5年，男性患者多见。分为脑实质受累、非实质受累和周围神经系统受累。脑实质性受累最常见，累及端脑-间脑交界处、脑干和脊髓，表现为亚急性发作的头痛、脑神经麻痹、构音障碍、共济失调和偏瘫，是 BS 的主要致残、致死原因。10 年病死率约为 10%。仅

70%～80%患者脑脊液检查异常，急性发作者明显，可表现为细胞数增多，以中性粒细胞和/或淋巴细胞为主，蛋白轻、中度升高，葡萄糖正常，无寡克隆带。脑脊液中白细胞介素6水平升高被认为是脑实质受累病情活动指标。头颅MRI示病灶常位于中线结构附近，自脑干延伸至丘脑和基底节，部分患者亦可累及尾部。脑干萎缩，尤其是无皮层萎缩的情况下，对诊断具有很高的特异性。非实质受累主要指颅内静脉窦血栓形成（cerebral venous sinus thrombosis，CVST），亦称为血管性神经白塞综合征，多呈亚急性或慢性病程，主要临床表现为剧烈头痛、视乳头水肿、恶心呕吐，腰椎穿刺提示颅内压明显升高，脑脊液中细胞数、蛋白、糖和氯化物水平往往正常。血栓多见于横窦和上矢状窦，以双窦或多窦受累多见。部分CVST患者伴发外周血管受累。磁共振静脉造影（magnetic resonance venography，MRV）对CVST具有诊断意义。周围神经病变可表现为感觉运动性多发性神经病、吉兰-巴雷综合征、多发性单神经炎和自主神经病。

（十）血液系统损害

少数BS患者合并血液系统疾病，多见于女性，以骨髓异常增殖综合征最为常见，亦可合并白血病、再生障碍性贫血、淋巴瘤等。血液病可发生于BS诊断之前或之后，亦可同时发生。临床中出现乏力、发热、贫血、出血、淋巴结肿大、肝脾肿大等症状时，应注意与血液病鉴别。

（十一）泌尿/生殖系统损害

偶有肾小球肾炎的散发病例报道，病理从IgA肾病、微小病变，至增殖性肾小球肾炎和急进性新月体肾小球肾炎，均可出现，可伴有肾淀粉样变AA型，引起肾病综合征，或表现为间质性肾炎。此外，因肾血管炎（肾动脉瘤、肾静脉血栓、肾脏微血管病等）出现相应的缺血、肾功能损伤的表现。生殖系统方面，患者可出现附睾炎，临床表现为单侧或双侧附睾肿大、疼痛，易复发，较具特异性。

（十二）关节损害

5.3%～93%的患者出现关节症状，通常为非对称性、间歇性、非侵蚀性外周单关节炎或寡关节炎，最常累及膝、踝等大中关节。临床表现为关节红、肿、热、痛，大多预后良好，少有关节畸形。部分患者可出现骶髂关节受累。

四、辅助检查

BS无特异性生物标志物或病理组织学特征。常规化验包括血、尿、大便常规，肝肾功能、电解质、红细胞沉降率、C反应蛋白（CRP）等。红细胞沉降率、CRP与BS病情活动度相关，中性粒细胞/淋巴细胞比例升高亦提示病情活动。人类白细胞抗原（HLA）B5/51阳性率较高。部分患者针刺反应试验阳性。此外，胃肠镜、胸部高分辨CT、血管超声/造影、心脏超声、颅脑CT/MRI、腰椎穿刺等有助于早期发现病变。颅脑MRI和CT、电生理、脑脊液检查有助于神经白塞综合征的诊断，并有助于排除感染。MRI是诊断神经白塞综合征的"金标准"。头颅MRV或CT静脉成像用于诊断CVST。

针刺反应试验：此试验是诊断BS的特异性检查。具体操作方法：用20号无菌针头在前臂屈面中部斜行刺入约0.5 cm，沿纵向稍作捻转后退出，24～48小时后局部出现直径大于 2 mm 的毛囊炎样小红点或脓疱疹样改变为阳性。静脉穿刺或皮肤创伤后出现的类似皮损具有同等价值。

五、诊断标准与病情评估

（一）诊断

BS 诊断主要依据临床症状，应详尽地采集病史及了解典型的临床表现。1990 年，国际白塞病研究组制定的 BS 诊断/分类标准（international study group of Behçet's disease，ISGBD）曾广泛使用，敏感度为 85%，特异度为 96%。但该标准将口腔溃疡作为诊断的必要条件，对具有典型口腔、外阴溃疡和眼炎的患者相对容易诊断，对不典型表现、主要是以预后不良的系统病变发病的患者却难以确诊。2014 年，由来自 27 个国家的学者组成的白塞病国际研究小组对 ISGBD 进行修订，提出了新的白塞综合征国际标准（The International Criteria for Behçet's Disease，ICBD）。该标准未强调口腔溃疡作为必备条件，在 ISGBD 5 个条件的基础上，补充血管病变、神经系统损害为诊断条件，将针刺反应检查作为可选项，总评分≥4 分可诊断为 BD。2014 年的 ICBD 标准较 ISGBD 标准显著提高了诊断 BD 的敏感性，同时保证了特异性（该标准敏感度为 94.8%，特异度为 90.5%），目前已广泛用于临床（表 7-2）。

表 7-2 2014 年 ICBD 分类和诊断标准

症状/特征	评分（分）
眼部病变（前葡萄膜炎、后葡萄膜炎、视网膜血管炎）	2
生殖器阿弗他溃疡	2
口腔阿弗他溃疡	2
皮肤病变（结节性红斑、假性毛囊炎）	1
神经系统表现	1
血管受累（动静脉血栓、静脉炎或浅静脉炎）	1
针刺试验阳性*	1

*针刺试验不是必需的，最初的评分系统未包括其在内。但如果进行了针刺试验，且结果为阳性，则加上额外的 1 分。

（二）病情评估

BS 疾病活动度多采用 2006 年 BD 国际研究协会简化的白塞病近期活动度评定表（BD current activity，BDCAF）。评价内容包括头痛、口腔溃疡、生殖器溃疡、皮损、关节痛、关节炎、恶心/呕吐/腹痛、腹泻伴血便、眼受累、神经系统受累及大血管受累。根据患者近 4 周是否存在上述症状进行评分，不存在为 0 分，存在为 1 分，满分为 12 分。所有的评分依赖于评价前 4 周出现的症状，只有医生认为与白塞病相关才能被记入评分。

六、治疗

本病目前尚无公认的有效根治药物，主要治疗目标是迅速抑制炎症，防止复发，防止不可逆的器官损伤，减缓疾病进展。多学科联合诊疗、个体化治疗、早期治疗有助于控制病情，改善预后。本病的眼病、血管、神经和胃肠道受累与预后不良相关。建议根据患者的年龄、性别、器官受累的类型及严重程度进行个体化治疗。

（一）一般治疗

建议患者保持口腔卫生；平时不宜进食过硬或温度过高的食物，以免损伤口腔黏膜；避免进食刺激性食物。发生口腔或生殖器溃疡时，建议进行伤口护理，避免继发细菌感染。

（二）局部治疗

口腔、外阴溃疡者予局部应用类固醇治疗有助于改善皮肤黏膜病变的严重程度和持续时间，适用于复发不频繁、症状不重、不需要持续性系统治疗的患者。玻璃体内注射曲安奈德、糖皮质激素缓释剂有助于控制注射眼的炎症。

（三）全身药物治疗

1. 皮肤黏膜受累

非甾体抗炎药物对结节性红斑和疼痛性溃疡有一定的疗效。沙利度胺和硫唑嘌呤（AZA）可用于口腔溃疡、生殖器溃疡和假性毛囊炎。秋水仙碱（0.5 mg，每日2～3次）通过抑制中性粒细胞功能改善结节红斑和口腔溃疡，并可预防复发。妊娠妇女禁用沙利度胺，因其可导致胎儿畸形，长期应用可能引起神经轴索变性的不良反应。全身性糖皮质激素用于秋水仙碱无效的结节红斑。阿普斯特（apremilast，APR）是一种新型的口服磷酸二酯酶-4抑制剂，可有效改善口腔和外阴溃疡，且不良反应少。以上治疗控制不佳或不能耐受的患者，可考虑生物制剂肿瘤坏死因子（TNF）-α拮抗剂或干扰素（IFN）-α。

2. 关节受累

急性关节炎首选非甾体抗炎药（nonsteroidal anti-inflammatory drug，NSAIDs）和秋水仙碱。急性单关节炎可考虑关节腔内注射糖皮质激素。复发性和慢性关节炎可使用氨甲蝶呤、AZA、IFN-α或TNF-α拮抗剂。

3. 眼部受累

即使给予积极治疗，仍有约25%的眼病患者最终失明。与眼科医师密切协作评估BS眼部病变严重程度至关重要，早期有效的治疗能够降低致盲率。治疗目标是降低眼病的发作频率和严重程度。孤立前葡萄膜炎的主要治疗是眼表散瞳药物和激素滴眼液。但有预后不良因素（如青年、男性、发病年龄小）者应考虑使用全身免疫抑制剂。累及眼后段的患者应给予激素联合硫唑嘌呤、环孢素A、INF-α或单抗类TNF-α拮抗剂治疗。硫唑嘌呤可保护视力并减少葡萄膜炎复发。环孢素A可降低眼炎发作频率和严重程度，改善视力。单抗类TNF-α拮抗剂（如英夫利西单抗、阿达木单抗和INF-α）有助于改善难治性或复发性BS葡萄膜炎的病程及激素与免疫抑制剂的减量，对某一生物制剂效果不佳时，改换药物仍可能有效。

4. 胃肠道受累

对无临床症状且血清 CRP 正常的肠白塞综合征患者，建议将内镜下病变愈合作为进一步的治疗目标。5-氨基水杨酸（2.25～3.00 g/d）和柳氮磺吡啶（3～4 g/d）可用于轻、中度肠白塞综合征一线治疗，以及缓解后维持治疗。激素可帮助溃疡快速愈合，往往用于中、重度肠白塞综合征，建议起始剂量泼尼松 0.5～1.0 mg/kg（或等效剂量甲泼尼龙或泼尼松龙）。对中、重度活动期患者，国内常用环磷酰胺（每 2 周 0.4～0.6 g）诱导缓解，AZA［2.0～2.5 mg/（kg·d）］常用于维持缓解和预防手术后复发。他克莫司可用于对环磷酰胺有禁忌和难治性肠白塞综合征者，沙利度胺（50～100 mg/d）可用于食管溃疡，以及常规治疗无效的肠白塞综合征。此外，难治性患者可给予单抗类 TNF-α 拮抗剂。伴严重全身症状或肠道并发症（如深大溃疡、狭窄、瘘管、出血和穿孔）者可短期给予全胃肠外营养，需警惕导管感染和血栓风险，尽快过渡到肠内营养。肠穿孔、严重狭窄致肠梗阻、大脓肿和大量胃肠道出血者需要进行外科治疗。药物治疗反应差，且因肠瘘等肠道并发症致生活质量低下者建议外科治疗。肠白塞综合征术后复发风险高，2 年累积复发率为 30%～44%，通常发生在吻合口附近，围手术期控制疾病活动有助于减少复发。

5. 心脏及大血管受累

发生急性 DVT 的 BS 患者建议使用激素和免疫抑制剂，如硫唑嘌呤、环磷酰胺和环孢素 A。BS 引起的 DVT 存在再通困难及高复发率。存在难治性静脉血栓的 BS 患者若出血风险较低，且排除肺动脉瘤存在，可同时加入抗凝治疗。存在动脉瘤的 BS 患者应使用高剂量激素和环磷酰胺。存在难治性静脉血栓和肺动脉瘤的 BS 患者可使用生物制剂，如单抗类 TNF-α 抑制剂。在治疗 BS 的基础上，对动脉瘤破裂或即将破裂及严重动脉闭塞的患者，可行手术干预，包括血管内移植、搭桥术、结扎和植入物。血管内介入治疗侵袭性低，可减少围手术期并发症的风险，优于开放性手术。对存在严重主动脉瓣关闭不全的 BS 患者，主动脉瓣置换术是常用的外科治疗手段，目前主要应用主动脉瓣人工血管升主动脉替换术（Bentall 手术）或改良的 Bentall 手术（带瓣同种异体或人造血管），可减轻瓣膜对瓣环的直接牵拉，减少瓣周漏的发生。手术尽可能选在病情稳定期，否则易出现移植物闭塞、吻合口假性血管瘤形成、吻合口/瓣周漏等术后并发症。在术前及术后均应使用激素、免疫抑制剂和/或生物制剂以减少术后并发症。

6. 神经系统受累

激素和免疫抑制剂是实质型神经白塞综合征的基础治疗。急性期建议激素冲击治疗（甲泼尼龙 1 000 mg/d，5～7 d），之后序贯口服泼尼松 1 mg/（kg·d）1 个月，后逐渐减量维持 3～6 个月以预防复发。环磷酰胺、硫唑嘌呤和吗替麦考酚酯是最常用的免疫抑制剂。对重症患者，激素联合环磷酰胺治疗效果优于联合硫唑嘌呤。应避免使用环孢素 A。全身给药可联合鞘内注射氨甲蝶呤和/或地塞米松。对初发严重的脑实质受累，或激素联合免疫抑制剂无效，疾病持续、复发或出现慢性进展性神经系统受累者，推荐应用单抗类 TNF-α 拮抗剂，有助于激素和免疫抑制剂减量及临床和影像学的改善。BS 相关 CVST 的治疗关键是控制血管炎症，初始治疗需大剂量激素，后逐渐减量。可在此基础上进行短期抗凝治疗，但需对颅外血管病变进行筛查，排除动脉瘤。

七、预后

BS 预后取决于脏器受累情况，单纯皮肤黏膜关节受累者预后良好，眼病、胃肠道、心血管、神经系统受累者预后不佳，病程中可发生失明、消化道大出血、穿孔、肠瘘、动脉瘤破裂、瘫痪等严重并发症，致残率和病死率高。早发的男性 BS 患者通常病情较严重，脏器受累多发生于病程早期（特别是前 5 年），随后可相对缓解。建议患者每 1~6 个月随访 1 次，随访频率取决于患者的疾病受累范围及严重程度。每次随访要详细记录临床特征及实验室检查指标。目前对 BS 患者疾病缓解尚无共识，亦无标准的停药方案。对有重要脏器受累者，建议根据患者的年龄、性别、疾病严重程度，在疾病缓解 2~5 年后逐渐减少免疫抑制剂剂量。

（方羚）

参考文献

［1］郑文洁，张娜，朱小春，等．白塞综合征诊疗规范［J］．中华内科杂志，2021，60（10）：860-867.
［2］EMMI G, BETTIOL A, HATEMI G, et al. Behçet's syndrome［J］. Lancet, 2024, 403（10431）: 1093-1108.

第十节　原发性中枢神经系统淋巴瘤

一、概述

原发性中枢神经系统淋巴瘤（PCNSL）是罕见类型的结外非霍奇金淋巴瘤（non-Hodgkin lymphoma, NHL），指淋巴瘤仅累及脑实质、脊髓、脑脊液和/或眼睛而无身体其他部位的受累，其中，仅限于眼部的原发性玻璃体视网膜淋巴瘤（primary vitreoretinal lymphoma, PVRL）和仅限于脊髓受累者更罕见。软脑膜受累多见于累及中枢神经系统的系统性淋巴瘤。世界卫生组织（WHO）将 PCNSL 归类为弥漫大 B 细胞淋巴瘤的一个独特亚型，属于免疫豁免部位的大 B 细胞淋巴瘤。PCNSL 具有高侵袭性，病程进展较快，预后不良，是所有非霍奇金淋巴瘤中预后最差的一种类型。及时诊断和后续治疗至关重要，若及时治疗，5 年总生存率约为 30%。

二、流行病学

PCNSL 是一种罕见肿瘤，年发病率为（0.4~0.5）/10 万，仅占新诊断脑肿瘤的 3%~4%、结外淋巴瘤的 4%~6%。尽管免疫功能低下者患 PCNSL 的风险更高，但免疫功能正常的老年人（>60 岁）发病率正在增加。PCNSL 可发生在任何年龄，中位发病年龄为 65 岁，1/3 的病例发病年龄在 75 岁以上，且男性比例更高。

三、病理生理和病理分型

PCNSL 的病理生理学尚不清楚。几乎所有 PCNSL 中均表达的致癌蛋白 Bcl-6 仅在淋巴组织中表达，而淋巴组织通常不存在于神经系统中，因此目前观点认为 PCNSL 的肿瘤细胞是在其他器官中产生后进入到神经系统的。最新研究认为，B 细胞抗原受体（B-cell receptor，BCR）和 Toll 样受体（Toll-like receptor，TLR）信号通路，以及免疫逃逸和免疫抑制性肿瘤微环境是其关键的发病机制。EB 病毒感染与免疫功能低下人群患 PCNSL 相关，但与免疫功能正常者患 PCNSL 的相关性不明确。

根据 WHO 造血和淋巴组织肿瘤的分类，PCNSL 主要为弥漫性大 B 细胞淋巴瘤（diffuse large B-cell lymphoma，DLBCL）。仅 10% 的病例为低级别 Burkitt 淋巴瘤或 T 细胞淋巴瘤。

血管内大 B 细胞淋巴瘤（intravascular large B cell lymphoma，IVLBCL）是大量肿瘤细胞聚集在小或中等大小血管管腔，尤其以毛细血管和毛细血管后微静脉多见，易侵犯神经系统、皮肤等器官，是结外 DLBCL 的一个独立亚型。其肿瘤细胞跨血管迁移和归巢机制缺陷导致其生长主要局限于血管内壁层，并因此呈现出与其他类型淋巴瘤不同的临床表现和不良结局。

当 PCNSL 只有单个细胞弥漫浸润，而不出现血管中心浸润和块状肿瘤形成时称为大脑淋巴瘤病（lymphomatosis cerebri，LC），大部分为 B 淋巴细胞来源。

四、临床表现

典型 PCNSL 病灶增长较快，症状通常在几天到几周内出现，就诊病程大多在半年内。PCNSL 主要症状和体征因神经系统受累区域而异，系统性淋巴瘤常见的发热、盗汗和体重减轻等症状罕见。

（1）脑部受累症状（占 30%～50%）：主要表现为头痛、神经功能缺损症状（肌力下降、感觉变化、意识水平下降、共济失调）、神经精神和行为变化（抑郁、人格改变、淡漠、思维迟钝、冲动行为、幻觉）、颅内压升高、癫痫发作等。

（2）软脑膜受累症状（占 10%～25%）：主要表现为头晕、头痛、恶心、呕吐、颈背部僵硬等。

（3）眼受累症状（占 10%～20%）：主要表现为视物模糊、视力下降、飞蚊症等。

（4）脊髓受累症状（<1%）：通常表现为亚急性脊髓病、脊柱疼痛、下运动神经元综合征等。NK/T 淋巴瘤较 DLBCL 更容易出现眼部症状。

IVLBCL 累及中枢神经系统时主要为脑血管阻塞所致局灶性神经功能缺损，因受累部位不同而表现各异，类似于多灶性脑血管病变、脑梗死、脊髓和神经根病变、亚急性脑病等，临床易误诊、漏诊。

大脑淋巴瘤病患者典型临床表现为进行性脑高级功能障碍和步态不稳，通常无显著的局灶性神经功能缺损症状。

免疫功能受损的患者，无论是感染 HIV 后未经治疗、使用免疫抑制药物还是器官移植受者，都有更高的患 PCNSL 的风险。自从引入抗逆转录病毒疗法（antiretroviral therapy，ART）以来，艾滋病患者的 PCNSL 发病率有所下降。MRI 特征在这一特定患者群体中可能不太典型,斑片状或环状增强病变更为常见,这可能会给诊断带来挑战。病理生理学与免疫功能受损患者 EBV 的再激活密切相关。

五、辅助检查

(一) CT 及 MRI 检查

大多数(65%) PCNSL 是孤立性病变,但多灶性病变并不罕见。PCNSL 常见累及部位包括大脑皮层以及中线结构或其周围,如脑室周围区域、丘脑和基底节区或胼胝体。影像学检查可显示颅内病变的位置、大小和形状,有助于 PCNSL 的诊断、鉴别诊断、分期和疗效监测。PCNSL 在 CT 上可呈形态不规则高密度团块或结节,增强扫描呈团块状或"握拳"样均匀强化。MRI 是 PCNSL 诊断和随访的首选影像学检查。其典型 MRI 表现为单发或多发 T1 等或稍低信号、T2 等或稍高信号,累及胼胝体时病灶呈"蝴蝶"状。病灶呈均匀钆增强病变,可表现为"拳头""切口"或"有角"征,病灶周边围绕血管源性水肿。肿瘤内部坏死时 T2 呈高信号。少部分患者淋巴瘤细胞不聚集成团或呈分散多发小团块状,瘤体区域间散在炎症成分,使得脑部病灶总体呈 T1 低信号、T2 高信号,病灶可不强化或呈内部多发小片状、点状、线状 T2 等信号并强化区域。在大脑淋巴瘤患者头颅 MRI 表现为弥漫性白质病变,无明显肿块形成,呈 T1 稍低信号、T2 高信号,增强病灶无明显强化。随病情进展,部分患者可出现片状或结节状强化。免疫功能受损 PCNSL 患者可出现环形强化。PCNSL 通常弥散加权成像(DWI)呈稍高信号,表观弥散系数(ADC)值降低。灌注加权成像(PWI)因肿瘤新生血管少,灌注相对低于其他颅脑恶性肿瘤。波谱成像(MRS)上因肿瘤细胞致密导致 Cho 峰升高,部分淋巴瘤可出现特征性的 Lip 峰。钙化、坏死和出血等特征在 PCNSL 中非常罕见。

(二) PET 成像

颈胸腹部 CT 成像、骨髓穿刺和男性患者睾丸超声检查有助于 PCNSL 和系统性淋巴瘤中枢神经系统受累的鉴别。全身 ^{18}F-氟脱氧葡萄糖正电子发射断层扫描(^{18}F-FDG PET)可以取代这三种方式,并可能更敏感,但应警惕 PET 的假阳性结果,最好结合增强 CT 扫描的结果综合分析。PCNSL 的 ^{18}F FDG PET 表现通常呈均匀一致的比正常灰质高 2~3 倍的高葡萄糖摄取,有助于确定肿瘤的范围,在初次诊断和疑似复发时可作为诊断和分期的方法之一,但在疗效监测中的地位尚无定论。

(三) 病理检查

脑活检是诊断 PCNSL 的"金标准"。约 95% 的 PCNSL 患者病理类型为 DLBCL,少数为伯基特(Burkitt)淋巴瘤、淋巴母细胞淋巴瘤、边缘区淋巴瘤或 T 细胞淋巴瘤。组织病理学上,肿瘤细胞呈典型血管中心性生长模式。DLBCL 的特征是中到大的新生细胞,具有多形性核和突出的核仁,周围有狭窄的细胞质边缘。有丝分裂活动通常很活跃。大多数细胞表达成熟的 B 细胞标志物(CD20、CD79a、CD19、PAX5、CD22、sIgM/IgD 等),并显示出高 Ki-67 增殖指数,具有轻链限制性表达的特点。CD20 阳性、CD3 阴性是其典型免疫表型。CD10 多数情况阴性。若 CD10 阳性,应重点排查系统性淋巴瘤累及中枢神经系统。

血管内淋巴瘤病理检查镜下表现为单个或成簇淋巴瘤细胞分布于小或中等大小血管

腔内，瘤细胞游离漂浮，呈巢状或边集/黏附于血管壁生长，但血管结构尚完整；部分病例可见血管腔内纤维素性血栓、出血和坏死等现象。部分病例在血管腔外可见少量/小灶肿瘤细胞。

大脑淋巴瘤病活检组织镜下肿瘤细胞散在性浸润，单个肿瘤细胞之间有明显间隔，不聚集成大片状，不形成肿块，不出现坏死现象，可伴有反应性胶质细胞增生以及肿瘤细胞围绕血管周围生长。

皮质类固醇激素治疗后肿瘤细胞崩解，可使 CSF 和病理组织学诊断的准确性降低，导致诊断和治疗延迟。当怀疑 PCNSL 时，应避免在活检前使用类固醇激素。

（四）脑脊液检查

没有条件进行活检的情况下，CSF 流式细胞术、细胞学检查、*IGH* 基因重排、*MYD88* 基因突变等检测阳性结果结合典型临床和放射学特征，也可以提供诊断和分期信息。

脑脊液通常表现为细胞数增多，总蛋白增加，葡萄糖降低，但也可能无明显异常。当怀疑淋巴瘤时，CSF 流式细胞术免疫分型阳性率约 30%。重复腰椎穿刺术脑脊液检查可提高肿瘤细胞的检出率。白细胞介素-6（IL-6）、IL-10、CXCL13 水平升高等均有提示价值。PCNSL 患者 *MYD88*^{L265P} 突变发生率明显高于系统性弥漫大 B 细胞淋巴瘤。推荐对疑诊 PCNSL 的患者常规进行 *MYD88*^{L265P} 和 IL-10 的检测，联合检测可进一步提高诊断的敏感性和特异性。

（五）其他检查

全身 PET-CT 检查、骨髓穿刺等检查有助于区分 PCNSL 与累及中枢神经系统的系统性淋巴瘤。15%～25% 的 PCNSL 患者存在眼部受累。建议进行眼底镜和裂隙灯等眼科检查以排除玻璃体和视网膜受累。建议进行 HIV、HBV 及 HCV 筛查以评估和预防化疗期间的并发症。

肿瘤本身和治疗相关的神经毒性都会影响患者的认知功能，导致生命质量下降和社交能力受限。推荐对 PCNSL 患者的认知功能和生命质量进行评估，并进行终身随访。

PCNSL 存在多种遗传学异常，如 9p24.1 拷贝数异常/易位、*BCL6* 易位、6p21 缺失等，但 *MYC* 及 *BCL2* 易位很少见；近期发现多种常见基因突变，除 *MYD88* 外，还包括 *CD79B*、*CDKN2A*、*PIM1* 等。随着相关靶向药物的临床应用，突变基因的筛查有助于 PCNSL 的精准治疗。

六、诊断

PCNSL 的诊断可通过临床、影像学及组织病理学来综合判断，诊断流程如图 7-3 所示。影像学检查仅能提示 PCNSL。PCNSL 确诊需要依靠组织病理学和免疫组织化学。立体定向导航脑组织穿刺活组织检查是最为常用的获取病理标本的途径。CD20 阳性、CD3 阴性是典型免疫表型。对于疑难病例，可通过检测 PCNSL 特异性基因突变和脑脊液特征性细胞因子来提高诊断的灵敏度。活组织检查前应避免使用糖皮质激素。应对所有患者进行全面的眼科评估以排除眼内受累，建议对疑似原发性玻璃体视网膜淋巴瘤（PVRL）患者通过玻璃体活组织检查进行诊断。

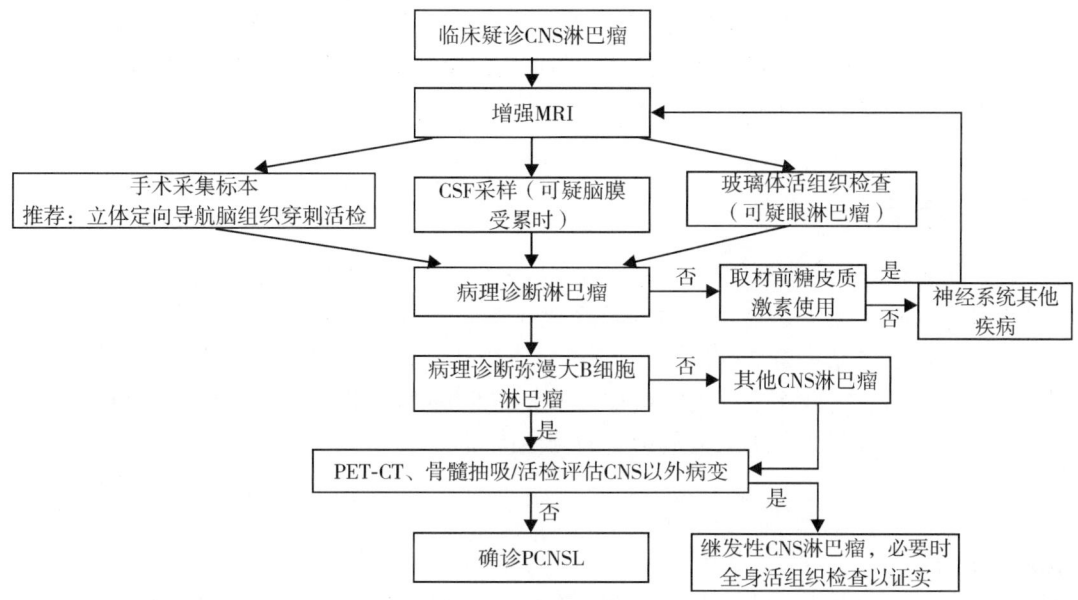

PCNSL 为原发性中枢神经系统淋巴瘤；CNS 为中枢神经系统；MRI 为磁共振成像；CSF 为脑脊液；PET-CT 为正电子发射计算机断层成像/X 线计算机体层成像仪。

图 7-3　疑似 PCNSL 患者的诊断流程

七、鉴别诊断

PCNSL 的鉴别诊断主要包括与其他肿瘤（如转移瘤、胶质瘤或脑膜瘤）、中枢神经系统感染（如弓形虫病或脑脓肿）和炎症/自身免疫性疾病（如结节病、炎性假瘤）等的鉴别。高级别脑胶质瘤的 MRI 信号明显不均匀，呈混杂 T1/T2 信号影，周边明显指状水肿影；占位征象明显，邻近脑室受压变形，中线结构移位，脑沟、脑池受压；增强扫描呈明显花环状及结节样异常强化影。

部分 DLBCL 颅内病灶呈现非团块状改变、大脑淋巴瘤病以及血管内淋巴瘤时，易与中枢神经系统脱髓鞘疾病尤其是瘤样脱髓鞘病变混淆。脱髓鞘病的增强扫描主要呈环形强化，"开环征"为其较特异性征象，诊断性治疗后复查病变缩小明显，易复发，实验室检查有助于鉴别诊断。

八、治疗

PCNSL 是对化疗和放疗高度敏感的浸润性肿瘤，手术切除病灶会延误化疗时机并引起手术相关并发症，因此通常不宜手术切除。目前，PCNSL 一线治疗方案为基于大剂量氨甲蝶呤的联合治疗。PCNSL 的当前治疗方案分为诱导、巩固及维持治疗三个阶段。鞘内注射化疗（如联合氨甲蝶呤、阿糖胞苷及地塞米松等药物），对于存在脑膜受累的患者可获益，但对于接受基于大剂量氨甲蝶呤（HD-MTX）全身化疗的患者可以减免。巩固治疗包括全脑放疗（whole brain radiation therapy，WBRT）或自体干细胞移植（autologous stem cell transplantation，ASCT）。鉴于 WBRT 对认知的影响，ASCT 成为相对首选的治疗方法。近年来 BTKi、免疫调节剂等新药为复发难治 PCNSL 患者提供了更多选择。免疫功能低下患者发生 PCNSL 时应减少免疫抑制剂使用或进行抗 HIV 治疗，并结合上述抗肿瘤治疗方案。

九、预后

若未接受治疗，PCNSL 患者通常会在 1～3 个月内死亡；如果经过恰当治疗，5 年生存率可达 30% 左右。因此应强调对符合化疗条件患者及早和充分治疗的重要性。

年龄、临床状况、深部脑结构（如脑室周围、基底节、脑干或小脑）受累、血清乳酸脱氢酶增加、脑脊液中总蛋白增加以及治疗前的 MMSE 评分均影响 PCNSL 患者的预后。其中，年龄和临床状况是最重要的预测因素。

（卢婷婷）

参考文献

[1] 杜艳茹，李佳，关春艳，等. 以弥漫性脑白质病变为表现的原发中枢神经系统弥漫性大 B 细胞淋巴瘤临床病理学特征［J］. 中华病理学杂志，2023，52（4）：399-401.

[2] 血管内大 B 细胞淋巴瘤诊治中国专家共识（2023 年版）［J］. 中华血液学杂志，2023，44（3）：177-181.

[3] 原发性中枢神经系统淋巴瘤诊断及治疗专家共识（2024 年版）［J］. 白血病·淋巴瘤，2024，33（3）：129-137.

[4] CALIMERI T, ANZALONE N, CANGI M G, et al. Molecular diagnosis of primary CNS lymphoma in 2024 using MYD88Leu265Pro and IL-10［J］. Lancet hoematolology，2024，11：e540-e549.

[5] FERRERI A J M, CALIMERI T, CWYNARSKI K, et al. Primary central nervous system lymphoma［J］. Nature reviews，2023，9（1）：29.

[6] NAYAK L, BETTEGOWDA C, SCHERER F, et al. Liquid biopsy for improving diagnosis and monitoring of CNS lymphomas: A RANO review［J］. Neuro-oncology，2024，26（6）：993-1011.

第八章 妊娠与神经免疫性疾病

第一节 妊娠与视神经脊髓炎谱系疾病

一、概述

视神经脊髓炎谱系疾病（neuromyelitis optica spectrum disorders，NMOSD）是一组罕见的中枢神经系统自身免疫性疾病，主要以视神经和脊髓的脱髓鞘损伤为特征。目前全球女性患病率明显高于男性，比例约为 23:1，发病时年龄在 40 岁以下居多，多处于育龄阶段。妊娠期女性 NMOSD 患者的发病率和复发率是研究的热点，因为妊娠期的生理变化可能影响疾病的活动性。有几项研究表示，妊娠可使 NMOSD 疾病活动恶化，产后复发风险增加。一方面，NMOSD 疾病活动可能对妊娠结局有负面影响，如流产风险高于正常人，以及目前用于治疗 NMOSD 的一些免疫抑制剂疗法会对胎儿健康造成严重风险；另一方面，患有 NMOSD 的女性妊娠结局也可能受到共存的自身免疫性疾病的影响。

NMOSD 的病理生理机制涉及多种因素，如抗水通道蛋白 4（AQP4）抗体的产生。这种抗体攻击并破坏中枢神经系统的星形胶质细胞，引发炎症反应和神经损伤。AQP4 通常在健康胎盘中表达，在妊娠中期水平最高，在妊娠晚期显著下降。此外在雌激素升高的情况下，胎盘中 AQP4 表达是否是 NMOSD 的诱因以及对新生儿结局的影响需要进一步研究。但迄今为止的证据表明，年龄较小、抗 AQP4-IgG 抗体滴度高（≥1:100）的 NMOSD 患者发生妊娠并发症风险很高，尤其是在妊娠期间或妊娠前疾病活动性高且未接受充分治疗的 NMOSD 患者。

二、妊娠对 NMOSD 的影响

（一）妊娠不同时期对 NMOSD 的影响

妊娠可能会导致 NMOSD 患者疾病复发。中断或减少免疫抑制的使用被认为是妊娠期间发生 NMOSD 复发的危险因素。当患者的免疫抑制处于停止或免疫抑制不足状态时，妊娠导致疾病复发的风险将会增加。年龄越小、抗 AQP4 抗体滴度越高、治疗越不充分的患者发生妊娠相关视神经脊髓炎谱系疾病的风险越高。

NMOSD 在妊娠期的复发率因个体差异而异。通常孕早期是 NMOSD 复发的高危期，在妊娠中后期（第二、三孕期）复发率有所下降，较非妊娠期稍低或接近。产后前 3 个月是 NMOSD 复发的高危期，复发率高达 30%～60%，这种差异与免疫系统快速重调、激素水平下降及药物调整有关。

（二）围妊娠期 NMOSD 病情变化

1. 临床症状

妊娠期 NMOSD 的症状可能包括顽固性呃逆、视力模糊、肢体无力、感觉异常等，常因脊髓炎或视神经炎复发引起，需要与早孕反应、妊娠剧吐等妊娠特发性疾病鉴别。

2. 复发模式

妊娠期复发率通常较低，尤其是在妊娠中晚期，可能与孕期免疫耐受相关。产后期是 NMOSD 复发的高危期，复发模式通常较为急性且症状较重，甚至可能影响神经功能恢复。

3. 疾病严重程度

妊娠期间的 NMOSD 复发可能对母体和胎儿健康产生不利影响，严重情况下可导致持久的神经损伤或功能障碍。产后复发常伴随更明显的神经损害，可能导致不可逆的功能损伤，因此需要及时进行复发控制和监测。

（三）分娩方式

关于 NMOSD 患者的不同分娩方式对病情的潜在影响，目前的研究数据有限。但是，考虑到 NMOSD 患者在分娩或流产后复发率显著升高，选择一个能够减少分娩过程中的压力和损伤的分娩方式可能对 NMOSD 患者的病情管理有益。患者有严重的脊髓损伤或神经功能障碍（如双腿无力、肢体麻木等），阴道分娩时可能会因子宫收缩压力加大或长时间的产程拉长，加重脊髓损伤。因此，选择剖宫产可能可以减少产程对脊髓的压力，降低病情加重的风险。

妊娠期 NMOSD 患者的分娩方式需要根据病情进行个性化评估。患者应与产科医生、神经科医生、麻醉医生等多学科专家共同讨论，确保选择最适合的分娩方式，以保障母婴的安全。

三、NMOSD 对妊娠的影响

（一）自然流产

研究表明，NMOSD 患者在妊娠前 3 个月的自然流产风险显著增加，尤其是在疾病活动期或发病后的妊娠中高达 42.9%。抗 AQP4-IgG 抗体阳性 NMOSD 患者最主要的妊娠并发症是自然流产，但尚未观察到抗 AQP4-IgG 抗体滴度与妊娠结局之间的显著关联，通常与 NMOSD 疾病发作时间有关。另外，使用致畸性的 NMOSD 治疗药物也是导致流产的重要原因。因此，建议有妊娠意愿的 NMOSD 患者应在抗 AQP4-IgG 抗体滴度在安全时受孕，并在备孕时咨询治疗药物的安全性。组织备孕期及早孕期多学科会诊（神经内科、妇产科、生殖科、药学科）对妊娠期的科学管理非常重要，可减少妊娠不良结局的发生。

（二）先兆子痫

NMOSD 患者的子痫前期发生率高于一般人群，其原因可能与 NMOSD 患者同时有 2 种或以上的自身免疫合并症有关，如 SLE、抗磷脂综合征、干燥综合征、甲状腺疾病和重症肌无力等。免疫性疾病通过异常免疫反应、自身抗体介导、内皮功能障碍及激素调节异常等多重机制导致胎盘浅着床，胎盘血管生成和滋养层侵袭能力被破坏，最终增加不良妊娠结局的风险。

（三）胎儿发育迟缓

NMOSD 患者在妊娠期的炎症状态和免疫反应可能影响胎盘功能，导致胎盘供血供氧不足，进而引发胎儿发育迟缓。

（四）早产

早产是 NMOSD 患者常见的妊娠不良结局，可能与母体的炎症状态、免疫紊乱和药物使用有关，尤其在疾病活动性较高的患者中更为明显。

四、NMOSD 患者的孕前管理

（一）妊娠时机

NMOSD 人群应被视为妊娠高风险人群，注意密切监测，包括复发次数、严重程度、持续时间，以及恢复情况等。研究表明，抗 AQP4-IgG 抗体滴度较高者发生妊娠相关疾病的风险高，为减少复发风险，孕前在安全滴度下指导受孕时机尤为重要，妊娠时机的选择应为病情缓解且稳定后 6 个月。脑和脊髓 MRI 是复发风险评估的重要工具，MRI 显示新发或增强病灶者，提示疾病活动，应推迟妊娠计划并调整治疗。

（二）孕前用药

在怀孕前停用 MMF、氨甲蝶呤和米托蒽醌等致畸性药物，并考虑改用更安全的治疗方案，如硫唑嘌呤或单克隆抗体。一旦在妊娠期意外服用 MMF、氨甲蝶呤或米托蒽醌等致畸高风险药物，应立即停药，并建议进行 B 超检查等，告知患者潜在的致畸性。经过全面的医学评估，可以考虑在最后一次利妥昔单抗输注后备孕。对于利妥昔单抗和奥瑞珠单抗，如果输注后 6 个月内没有怀孕，则需要重新注射。

（三）生殖能力评估

建议神经科、生殖科、妇产科医生联合讨论治疗方案，进行生殖能力评估，如基础激素水平、优生优育检查、传染病筛查、抗磷脂抗体谱、抗核抗体谱等检查，超声评估子宫附件形态、窦卵泡计数（antral follicle count，AFC）及子宫内膜厚度。

（四）优化治疗

在备孕前调整免疫治疗方案至妊娠期安全剂量，评估伴随疾病，如系统性红斑狼疮、抗磷脂综合征等自身免疫性疾病，以优化妊娠安全。建议 NMOSD 患者受孕前每天摄入 800 μg 叶酸，同时注意补充钙和维生素 D。

五、NMOSD 患者妊娠及分娩期管理

(一) 加强监测

1. 复发风险监测

孕早、中、晚期随访神经系统体征，MRI 动态评估病情，必要时检测抗 AQP4-IgG 抗体，其滴度≥1∶100 是妊娠相关复发危险因素，可用于指导临床诊疗药物调整。中性粒细胞与淋巴细胞比率（neutrophil-to-lymphocyte ratio，NLR）也是预测妊娠期间或分娩期发作或复发的重要指标。

2. 并发症监护

关注妊娠期高血压、糖尿病、子痫前期等常见高危妊娠并发症。

3. 预防感染

多达 30% 的 NMOSD 患者在复发之前或发病时会出现呼吸道感染，因此建议在妊娠期间采取措施以预防感染。

(二) 复发处理

急性期治疗是大剂量静脉注射甲泼尼龙，通常连续 3～5 天，每天 1 g。如果患者对激素疗效不佳，则可以选择使用血浆置换、免疫吸附或 IVIG，这些对于妊娠期患者相对安全。长期使用免疫抑制剂用于预防复发，但要特别注意吗替麦考酚酯（MMF）和氨甲蝶呤的致畸性。而利妥昔单抗和托珠单抗对于妊娠结局影响的数据仍有限，需谨慎使用。对于妊娠期的 NMOSD 患者，选择安全的治疗方法至关重要。

(三) 药物选择

根据怀孕前 NMOSD 疾病严重程度，考虑在妊娠期间药物的选择和调整，同时密切监测胎儿的生长及发育情况。

1. 糖皮质激素

建议使用非氟化糖皮质激素（如泼尼松、泼尼松龙、甲泼尼龙），因为其活性形式很少通过胎盘转移，胎儿接触的剂量比母体剂量少 8～10 倍。而氟化糖皮质激素则不适合孕妇使用，因为其可能会增加后代出生体重过低或行为障碍的风险（在妊娠期间任何时候使用氟化糖皮质激素都会导致胎儿生长受限）。

在妊娠前 3 个月使用氟化和非氟化糖皮质激素都存在致畸（腭裂）的风险。如果 NMOSD 患者在妊娠前期复发，应告知其胎儿可能存在腭裂风险；整个妊娠期间应避免使用氟化糖皮质激素；对于严重复发的患者，尤其是在妊娠前期，应考虑早期进行血浆置换或免疫吸附治疗。每日口服激素泼尼松 5 mg/d（或相当剂量）以上、进行剖宫产手术的患者，应在原糖皮质激素剂量基础上调整用药剂量，具体如下：术中静脉输注甲基泼尼松龙 10～15 mg 或氢化可的松 50～75 mg，术后次日改为静脉注射氢化可的松 20 mg q8h，术后第 3 天恢复至术前用量即可。

2. 硫唑嘌呤（AZA）

在动物研究中发现，给予小鼠治疗剂量的硫唑嘌呤（AZA）可增加流产率与出生体重低的风险，但没有观察到致畸性。目前大多数关于人类的研究尚未发现 AZA 对胎儿发育情况有严重风险，进行评估后可考虑在妊娠期间继续使用。

3. 吗替麦考酚酯（MMF）和氨甲蝶呤

MMF和氨甲蝶呤具有致畸性，妊娠期NMOSD患者禁用。首次服药前必须进行妊娠试验，结果必须为阴性才能使用；对于有妊娠意愿的患者，应至少在受孕前6周停药；意外服用MMF和氨甲蝶呤时应立即停止用药；妊娠期NMOSD患者应改用更安全的药物，如硫唑嘌呤或单克隆抗体。

4. 单克隆抗体

（1）利妥昔单抗。利妥昔单抗可能导致B细胞耗竭，具体取决于胎儿暴露的时间；可能会略微增加流产和早产的风险；在关于人类的研究中并未发现对胎儿发育情况的风险。建议12个月的洗脱期；部分复发高风险病例在进行全面的医学评估后，可考虑在最后一次输注利妥昔单抗后立即备孕；如果6个月后仍未妊娠，则应重新输注；如果在妊娠期间出现严重复发，则也应考虑重新输注。

（2）奥瑞珠单抗。可能导致血液学异常，具体取决于胎儿暴露的时间。目前仍缺乏关于妊娠期NMOSD患者使用奥瑞珠单抗的研究数据，但对于患有MS的女性，尚未表明会出现不良妊娠结局的风险。

（3）托珠单抗。在关于类风湿性关节炎女性使用托珠单抗的研究发现，使用托珠单抗的流产、早产和低出生体重的风险略有增加，但可能因同时使用氨甲蝶呤而产生混淆。若NMOSD患者有妊娠意愿，使用托珠单抗时应密切监测药物不良反应。

（4）萨特利珠单抗。建议进行临床监测（每年至少2次），并长期随访。对于妊娠期NMOSD患者使用萨特利珠单抗的数据较少，但在动物研究中没有显示出危害性结果，未来需要更多更大的队列来研究萨特利珠单抗对于妊娠期治疗的安全性。

（5）依库珠单抗。建议进行临床监测（每年至少2次），并长期随访。现有的研究表明，依库珠单抗在妊娠期NMOSD治疗中并无重大的安全性问题，不增加胎儿致畸性、遗传毒性等。另外，有研究结果显示，并未在母乳中检测到依库珠单抗，这表明依库珠单抗可能是妊娠期或哺乳期NMOSD患者治疗的潜在选择，但仍然需要更多的研究证实。

（6）伊奈利珠单抗。建议进行临床监测（每年至少2次），并长期随访。如果在妊娠中期或晚期给予治疗，可能会出现与利妥昔单抗、奥瑞珠单抗一样导致胎儿短暂的血液学异常。

5. 米托蒽醌

可能导致永久性不孕；具有潜在的遗传毒性和致畸性。应在受孕前6个月停药；意外服用此药物时应立即停药；建议改用更安全的药物，如硫唑嘌呤或单克隆抗体。

（四）分娩期管理

1. 分娩机构

建议在专门处理高危妊娠和特殊儿科护理的医院分娩，建议建立多学科会诊模式，由神经科及妇产科、药学科、放射科联合讨论治疗方案。

2. 分娩时机

如无其他产科因素，不必提前终止妊娠。鉴于抗AQP4-IgG抗体可能对胎盘造成影响，在40周内终止妊娠是一个较好的选择。

3. 分娩方式

研究表明，产后复发风险不受分娩方式或分娩时麻醉方式影响，可据产科因素选择阴道分娩/剖宫产，但建议适当放宽剖宫产指征。

4. 麻醉方式

首选硬膜外麻醉以减少产痛对病情的影响，如果需要剖宫产，NMOSD 患者的全身麻醉需谨慎，需评估呼吸功能及潜在神经系统风险。

六、NMOSD 患者的产后管理

（一）产后监测

1. 母体监测

NMOSD 患者的复发风险在产后 3 个月内显著升高。建议每月随访，监测患者神经症状变化及 MRI 评估病情。产后早期恢复维持性免疫治疗（如硫唑嘌呤或利妥昔单抗），产后立即使用短期糖皮质激素疗程可能降低复发风险。

2. 新生儿监测

应该对新生儿进行评估，检测是否存在与转移抗体和/或药物相关的症状，对近远期并发症要进行随访及跟踪，给出相应的对策及方案。例如，如果母亲在妊娠期间接受了抗 CD20 单抗（利妥昔单抗、奥妥珠单抗）治疗，则需要监测新生儿的 B 细胞水平并相应地计划接种疫苗。

3. MDT 团队评估

整合产科、神经科、药剂科、新生儿科团队，经过全面的医学评估后定制个性化治疗方案。提高患者及家属对疾病复发风险的认识，指导患者按时随访，并规范使用免疫治疗药物。

（二）哺乳指导

1. 不选择母乳喂养

应在分娩后不久重新开始 NMOSD 治疗；对于接受单克隆抗体治疗的母亲，在获得更多研究数据之前，不建议对早产儿进行母乳喂养。

2. 选择母乳喂养

对于病情严重的 NMOSD 患者，应考虑继续或重新开始使用硫唑嘌呤或单克隆抗体，并进行定期监测；复发时考虑使用糖皮质激素治疗（服药后等待 1～4 小时）、血浆置换或免疫吸附。

产后用药母乳喂养注意事项见表 8-1。

表 8-1 产后用药母乳喂养注意事项

药品名称	哺乳时推荐建议	FDA 妊娠药物分级
糖皮质激素	（1）可能是安全的选择。 （2）摄入后等待 1～4 小时后哺乳	C/D（依药物剂型）
硫唑嘌呤	（1）可能是相对安全的选择。 （2）摄入后等待 4 小时后哺乳	D

续表 8-1

药品名称	哺乳时推荐建议	FDA 妊娠药物分级
吗替麦考酚酯	(1) 避免母乳喂养。 (2) 考虑改用更安全的选择，如硫唑嘌呤或 mAb	D/X
氨甲蝶呤	(1) 避免母乳喂养。 (2) 考虑改用更安全的选择，如硫唑嘌呤或 mAb	X
利妥昔单抗	(1) 保守的做法：避免母乳喂养或改用更安全药物。 (2) 积极的做法：密切监测下母乳喂养	C
奥妥珠单抗		不明
托珠单抗		C
米托蒽醌	(1) 避免母乳喂养。 (2) 考虑改用更安全的选择，如硫唑嘌呤或 mAb	D

mAb：monoclonal antibody，单克隆抗体；FDA：food and drug administration，食品药品监督管理局。

（许成芳　李蕊　巢嘉婧　高倩　王茜）

参考文献

[1] BORISOW N, KLEITER I, GAHLEN A, et al. Influence of female sex and fertile age on neuromyelitis optica spectrum disorders [J]. Multiple sclerosis journal, 2017, 23 (8): 1092-1103.

[2] CHAN K H, LEE C Y. Treatment of neuromyelitis optica spectrum disorders [J]. International journal of molecular sciences, 2021, 22 (16): 8638.

[3] CHANG A, CHUNG B, VANDSE R. Epidural labor analgesia for a patient with neuromyelitis optica: a case report and review of the literature [J]. Case reports in anesthesiology, 2018, 2018: 2404756.

[4] MAO-DRAAYER Y, THIEL S, MILLS E A, et al. Neuromyelitis optica spectrum disorders and pregnancy: therapeutic considerations [J]. Nature reviews neuroscience, 2020, 16 (3): 154-170.

[5] NOUR M M, NAKASHIMA I, COUTINHO E, et al. Pregnancy outcomes in aquaporin-4-positive neuromyelitis optica spectrum disorder [J]. Neurology, 2016, 86 (1): 79-87.

[6] PAUL F, MARIGNIER R, PALACE J, et al. International delphi consensus on the management of AQP4-IgG + NMOSD: recommendations for eculizumab, inebilizumab, and satralizumab [J]. Neurology-neuroimmunology & neuroinflammation, 2023, 10 (4): e200124.

[7] SAADOUN S, WATERS P, LEITE M I, et al. Neuromyelitis optica IgG causes placental inflammation and fetal death [J]. Journal of immunology, 2013, 191 (6): 2999-3005.

[8] SHOSHA E, PITTOCK S J, FLANAGAN E, et al. Neuromyelitis optica spectrum disorders and pregnancy: interactions and management [J]. Multiple sclerosis journal, 2017, 23 (14): 1808-1817.

[9] VISHNEVETSKY A, KAPLAN T B, LEVY M. Transitioning immunotherapy in neuromyelitis optica spectrum disorder-when and how to switch [J]. Expert opinion on biological therapy, 2022, 22 (11): 1393-1404.

[10] WANG L, ZHOU L, ZHANGBAO J, et al. Neuromyelitis optica spectrum disorder: pregnancy-related attack and predictive risk factors [J]. Journal of neurology neurosurgery and psychiatry, 2020, 92 (1): 53-61.

[11] YONG H Y F, BURTON J M. A clinical approach to existing and emerging therapeutics in neuromyelitis optica spectrum disorder [J]. Current neurology and neuroscience reports, 2023, 23 (9): 489-506.

第二节　妊娠与多发性硬化

一、概述

全球约有 280 万人受多发性硬化影响，女性患者与男性患者的比例为 3 : 1。在中国，女性 MS 发病率处于较高水平，数据显示女性在 MS 患者中的占比高达 70.27%，尤其值得注意的是，20～40 岁的女性占所有女性患者的比例为 74.4%，由此可见，育龄期女性 MS 患者占比显著。同时，据现有资料，在确诊 MS 后，50% 的女性希望将来可以生育，25% 的女性在诊断后的两年内计划怀孕；在诊断 MS 后的最初几年中，20%～30% 的女性会生育。鉴于此，育龄期女性 MS 患者的情况应受到高度关注。

二、妊娠对 MS 的影响

（一）复发

妊娠期间 MS 患者的复发率通常显著下降，在妊娠晚期性激素达到峰值，MS 复发率降至最低点，而产后前 3 个月 MS 病情活动性增加，产后复发的最佳预测因素是孕前复发率，产后 4～6 个月逐渐恢复到孕前水平。这种反弹现象表明 MS 的复发风险可能与激素水平和免疫系统的快速变化有关。这种复发/反弹的程度可能取决于年龄、孕前 MS 活动情况、孕期和产后的疾病修饰治疗（DMT）情况以及哺乳习惯。因此，产后最初几个月应密切监测 MS 患者。

（二）残疾

总体而言，妊娠不会对 MS 的长期残疾进展产生显著负面影响，特别是既往妊娠、子代数量和首次脱髓鞘发作风险之间的关联，表明较高的产次与此类事件的风险降低相关。研究显示，妊娠并不会加速 MS 的长期残疾恶化，部分研究甚至发现妊娠可能延缓患者达到某些残疾阶段的时间。

三、MS 对妊娠的影响

（一）对生育能力和生育计划的影响

MS 是免疫介导的炎症性、CNS 退行性疾病，MS 本身并不直接影响生育能力，也不会引起流产、胎儿发育异常。大多数 MS 患者的生育力与一般人群相似，疾病的自然病程通常不会直接导致不孕。一些研究表明，MS 患者的性功能可能受到疾病症状（如疲劳、抑郁、神经疼痛等）和生活质量的影响，从而间接影响生育能力。因为女性通常会因确诊 MS 后的担忧而推迟生育，或者由于需要优化受孕窗口，她们可能比无 MS

女性更早为不孕就医。有研究观察到，确诊 MS 前和确诊后的几年中，患有 MS 女性的怀孕率和出生率低于年龄匹配的无 MS 个体，这可能反映了早期 MS 对女性患者生理和心理的影响。其他研究显示，MS 患者的生育率随时间略有增加，可能是 DMTs 日益广泛的使用正在改变生殖行为。此外，某些 DMT 药物，尤其是免疫抑制剂类药物，可能对卵巢功能产生影响，因此在使用此类药物的患者中需评估卵巢功能。

MS 的诊断和病程（尤其是进展型表型）可能会对生育意愿产生负面影响。一项调查显示，7% 的 RRMS 患者和 14% 的进展型 MS 患者由于 MS 而决定不生育（尤其是第二胎）。目前有多种生育治疗手段用于支持 MS 患者的生育和保存生育能力。生育能力低下或不孕症的 MS 女性可以接受辅助生殖技术（assisted reproductive technology，ART）。在接受生育治疗的 MS 女性中，成功怀孕以及继续接受 DMT 治疗的女性，其复发风险较低。患有 MS 的女性不应该被建议避免 ART 治疗，而应在尽可能提高成功率的同时，使用适合怀孕的 DMT 来控制疾病。

（二）对妊娠的影响

MS 的病情不应影响产科管理，除非考虑到残疾和可能的疲劳。与没有 MS 的女性相比，患有 MS 的女性早产率更高。MS 似乎并不影响妊娠结局，如先兆子痫、绒毛膜羊膜炎和产后出血。因此，MS 并不一定意味着怀孕是高风险的，除非考虑到残疾。常用的一线 DMT 如干扰素-β 和醋酸格拉默酯在妊娠初期暴露的致畸风险被认为较低，大多数指南建议在计划妊娠前至少 3 个月停用此类药物，以降低致畸风险。不同的 DMT 药物对胎儿的安全性存在差异，应在多学科团队监护下进行，以权衡母婴风险。

（三）对胎儿结局的影响

1. 新生儿畸形

在生育治疗的人群中，MS 似乎不影响畸形或死胎。活产结局与健康女性相比，差异无统计学意义。

2. 早产

MS 患者的妊娠结局总体上较为理想，但研究表明，免疫系统的紊乱可能影响胎盘的血流供应，从而影响胎儿发育，MS 可能增加早产和低出生体重的风险。

3. 剖宫产率增加

某些 MS 患者因疾病状态或功能性原因，在分娩期间病情活动度较高或伴随严重的疲劳与无力的患者，会倾向于剖宫产，以减轻分娩对母体的负担。

4. 新生儿感染

DMT 药物，特别是生物制剂（如那他珠单抗和阿仑单抗），会通过胎盘屏障传递给胎儿，并可能对胎儿的免疫系统发育产生影响。虽然目前尚无明确证据表明这些药物会导致长期的免疫系统缺陷，但胎儿出生后的前 6 个月可能面临较高的感染风险。因此，建议暴露于此类药物的胎儿在出生后接受仔细的感染监测，以便早期发现和处理可能的感染性并发症。

（四）对分娩过程的影响

MS 女性的分娩诱导率、选择性剖宫产率高于无 MS 孕妇。在 EDSS 评分较高的 MS 患者中，剖宫产率高达 44%，而一般人群的剖宫产率为 31.8%。目前尚不明确究竟是由于 MS 本身，还是医生认为产妇风险较高，从而在分娩时采取了保守的措施。剖宫似乎不会影响分娩后的复发率。与 MS 相关的神经系统症状，特别是疲劳，在妊娠期和产后会给患者带来额外负担，疲劳被报告为影响阴道分娩的因素。硬膜外麻醉或分娩方式与产后复发率的增加无关。

（五）对母乳喂养的影响

PRIMS 研究证明产后复发与哺乳无关。一项荟萃分析结果显示，母乳喂养对 MS 复发提供保护作用，这可能与高的催乳素水平以及抑制脉冲性促黄体生成素释放激素 (luteinizing hormone releasing hormone，LHRH) 和黄体生成素 (luteinizing hormone，LH) 导致哺乳期闭经有关。随着补充喂养加入，催乳素水平降低，卵巢活动恢复，月经恢复，从而解释了在产后一年较晚开始补充喂养时，母乳喂养对 MS 复发保护作用减弱。

四、MS 患者的孕前管理

（一）孕前评估及计划制订

1. 孕前评估及计划制订

应定期与患者讨论计划生育，并在讨论 DMT 相关的风险和益处时明确患者的妊娠。而且应该定期（至少每年1次）重复这一过程，特别是对正在服药或考虑开始药物治疗的女性 MS 患者。对于未接受 DMT 治疗且在过去一年内出现复发的患者，应开始治疗，并推迟怀孕直至患者稳定12个月后再考虑。在临床和放射学不稳定且计划怀孕的患者中，应优化治疗并将妊娠延迟至少12个月。如果患者正在接受 DMT 治疗并且在过去12个月内出现复发，则应推迟妊娠。在选择 MS 治疗方案时，患者、其伴侣（如患者要求且可能的情况下）和临床医师之间应共同促进决策形成（图 8-1）。关于家庭计划生育应在每次就诊时进行讨论，主动决策阶段应涵盖患者和多学科团队，包括神经科、妇产科、生殖科、药剂科、放射科医生联合讨论治疗方案。

2. 有妊娠计划患者的治疗决策

如果患者表达了怀孕意愿，建议进行妊娠计划，以便在孕前控制 MS，并通过调整治疗药物来实现孕前1年无疾病活动证据-3（NEDA-3）的治疗目标（图 8-1）。所有患者都应接受关于治疗期和洗脱期避孕的建议，因为某些治疗药物可能需要在受孕前6个月停用（表 8-2）。数据支持至少在怀孕前使用一些 DMT，越来越多的女性现在在怀孕期间继续治疗。目前的证据表明，在抗 CD20 单抗治疗后，女性可以安全地开始尝试怀孕，而不会延迟生育计划。迄今为止尚未发现在奥法妥木单抗妊娠早期使用时出现临床警告信号。对于育龄女性 MS 患者如果有中长期妊娠计划，奥法妥木单抗是一种选择。在尝试怀孕前6个月应停止使用奥法妥木单抗。从妊娠13～14周开始，母体免疫球蛋白 G（IgG）通过复杂的转运机制经胎盘向新生儿转运，因此，在妊娠早期奥法妥木单抗很难通过胎盘屏障直接影响新生儿。对于妊娠期疾病活动风险高的 MS，可以考虑缩短奥法妥木单抗洗脱窗，为避免在妊娠期间暴露可考虑80～112天的洗脱期。鉴于预期妊娠前12周不会发生胎盘转移，奥法妥木单抗可在诊断妊娠时停药。对于高危疾病活动案例中的孕产妇来说，在怀孕期间继续使用奥法妥木单抗是一个可能的选择，然而目前关于该情况下安全性结局方面仍缺乏足够证据支持，因此建议优先考虑替代治疗策略。在临床适应证下，妇女可以在怀孕期间接受抗 CD20 单抗治疗，提前规划是实现最佳管理的关键。

如果 MS 患者已尝试怀孕超过 6 个月（无论年龄和是否经过 DMT 停药期，视情况而定），可以推荐进行生育咨询和转诊，以加快生育评估并尽量减少停用 DMT 的时间。在体外受精程序期间灵活调整剂量的 DMT 的使用可能降低复发的风险。如果患者正在冷冻卵子，则无须在这个过程中停止使用 DMT。DMT 的停用仅在卵子移植时，时间与建议的受孕时间相似。

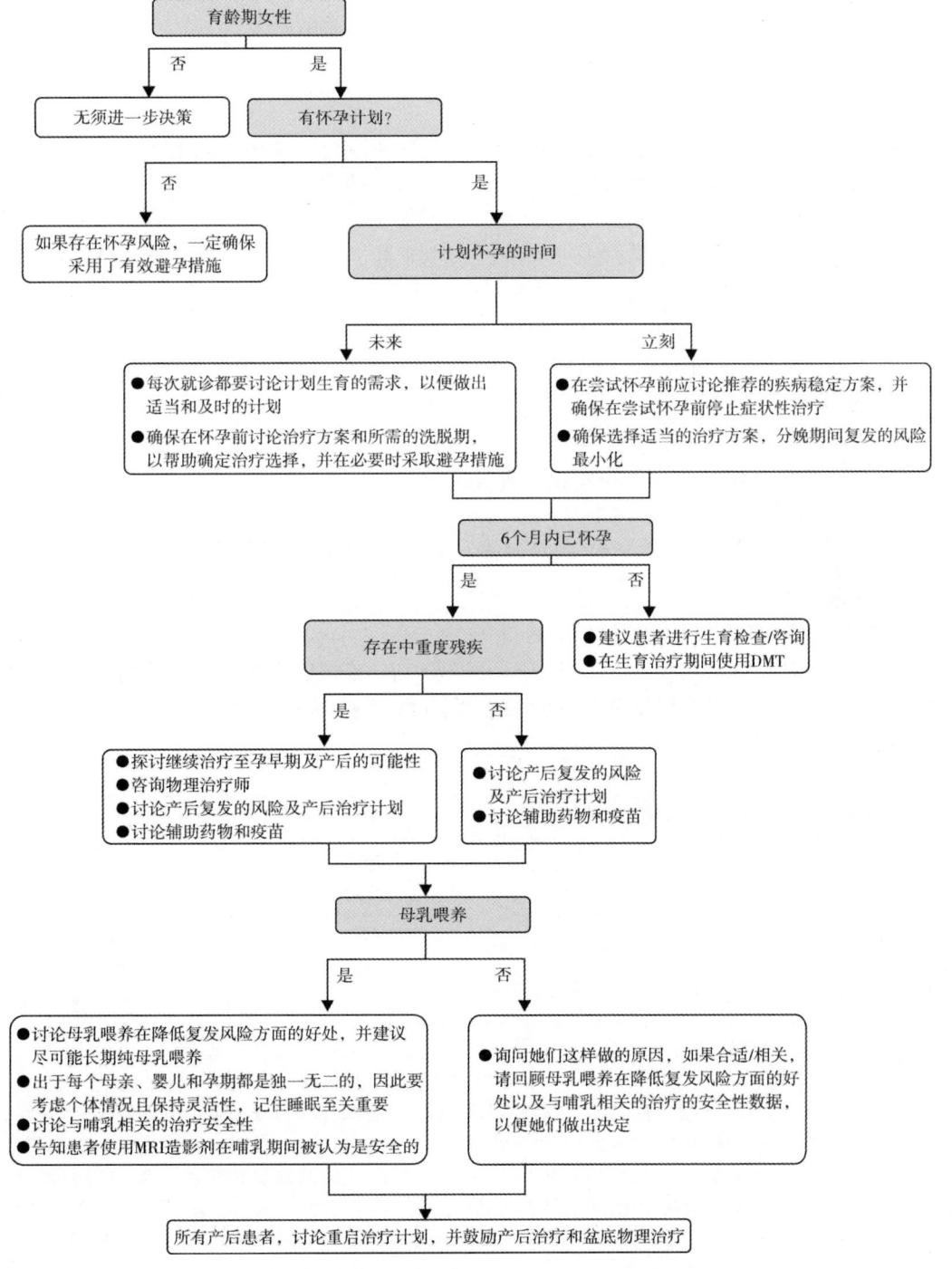

图 8-1　临床医生治疗育龄女性 MS 的共同决策路径

3. 避孕

建议在开始DMT治疗时采取避孕措施，激素避孕药的有效性不受DMT使用的影响。制订避孕计划需考虑患者的生育意愿、健康状况和生活方式以及DMT的潜在副作用、避孕方法的有效性和副作用。在讨论和决策过程中，应包括MS患者本人、伴侣、医生、护士、社会工作者或其他卫生保健专业人员。在选择避孕方法时，重要的是要考虑安全性、可得性、可接受性和有效性，以及相关的残疾，如吞咽困难。在洗脱期完成之前，应继续避孕。一旦完成DMT清洗，就可以停止避孕，以尽量减少在怀孕前的无治疗期。在停止避孕之前可能需要进行孕前护理，例如叶酸补充。

（二）重点监测指标

1. 神经系统

MS患者应积极开展孕前咨询，完善核磁共振等检查，备孕女性理想的目标为MS临床稳定（包括临床无复发次数的增加和影像学未及活动性病灶）至少1年。

2. 免疫功能

自身免疫抗体、免疫球蛋白水平和淋巴细胞亚群、血常规和肝肾功能、感染筛查。

3. 生育能力检查

基础盆腔检查卵巢功能、子宫内膜评估、卵泡检测、优生优育、激素水平、抗缪勒管激素（anti-Müllerian hormone，AMH）。

4. 营养状况评估

营养状况评估包括血清维生素D水平、B族维生素和叶酸水平等。维生素D在MS患者中尤为重要，低水平可能与疾病活动增加相关。

5. 药物安全性监测

启动DMT治疗前、首剂DMT药物监测，开始DMT治疗后监测，妊娠前洗脱方案、不良反应等的监测。

（三）妊娠期DMT药物选择及建议

孕前咨询对于育龄期MS女性患者至关重要，应考虑所有药物治疗的孕期安全性。根据疾病活动性，选择在妊娠期间相对安全的药物，详见表8-2。

表8-2 DMT药物使用专家建议

DMT药物	效力	建议提前避孕时间	反跳	专家建议
阿仑单抗	高效	EMA（欧洲）和FDA（美国）：末次注射后4个月内避免怀孕	无	受孕前4个月末次给药；妊娠期间每月检查甲状腺功能
奥法妥木单抗	高效	EMA（欧洲）和FDA（美国）：末次注射后6个月内避免怀孕	无	积极策略：发现怀孕时才停药（月经期间每月注射1次，以减少怀孕期间接触机会）。保守策略：尝试怀孕时才停药
那他珠单抗	高效	EMA（欧洲）：仅在明确需要的情况下才应在怀孕期间使用，一旦怀孕，应考虑停药；FDA（美国）：尚无人类应用的足够研究数据，仅在对胎儿潜在风险利大于弊的情况下才能在孕期使用	存在	首选策略：在妊娠30~34周时停药，延长给药间隔（6~8周），产后1~2周恢复。保守策略：在妊娠中期停药；如果在妊娠中期或晚期接触，则检测新生儿的血液学异常、乳酸脱氢酶和胆红素。替代方法：在怀孕前改用耗竭剂以降低反弹风险（其PML风险增加）

续表 8-2

DMT 药物	效力	建议提前避孕时间	反跳	专家建议
奥扎莫德	中效	EMA（欧洲）和 FDA（美国）：孕期禁用；FDA（美国）：停药后残疾明显加重的警告	存在	受孕前停药≥3 个月
芬戈莫德	中效		存在	受孕前停药≥2 个月
西尼莫德	中效		存在	受孕前停药≥10 天
富马酸二甲酯	中效	EMA（欧洲）：不推荐在妊娠期间使用；FDA（美国）：可能会对胎儿造成伤害，但尚无足够的人类应用数据	无	妊娠试验阳性时停药
醋酸格拉替雷	中效	EMA（欧洲）：除非对胎儿利大于弊，否则在妊娠期间应避免应用；FDA（美国）：人类应用数据不足，对流产或出生缺陷的风险尚无结论	无	受孕前不要停药；讨论是否妊娠期间继续用药或妊娠试验阳性时停药
特立氟胺	中低效	EMA（欧洲）和 FDA（美国）：孕期禁用；FDA：备孕男性应停止用药并确保血液中的浓度 < 0.02 mg/L	无报告	在受孕前停药 24 个月；替代方案是应用考来烯胺加速消除程序（确保浓度 < 0.02 mg/L），也推荐在意外妊娠暴露的情况下使用

EMA：European Medicine Agency，欧洲药品管理局。

（四）用药期间意外妊娠如何处理

《2019 年 ABN 关于 MS 妊娠共识》建议，使用 DMT 药物期间如果妊娠，应考虑停药，但不可突然自行停药，应咨询医生意见。研究显示，奥法妥木单抗在妊娠早期穿过胎盘可能性低，即使患者意外怀孕，停药后奥法妥木单抗能在 IgG 通过胎盘前被基本清除，胎儿暴露风险低。由于 MS 患者可能会担心怀孕对她们和未出生孩子的健康产生影响、可能的遗传风险以及带来育儿方面带来的困扰，因此必须结合不断发展的科学知识在终止母体治疗风险与 DMT 暴露对竞争性胎儿或新生儿的风险之间进行平衡（图 8-2）。现代围产期医学管理必须兼顾母婴双方的最佳风险-受益分析，与怀孕计划和母乳喂养有关，包括产后母体治疗的延续。建议患者在发现妊娠时停止 DMT，并且预约医生讨论治疗，为进一步决策提供信息。

继续治疗的风险	停止治疗的风险
胎儿 ● 治疗暴露的影响：潜在的致畸性 ● 治疗的长期影响——如对发育的影响免疫系统 ● 与治疗相关的不良事件，例如阿仑单抗相关甲状腺疾病 ● 生命最初6个月接种活疫苗的风险 孕妇 ● 妊娠期双重免疫抑制 ● 治疗相关风险，如他珠单抗和JCV-PML ● 孕产妇和新生儿疫苗应答减少	胎儿 ● 产妇残疾的影响 ● 孕期可能需要抢救治疗 孕妇 ● 复发或疾病再活动 ● 反跳（部分DMT，如SIP） ● 可能较严重的长期残疾，影响亲子生活质量 ● 治疗相关风险可能不可逆转 ● 疾病未治疗的担心对健康产生不利影响

继续治疗的获益	停止治疗的获益
● 能够控制疾病活动并降低产后复发风险，进而可以最大限度地减少妊娠中使用药物的暴露 ● 对残疾的长期影响	● 对胎儿安全 ● 可能不会影响轻度患者的疾病控制

图 8-2 MS 女性意外妊娠 DMT 暴露对母婴的风险-获益影响

五、MS 患者的分娩期管理

MS 患者的分娩期管理需要综合考虑疾病的活动状态、妊娠结局以及分娩过程中的风险。分娩期管理的主要目标是监测和控制 MS 病情，确保母婴安全。

（一）监测指标

1. 疾病活动状态

通过临床症状和体格检查来监测 MS 病情变化，特别关注运动、视觉和感觉系统的症状，定期评估患者的功能状态，判断复发风险。

2. MRI 检查

在必要情况下，特别是复发风险较高或症状明显加重的患者中，可以考虑孕中期或晚期进行无造影剂的 MRI 检查，以评估病灶活跃性。中国专家达成如下共识：尽管目前没有证据显示妊娠前 3 个月接受 MRI 扫描会导致胎儿异常，但妊娠早期接受 MRI 扫描仍需谨慎；对于妊娠 3 个月以上的孕妇，目前观点认为 1.5T 及 3.0T MRI 检查对中晚孕期胎儿是安全的。钆对比剂可以透过胎盘，因此，妊娠患者常规不推荐使用钆对比剂，只有当增强检查对妊娠患者明显利大于弊时，才考虑使用；对于必须使用增强检查的妊娠患者，应选择大环状对比剂，并根据说明书使用足以获取诊断结果的最低剂量。

3. 血液检查

定期监测血常规、肝肾功能和免疫功能，尤其是对于正在使用 DMT 或免疫调节药物的患者，以预防药物相关的不良反应。

4．胎儿生长发育

通过超声和其他产科检查，定期评估胎儿的发育情况，以排除胎儿畸形或者早期不良产科结局的迹象，确保胎儿健康。鉴于可能存在宫内生长受限、早产、胎盘早剥、宫内胎儿死亡、母体感染，以及多数 DMT 数据有限等状况，特别是妊娠期使用 DMT 的妇女，应予以更紧密的随访。

（二）妊娠期复发的处理

尽管妊娠中后期 MS 的复发风险通常会下降，但个别患者可能在妊娠期复发，尤其是孕前 EDSS 评分较高的孕妇、怀孕前一年内发生过复发的孕妇，孕期复发后残疾恶化风险较高。妊娠期 MS 的治疗应根据患者的需求量身定制，考虑以下因素：年龄、既往复发及其严重程度、MRI 活动、疾病进展、残疾、停止治疗与维持治疗的风险。

若出现复发，可根据病情严重程度采取以下处理措施：

1．糖皮质激素治疗

对于轻中度复发，通常选择静脉注射甲泼尼龙进行短期冲击治疗，常选用泼尼松、泼尼松龙和甲基强的松龙，因为它们具有最小胎盘转移和较短半衰期等优势。在每天 500～1 000 mg 甲泼尼龙（或等效药物）下使用连续 3～5 天可以控制症状，并减少对胎儿的影响。

2．免疫球蛋白治疗（IVIG）

对于不适合使用糖皮质激素或对激素反应不足的患者，IVIG 是一种较为安全的选择。但静脉注射免疫球蛋白并不是 MS 复发的常规治疗方法，由于怀孕期间存在血栓风险，因此不建议使用。

3．血浆置换/免疫吸附

在妊娠期间，如果患者复发严重且对甲基泼尼松龙无效，可以使用血浆置换/免疫吸附。

4．多学科会诊

在病情复杂的情况下，MS 患者可通过多学科团队会诊来制定个性化的管理方案。神经科、产科和麻醉科的协作有助于在保护胎儿的前提下安全管理复发。

5．DMT 药物

绝大多数的常用 DMT 药物均不推荐在妊娠期使用。《多发性硬化诊断与治疗中国指南（2023 版）》明确指出，应用醋酸格拉替雷是安全的。

（三）分娩方式

1．顺产

大多数 MS 患者可以顺产，研究表明自然分娩对 MS 的病程影响较小。若患者疾病状态稳定且未出现严重功能障碍，应尽量鼓励顺产。脊髓受累或 T11 以下感觉缺失的女性患者可能无法感知分娩的启动，因此，她们应该被告知寻找提示分娩启动的其他征象，包括痉挛的加重、胃肠不适、见红和背痛。

2．剖宫产

对于某些存在严重神经功能损伤（如下肢无力、运动障碍）的 MS 患者，或有复发风险较高的患者，剖宫产可能更为安全。

（四）麻醉方式

1. 硬膜外麻醉

膜外麻醉是 MS 患者分娩的首选麻醉方式。除非有严重的残疾，否则 MS 不应影响分娩或镇痛/麻醉的方式。

2. 全身麻醉

全麻药物对中枢神经系统的抑制可能影响 MS 患者的神经系统功能。在极特殊情况下（如剖宫产紧急手术、硬膜外麻醉禁忌）才考虑全麻。

六、MS 患者的产褥期管理

（一）病情监测

产褥期，特别是产后 3～6 个月内，MS 患者的复发风险较高。产后 6 个月内有 48.8% 的女性出现复发。这可能与分娩后免疫系统从"抑制"状态恢复到"活跃"状态有关，定期的神经检查有助于及时发现潜在复发迹象。因此，产褥期需定期监测病情，包括观察神经症状，如疲劳、无力、视力变化和感觉异常等。此时期 MRI 扫描无禁忌，钆对比剂在乳汁中的含量极低，接受钆对比剂增强扫描的女性如果担心微量钆对比剂对婴儿的影响，可以舍弃注射钆对比剂后 12～24 小时内的乳汁，24 小时后可以正常哺乳。建议产后 2～3 个月接受脑部 MRI 检查，重设基线，新发或者扩大的 T2 病灶是评估炎症活动性的重要指标。

（二）复发预防

早期恢复 DMT：产后 6 个月内 48.8% 的患者出现复发，54.4% 的患者在产后有新发 T2 或 Gd + 病变。孕前病情活跃患者的产后复发率约为孕前的 2 倍。因此，妊娠期停用 DMT 的患者，产后可在医生评估后尽早恢复适合的 DMT 药物，具体药物根据个体病情、复发风险、哺乳意愿、药物可及性等决定。研究表明产后 5 周内恢复 DMT 药物治疗可以降低产后复发率：接受抗 CD20 单抗的所有 14 例患者中，0/14 在分娩至产后 12 个月期间出现临床复发。

DMT 应用：若患者有哺乳意愿，建议待母乳成熟后（约产后 2 周），开始进行 DMT 药物治疗。对于高活动性的 MS（妊娠期一年≥1 次复发、妊娠期复发），高效 DMT 注射剂（如抗 CD20 单抗）治疗也许能降低潜在疾病活动风险。

糖皮质激素短期应用：若产褥期病情复发或病情波动较大，可考虑短期使用糖皮质激素（如静脉注射甲泼尼龙）来控制病情，但需权衡药物对哺乳的潜在影响。

（三）哺乳指导

哺乳与疲劳管理：患者是否应该母乳喂养的建议存在一定分歧，哺乳期患者由于其没有了雌激素的保护，有可能进入疾病较为活跃阶段，母乳喂养可能加重疲劳症状，因此需合理安排休息时间，不建议人工哺乳。对选择放弃母乳喂养以恢复 DMT 治疗或不希望母乳喂养的女性应在产后 7～10 天内恢复 DMT 治疗。

药物与乳汁的兼容性：部分 DMT 药物可少量通过乳汁传递给婴儿，因此在决定是否哺乳前，需根据具体药物的性质和潜在风险权衡，详见表 8-3。如果选择母乳喂养，应避免使用影响较大的药物。产后最初几天使用生物制剂（如奥法妥木单抗）治疗，应停止母乳喂养，2周后开始使用生物制剂可能是安全的。如果患者在妊娠最后几个月使用奥法妥木单抗治疗，则可在出生后立即开始母乳喂养。

表8-3 哺乳期DMT药物使用建议

DMT药物	效力	US FDA	EMA
干扰素	中效	考虑临床需求和潜在的不良反应	哺乳期可用
醋酸格拉替雷			
阿仑单抗	高效	考虑临床需求和潜在的不良反应	哺乳期和最后一剂使用后4个用内禁用阿仑单抗
奥法妥木单抗			产后最初几天使用奥法妥木单抗应停止母乳喂养；后续母乳喂养可用奥法妥木单抗。如果患者在妊娠最后几个月使用奥法妥木单抗，则可在胎儿出生后立即开始母乳喂养。
那他珠单抗			哺乳期妇女应停用那他珠单抗。在人类母乳中检测到低浓度的那他珠单抗，随着时间浓度逐渐升高，最高可达 2.83 μg/mL。但经一年暴露后，未观察到对婴儿健康或发育有任何负面影响
芬戈莫德	中效	考虑临床需求和潜在的不良反应	会在哺乳动物的乳汁中排泄。哺乳期禁用芬戈莫德、奥扎莫德、西尼莫德
奥扎莫德			
西尼莫德			
富马酸二甲酯			哺乳期停用富马酸二甲酯
特立氟胺	中低效	会在哺乳动物的乳汁中排泄。哺乳期禁用特立氟胺	

* 颜色编码代表作者对监管机构指南和现有文献的解读。绿色表示可以在哺乳期间使用，黄色表示DMT的使用基于利弊权衡，红色表示在哺乳期间不应使用。

US FDA：美国食品药品监督管理局；EMA：欧洲药品管理局。

（四）生活方式与康复

体力恢复和康复锻炼：产褥期适量的康复锻炼（如轻度有氧运动、拉伸等）有助于改善疲劳、增强体力，并提高整体恢复速度。

饮食与营养支持：适当增加蛋白质、维生素D和B族维生素的摄入，有助于神经系统健康。合理的饮食还可以帮助维持能量水平，减轻产褥期的疲劳症状。

（五）定期随访

产后期定期随访有助于跟踪病情，评估恢复情况，并根据病情变化调整治疗方案。建议在产后1个月、3个月、6个月及1年进行随访，确保病情稳定并及早处理潜在复发风险。

七、MS患者育龄期管理经验

（一）构建多学科团队

构建一个涵盖神经内科、妇产科、生殖科、药剂科、麻醉科等多学科的育龄期女性

MS患者管理体系，对其孕前、妊娠、分娩、哺乳期进行全程管理，这是临床工作中不可或缺的重要举措。

（二）孕前咨询

孕前咨询有助于缓解恐惧和担忧。由多学科专家提供孕前咨询，既有利于女性MS患者及早开始DMT，进而有效控制疾病进展，又有助于有妊娠需求的女性MS患者意识到孕前疾病控制的必要性。

（三）强化DMT管理

育龄期女性MS患者即使有怀孕计划，也不应该推迟DMT治疗，应在疾病处于稳定状态后开始怀孕计划。研究表明，早期DMT干预可以修正MS疾病病程和进展速度，预防和延缓残疾积累、预防或修正复发、减少病灶活动，被国内外指南共识一致推荐为MS缓解期的标准治疗方案。

（四）育龄期女性MS的全程管理

须充分谨慎考量MS疾病活动状态和MS治疗药物的安全性，积极优化妊娠前、妊娠中、妊娠后DMT药物治疗策略，在安全前提下尽快达到治疗目标。

（许成芳　肖丽　巢嘉婧　高倩）

参考文献

［1］中国罕见病联盟，北京协和医院. 2020中国多发性硬化患者综合社会调查报告［EB/OL］. ［2020-12-21］ https://www.cnwomen.com.cn/2020/12/21/99216826.html.

［2］中华医学会放射学分会磁共振学组，中华医学会放射学分会质量控制与安全工作委员会. 钆对比剂临床安全性应用中国专家建议［J］. 中华放射学杂志，2019，53（7）：539-544.

［3］中华医学会放射学分会儿科学组，中华医学会儿科学分会放射学组. 胎儿MRI中国专家共识［J］. 中华放射学杂志，2020，54（12）：1153-1161.

［4］中华医学会神经病学分会神经免疫学组. 多发性硬化诊断与治疗中国指南（2023版）［J］. 中华神经科杂志，2024，57（1）：10-23.

［5］DOBSON R, DASSAN P, ROBERTS M, et al. UK consensus on pregnancy in multiple sclerosis: association of British neurologists'guidelines［J］. Practical neurology，2019，19（2）：106-114.

［6］GRABER M, PANCHAUD A, LEGARDEUR H, et al. Recommendations for the treatment of multiple sclerosis in family planning, pregnancy and lactation in Switzerland: immunotherapy［J］. Clinical and translational neuroscience，2024，8（3）：26.

［7］GRAHAM E L, BOVE R, COSTELLO K, et al. Practical considerations for managing pregnancy in patients with multiple sclerosis: dispelling the myths［J］. Neurology-clinical practice，2024，14（2）：e200253.

［8］HILLERT J, BOVE R, HADDAD L B, et al. Expert opinion on the use of contraception in people with multiple sclerosis［J］. Multiple sclerosis journal，2024，30（9）：1093-1106.

［9］KAISEY M, SICOTTE N, GIESSER B. Multiple sclerosis management and reproductive changes: a guide for general neurologists［J］. Neurology-clinical practice，2018，8（2）：142-147.

［10］KARP I, MANGANAS A, SYLVESTRE M P, et al. Does pregnancy alter the long-term course of multiple sclerosis［J］ Annals of epidemiology，2014，24（7）：504-508.

［11］KRYSKO K M, DOBSON R, ALROUGHANI R, et al. Family planning considerations in people with multiple sclerosis［J］. The lancet neurology，2023，22（4）：350-366.

［12］ LANGER-GOULD A, SMITH J B, ALBERS K B, et al. Pregnancy-related relapses and breastfeeding in a contemporary multiple sclerosis cohort ［J］. Neurology, 2020, 94（18）: e1939-e1949.

［13］ LOGOTETA A, PICCIONI M G, NISTRI R, et al. Potential protective role of pregnancy and breastfeeding in delaying onset smptoms related to multiple sclerosis ［J］. Medicina (Kaunas), 2023, 59（3）: 619.

［14］ MECA-LALLANA J E, MARTINEZ YELAMOS S, EICHAU S, et al. Consensus statement of the Spanish society of neurology on the treatment of multiple sclerosis and holistic patient management in 2023 ［J］. Neurología (English edition), 2024, 39（2）: 196-208.

［15］ OREJA-GUEVARA C, GONZALEZ-SUAREZ I, BILBAO M M, et al. Multiple sclerosis: pregnancy, fertility, and assisted reproductive technology-a review ［J］. Multiple sclerosis and related disorders, 2024, 92: 105893.

［16］ PERILLAN C, COTO A, ARGUELLES J, et al. Study of the impact of multiple sclerosis on the reproductive life of Spanish women: an online survey ［J］. Multiple sclerosis and related disorders, 2024, 90: 105789.

［17］ VILLAVERDE-GONZALEZ R. Updated perspectives on the challenges of managing multiple sclerosis during pregnancy ［J］. Degenerative neurological and neuromuscular disease, 2022, 12: 1-21.

［18］ RASHID W, CICCARELLI O, LEARY S M, et al. Using disease-modifying treatments in multiple sclerosis: association of British neurologists (ABN) 2024 guidance ［J］. Practical neurology, 2025, 25（1）: 18-24.

［19］ SPARACO M, BONAVITA S. The role of sex hormones in women with multiple sclerosis: From puberty to assisted reproductive techniques ［J］. Frontiers in neuroendocrinology, 2021, 60: 100889.

［20］ VUKUSIC S, HUTCHINSON M, HOURS M, et al. Pregnancy and multiple sclerosis (the PRIMS study): clinical predictors of post-partum relapse ［J］. Brain, 2004, 127（Pt 6）: 1353-1360.

［21］ WANG Y, WANG J, FENG J. Multiple sclerosis and pregnancy: pathogenesis, influencing factors, and treatment options ［J］. Autoimmunity reviews, 2023, 22（11）: 103449.

［22］ WATTJES M P, CICCARELLI O, REICH D S, et al. 2021 MAGNIMS-CMSC-NAIMS consensus recommendations on the use of MRI in patients with multiple sclerosis ［J］. The lancet neurology, 2021, 20（8）: 653-670.

第三节　妊娠与自身免疫性脑炎

一、概述

自身免疫性脑炎（AE）泛指一类由自身免疫机制介导的脑炎。儿童、青少年、成人均可发生，临床以精神行为异常、癫痫发作、近事记忆障碍、言语障碍、运动障碍等多灶或弥漫性脑损害为主要表现。AE 以儿童和青年女性为主，抗 NMDA 受体脑炎是最常见的亚型，65% 发生在女性患者中。因此，了解 AE 的影响及其治疗方法对育龄期妇女尤为重要。妊娠合并 AE 是一种严重的医疗状况，特别是在妊娠期间，AE 患者可能会经历认知障碍和近事记忆力下降。在妊娠期间，这些症状可能需要特别监测，因为它们可能影响孕妇的日常生活和对胎儿的照顾能力,对母亲和胎儿的健康构成严重威胁。

二、妊娠与自身免疫性脑炎相互影响

(1) 妊娠对 AE 的影响:妊娠时免疫系统发生的一系列改变是维持母体对胎儿这一"非己"成分的免疫耐受以及对外界刺激的正常应答。尤其是在妊娠晚期和产后早期,免疫调节变化可能影响 AE 的发作和严重程度。

(2) AE 对妊娠的影响:①对母体的影响,包括癫痫发作、认知障碍、心理行为异常,甚至对脑造成长期的损伤。②对胎儿的影响,包括胎盘功能异常、胎儿宫内发育迟缓、流产或早产风险。

三、AE 患者的孕前管理

对已经诊断为 AE 且有妊娠意愿的患者,经治疗病情稳定一定时间后,应进行孕前咨询,经多学科联合会诊确定其是否适宜妊娠。可以妊娠的患者一旦怀孕,在管理上仍然需要多学科的密切合作,共同努力来保障母婴安全。生育规划应考虑患者的疾病状态和潜在风险,综合评估疾病活动性、抗体滴度和阳性持续时间,药物的停药或更替策略应根据药物的妊娠期安全性进行个体化调整。

四、AE 患者的妊娠期管理

(一) 病情监测

妊娠期 AE 的复发及病情恶化明显增加妊娠期诸多风险,从而导致不良结局,因此妊娠期对 AE 活动程度的检测和评估尤为重要。由于妊娠期很多生理改变与疾病活动相重叠,一些常规的实验室检查也可能变得不适用,应综合病史、主诉及实验室检查综合评估。病情监测主要通过以下几个方面:

1. 临床表现

意识水平改变、精神症状、癫痫发作等。

2. 实验室检查

脑脊液分析、自身抗体检测(如抗 NMDA、抗 LGI1 等)。

3. 影像学检查

脑电图(EEG)监测脑部活动、MRI 评估脑部炎症病灶,但应注意避免使用造影剂。

(二) 药物治疗

妊娠合并 AE 的临床病例报告极少见,其临床处理经验尚有限。指导生育期女性患者在妊娠前、妊娠期间以及分娩前后合理使用药物、监测疾病、预防疾病进展具有重要临床意义。妊娠期间对 AE 的治疗通常包括使用激素冲击治疗和免疫抑制剂。由于这些药物对胎儿可能有影响,因此治疗方案需要特别谨慎。此外,还需要密切监测胎儿的发育情况。目前主流的药物治疗有以下几方面:

1. 激素冲击治疗

国内外有几例关于妊娠合并抗 NMDA 受体脑炎患者的报道，认为妊娠合并抗 NMDA 受体脑炎分娩后母儿结局尚可，但临床经验非常有限。《糖皮质激素类药物临床应用指导原则》建议妊娠初期尽量避免使用糖皮质激素，但对于妊娠期的重症患者，充分向患者家属交代病情后，应在疾病早期通过使用激素冲击、静脉注射免疫球蛋白（IVIG）、血浆置换等治疗，尽快控制病情，用药期间建议监测各项实验室相关指标。必要时，上述药物可联用、重复使用。

2. 续贯免疫治疗

早期控制病情后，为预防疾病复发，通常需继续口服一段时间激素及使用免疫抑制剂。慢性期或维持治疗可使用硫唑嘌呤、环孢素等。复发或难治性患者可选用利妥昔单抗等，达到进一步控制病情的目的。

3. 抗肿瘤治疗

卵巢畸胎瘤在青年女性中较常见，中国女性抗 NMDAR 脑炎患者卵巢畸胎瘤的发生率为 14.3%～47.8%，这可能与卵巢畸胎瘤含有的神经组织可以表达 NMDA 受体，并被机体的免疫系统识别并产生抗体有关。而妊娠患者发病可能与妊娠期间胚胎或者胎盘触发异常的抗原抗体反应引起的信号传导有关，可在计划备孕前考虑肿瘤切除。

4. 抗癫痫及精神症状治疗

对于妊娠合并癫痫的患者，绝大多数都需要服用抗癫痫药物（antiepileptic drugs，AEDs），但目前临床所使用的 AEDs 几乎都能透过胎盘屏障，妊娠期间对 AEDs 的使用需要特别谨慎，某些药物可能增加流产、胎儿先天畸形、胎儿宫内生长受限、分娩出血等不良事件的潜在风险。妊娠期服用单药治疗的致畸概率在 3% 左右（正常人群约 2%），而多药联合治疗致畸率可高达 17%，故对于合并妊娠患者，应尽可能避免多药联合治疗。目前比较明确的是，托吡酯在孕早期的单药治疗可引起肢端骨骼异常、先天性心脏病、唇腭裂等畸形。建议选用新一代的抗癫痫药物以改善妊娠期药物的耐受性，如国内临床常用的拉莫三嗪、左乙拉西坦、托吡酯、奥卡西平、唑尼沙胺、加巴喷丁等，其相比传统 AEDs 对胎儿的致畸性小，但尚缺乏大规模的临床研究证据支持。若妊娠晚期发病，可给予致畸风险较小的抗癫痫持续状态用药方案（地西泮注射液 10 mg ivgtt + 左乙拉西坦注射用浓溶液 5 mL + 左乙拉西坦片 0.5 g bid），癫痫病情控制后，可给予左乙拉西坦片单药治疗。

（三）多学科会诊

妊娠合并 AE 如在妊娠期首发治疗不及时，或原有疾病在妊娠期复发控制不佳导致疾病恶化，常发生紧急状况危及母胎安全，须紧急启动危重孕产妇抢救流程，开展多学科会诊和救治，在病情加重或恶化时应及时联系孕产妇抢救中心会诊，必要时应迅速安全转运到具有危重孕产妇抢救中心且神经免疫疾病诊治力量强的医院，启动妇产科、神经内外科、麻醉科、新生儿科、超声科等多学科会诊，制订进一步的治疗方案，以保障母胎安全。

五、AE 患者的分娩期管理

（一）分娩方式的选择

1. 顺产优先原则

AE 患者如无产科并发症（如胎位异常、骨盆狭窄）或严重神经功能障碍，通常鼓励自然分娩。顺产对母婴的风险较低，减少了手术相关并发症。

2. 剖宫产的适应证

存在明确的产科指征（如胎儿窘迫、母体严重神经功能缺损导致产力不足），或是活动期 AE 伴癫痫频繁发作或重症肌无力样症状的患者，可能需考虑剖宫产。

（二）控制产时癫痫发作风险

1. 分娩环境与设备准备

配备监测设备及地西泮、苯妥英钠等抢救药物，产房内有神经科医生随时待命，随时准备处理癫痫相关并发症。

2. 预防性抗癫痫治疗

对有癫痫发作史的患者，在分娩前可调整抗癫痫药物至有效剂量（如拉莫三嗪、左乙拉西坦）。分娩期间持续监测患者神经状态，癫痫患者在分娩时发生癫痫发作的可能性很低，出现全面性强直-阵挛发作（generalized tonic-clonic seizure，GTCS）的仅占 1%～2%。应最大限度地减少分娩过程中癫痫发作的诱发因素，如过度通气、睡眠缺乏、脱水、压力和疼痛。如果分娩时出现 GTCS 持续状态，应尽早终止发作，苯二氮䓬类仍是控制急性癫痫发作的首选药物。

（三）麻醉管理

1. 硬膜外麻醉

硬膜外麻醉对母婴影响较小，可减轻分娩痛苦，避免因疼痛诱发癫痫发作或其他神经症状加重，适用于大多数 AE 患者。但麻醉前需详细评估患者凝血功能，避免脑脊液中存在显著炎性改变的患者因硬膜外操作引发并发症。

2. 全身麻醉的风险评估与使用

全身麻醉可能诱发呼吸抑制，尤其是合并重症肌无力样症状的患者。AE 患者术后清醒延迟的风险增加，需警惕术后谵妄或癫痫，准备应急复苏设备，手术后密切监测患者呼吸和神经功能恢复。

六、AE 患者的产后管理

（一）产后复发监测

在产后 6 周内每 2 周随访一次，随后根据病情逐渐延长随访间隔。监测神经系统症状，包括癫痫、意识障碍或运动功能变化。必要时行脑 MRI 及脑脊液检查，评估是否存在复发的证据。定期检测自身抗体水平（如抗 NMDA 受体抗体），作为辅助判断复发的指标。

（二）恢复或调整免疫治疗方案

产后立即恢复维持性免疫治疗，防止高复发风险，可考虑使用较安全的免疫抑制剂

(如硫唑嘌呤、环孢素),轻症患者可能仅需短期糖皮质激素治疗,重症患者可联合使用静脉注射免疫球蛋白(IVIG)或血浆置换。

(三)哺乳指导

大多数AE患者可以母乳喂养,但需评估所用药物对哺乳的影响。病情不稳定或多药联合应用的患者建议人工喂养。硫唑嘌呤、环孢素和小剂量糖皮质激素通常对哺乳安全,避免使用吗替麦考酚酯及其他高风险免疫抑制剂。拉莫三嗪和左乙拉西坦等抗癫痫药物的乳汁分泌量低,通常安全。高风险药物(如丙戊酸、苯妥英)需权衡风险后决定。用药期间定期评估婴儿的生长发育情况,警惕药物相关不良反应(如嗜睡、喂养困难)。

(许成芳 巢嘉婧 高倩)

参考文献

[1] 中华医学会内分泌学分会,中国内分泌代谢病专科联盟. 糖皮质激素类药物临床应用指导原则(2023版)[J]. 中华内分泌代谢杂志, 2023, 39(4): 289-296.

[2] 中华医学会神经病学分会脑电图与癫痫学组, 肖波, 周东, 等. 中国围妊娠期女性癫痫患者管理指南[J]. 中华神经科杂志, 2021, 54(6): 539-544.

[3] DONO F, CONSOLI S, TAPPATA M, et al. Autoimmune encephalitis during pregnancy: a diagnostic and therapeutic challenge-A systematic review with individual patients' analysis and clinical recommendations [J]. Epilepsia open, 2023, 8(4): 1221-1240.

[4] GABLE M S, SHERIFF H, DALMAU J, et al. The frequency of autoimmune N-methyl-D-aspartate receptor encephalitis surpasses that of individual viral etiologies in young individuals enrolled in the California encephalitis project [J]. Clinical infectious diseases, 2012, 54(7): 899-904.

[5] GONG Y H, ZHANG M Z, ZHANG X H, et al. Potential effect of preoperative immunotherapy on anesthesia of patients with anti-N-methyl-D-aspartate receptor encephalitis [J]. Chinese medical journal (English), 2015, 128(21): 2972-2975.

[6] MAGLEY J, TOWNER D, TACHE V, et al. Pregnancy outcome in anti-N-methyl-D-aspartate receptor encephalitis [J]. Obstetrics and gynecology, 2012, 120(2 Pt 2): 480-483.

[7] SHAN W, YANG H, WANG Q. Neuronal surface antibody-medicated autoimmune encephalitis (limbic encephalitis) in China: a multiple-center, retrospective study [J]. Frontiers in immunology, 2021, 12: 621599.

[8] SHI Y C, CHEN X J, ZHANG H M, et al. Anti-N-Methyl-d-Aspartate receptor (NMDAR) encephalitis during pregnancy: clinical analysis of reported cases [J]. Taiwanese journal of obstetrics and gynecology, 2017, 56(3): 315-319.

[9] SHIN Y W, LEE S T, PARK K I, et al. Treatment strategies for autoimmune encephalitis [J]. Therapeutic advances in neurological disorders, 2017, 11: 1756285617722347.

[10] XIAO X, GUI S, BAI P, et al. Anti-NMDA-receptor encephalitis during pregnancy: a case report and literature review [J]. Journal of obstetrics and gynaecology research, 2017, 43(4): 768-774.

[11] ZENGIN E, KHARISOVA I, EMECHEBE D, et al. Concurrent NMDAR and GFAP antibody encephalitis during pregnancy [J]. BMJ case reports, 2023, 16(7): e250998.

下编

临床实践

第九章 多发性硬化

第一节 多发性硬化

病例一 多发性硬化（复发缓解型）

患者，29岁，女性，亚急性病程。因"四肢麻木乏力伴左向视物重影1月余"入院。

现病史： 患者于1月余前无明显诱因出现左手麻木，逐渐波及右手、双侧上肢、左侧足底、左侧面部、左侧口腔内黏膜和项部，随后出现四肢乏力，伴有左向视物重影，为水平性。后出现头晕，伴有左颞侧头痛，无天旋地转感，休息后无好转，无恶心呕吐，无耳鸣，自觉间中有饮水呛咳，无畏寒、发热，无明显吞咽障碍。小便正常，稀烂便。

既往史： 5年前因"左侧视力下降和视野缺损"，外院诊断为"球后视神经炎"，予激素治疗后好转。2年前出现左侧味觉减退，外院予针灸等治疗后好转。

体格检查： 神志清，构音清晰，表达流利，对答切题，记忆力、判断力、定向力正常。双侧瞳孔等圆等大，直径约3 mm，对光反射灵敏，双眼球各向运动自如，双眼水平和垂直方向均有眼震，双侧额纹对称，双侧鼻唇沟对称，伸舌居中，双侧咽反射正常。四肢肌张力正常，双上肢肌力4+级，双下肢肌力5级。左侧面部痛觉减弱，左上臂桡侧、右上臂尺侧、双侧手掌和T8平面以下痛觉减弱。双上肢腱反射（+++），双下肢腱反射（++），右侧霍夫曼（Hoffmann）征（+），左侧Hoffmann征可疑（+），双侧巴彬斯基（Babinski）征（-）。左侧指鼻试验和轮替试验笨拙，龙贝格（Romberg）征（-）。颈软，脑膜刺激征（-）。

辅助检查：

（1）脑脊液检查：白细胞（WBC）4.0×10^6/L，蛋白0.03 g/L。

（2）头部、颈髓、胸髓MRI平扫+增强：①侧脑室旁、半卵圆中心多发白质高信号，考虑多发性硬化。②颈2、颈3/4、胸11/12椎体水平脊髓异常信号，考虑脊髓炎。（图9-1）

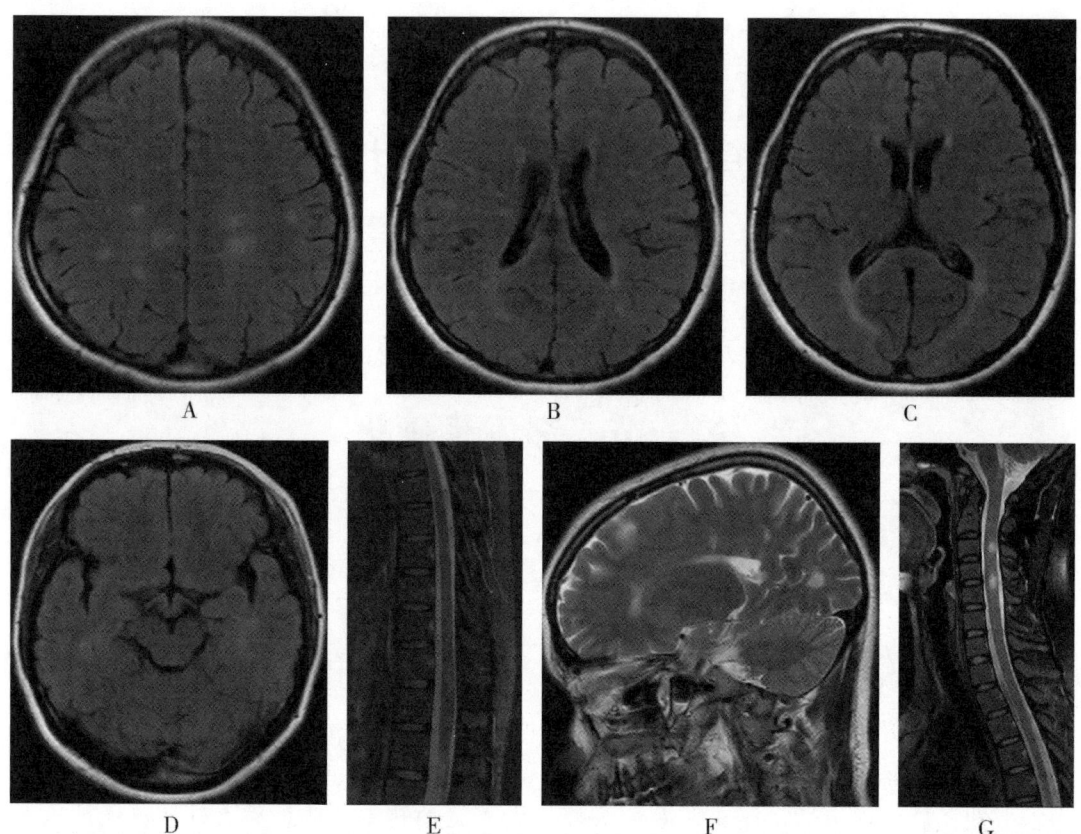

A、B、C、D：头部 T2-FLAIR 轴位图像示侧脑室旁、半卵圆中心多发白质病变；E：胸髓 T2 矢状位示胸 11 - 胸 12 椎体水平脊髓病灶；F：头部 T2 矢状位示多发侧脑室周围病灶，病灶长轴垂直于侧脑室；G：颈髓 T2 矢状位示颈 2、颈 3 - 颈 4 椎体水平脊髓病灶。

图 9 - 1　头部、颈髓、胸髓 MRI 平扫 + 增强

诊断：多发性硬化（复发缓解型）。

治疗：甲泼尼龙 1.0 g 静脉滴注，每天 1 次，共 5 天，后改为甲泼尼龙 24 mg 口服，每天 1 次，逐渐减量。

（程希　王玉鸽）

病例二　多发性硬化（复发缓解型）

患者，17 岁，男性，因"反复肢体麻木乏力 2 年，再发右上肢麻木 1 天"于 2011 年 10 月 3 日住院。

现病史：患者 2009 年 3 月 4 日晨起发现双眼向右转动不能，视物重影，右侧面部肌肉无力，闭目、张口稍困难，右侧咀嚼无力。当地医院就诊，头颅 MRI 示双侧脑室旁白质及脑干多发异常信号，考虑脱髓鞘疾病。予激素冲击、神经营养等治疗好转后出院。2009 年 12 月患者再次出现四肢乏力，活动欠灵活，复查脑 MRI 示：原病变范围较前稍缩小、减少，右侧侧脑室前角外侧白质区及左侧半卵圆中心

可见多个新病灶，考虑多发性硬化可能性大。2010年1月28日再次行激素冲击治疗。2010年8月初患者再发左上肢麻木乏力，左下肢乏力，同时胸部以T2为中心直径15cm左右伴右侧乳突部麻木，行动欠灵活，偶有转头时头晕、复视、视物模糊，约持续几秒钟。遂于我院就诊，予甲泼尼龙1.0 g/d，冲击3天，重组人干扰素β1a注射液22 μg，皮下注射，每周3次，治疗2周后好转出院。2011年11月颈髓MRI平扫+增强：颈髓病变较前变化不大。头颅MRI示脑内多发病灶，部分病灶消失，部分病灶范围较前缩小。再次予甲泼尼龙1.0 g/d，冲击3天。2012年3月、6月返院复查，给予甲泼尼龙1.0 g/d，冲击治疗后症状好转出院，继续使用重组人干扰素β1a 44 μg皮下注射，每周3次。2011年10月受刺激后右上肢再次出现麻木，无头晕头痛、恶心呕吐、视力旋转、肢体乏力抽搐、胸闷胸痛、二便困难。

既往史、个人史、家族史：无特殊。

体格检查：神清，查体合作。高级神经检查未见异常。脑神经检查未见异常。脑膜刺激征阴性。双侧拉塞格（Lasegue）征阳性。左上肢浅感觉较右侧减退。

辅助检查：

头颅MRI平扫+增强（2011年6月6日）：双侧额、颞叶、放射冠、侧脑室旁、胼胝体、右侧内囊后肢多发病灶，较前缩小。颈髓MRI平扫+增强（2011年6月6日）：颈4椎体平面颈髓病灶，较前无明显变化；颈2椎体水平脊髓新发病灶。余情况大致同前。（图9-2）

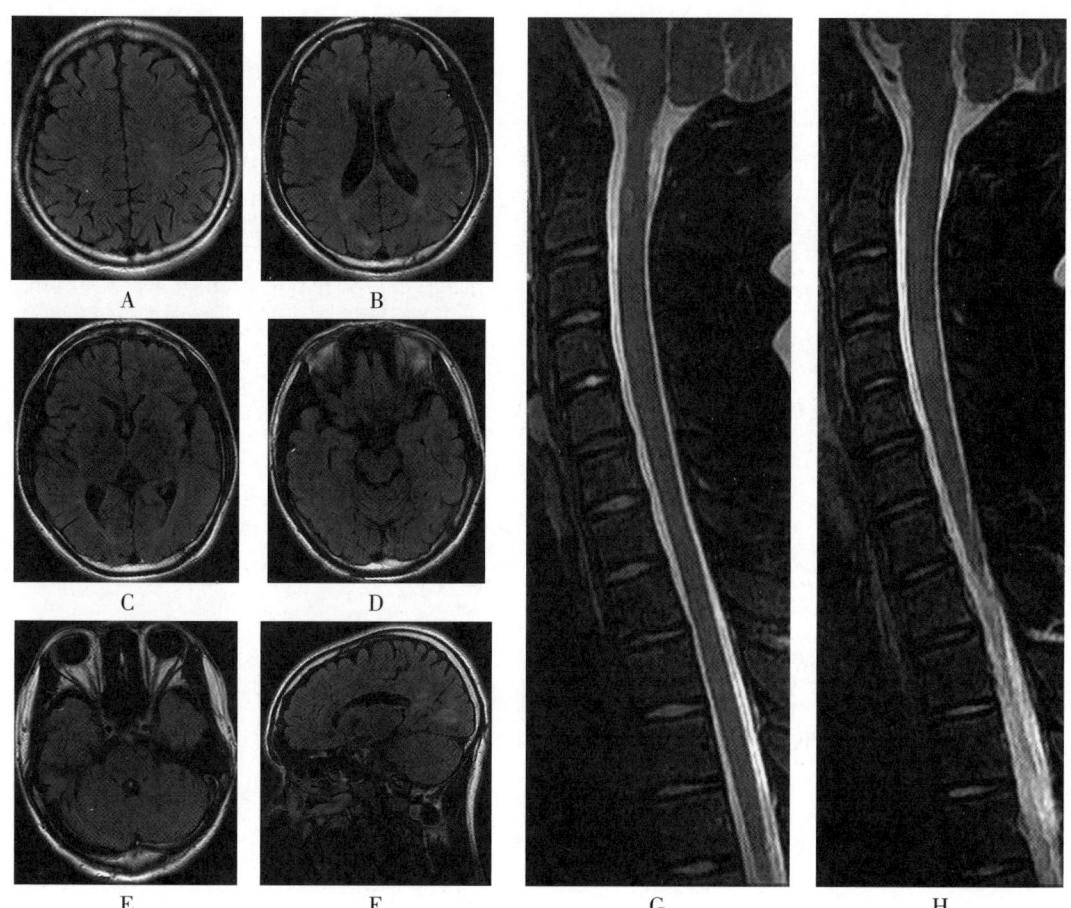

A、B、C、D、E：头 T2-FLAIR 轴位图像；F：头 T2-FLAIR 矢状位图像；G、H：颈髓 T2 矢状位图像。
图 9-2　头颅 MRI 平扫 + 增强和颈髓 MRI 平扫 + 增强（2011 年 6 月 6 日）

诊断：多发性硬化（复发缓解型）。

治疗：甲泼尼龙 1 g 静脉滴注，每天 1 次，共 3 天，后停用；度洛西汀 20 mg，口服，每天 1 次。

2011 年 3 月至 2013 年 8 月：予干扰素 22 μg 皮下注射，每周 3 次。

2016 年 1 月

患者因"再发左侧偏身麻木感 20 天"入院。

体格检查：神清语利，高级智能活动正常，双侧瞳孔等大等圆，直径约 3 mm，对光反射灵敏，眼球活动可，伸舌居中，四肢肌力 5 级，肌张力正常，四肢腱反射正常，双下肢病理征阴性。上肢罗索利莫（Rossolimo's）征阳性，共济运动未见异常，脑膜刺激征阴性，深浅感觉无异常

辅助检查：

头颅 MRI + MRA 平扫 + 增强（2016 年 1 月 18 日）：双侧额顶叶、放射冠、侧脑室旁多发病灶，大致同前，考虑为脱髓鞘性病变，多发性硬化可能性大；头颅 MRI + MRA 未见明显异常。（图 9-3）

诊断：多发性硬化（复发缓解型）。

治疗：甲泼尼龙 1 g 静脉滴注，每天 1 次，共 3 天；利妥昔单抗 500 mg 静脉滴注 1 次。

2016 年 1 月至 2019 年 9 月规律利妥昔单抗 500 mg 静脉滴注，每 6 个月 1 次。

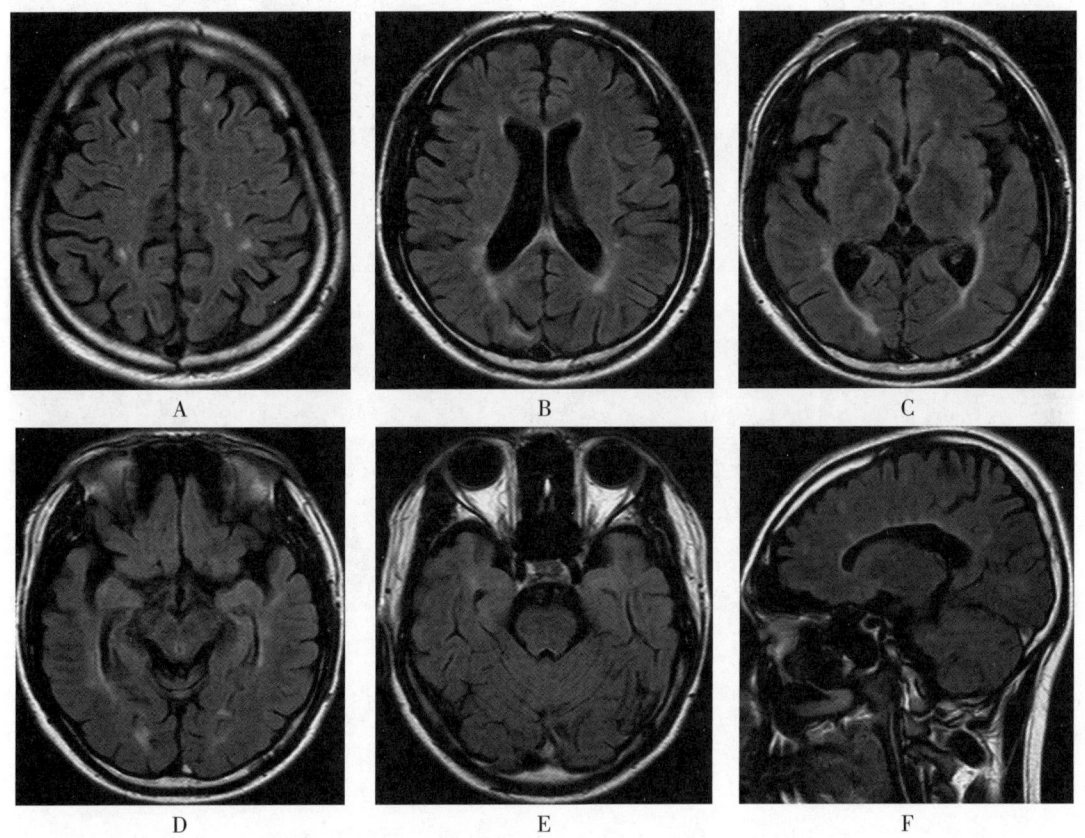

A：半卵圆中心病灶；B—F：侧脑病及第四脑室病灶。

图 9 - 3　头颅 MRI + MRA 平扫 + 增强（2016 年 1 月 18 日）

2019 年 10 月

患者因"再发左面部麻木 3 天"入院。3 天前出现左面部麻木，范围逐渐扩大，无伴肢体乏力、视物模糊等不适。

体格检查：意识清楚，对答切题，安静面容。双侧视力粗测正常，双侧瞳孔等大等圆，直径约 3 mm，对光反射灵敏，眼球各向运动无受限，双侧鼻唇沟对称，伸舌居中，四肢肌力、肌张力正常，左侧面部洋葱皮样痛觉过敏，T6 水平感觉平面，双下肢长袜套样痛觉减退，双上肢病理征阳性，双下肢病理征阴性，脑膜刺激征阴性。

辅助检查：

头颅 MRI + MRA 平扫 + 增强（2019 年 9 月 27 日）：双侧额顶叶、放射冠、侧脑室旁多发脱髓鞘性病变，考虑多发性硬化，未见明确活动性病灶；头颅 MRI + MRA 未见明显异常。颈胸髓 MRI + MRA 平扫 + 增强（2019 年 9 月 27 日）：颈4—颈6 椎体平面颈髓病灶，范围基本同前；胸髓平扫 + 增强未见确切异常；颈椎曲度变直。（图 9 - 4）

诊断：多发性硬化（复发缓解型）。

治疗：甲泼尼龙 1 g 静脉滴注，每天 1 次，共 4 天；500 mg 静脉滴注，每天 1 次，共 2 天；250 mg 静脉滴注，每天 1 次，共 1 天，继续予利妥昔单抗 500 mg 静脉滴注，每 6 个月 1 次。

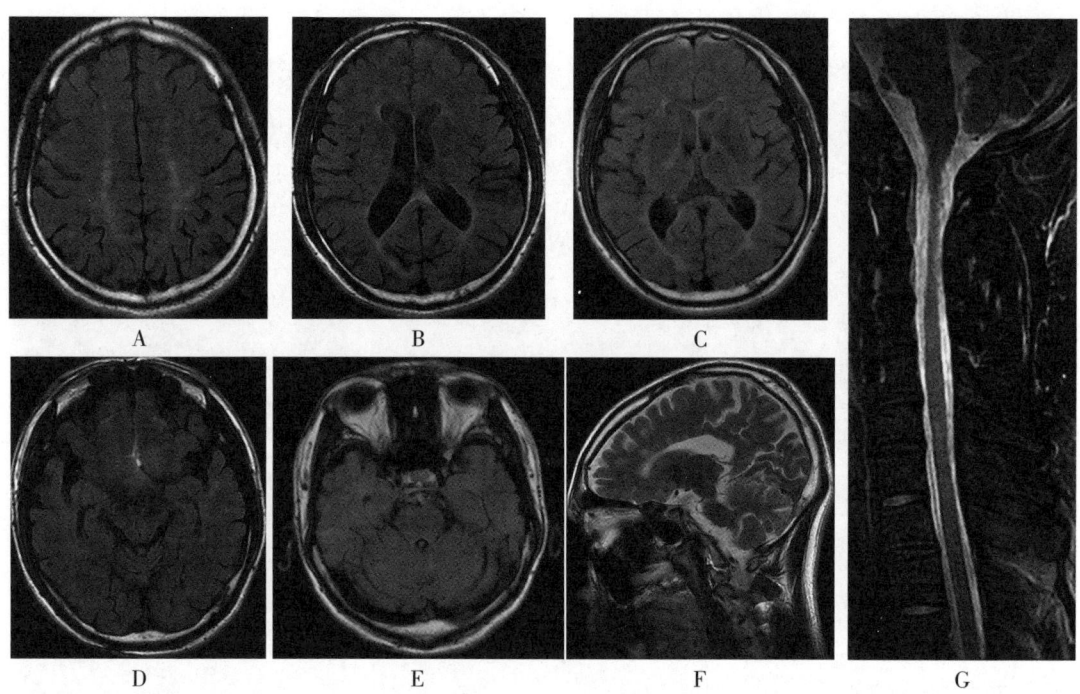

A：半卵圆中心病灶；B、C、F：侧脑室素病灶；D、E：第四脑室素病灶；G：颈 4—颈 6 病灶。

图 9-4　头颅 MRI+MRA 平扫+增强和颈、胸髓 MRI+MRA 平扫+增强（2019 年 9 月 27 日）

2020 年 3 月

患者再发"左面部麻木 7 天"入院。7 天前出现左面部麻木感，范围逐渐扩大，无肢体乏力、视力下降等不适。

体格检查：生命体征平稳，心肺腹查体无异常，双眼近视力 1.0/30 cm。双侧瞳孔等大等圆，直径约 3.0 mm，直接对光反射及间接对光反射灵敏。四肢肌力 5 级，肌张力正常。浅反射、深反射正常。双侧病理征未引出。颈软，脑膜刺激征阴性。

辅助检查：头颅 MRI+MRA 平扫+增强（2020 年 3 月 21 日）：双侧额顶叶、半卵圆中心、放射冠、侧脑室旁、小脑半球、右侧基底节区病变，考虑多发性硬化，较前稍增多；头颅 MRA、MRV 未见明显异常。颈胸髓平扫+增强（2020 年 3 月 19 日）：颈 4—颈 6 椎体平面颈髓多发病灶，大致同前；胸髓 MRI 未见明显异常；颈椎曲度变直。（图 9-5）

诊断：多发性硬化（复发缓解型）。

治疗：甲泼尼龙 1 g 静脉滴注，每天 1 次，共 5 天；利妥昔单抗 500 mg 静脉滴注 1 次。

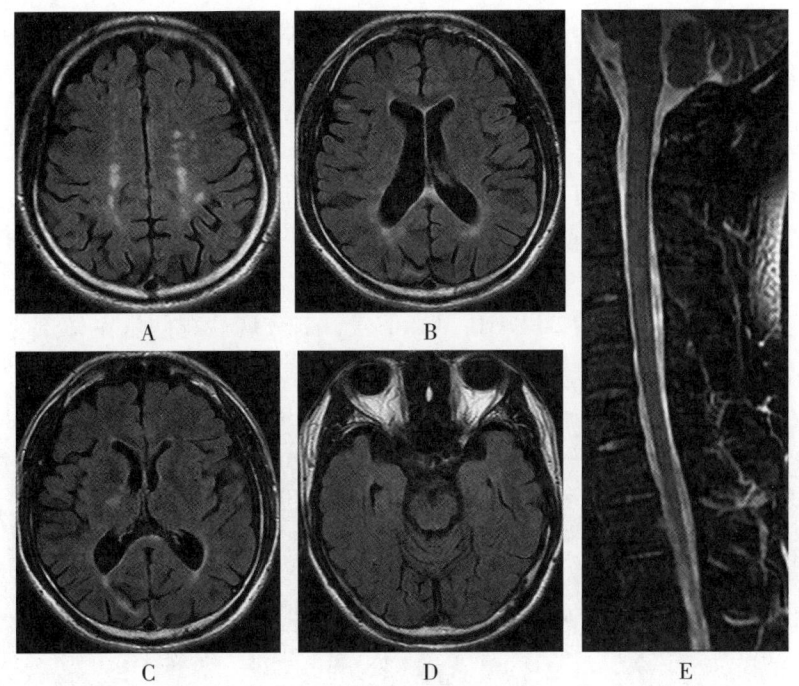

A：半卵圆中心病灶；B、C：侧脑病旁病灶；D：第四脑室旁病灶；E：颈4—颈6脊髓病灶。

图9-5　头颅MRI+MRA平扫+增强（2020年3月21日）
和颈、胸髓平扫+增强（2020年3月19日）

（梁玮珊　王玉鸽）

病例三　多发性硬化（复发缓解型）

患者，20岁，女性，因"反复肢体麻木乏力2年，突发右眼视力下降6天"于2010年5月18日住院。

现病史：患者于2008年8月无明显诱因出现右上肢乏力，持物、写字不能，伴有双手温度觉减退，于外院就诊，拒绝住院，门诊给予强的松（50 mg qd）治疗后症状好转。2009年4月患者自觉视物重影，曾跌倒数次，并伴有四肢麻木感及乏力，不能低头，再次于外院就诊，查免疫全套未见异常，头颅MRI示右额、颞叶深部白质及左基底节区异常信号灶，原因待查，诊断考虑"多发性硬化"，给予激素冲击，患者症状好转后出院。此后症状有多次反复，出现走路不稳、四肢麻木感、乏力及腹部束带感，但程度均较轻，未再住院。6天前患者晨起突发右眼视力下降，完全失明，伴有四肢麻木及左下肢乏力，腹部束带感，低头时后颈部触电样感觉，遂来我院，门诊以"多发性硬化"收入我科。起病以来无头昏、头痛，无视物旋转、耳鸣，进食无呛咳，无恶心、呕吐等不适。精神一般，胃纳睡眠尚可，大小便正常，体重无明显变化。

既往史：平素体弱，容易感冒，时有鼻塞、发热。7年前于感冒后出现右耳听力下降。余既往史无特殊。

个人史、家族史：无特殊。

体格检查：神清，查体合作。高级神经检查未见异常。右眼视力无光感，右侧瞳孔直径4.5 mm，对光反射迟钝。左眼视力0.5，视野无异常，双眼底无异常，右侧听力下降，韦伯（Weber）试验（+），余脑神经检查未见异常。脑膜刺激征阴性。双拉塞格（Lasègue）征（+）。四肢肌力5级，肌张力正常，左侧T6以下痛觉减退，双下肢腱反射（+++），双侧病理征阳性，双侧共济运动不协调，闭目难立（Romberg）征阳性。

辅助检查：

（1）三大常规、凝血四项、生化、红细胞沉降率及ENA系列未见异常。

（2）头颅MRI平扫+增强（2010年5月20日）：双侧额顶枕、颞叶皮层下、深部脑白质、双侧半卵圆中心、放射冠、左侧外囊和脑桥左侧见多发斑片状、片状异常信号影，T1WI呈低信号，T2WI、T2-FLAIR呈高信号，部分病灶与侧脑室体部垂直呈直角。脊髓MRI示：胸3椎体水平脊髓病灶，T2WI呈高信号。（图9-6）

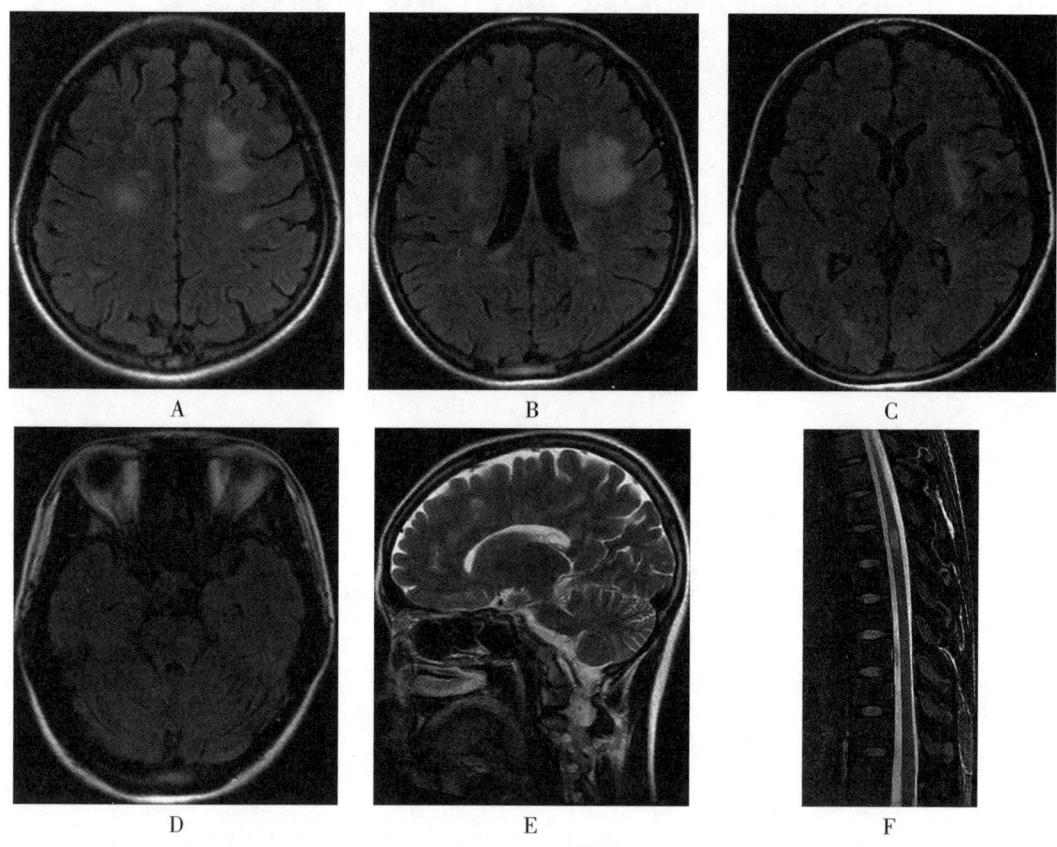

图9-6 头颅、脊髓MRI平扫+增强（2010年5月20日）

诊断：多发性硬化（缓解复发型）。

治疗：甲泼尼龙1g静脉滴注，每天1次，共3天，阿米替林抗抑郁等治疗。

出院情况：患者右眼视力较前好转，无畏光、复视，右耳听力下降，无饮水呛咳，无吞咽困难，腹部束带感稍减轻，无肢体麻木乏力。查体：神清语利，颈无抵抗。双眼球运动无受限，双眼可见水平细小眼震，右眼直接、间接对光反射迟钝，右耳听力下降，韦伯（Weber）试验（+），双侧额纹、鼻唇沟对称，四肢肌力5级，肌张力正常，腱反射正常，胸5—胸6水平以下痛觉减退，右下肢病理征阳性，共济运动不协调，Romberg征（+）。

（崔春平　王玉鸽）

病例四　多发性硬化（复发缓解型）

患者，20岁，男性，因"左眼视物异常7年，左上肢不灵活1年，右眼视物异常1月"来院检查。于2022年5月4日住院。

现病史：患者7年前感冒后出现左眼视物异常，表现为视物发白，伴视力下降，视亮物时明显，逐渐加重，持续20天，视力由0.8下降到0.1，无头痛、头晕，无恶心呕吐，无复视，无视野缺损，无眼球转痛，四肢力可。于××医院就诊考虑"球后视神经炎"，给予眼静脉注射一针药，具体不详，鼠神经营养因子治疗后明显好转，后未再复发。1年前开始患者感左上肢不灵活，力气可，持物稳定，无抖动，无麻木，未重视。2022年4月2日，诉大量饮酒后突起右眼视物异常，主要表现为看颜色较明亮事物时双眼视物颜色不同，左眼视物发白、发亮，伴有视力下降、偶眼胀感，由1.5下降至0.9，于××医院就诊。2022年4月8日行头部及眼眶MRI：脑干、胼胝体及周围白质及双侧视辐射多发异常信号，考虑视神经脊髓炎和MS鉴别。脊髓MRI：颈、胸段脊髓稍肿胀，多发异常信号，考虑脊髓炎可能；脊髓圆锥信号异常。完善腰椎穿刺CSF检查：2022年4月11日，查寡克隆带Ⅱ型，仅CSF中见到OCB。诱发电位提示：双上肢体感诱发电位异常；右侧视觉诱发电位异常，P100波峰潜伏期延长。考虑诊断：多发性硬化；右眼球后视神经炎。治疗上予甲泼尼龙1 g静脉滴注，每天1次，共5天；甲泼尼龙500 mg静脉滴注，每天1次，共3天；甲泼尼龙250 mg静脉滴注，每天1次，共2天；甲泼尼龙100 mg静脉滴注，每天1次，共1天。营养神经、补钾补钙护胃。出院后口服甲泼尼龙48 mg，每3天减4 mg，现口服36 mg。现患者自觉症状未见明显好转，为进一步治疗，门诊以"脱髓鞘疾病"收入我科。患病以来，患者无意识障碍、头痛、头晕、恶心、呕吐，无四肢麻木、抽搐、无力，无耳聋、饮水呛咳、吞咽障碍，胃纳、睡眠、精神可，大小便无异常，体重无明显变化。

既往史：2021年9月行双眼飞秒手术，双眼视力1.0以上。

个人史、家族史：无特殊。

体格检查：神志清，构音清晰，表达流利，对答切题，记忆力、判断力、定向力正常，右眼视力0.8，左眼视力1.0，双侧瞳孔等圆等大，直径约3 mm，对光反射灵敏，双眼球各向运动自如，无眼震和复视，双侧额纹对称，双侧鼻唇沟对称，伸舌居中，双侧咽反射正常。四肢肌张力正常，四肢肌力5级。双侧膝反射活跃，右侧罗索利莫（Rossolimo）征（+）。Romberg征（-），左侧快速轮替试验欠灵活，双侧指鼻试验、跟膝胫试验稳准。双侧Babinski征（-）。双侧T4平面以下痛觉减退。颈软，脑膜刺激征（-）。

辅助检查：

（1）外院检查：

脑脊液（2022年4月8日××医院）：白细胞数13×10^6/L，结核抗体、细菌培养、抗酸杆菌未见异常，血IgG4 0.648 g/L。脑脊液IgG-寡克隆带：Ⅱ型。

脑部、眼眶MRI（2022年4月8日××医院）：脑干、胼胝体及周围白质及双侧视辐射多发异常信号：首先考虑视神经脊髓炎与多发性硬化鉴别；左侧下鼻甲肥大。

颈椎、胸椎MRI（2022年4月11日××医院）：颈胸段脊髓稍肿胀、多发异常信号，考虑脊髓炎可能。

腰椎MRI（2022年4月24日××医院）：脊髓圆锥信号异常，请结合颅脑及颈髓病变。

诱发电位（2022年4月12日××医院）：双上肢体感诱发电位异常；右侧视觉诱发电位异常，P100波峰潜伏期延长。

颈椎MRI（2022年1月27日××医院）：颈3、颈4相应颈椎小片水肿考虑；颈椎生理弧度直，轻度骨质增生；颈3/4、颈4/5椎间盘膨出。

肌电图（2022年1月25日××医院）：神经电生理检查未见明显异常。

（2）我院检查：

诱发电位（VEP）：右侧VEP检查异常，左侧VEP检查正常。

眼科检查：右眼视力（VOD）0.8，左眼视力（VOS）1.0。非接触式眼压（NCT）：右眼眼压（Tod）13 mmHg，左眼眼压（Tos）12 mmHg。右眼球结膜无充血，角膜透明，前房中深，房水清，瞳孔3 mm，对光反射灵敏，晶状体清，眼底见视盘边界清，色淡红，杯/盘比（C/D）= 0.5，视网膜动静脉比值（A∶V）= 2∶3，暂未见明显出血及渗出。左眼球结膜无充血，角膜透明，前房中深，房水清，瞳孔3 mm，对光反射灵敏，晶状体清，眼底见视盘边界清，色稍红，C/D = 0.5，A∶V = 2∶3，暂未见明显出血及渗出。黄斑OCT：双眼大致正常。视神经OCT：双眼鼻侧及下方RNFL层弥漫性变薄。视野：右眼中心少量暗点，视敏度轻度降低，视野指数（VFI）97%。左眼视野、视敏度正常范围，未见缺损。

头部MRI平扫+增强扫描+磁共振血管成像（MR angiography，MRA）+DWI+SWI+MRV（2022年5月6日）：脑内多发病灶，可符合视神经脊髓炎，建议治疗后复查；MRA及MRV未见明确异常；SWI可见右侧半卵圆中心病灶顺磁性物质沉积（图9-7）。

视神经MRI平扫+增强扫描（2022年5月6日）：双侧视神经改变，符合视神经炎表现，请结合临床，建议治疗后复查。

颈、胸髓MRI平扫+增强扫描（2022年5月7日）：颈、胸髓多发病变，考虑为炎性脱髓鞘病变；颈椎生理弯曲度变直（图9-7）。

诊断：①多发性硬化，复发缓解型。②共济失调。③视觉障碍。④抑郁状态。⑤焦虑状态。⑥甲状腺囊肿。⑦高胆固醇血症。

治疗：甲泼尼龙1 g静脉滴注，每天1次，共5天，奥法妥木单抗注射液，第0、第1、第2周，皮下注射20 mg，第4周开始每月一次皮下注射20 mg。

出院情况：一般情况可，仍有视物异常。查体：左手快速轮替试验欠灵活，双侧指鼻试验、跟膝胫试验稳准。双侧Babinski征（-）。双侧T4平面以下痛觉减退。颈软，脑膜刺激征（-）。

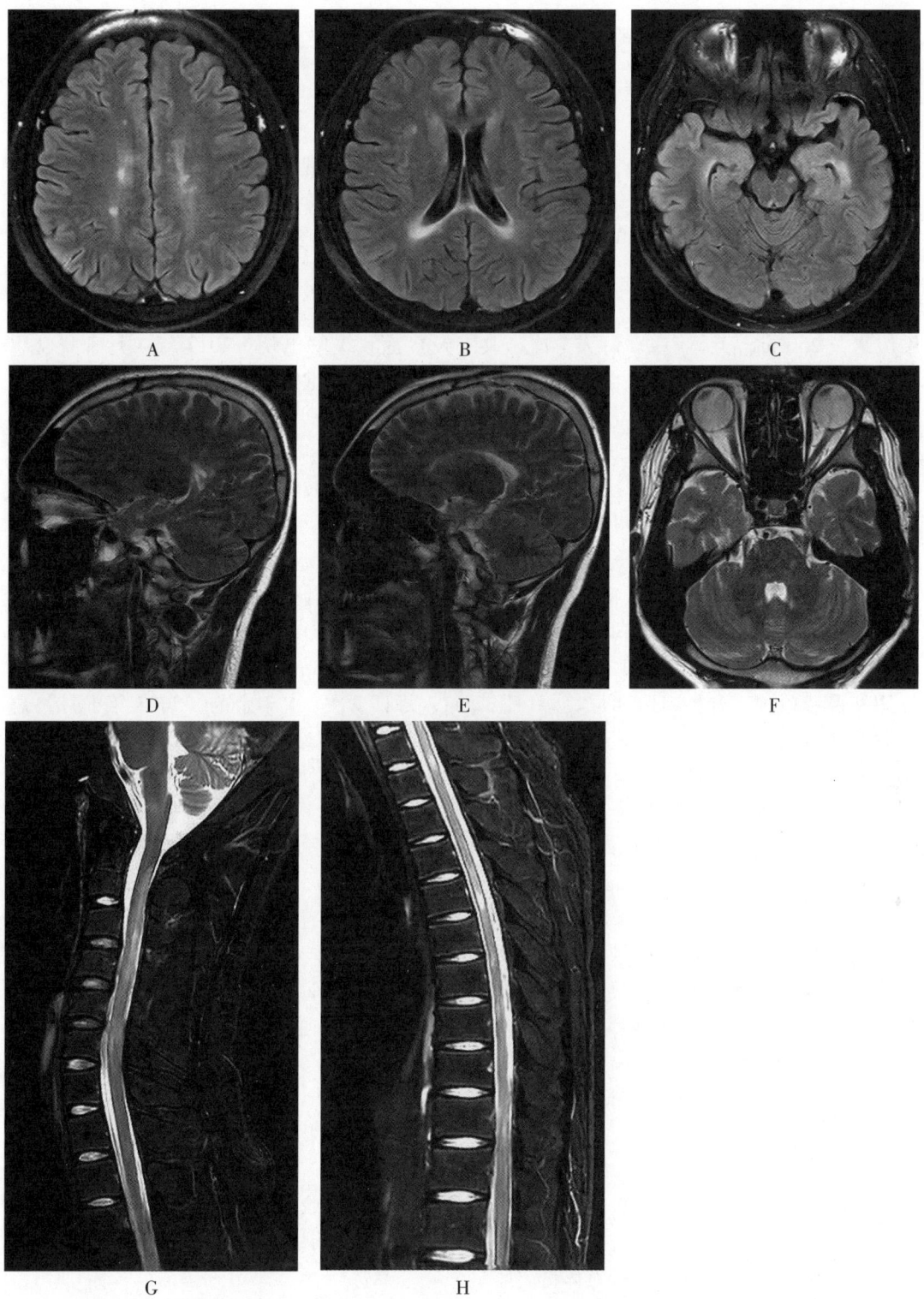

图9-7 头部+视神经MRI（2022年5月6日）和颈、胸髓MRI（2022年5月7日）

（崔春平 王玉鸽）

病例五　多发性硬化（继发进展型）

患者，女性，28岁，因"进行性肢体乏力13年余，再发加重1周"于2024年5月10日入院。

现病史：患者于13年余前（2011年）无明显诱因出现右上肢乏力，不能书写，休息后自行好转，未处理。12年前（2012年）患者出现双下肢乏力，走路摔跤，无下肢麻木，后渐出现四肢乏力，偶出现视物模糊与视物重影，曾到××医院及我院门诊治疗，考虑多发性硬化（具体不详），后自行予中药治疗，效果欠佳，症状反复发作。2016年12月于我院激素冲击治疗后（甲泼尼龙500 mg静脉滴注，每天1次，共2天。甲泼尼龙250 mg静脉滴注，每天1次，共1天）症状缓解出院。2017年4月于我院甲泼尼龙1 g静脉滴注，每天1次，共3天，停用后行干细胞以及利妥昔单抗（2017年5月5日）500 mg静脉滴注1次治疗，症状好转出院，分别于2018年3月30日、2018年5月12日于我院住院再次行利妥昔单抗静脉滴注500 mg治疗。后改为特立氟胺口服14 mg，每天1次。2018年8月患者发热3天后再发右侧肢体乏力，仍可独自行走较远距离，伴双眼视物模糊，无眼痛及视野缺损，伴小便失禁，不能控制，至我院予甲泼尼龙1 g静脉滴注，每天1次，共3天，甲泼尼龙500 mg静脉滴注，每天1次，共2天，甲泼尼龙250 mg静脉滴注，每天1次，共1天冲击后，自行停用特立氟胺，要求继续使用利妥昔单抗治疗，后予利妥昔单抗500 mg（分别于2018年10月8日、2018年10月27日、2019年11月13日、2019年12月19日使用）静脉滴注治疗，2020年10月停用利妥昔单抗，开始口服西尼莫德口服2mg，每日1次。1年余前（2023年1月）患者发热（体温38 ℃）后出现双下肢乏力较前加重，不能站立、行走，伴右下肢疼痛，伴头痛，右侧头顶部像被人打过样疼痛，头痛呈持续性，伴胃部疼痛不适，无腹胀、腹痛，无咳嗽、咳痰，无胸闷、胸痛等不适，遂于2023年1月11日再次至我院住院治疗，予甲泼尼龙1 g静脉滴注，每天1次，共3天，甲泼尼龙500 mg静脉滴注，每天1次，共1天，甲泼尼龙250 mg静脉滴注，每天1次，共1天，甲泼尼龙120 mg静脉滴注，每天1次，共1天，并予补钾、补钙、抑酸护胃等治疗后症状好转出院，出院后规律服用西尼莫德。1周前患者出现双下肢乏力加重，行走不稳，有跌倒，感记忆力下降，未予特殊处理，上述症状无明显缓解，今为求进一步诊治，随诊我院门诊就诊，门诊拟"多发性硬化"收入我科，患者自发病以来，精神、胃纳、睡眠一般，容易疲倦，小便偶有失禁，大便费力，体重无明显变化。

既往史：否认高血压、糖尿病、冠心病等慢性疾病史，否认肝炎、肺结核、伤寒等慢性传染性疾病史，否认重大手术外伤史，否认食物、药物过敏史，否认输血史，预防接种史不详。

个人史：生于当地，于当地长大，于当地工作，大学文化程度，从事职员职业，否认毒物放射性物质接触史，否认冶游史，否认吸烟史，否认饮酒史。

婚育史：未婚，未育，家人体健。

月经史：经量正常，周期规律，经期正常，无痛经，白带正常。

家族史：否认家族中有类似疾病患者，否认遗传病史、传染病史、肿瘤史、冠心病、高血压病史及糖尿病史。否认两系三代家族性遗传病史。

体格检查：T 36.5 ℃，P 67次/分，R 14次/分，BP 96/54 mmHg，心肺查体未见

异常。专科情况：神清，对答合作，记忆力稍下降，双侧瞳孔等大等圆，直径约 3 mm，直接、间接对光反射灵敏，双侧躯体、肢体浅深感觉对称，四肢肌张力正常，双上肢肌力正常，双下肢肌力 4 级，双侧 Babinski 征（＋）。双侧跟膝胫稍欠稳准，颈软，脑膜刺激征（－）。

辅助检查：

头颅 MRI（2023 年 8 月 30 日我院）：双侧额顶枕颞叶、半卵圆中心、放射冠、侧脑室旁、胼胝体、中脑、脑桥、延髓、小脑半球、基底节及右侧丘脑多发脱髓鞘病变，伴脑萎缩，基本同前；MRA：左侧胚胎型大脑后动脉（先天变异），余未见异常；DTI 未见明确异常（图 9－8A、B）。颈＋胸＋腰髓 MRI 示：颈 1—颈 7、胸 1—胸 2、胸 6—腰 2 水平脊髓多发病变（颈 1—颈 7、胸 6—胸 7 水平病灶范围较前稍增大，余大致同前），脱髓鞘疾病待排；颈椎轻度反弓；颈 3/4、颈 4/5、颈 5/6、颈 6/7、颈 7/腰 1 椎间盘轻度膨出（较前变化不大）；腰 3/4—腰 4/5 椎间盘膨出（较前变化不大）（图 9－8C）。

诊断：多发性硬化（继发进展型）。

治疗：西尼莫德 2 mg 口服，每日 1 次。

出院情况：患者肢体乏力较前好转。查体：神清，对答合作，记忆力稍下降，双侧瞳孔等大等圆，直径 3 mm，直接、间接对光反射灵敏，双侧躯体、肢体浅深感觉对称，双上肢肌力正常，双下肢肌力 5－级，四肢肌张力正常，双侧 Babinski 征（＋）。双侧跟膝胫稍欠稳准，颈软，脑膜刺激征（－）。

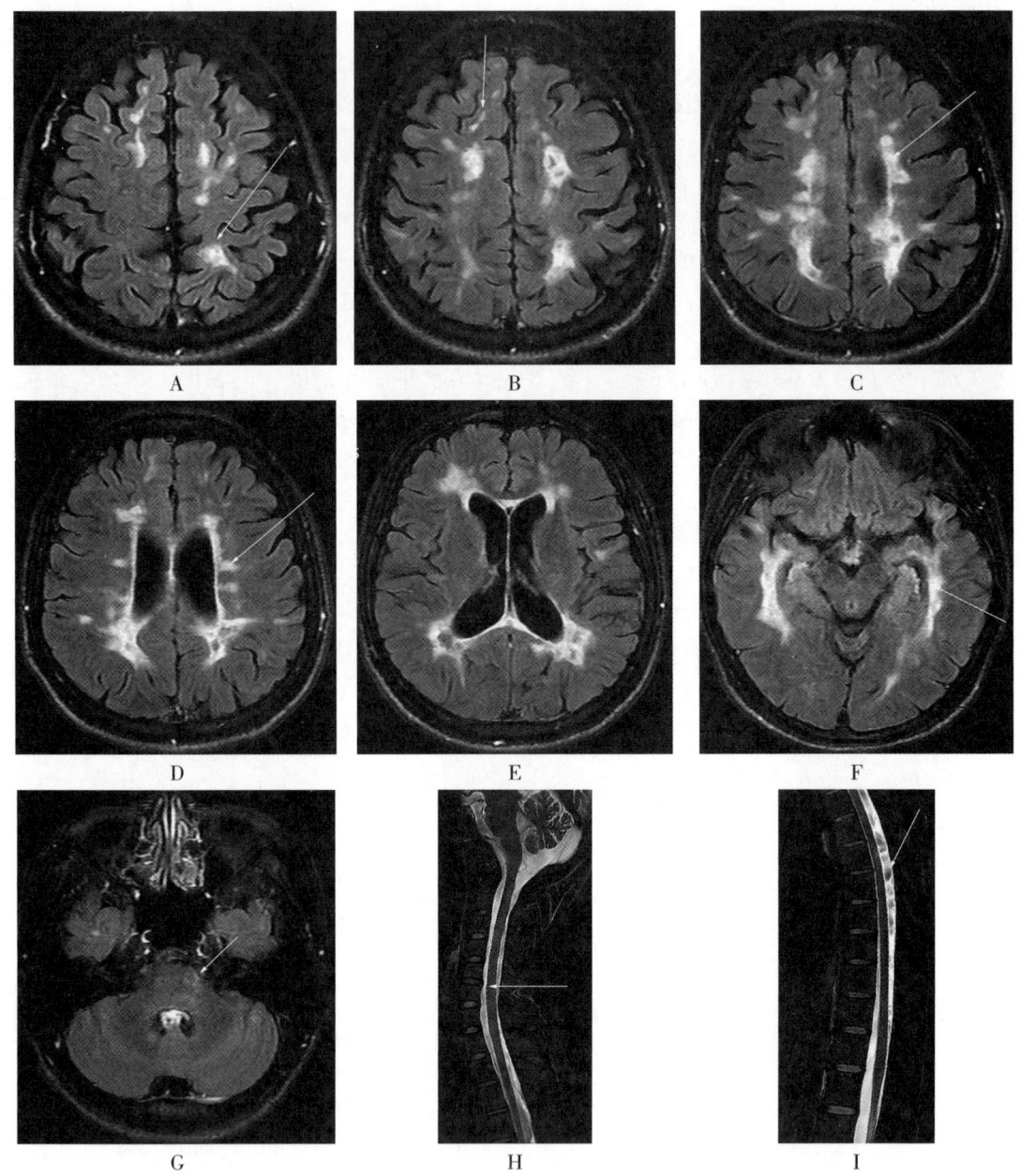

A—H：头颅 MRI 平扫+增强；I、J：颈髓、胸髓、腰髓平扫+增强。

图 9-8　头颅 MRI 平扫+增强和颈、胸、腰髓平扫+增强

（李志彬　王玉鸽）

病例六　多发性硬化（继发进展型）

患者，34 岁，男性，因"反复四肢乏力伴麻木感 2 年余，加重伴言语不清 1 年"入院。

现病史：患者于 2 余年前无明显诱因出现四肢乏力，患者感上楼或拿东西时均有明

显乏力感，伴四肢麻木，双下肢酸痛，无四肢刺痛、僵硬感，无言语不清、头晕、头痛、活动障碍、发热、恶心呕吐、视力下降、排尿障碍、尿失禁等。患者当时未引起重视。2 年前患者在洗澡时突发意识丧失，当时摔倒在地，摔伤脸部，患者在摔倒在地后立即恢复意识，于当地医院就诊，行头颅 MRI 示"多发性硬化"，未住院治疗，后到××医院就诊，完善检查，诊断"多发性硬化"，使用 β-干扰素治疗 2 周后出院，患者症状无明显好转。22 个月前患者至××医院就诊，行头颅 MRI 提示"脱髓鞘病变"可能，肌电图脑干听觉诱发电位（brainstem auditory evoked potential，BAEP）示双侧各波波幅降低，波形差，潜伏期延长，诊断同前。予以甲泼尼龙静脉治疗 14 天后，改为甲泼尼龙片 40 mg 口服，每天 1 次，每周减 5 mg，经以上治疗后患者四肢麻木感减轻。患者 21 个月前于外院行头 MRI 示：多发性硬化，左侧侧脑室旁较新病灶。1 年前患者觉症状反复，出现言语欠流利，并有颈部活动欠佳，右侧头部皮肤感觉异常，有搏动性感觉，理解力正常，患者于 7 月前再次就诊，行头颅 MRI 示，两侧半卵圆区、基底前区、桥脑多发病灶。现患者为求进一步诊治，到我院就诊，门诊以"多发性硬化"收入院。起病以来，患者体重无明显下降，食欲睡眠可，大小便正常。

既往史：否认结核、肝炎、性病等传染性疾病。否认高血压、糖尿病、冠心病等慢性疾病史，无输血或血制品史，未发现食物、药物过敏史，预防接种史不详。

个人史：原籍出生长大，否认疫区疫水接触史，否认烟酒史，否认有毒物质、放射性物质接触史。

婚育史：已婚已育，育有 1 男 1 女，子女及配偶体健。

家族史：父亲为脑出血患者，否认家族中有类似病史或遗传性疾病史。

体格检查：神清，理解力正常，兴奋，多语，言语欠流利，宽基底步态，双侧眼球外展受限，可见眼震，伸舌居中，咽反射消失，吸吮反射（+）。右侧指鼻试验欠准稳，轮替试验笨拙。右侧 Hoffmann 征（+）；双侧 Rossolimo 征（+），特勒姆内（Tromner）征（+）。Romberg 征（+），腹壁反射未引出。右侧肢体腱反射亢进，左侧肢体腱反射活跃。双侧病理反射（-）。脑膜刺激征（-）。EDSS 评分 2.5 分。

辅助检查：

(1) 脑脊液检查：脑脊液白细胞 2.0×10^6/L，脑脊液蛋白 0.16 g/L。

(2) 诱发电位 VEP 提示双侧 P100 波潜伏期在正常范围内，波幅降低。

(3) 脊髓 MRI 增强提示：延髓及颈 2—颈 4 椎体水平及胸 2—胸 3 椎体水平脊髓异常信号，考虑脱髓鞘性病变；颈 6/7 椎间盘膨出；颈椎退行性变。（图 9-9）

(4) 头颅 MRI 增强提示：双侧额、顶叶、半卵圆中心、侧脑室旁、基底节区、胼胝体、间脑及脑干多发病灶，考虑为脱髓鞘性病变，多发性硬化静止期。（图 9-9）

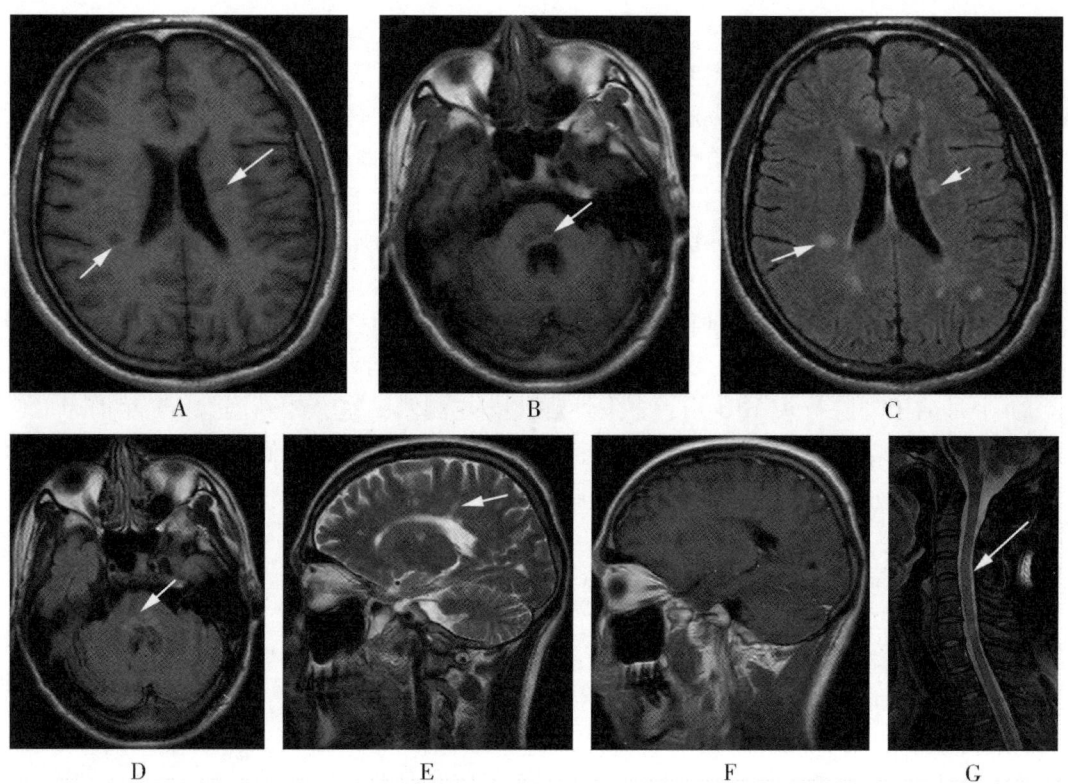

A—F：颅内多发异常长 T1、长 T2 脱髓鞘病灶；G：矢状位颅内长 T1、长 T2 脱髓鞘病灶，箭头所示为脊髓内异常脱髓鞘病灶。

图 9-9　头颅和脊髓 MRI

（王婧琪　王玉鸽）

第二节　临床孤立综合征

病例一　临床孤立综合征（脑干）

患者，59 岁，女性，因"双下肢麻木、乏力 1 周"于 2023 年 9 月 11 日入院。

现病史：患者 1 周前无明显诱因出现双下肢麻木，主要为双侧膝盖以下，休息不好时麻木加重，休息好时自感麻木减轻，有时觉双下肢乏力，发病前无发热、头痛及呼吸道感染，发病时无头晕、口角歪斜、恶心、呕吐，2 天前来我院门诊就诊，给予普瑞巴林胶囊 75 mg 口服，每日 2 次，服药后自感双下肢麻木较前减轻，今为求进一步诊治，遂来我院就诊，门诊以"肢体麻木"收入住院。患者起病以来，睡眠、胃纳一般，大小便正常，体重无明显变化。

既往史：既往有肾结石病史，曾多次在当地医院取石治疗，2022 年 12 月因"眩晕"在我院耳鼻喉科就诊，诊断：前庭神经炎；抑郁状态；肾结石；视神经脊髓炎谱系疾病（？）。给予甲磺酸倍他司汀（敏使朗）、甲钴胺、阿普唑仑、甲泼尼龙（具体用量不详）治疗后好转，家属未至神经内科进一步就诊，出院后遵嘱服用相关药物。否认"高血压、糖尿病、冠心病"等慢性疾病史，否认"肝炎、肺结核、伤寒"等慢性传染性疾病史，否认重大手术或外伤史，否认食物、药物过敏史，否认输血史，预防接种史不详。

个人史：生于江西赣州，于江西赣州长大，于当地工作，中专文化程度，退（离）休人员，否认毒物放射性物质接触史，否认冶游史，否认吸烟史，否认饮酒史。

婚育史：已婚已育，家人体健。

家族史：否认遗传病、传染病、肿瘤、冠心病、高血压及糖尿病史。否认两系三代家族性遗传病史。

体格检查：T 36.2 ℃，P 79 次/分，R 20 次/分，BP 140/86 mmHg，神清，言语清楚，对答切题，记忆力、计算力正常，双眼球活动自如，双侧瞳孔等大等圆，直径约 3 mm，对光反射灵敏，向右注视时，右眼可见短暂眼震。双侧鼻唇沟对称，伸舌居中，四肢肌张力正常，双上肢腱反射正常，四肢肌力 5 级，膝反射活跃，四肢深浅感觉对称正常。右侧 Babinski 征阳性。指鼻试验阴性，跟膝胫试验阴性，快速轮替试验阴性，Romberg 征阴性。

辅助检查：

（1）血播八项（化学发光）（2023 年 9 月 12 日）：乙肝病毒表面抗体（HBsAb）446.149 mIU/mL，乙肝病毒核心抗体（HBcAb）5.337 IU/mL。糖化血红蛋白 6.3%。甲功七项（2023 年 9 月 12 日）：抗甲状腺球蛋白抗体 169.83 IU/mL。血常规、凝血功能、生化全套、肿瘤三项、ENA、抗中性粒细胞胞质抗体（ANCA）未见明显异常。脑脊液常规检查（CSF）（2023 年 9 月 13 日）：白细胞总数 0×10^6/L；脑脊液生化（2023 年 9 月 13 日）：氯（Cl）123 mmol/L，糖（GLU）3.64 mmol/L，脑脊液总蛋白测定 0.425 g/L；血抗 AQP4-IgG 抗体、抗 MOG 抗体、脑脊液 GFAP 抗体阴性。

（2）彩超心脏 + 其他心脏超声诊疗技术 + 心功能（2023 年 9 月 12 日）：静息状态下，未见明显心脏形态学改变，彩色多普勒检查未见明显异常血流，左室收缩功能正常，左室舒张功能减退。

（3）多通道十五导联心电图检查（2023 年 9 月 12 日）：窦性心律，T 波改变。

（4）胸部正侧位片（2023 年 9 月 13 日）：心肺未见明确异常。

（5）头颅 MRI 增强 + MRA + SWI（2023 年 9 月 14 日）：延髓中央管周围病灶，多考虑脊髓炎，较前明显缩小；双侧额叶皮层下少许小变性灶；颅脑 MRI + MRA 示脑动脉未见明显异常。视神经 MRI 平扫 + 增强（2023 年 9 月 16 日）：考虑双侧视神经炎可能，右侧视神经萎缩，双侧视神经鞘膜积液。腰髓 MRI 平扫（2023 年 9 月 14 日）：腰髓 MRI 平扫未见明确异常；腰椎退行性变；腰 4/腰 5 椎间盘膨出，腰 5/骶 1 椎间盘突出（右后型），腰 4/5 双侧椎间孔变窄；腰骶部皮下筋膜水肿；扫及双肾多发肾囊肿，左肾形态欠规整，轻度积液，必要时进一步检查。颈、胸髓 MRI 平扫 + 增强 + DWI（2022 年 12 月）提示：延髓中央管周围 - C1 椎体水平脊髓内异常信号影，脱髓鞘病变与炎性病变鉴别；颈椎退行性变；颈 3/4、颈 4/5 椎间盘中央型突出，颈 5/6、颈 6/7 椎间盘膨出。颈、胸髓 MRI 平扫 + 增强（2023 年 9 月 13 日）：延髓 - C1 椎体水平脊髓内异常信号影，较前缩小，考虑炎性病变；颈、胸椎退行性变；颈 3/4、颈 4/5 椎间盘中央型突出，颈 5/6、颈 6/7 椎间盘膨出（图 9 - 10）。

诊断：临床孤立综合征（脑干）。

治疗：住院期间予甲泼尼龙 1 g 静脉滴注，每天 1 次，共 3 天，后改为甲泼尼龙 24 mg，每天 1 次，5 天减少 4 mg，至停用，并予止麻、营养神经治疗。

出院情况：患者双下肢麻木减轻，无肢体乏力，无头晕头痛，无言语不清，无视物模糊，一般情况可。神清，精神可，言语清楚，对答切题，记忆力、计算力正常，双眼球活动自如，双侧瞳孔等大等圆约 3 mm，对光反射灵敏，右视时右眼可见短暂眼震。双侧鼻唇沟对称，伸舌居中，双上肢、双下肢肌力 5 级，四肢肌张力正常，双上肢腱反射正常，膝反射活跃，四肢浅深感觉对称正常。右侧 Babinski 征（+）。指鼻试验（-），跟膝胫试验（-），快速轮替试验（-），Romberg 征（-）。

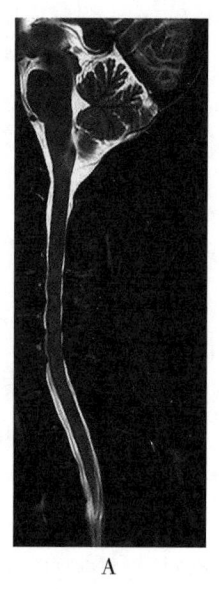
A

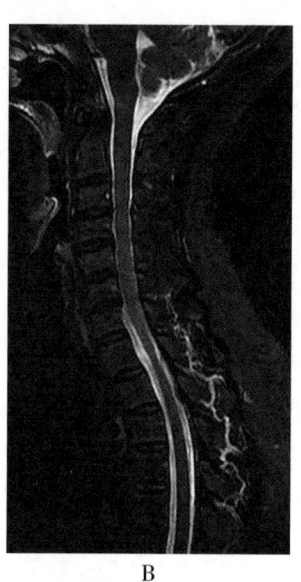
B

A、B 分别为 2022 年 12 月和 2023 年 9 月的颈、脑髓 MRI 平扫 + 增强结果。

图 9-10　颈、胸髓 MRI 平扫 + 增强（2022 年 12 月）
　　　　　颈、胸髓 MRI 平扫 + 增强（2023 年 9 月）

（姜维　王玉鸽）

病例二　临床孤立综合征（脊髓）-1

患者，32 岁，男性，因"肢体麻木伴行走不稳 1 月余"于 2021 年 8 月 24 日入院。

现病史：患者 1 月余前无明显诱因出现发热、头痛，最高体温 38 ℃，无鼻塞、流涕、咽痛，无咳嗽、咳痰，无腹痛、腹泻，至外院行头颅 CT 平扫，结果示正常，予退热止痛处理后好转。数天后患者出现双下肢麻木，自下向上逐渐发展至上胸部，伴胸部束带感，8 月 5 日在该院门诊就诊，查颈椎 MRI 平扫、腰椎 CT 及头颅 CT 结果未见明显异常。1 周后逐步出现双下肢行走，有踩棉花感，无明显肢体乏力，无颈、胸、背痛，无肢体抽痛，无二便障碍。后在该院住院行腰椎穿刺术，测得脑脊液压力 90 mmH$_2$O，脑脊液有核细胞数 31 × 10^6/L，红细胞总数 8 000 × 10^6/L，潘氏试验弱阳性，脑脊液生化正常，脑脊液寡克隆带可见脑脊液内特异性 IgG 条带，血清寡克隆带阴性。脑脊液和血清抗 AQP4-IgG 抗体、抗 MOG-IgG 抗体、GFAP-IgG 阴性。头颅 MR 示：双侧侧脑室旁对称性 T2WI、T2-FLAIR 高信号白质病灶。颈髓及胸髓 MRI 平扫+增强示：颈 3 椎体水平见斑片状 T2WI 高信号，边缘模糊，增强扫描可见斑块状明显强化灶。诊断"多发性硬化可能"，给予冲击治疗：甲泼尼龙 1 g 静脉滴注，每天 1 次，共 5 天；甲泼尼龙 500 mg 静脉滴注，每天 1 次，共 3 天。肢体麻木、胸部束带感、行走不稳等症状无明显改善，现为进一步诊治转入我科。患者起病以来，睡眠、胃纳一般，大小便正常，体重无明显变化。

既往史：患者平素健康状况良好，否认结核病史等传染病史，否认高血压、冠心病、糖尿病及其他慢性病史，约 10 年前曾行植皮手术，否认外伤史，否认输血史，否认药物及食物过敏史。2020 年 12 月及 2021 年 1 月分别接种新型冠状病毒灭活疫苗 2 剂次。

个人史：生长在湖南省祁阳市，现长期生活于深圳市龙岗区，无烟酒嗜好，无接触化学药品及刺激性气体史，无冶游史，无吸烟史，无饮酒史。

婚育史：适龄婚配，育有 2 女 1 子，配偶及孩子均体健。

家族史：父母亲均健在，否认家族中有类似疾病患者，否认遗传病史、传染病史、肿瘤史、冠心病、高血压病史及糖尿病史。否认两系三代家族性遗传病史。

体格检查：T 36.1 ℃，P 110 次/分，R 18 次/分，BP 119/75 mmHg，意识清楚，对答切题，双眼矫正视力 0.6，双侧瞳孔直径 3 mm，双侧瞳孔直接和间接对光反射灵敏，双侧眼球各向运动正常，未引出眼震，双侧额纹、鼻唇沟对称，构音清楚，悬雍垂居中，双侧软腭上抬有力，双侧咽反射灵敏，双侧转颈和耸肩有力，伸舌居中，四肢肌张力正常，四肢肌力 5 级，四肢共济运动正常，Romberg 征可疑阳性，T4 水平以下痛觉减退，双侧肱二头肌反射、肱三头肌反射、桡骨膜反射、左侧跟腱反射减弱，右侧膝反射正常，左侧膝反射、右侧跟腱反射活跃，双侧腹壁反射未引出，双侧病理征未引出；颈软，无抵抗。

辅助检查：

(1) 腰椎穿刺（2021 年 8 月 26 日复查），脑脊液压力 180 mmH$_2$O，脑脊液清亮透明，脑脊液白细胞总数 10×10^6/L，氯 123.7 mmol/L，糖 4.73 mmol/L，脑脊液蛋白 0.307 g/L；脑脊液特异性寡克隆带阳性。脑脊液和血清抗 AQP4-IgG 抗体、抗 MOG-IgG 抗体、GFAP-IgG 阴性。

(2) 视野检查未见明显缺损；双眼 OCT：双眼部分区域 RNFL 变薄。

(3) 颈髓+胸髓 MRI 平扫+增强：颈 3—颈 4 椎体、胸 1 椎体、胸 8/9 椎间盘水平脊髓内病灶，脱髓鞘性病变（其中颈 3—颈 4 椎体水平病灶处于活动期）待排，颈 3/4—颈 5/6 椎间盘突出（后中央型）（图 9 – 11），颈 6/7 椎间盘突出（左旁中央型）。头颅+视神经 MRI 平扫+增强扫描：双侧侧脑室旁见对称性斑片状稍长 T1、长 T2 信号影，T2-FLAIR 呈高信号，DWI 呈等信号，矢状位呈垂直侧脑室分布，增强扫描未见强化，结合 MRS：双侧侧脑室旁所见，考虑脱髓鞘性病变，头颅 MRI+MRA 未见明显异常。视神经 MRI 平扫+增强：双侧视神经未见明确异常。

诊断：临床孤立综合征。

治疗：住院期间给予甲泼尼龙 1 g 静脉滴注，每天 1 次，共 3 天冲击治疗，之后改甲泼尼龙片 48 mg 口服，每天 1 次，并予营养神经和护肝治疗。

出院情况：患者仍有双上肢麻木感、胸部束带感，双手精细动作欠灵活，行走踩棉花感缓解，无胸背痛，无肢体痉挛性抽痛，大小便正常。查体：意识清楚，对答切题，视力 VOD 0.6，VOS 0.4，双侧瞳孔直径 3 mm，双侧瞳孔直接和间接对光反射灵敏，双侧眼球各向运动正常，未引出眼震，双侧额纹、鼻唇沟对称，构音清楚，悬雍垂居中，双侧软腭上抬有力，双侧咽反射灵敏，双侧转颈和耸肩有力，伸舌居中，四肢肌张力正常，四肢肌力 5 级，四肢共济运动正常，Romberg 征可疑阳性，T4 水平以下痛觉减退，双侧肱二头肌反射、肱三头肌反射、桡骨膜反射减弱，双膝反射、跟腱反射正常，双侧腹壁反射未引出，双侧病理征未引出；颈软，无抵抗。

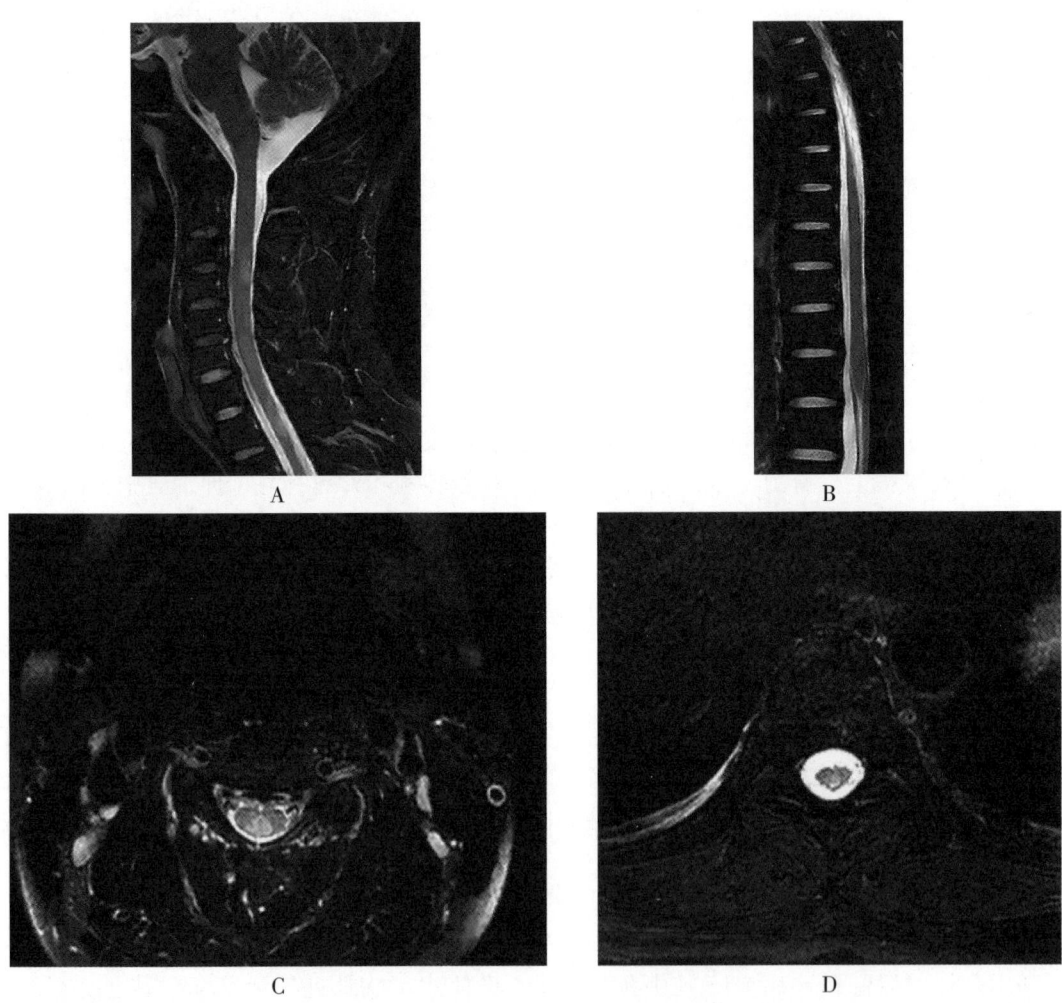

A、B：颈 3—颈 4 椎体水平脊髓病灶，处于活动期；C、D：胸 8/9 椎间盘水平脊髓内病灶。

图 9-11 颈髓和胸髓 MRI 平扫+增强

（李志彬　王玉鸽）

病例三　临床孤立综合征（脊髓）-2

患者，44 岁，男性，自由职业者，因"双下肢麻木 3 天，上肢及躯干麻木半天"于 2023 年 2 月 28 日入院。

现病史：患者3天前无明显诱因突发双下肢麻木，进行性加重，逐渐向上发展至双大腿根部，当时不影响活动及行走，未引起重视，今日晨起感双上肢及胸腹部麻木感，伴有束缚感，伴小便费力感，伴性功能障碍，无明显呼吸困难，无吞咽障碍，无言语不清，无发热头痛，无肢体抽搐及意识不清等，今日于我科门诊就诊，拟"脊髓炎"收住院进一步诊治。起病以来，精神食欲可，睡眠尚可。

既往史：阵发性心动过速病史，偶有心慌不适，具体诊断不详，自服辅酶Q治疗，偶有胸闷不适，不影响日常生活；12月臀部曾患带状疱疹，后治愈；否认高血压、糖尿病，1月感染新冠，否认手术史，否认外伤史，否认输血史，预防接种史不详，否认药物及食物过敏史。

个人史：无抽烟、酗酒史。无接触化学药品及刺激性气体史，无冶游史。

婚育史：适龄婚配，生育正常，配偶体健。

家族史：否认家族中有类似疾病患者，否认遗传病史、传染病史、肿瘤史、冠心病史、高血压病史及糖尿病史，否认两系三代家族性遗传病史。

体格检查：T 36.4 ℃，P 74次/分，R 20次/分，BP 135/90 mmHg，神清，口齿清，对答切题。双侧瞳孔等大等圆，直径3 mm，对光反射灵敏，双眼球各向运动到位，面部双侧感觉对称，双侧听力粗测未见明显异常，示齿口角无歪斜，伸舌居中。四肢肌张力未见异常，四肢肌力5级，双上肢快速轮替试验、指鼻试验稳准，双下肢跟膝胫试验稳准，闭目难立征阴性。双侧前臂及双下肢痛觉过敏，触觉对称存在，T3椎体水平以下痛觉减退。双下肢振动觉减退。双上肢桡骨膜反射活跃，病理征未引出。脑膜刺激征阴性。

辅助检查：

（1）入院后完善相关检查。三大常规正常，抗核抗体、ENA谱、红细胞沉降率、ANCA四项、抗磷脂综合征（APS）三项未见异常。生化：谷草/谷丙转氨酶比值0.9，β2-微球蛋白0.89 mg/L，总胆固醇6.23 mmol/L，低密度脂蛋白胆固醇3.52 mmol/L，载脂蛋白A 11.76 g/L，脂蛋白a 638 mg/L，同型半胱胺酸6.5 μmol/L，糖化血红蛋白5.2%。甲功七项：抗甲状腺球蛋白抗体19.64 IU/mL。血播八项：乙肝病毒表面抗体阳性（53.267 mIU/mL）。患者铜蓝蛋白基本正常。肿瘤三项（2023年3月1日）：血清铁蛋白688.44 ng/mL。

（2）脑脊液生化（2023年3月1日）：氯129.8 mmol/L，脊液总蛋白测定（化学法）0.74 g/L。

腰椎穿刺测脑脊液压力及其颜色均正常，脑脊液常规检查（CSF）（2023年3月1日）：白细胞总数5×10^6/L，颜色无色，透明度清晰。OCB结果为Ⅱ型，仅于脑脊液中见到多条寡克隆带。血清脱髓鞘抗体阴性，脑脊液GFAP-IgG阴性，血+脑脊液自免脑抗体12项阴性，血清副肿瘤抗体阴性。

（3）颈髓MRI平扫+增强：①颈2水平脊髓异常信号灶，考虑脊髓炎可能，建议定期随诊复查。颈3/4、颈4/5椎间盘轻度膨出（图9-12）。头颅MRI+MRA平扫+增强+脑功能成像：①大枕大池，余颅脑MRI平扫及增强未见明确异常。②MRI+MRA：脑动脉未见明确异常。③双侧筛窦少许炎症。④C2水平颈髓病变，请结合颈髓MRI报告。

（4）多通道十五导联心电图检查：①窦性心律。②室性早搏。

（5）腰椎正侧位片：腰椎轻度退行性变。髋关节右侧正侧位：右髋关节退行性变。胸部正侧位片：心影稍大；双肺未见明确病变。

（6）彩超心脏：静息状态下：未见明显心脏形态学改变，彩色多普勒检查未见明显异常血流，左室收缩功能正常。

（7）动态心电图：①窦性心律。②偶发室性早搏。③频发房性早搏，伴成对。④心率变异性正常。

（8）HLA-B*15：02基因检测阴性。

诊断：①临床孤立综合征。②高脂血症。③频发性房性期前收缩。

治疗：入院后予激素抗炎、营养神经治疗，辅以补钙、护胃、补钾、改善麻木、他汀降脂、康复理疗等治疗，患者病情稳定。

出院情况：患者双下肢麻木好转，仍有胸部束缚感，感双上肢活动不灵便，行走较前稳健。查体：神清，口齿清，对答切题。双侧瞳孔等大等圆，直径3 mm，对光反射灵敏，双眼球各向运动到位，面部双侧感觉对称，双侧听力粗测未见明显异常，示齿口角无歪斜，伸舌居中。四肢肌张力未见异常，四肢肌力5级，双上肢快速轮替试验、指鼻试验稳准，双下肢跟膝胫试验稳准，闭目难立征阴性。双侧前臂及双下肢痛觉过敏，触觉对称存在，T3椎体水平以下痛觉减退。双下肢振动觉减退。双上肢桡骨膜反射活跃，病理征未引出。脑膜刺激征阴性。

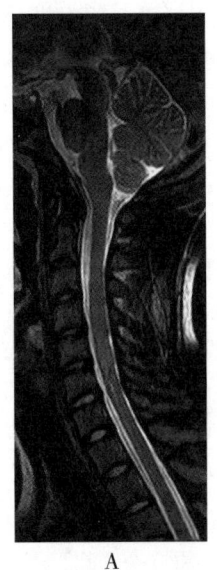 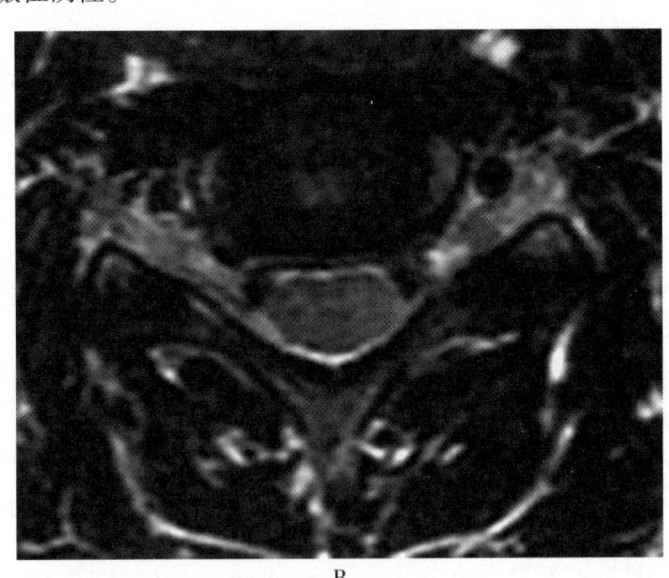

颈2水平脊髓异常信号灶，考虑脊髓炎可能。

图9-12　颈髓MRI平扫+增强

（王婧琪　王玉鸽）

病例四　临床孤立综合征（视神经）

患者，51岁，男性，公务员。因"视物模糊2年"于2021年1月11日入院。

现病史：患者自述2年前无明显诱因下出现双眼视物模糊，自觉看电视时清晰度较前下降，无视物变形及重影，无视野缺损，无畏光、流眼泪，无眼结膜充血，并感觉双耳鸣，左耳明显，无头晕、头疼，无鼻塞、流涕，无发热、呕吐，无言语障碍、口角歪斜，无饮水呛咳、吞咽困难，无肢体麻木及乏力情况，症状进行性加重，后出现夜间开车时看红绿灯模糊不清、看手机字体模糊费劲，发病后到××医院就诊。眼底荧光造影：后极部弥漫性视网膜色素上皮脱失及色素斑点沉着，局灶性视网膜脉络膜萎缩；中周部及周边部散在视网膜微小通透性增加，轻微荧光素渗漏；视盘染色。单视场分析中央阈值测定：提示弥漫性光敏感度下降，盲点周围及颞上绝对缺损，予配镜治疗，患者视物模糊症状无改善。

既往史：患者平素健康状况良好，否认结核病史等传染病史，否认高血压、冠心病、糖尿病及其他慢性病史，否认手术及外伤史，否认输血史，否认药物及食物过敏史，预防接种史不详。

个人史：生长在广州，无烟酒嗜好，无接触化学药品及刺激性气体史，无冶游史，无吸烟史，无饮酒史。

婚育史：适龄婚配，生育正常，配偶及孩子均体健。

家族史：父母亲均健在，否认家族中有类似疾病患者，否认两系三代家族性遗传病史。

体格检查：T 36.5 ℃，P 90 次/分，R 20 次/分，BP 135/80 mmHg，神清，构音清，对答切题，查体合作。双侧瞳孔等大等圆，直径 3 mm，对光反射灵敏，双侧额纹对称，双侧鼻唇沟对称，口角无歪斜，伸舌居中，咽反射存在。颈软，无抵抗，双肺呼吸音清，未闻及干湿啰音。心律齐，各瓣膜听诊区未闻及杂音。腹软，无压痛、反跳痛，肠鸣音存在。双下肢无浮肿。四肢肌张力正常，肌力 5 级，四肢腱反射正常，浅感觉、深感觉对称、存在。双侧 Babinski 征（－）。

辅助检查：

（1）实验室检查。血生化：球蛋白 24.6 g/L，碱性磷酸酶 41 U/L，总胆汁酸 16.7 μmol/L，糖化血红蛋白 5.6%；同型半胱氨酸 12.97 μmol/L；铜蓝蛋白测定 0.206 g/L；神经元特异性烯醇化酶测定 4.98 ng/ml；血播八项：乙肝病毒表面抗原阳性（>250.000 0 IU/mL），乙肝病毒 e 抗体阳性（>3.000 IU/mL），乙肝病毒核心抗体阳性（>10.000 IU/mL）；乙型肝炎病毒 DNA 定量 1.75×10^3 IU/mL。性激素六项：雌二醇389 pmol/L；维生素 B 测定：维生素 B_1 48.971 nmol/L，维生素 B_2 194.300 μg/L；血常规、二便常规、凝血四项、肿瘤标志物、甲功七项、风湿二项、体液免疫七项、丙肝、抗 HIV 及梅毒抗体无异常。2021 年 1 月 13 日行腰椎穿刺术，测脑脊液压力为 160 mmH$_2$O，脑脊液常规：无色，透明，无薄漠，球蛋白定性（＋），白细胞总数 2×10^6/L，红细胞总数 2×10^6/L；脑脊液生化：氯 125.1 mmol/L，糖 3.58 mmol/L，脑脊液蛋白 0.631 g/L。OCB 结果为Ⅱ型，仅于脑脊液中见到多条寡克隆带。血清周围神经抗体、血清抗 AQP4-IgG 抗体、抗 MOG-IgG 抗体、GFAP-IgG 均阴性。脑脊液 GFAP-IgG 阴性；血气分析：乳酸 1.0 mmol/L（正常）。抗核抗体十项、ANCA、狼疮四项未见明显异常。结核菌感染 T 细胞检测：阴性。

（2）眼底荧光造影（2020 年 12 月 8 日××医院）：后极部弥漫性视网膜色素上皮脱失及色素斑点沉着，局灶性视网膜脉络膜萎缩；中周部及周边部散在视网膜微小通透性增加，轻微荧光素渗漏；视盘染色。单视场分析中央 30－2 阈值测定：提示弥漫性光敏感度下降，盲点周围及颞上绝对缺损。眼科检查：双眼前段（－），双眼颞侧视野缺损。

（3）听力检测：①鼓室图。右耳为"A"型图；左耳为"A"型图。②镫骨肌声反射。右侧：同侧 4 kHz 及对侧 4 kHz 未引出。左侧：同侧 4 kHz 及对侧 4 kHz 未引出。双侧中度感音神经性听力下降。

（4）胸部正侧位片：心肺未见异常。

（5）正常心电图。

（6）电生理检查：双侧 BAEP 检查正常；双侧 VEP 检查示：左侧 P100 波潜伏期延长，波幅下降；右侧 P100 波幅下降。

（7）大致正常脑电图。

（8）彩超双侧颈动脉（颈总、颈内）+ 椎动脉 + 颈静脉：双侧颈动脉内中膜回声增强，局部增厚，血流未见明显异常；双侧椎动脉血流未见明显异常；双侧颈内静脉血流未见明显异常。

（9）彩超心脏：静息状态下，主动脉瓣反流（轻 - 中度）；左室收缩功能正常；左室舒张功能减退。腹部 + 泌尿系彩超：非均匀性脂肪肝，慢性胆囊炎，胆囊多发结石，胆囊多发息肉；余超声检查未见明显异常。

（10）胸部螺旋 CT 平扫 + 增强：①右肺中叶外段磨玻璃结节，炎性小结节（？），肿瘤（？），建议定期复查（12 个月）；余结节为炎性结节可能，建议随诊（12 个月）复查。②肝 S5 小囊肿。③慢性胆囊炎，胆囊结石。颞骨螺旋 CT 平扫 + 四维重建（2021 年 1 月 22 日）：颞骨 CT 平扫未见异常；鼻中隔偏曲；双侧中、下鼻甲肥厚。

（11）头颅 MRI + MRA 平扫 + 增强 + 脑功能成像（DWI）（2021 年 1 月 20 日）：双侧额叶皮层下、右侧放射冠少许变性灶；头颅 MRA 未见明确异常；SWI 未见明确异常。视神经 MRI 平扫 + 增强（2021 年 1 月 20 日）：双侧视神经所见，考虑视神经炎可能性大，建议随诊复查。颈髓 + 胸髓 + 腰髓 MR 未见异常（图 9 - 13）。

诊断：①视神经炎。②乙型肝炎小三阳。③肝囊肿。④胆囊结石伴慢性胆囊炎。⑤高同型半胱氨酸血症。

治疗：入院后，于 2021 年 1 月 22 日至 1 月 24 日予甲泼尼龙 1.0 g 静脉滴注，每天 1 次，共 3 天；甲泼尼龙 0.5 g 静脉滴注，每天 1 次，共 2 天；甲泼尼龙 0.25 g 静脉滴注，每天 1 次，共 1 天。后改甲泼尼龙片 24 mg 口服，每天 1 次。

出院情况：患者精神睡眠可，双眼视力模糊症状较前稍好转，双眼球活动无疼痛，双耳鸣症状较前减轻，言语清晰，无明显头晕、头痛，四肢活动自如，行走平稳，二便正常，病情平稳。查体神清，构音清，对答切题，查体合作。双侧瞳孔等大等圆，直径 3 mm，对光反射灵敏，两侧额纹对称，两侧鼻唇沟对称，口角无歪斜，伸舌居中，咽反射存在。颈软，无抵抗，双肺呼吸音清，未闻及干湿啰音。心律齐，各瓣膜听诊区未闻及杂音。腹软，无压痛、反跳痛，肠鸣音存在。双下肢无浮肿。四肢肌张力正常，肌力 5 级，四肢浅感觉、深感觉对称，存在。双侧 Babinski 征（-），双侧查多克（Chaddock）征（-）。

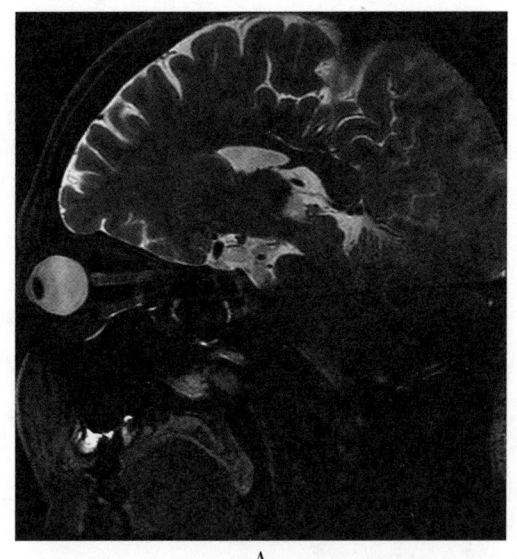
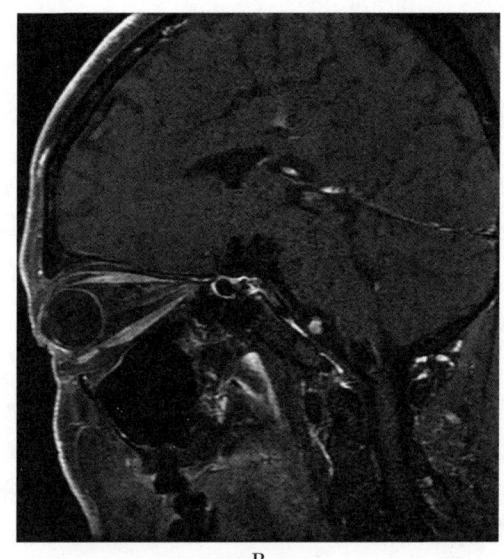

A　　　　　　　　　　　　　　B

双侧视神经所见，考虑视神经炎可能性大。

图9-13　视神经MRI平扫+增强（2021年1月20日）

（吴昊天　王玉鸽）

病例五　临床孤立综合征（侧脑室旁）

患者，32岁，男性，自由职业者，因"头晕伴左侧肢体麻木1周"于2021年8月24日入院。

现病史：患者1周前无明显诱因出现头晕，为头部昏沉感，伴自觉左侧肢体发麻，自诉为蚁爬感，当时不影响活动及行走，未引起重视。后患者头晕及肢体麻木症状持续存在不缓解，无吞咽障碍，无言语不清，无发热、头痛，无肢体抽搐及意识不清等，于我科门诊就诊，拟"脱髓鞘病"收住院进一步诊治。起病以来，精神食欲可，睡眠尚可。

既往史：否认高血压、糖尿病，否认肝炎，否认手术史，否认外伤史，否认输血史，预防接种史不详，否认药物及食物过敏史。

个人史：无抽烟、酗酒史。无接触化学药品及刺激性气体史，无冶游史。

婚育史：适龄婚配，生育正常，配偶体健。

家族史：否认家族中有类似疾病患者，否认遗传病史、传染病史、肿瘤史、冠心病、高血压病史及糖尿病史，否认两系三代家族性遗传病史。

体格检查：T 36.4℃，P 74次/分，R 20次/分，BP 135/90 mmHg，神清语利，对答切题。双侧瞳孔等大等圆，直径3 mm，对光反射灵敏，双眼球各向运动到位，面部双侧感觉对称，双侧听力粗测未见明显异常，示齿口角无歪斜，伸舌居中。四肢肌张力未见异常，四肢肌力5级，双上肢快速轮替试验、指鼻试验稳准，双下肢跟膝胫试验稳准，闭目难立征阴性。双侧深浅感觉对称存在，腱反射对称正常，病理征未引出。脑膜刺激征阴性。

辅助检查：

（1）实验室检查：入院后完善相关检查。三大常规正常，抗核抗体、ENA 谱、血沉、ANCA 四项、APS 三项未见异常。生化：谷草/谷丙转氨酶比值 0.9，β2 - 微球蛋白 0.89 mg/L，总胆固醇 6.23 mmol/L，低密度脂蛋白胆固醇 3.52 mmol/L，载脂蛋白 A 11.76 g/L，脂蛋白 a 638 mg/L，同型半胱胺酸 6.5 μmol/L；糖化血红蛋白 5.2%；甲功七项：抗甲状腺球蛋白抗体 19.64 IU/mL；血播八项：乙肝病毒表面抗体阳性（53.267）mIU/mL；血清铜蓝蛋白正常；肿瘤三项（2023 年 3 月 1 日）：血清铁蛋白 688.44 ng/mL；脑脊液生化（2023 年 3 月 1 日）：氯 129.8 mmol/L，脑脊液总蛋白测定 0.74 g/L。腰椎穿刺测脑脊液压力及颜色正常，脑脊液（CSF）常规检查（2023 年 3 月 1 日）：白细胞总数 $5×10^6$/L，颜色无色，透明度清晰。OCB 结果为 Ⅱ 型，仅于脑脊液中见到多条寡克隆带。血清脱髓鞘抗体阴性，脑脊液 GFAP-IgG 阴性，血+脑脊液自免脑抗体 12 项阴性，血清副肿瘤抗体阴性。

（2）头颅 MRI + MRA 平扫 + 增强 + 脑功能成像：①侧脑室旁、胼胝体病灶，考虑脱髓鞘病可能。②MRA：脑动脉未见明确异常。③双侧筛窦少许炎症（图 9 - 14）。

（3）腰椎正侧位片：腰椎轻度退行性变。髋关节右侧正侧位片：右髋关节退行性变。胸部正侧位片：心影稍大；双肺未见明确病变。

（4）心脏彩超：静息状态下未见明显心脏形态学改变，彩色多普勒检查未见明显异常血流，左室收缩功能正常。

（5）动态心电图：窦性心律；偶发室性早搏；频发房性早搏，伴成对；心率变异性正常。

（6）HLA-B*15：02 基因检测阴性。

诊断：临床孤立综合征。

治疗：入院后予甲泼尼龙 1.0 g 静脉滴注，每天 1 次，共 5 天冲击治疗；予营养神经、补钙、护胃、补钾、改善麻木、降脂、康复理疗等，患者病情稳定。

出院情况：患者头晕及肢体麻木好转。查体未见明显异常。

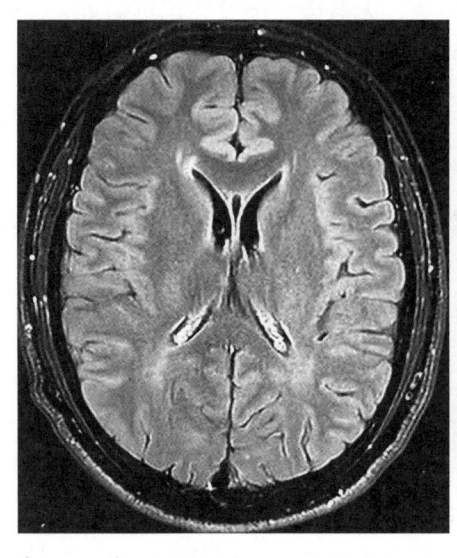
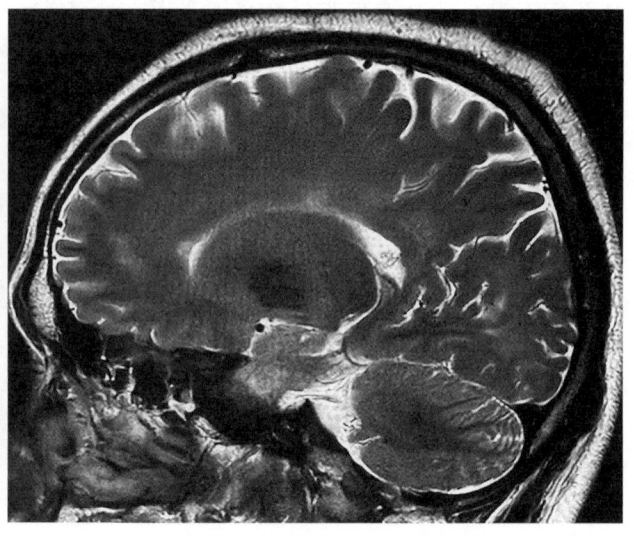

脑室旁、胼胝体病灶，考虑脱髓鞘病。

图 9 - 14　头颅 MRI + MRA 平扫 + 增强 + 脑功能成像

（吴昊天　王玉鸽）

第三节　放射学孤立综合征

患者，16岁，女性，学生。因"反复全身麻木20余天"于2022年10月10日入院。

现病史：患者自诉20余天前观看恐怖视频后出现心悸、胸闷、全身麻木等不适，卧床不能活动，无头晕、头痛，无视物模糊，无眼前黑矇，无天旋地转感，无发热等不适，遂至当地医院急诊，诉抽血未见明显异常，予补液后可缓解，具体不详。当时外院精神心理科考虑"焦虑状态"。2022年10月5日于××医院行头颅MRI平扫可见：右侧额叶白质区脱髓鞘改变；右侧小脑半球异常信号，脱髓鞘待排。患者反复出现上肢、舌部、下肢等部位麻木，伴焦虑、心悸等不适。

既往史：患者平素健康状况良好，否认结核病史等传染病史，否认高血压、冠心病、糖尿病及其他慢性病史，否认手术及外伤史，否认输血史，否认药物及食物过敏史，预防接种史不详。

个人史：无烟酒嗜好，无接触化学药品及刺激性气体史，无冶游史，无吸烟史，无饮酒史。

婚育史：未婚未育。

月经史：周期规律，经量中等，无痛经。

家族史：父母亲均健在，否认家族中有类似疾病患者，否认两系三代家族性遗传病史。

体格检查：T 36.9 ℃，P 67次/分，R 18次/分，BP 104/65 mmHg，意识清楚，对答切题，双侧瞳孔等大等圆，对光反射灵敏，伸舌居中，四肢肌力5级，肌张力正常，双侧腱反射正常，双侧Babinski征（-），脑膜刺激征（-）。

辅助检查：

（1）实验室检查。血常规（2022年10月11日）：白细胞总数8.84×10^9/L，血红蛋白浓度140 g/L，血小板计数238×10^9/L。生化（2022年10月11日）：谷草转氨酶20 U/L，谷丙转氨酶12 U/L，白蛋白44.5 g/L，钾3.75 mmol/L，肌酐45.0 μmol/L。大便常规（2022年10月13日）：粪转铁蛋白试验弱阳性（±）。脑脊液常规（2022年10月10日）：白细胞总数0×10^6/L；脑脊液生化（2022年10月10日）：脑脊液总蛋白0.277 g/L；血和脑脊液寡克隆带分析阴性，血清抗AQP4-IgG抗体阴性。凝血四项、红细胞沉降率（ESR）、炎症二项、甲功七项、糖化血红蛋白、25-羟维生素D、血管炎两项、体液免疫、脑脊液细菌及真菌涂片等未见明显异常。

（2）头颅MRI平扫（2022年10月5日××医院）：右侧额叶白质区脱髓鞘改变；右侧小脑半球异常信号，脱髓鞘疾病（？）。头颅MRI+MRA平扫+增强+脑功能成像（DWI）（2022年10月11日）：右侧小脑半球异常信号影，脱髓鞘（？），MRA示脑动脉未见明显异常；SWI未见明确异常（图9-15）。脊髓MRI平扫+增强（2022年10月12日）：颈髓、胸髓、腰髓MRI平扫及增强扫描未见异常。

(3) OCT 示双眼视盘神经纤维层厚度正常，黄斑区结构大致正常。

诊断：①影像学孤立综合征。②焦虑状态。③心境［情感］障碍。

治疗：住院期间予改善精神症状、塞来昔布止痛治疗。

出院情况：患者无头晕，无头痛，无诉腰痛，无视物模糊，无眼前黑矇，无天旋地转感，无心悸等不适。查体：意识清楚，对答切题，双侧瞳孔等大等圆，对光反射灵敏，伸舌居中，四肢肌力 5 级，肌张力正常，双侧腱反射正常，双侧 Babinski 征（-），脑膜刺激征（-）。

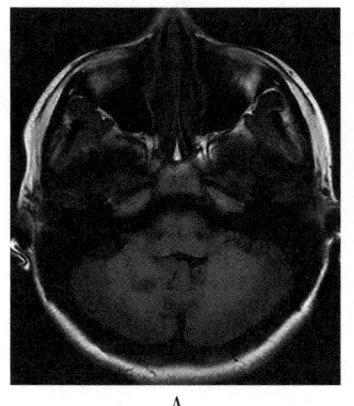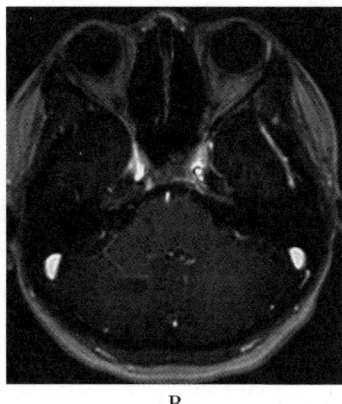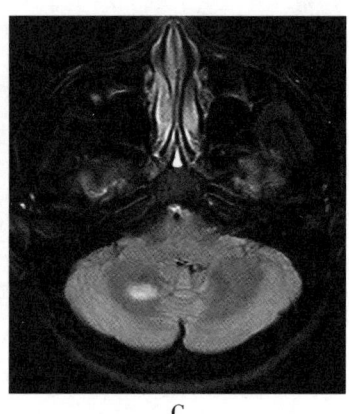

A　　　　　　　　　　　　　B　　　　　　　　　　　　　C

右侧小脑半球异常信号影，脱髓鞘（?）；MRA 示脑动脉未见明显异常；SWI 未见明确异常。

图 9-15　头颅 MRI+MRA 平扫+增强+脑功能成像（DWI）（2022 年 10 月 11 日）

（吴昊天　王玉鸽）

第四节　儿童多发性硬化

患者，男性，13 岁，学生。因"头晕、行走不稳 9 月，左眼视物模糊 1 周"于 2021 年 8 月 13 日入院。

现病史：患者 9 月前（2020 年 11 月）无明显诱因出现头晕，行走不稳，需搀扶下行走，视物重影，言语欠清，偶有饮水呛咳、呕吐，无视物模糊，无肢体麻木、乏力，无二便障碍等。就诊于××医院，头颅 MRI 示：脑干、双侧桥臂、双侧小脑半球、右侧额枕叶及左侧顶叶多发病灶，部分病灶弥散受限，肌萎缩侧索硬化症（ALS）病灶以等灌注为主，右侧桥臂病灶稍高灌注。诊断为"脱髓鞘病"，予人免疫球蛋白及激素冲击治疗（具体剂量不详），治疗 1 月后症状缓解出院，可自行行走，遗留视物重影。出院后甲泼尼龙片 32 mg 口服，每天 1 次，约 2 个月后减停。4 月前（2021 年 4 月）运动劳累后出现双侧肢体麻木，伴轻度头晕，2021 年 4 月 1 日至 2021 年 4 月 13 日再次于外院治疗，行头颅 MRI 检查示：全脑多发病变，其中中脑左份较前略缩小，余颅内病变较前增多，新增病灶弥散受限并异常强化，余病灶弥散不受限，仍考虑脱髓鞘病变活动期表现，待排除多发性硬化或抗 MOG 抗体相关脑病。诊断为"脱髓鞘病"，予免疫球蛋白、激素冲击治疗，治疗好转后出院，口服甲泼尼龙片逐渐减量，3 天后再次出现肢体麻木，于 2021 年 5 月 12 日至 2021 年 5 月 20 日于我院住院治疗，脑脊液寡克隆带阳性，血清寡克隆带阴性，血清抗 AQP4-IgG 抗体、抗 MOG-IgG 抗体阴性。头颅 MRI + MRA 平扫 + 增强 + 脑功能成像（DWI）：双侧额顶枕叶、右侧半卵圆中心、左侧放射冠、双侧侧脑室旁、右侧胼胝体压部、桥臂多发病变，结合病史，考虑多发性硬化可能性大；SWI 未见明显顺磁性物质沉积；MRA 未见明确异常。颈、胸髓 MRI 平扫 + 增强：颈 4 水平颈髓所见，考虑脱髓鞘病变可能，请结合临床治疗后复查。胸、腰髓 MRI 平扫 + 增强未见明确异常；胸 1/2 椎间盘变性；腺样体肥大。诱发电位：BAEP 检查示右侧中枢损害，左侧大致正常；双侧 VEP 检查大致正常；上、下肢 SEP 检查大致正常。眼底检查未见明显异常。胸片未见明显异常。发泡试验阴性。诊断为"多发性硬化，复发缓解型"，激素逐渐减量，建议用芬戈莫德（患者拒绝服用）。1 周前患者无明显诱因出现左颞侧头痛、左眼疼痛，眼球转动时明显，并逐渐出现左眼视物模糊，仅可见手动，右眼未见明显异常，无肢体麻木无力，无二便障碍，就诊于我院急诊，行胸部 CT 示：左肺下叶实性结节，考虑炎性结节（？），建议胸部 CT 随诊复查；左肺下叶钙化灶。血常规、肝功、肾功、PCT 未见明显异常，予以甲泼尼龙 500 mg 静脉滴注 1 天，患者左眼疼痛较前缓解，仍有左眼视物模糊。

既往史：患者平素健康状况良好，否认结核病史等传染病史，否认高血压、冠心病、糖尿病及其他慢性病史，否认手术及外伤史，否认输血史，否认头孢西林等抗生素过敏，否认食物过敏史，预防接种史不详。

个人史：生长在广东，父母离异，无烟酒嗜好，无接触化学药品及刺激性气体史，无冶游史，无吸烟史，无饮酒史。

婚育史：未婚未育。

家族史：父母亲均健在，否认家族中有类似疾病患者，否认两系三代家族性遗传病史。

体格检查： T 36.2 ℃，P 76 次/分，R 20 次/分，BP 131/65 mmHg。查体：神清，言语清，双侧瞳孔等大等圆约 3 mm，左眼 30 cm 手动，直接对光反射迟钝，间接对光反射灵敏，右眼近视力 0.6，远视力 0.8，直接对光反射灵敏，间接对光反射迟钝。双侧鼻唇沟对称，伸舌居中，眼球活动可，四肢肌力 5 级，肌张力正常，腱反射正常，双侧病理征（-）。四肢感觉对称存在，脑膜刺激征（-）。

辅助检查：

（1）实验室检查。甲功七项（2021 年 8 月 14 日）：三碘甲状腺原氨酸 0.77 nmol/L，促甲状腺素 0.106 2 μIU/mL。体液免疫（2021 年 8 月 14 日）：碱性磷酸酶 139 U/L，糖 8.40 mmol/L，β2-微球蛋白 0.54 mg/L。红细胞沉降率（2021 年 8 月 14 日）：5 mm/h。血播八项（2021 年 8 月 14 日）：乙肝病毒表面抗体阳性（433.644 mIU/mL）。糖化血红蛋白（2021 年 8 月 14 日）：4.9%。余肝肾功能、PCT、IL-6 未见异常。

（2）头颅 DWI（2020 年 11 月 10 日外院）：脑干、双侧桥臂、双侧小脑半球、右侧额枕叶及左侧顶叶多发病灶，部分病灶弥散受限，ALS 病灶以等灌注为主，右侧桥臂病灶稍高灌注，考虑急性脱髓鞘可能性大。

头颅 MRI（2020 年 11 月 23 日）：脑桥、中脑、双侧桥臂、双侧小脑半球多发病灶范围略显增大。

头颅 MRI（2020 年 12 月 28 日）：脑桥、中脑、双侧桥臂、双侧小脑、半球多发病灶范围较前缩小、原右侧额枕叶及左侧顶叶深部白质内异常信号影范围较前稍缩小。

头颅 MRI（2021 年 1 月 28 日）：桥脑病灶可疑少许强化灶，余脑桥、中脑、双侧桥臂、双侧小脑半球、右侧额枕叶及左侧顶叶深部白质内异常信号影大致同前。

头颅 MRI（2021 年 3 月 31 日）：全脑多发病变，其中中脑左份较前略缩小，余颅内病变较前增多，新增病灶弥散受限病并异常强化，余病灶弥散不受限，仍考虑脱髓鞘病变活动期表现，待排除多发性硬化或抗 MOG 抗体相关脑病。

头颅 MRI（2021 年 4 月 27 日）：脑实质多发病变，大部分病灶范围较前缩小，部分病灶弥散受限较前缓解少部分病灶边缘点异常强化，部分病灶仍呈活动期表现。

头颅 MRI + MRA 平扫 + 增强 + 脑功能成像（DWI）（2021 年 5 月 17 日）：双侧额顶枕叶、右侧半卵圆中心、左侧放射冠、双侧侧脑室旁、右侧胼胝体压部、桥臂多发病变，结合病史，考虑多发性硬化可能性大；SWI 未见明显顺磁性物质沉积；MRA 未见明确异常。

脊髓 MRI 平扫 + 增强（2021 年 5 月 18 日）：颈 4 水平颈髓所见，考虑脱髓鞘病变可能，请结合临床治疗后复查。胸、腰髓 MRI 平扫 + 增强未见明确异常；胸 1/2 椎间盘变性；腺样体肥大。

视神经 MRI 平扫 + 增强（2021 年 8 月 18 日）：左侧视神经炎；右眼眶外侧壁结节，建议复查。

头颅 MRI 平扫 + 增强（2021 年 8 月 18 日）：双侧额顶枕叶、右侧半卵圆中心、左侧放射冠、双侧侧脑室旁、胼胝体、桥臂多发病变，结合病史，考虑多发性硬化可能性大，部分病变较前缩小，部分为新发病变；左侧上颌窦黏膜下囊肿（图 9-16）。

颈髓 MRI 平扫：颈 4 水平髓内病灶较前好转。

诊断：复发缓解型多发性硬化。

治疗：入院后予以甲泼尼龙静脉滴注 1 g，每天 1 次，共 3 天；0.5 g，每天 1 次，共 2 天；0.25 g，每天 1 次，共 1 天，后改为甲泼尼龙片 48 mg 口服，每天 1 次，逐渐减量，并予补钙、补钾、护胃治疗。

出院情况：患者诉左眼视力较前稍好转。查体：神清，言语清，双侧瞳孔等大等圆约 3 mm，直接、间接对光反射灵敏，双侧鼻唇沟对称，伸舌居中，眼球活动可，四肢肌力、肌张力正常，腱反射正常。四肢感觉对称存在，脑膜刺激征阴性。

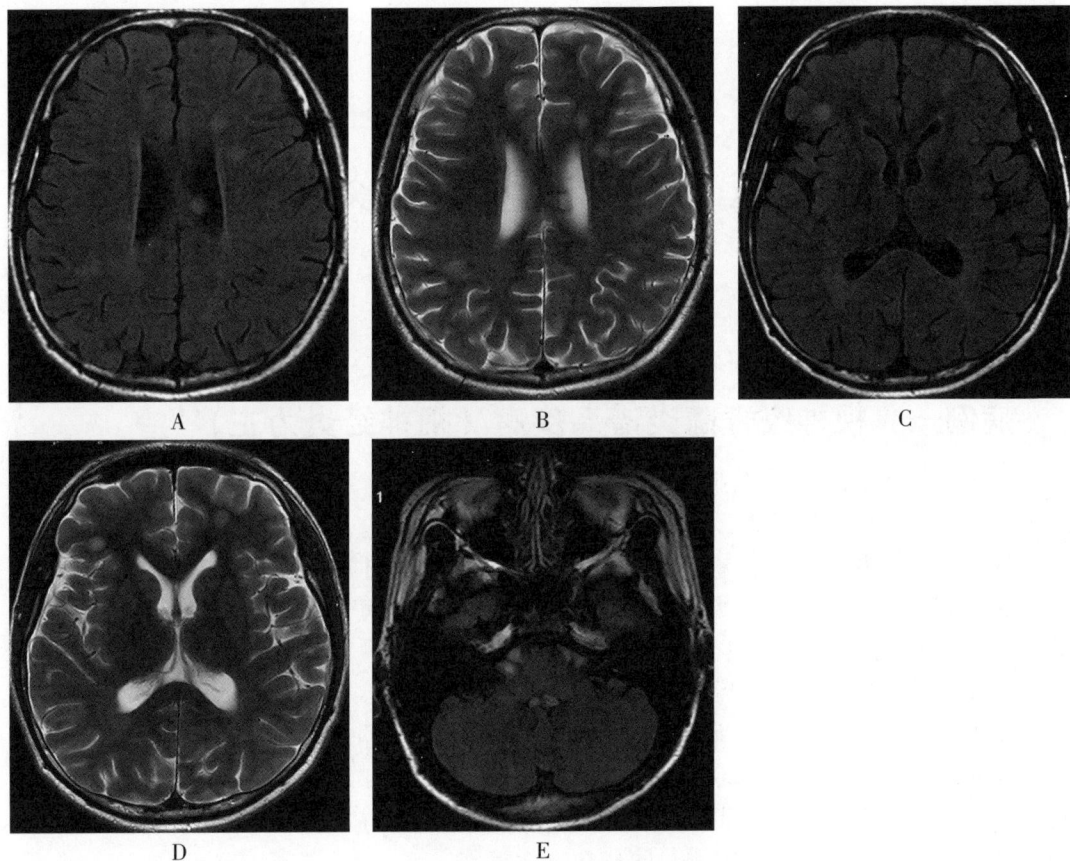

A：T2-FLAIR 侧脑室病灶；B：T2 侧脑室旁病灶；C：T2-FLAIR 额叶病灶；D：T2 额叶病灶；E：T2-FLAIR 桥臂病灶。

图9-16 头颅MRI平扫+增强（2021年8月18日）

（吴昊天 王玉鸽）

第十章 视神经脊髓炎谱系疾病

病例一 视神经脊髓炎谱系疾病（视神经炎为主）

患者，33 岁，女性，无业人员，因"双下肢麻木伴乏力 4 年，右眼视力下降 2 年，左眼视力下降 2 月，加重 3 天"于 2023 年 4 月 17 日入院。

现病史：患者诉 4 年前（2019 年初）出现双下肢麻木伴乏力，在外院就诊，完善腰髓 MRI 示"脊髓炎"，予大剂量甲泼尼龙冲击治疗后患者双下肢麻木伴乏力好转。2021 年患者出现右眼视力下降至右眼无法看清物体，至外院就诊，予大剂量甲泼尼龙冲击治疗，效果欠佳，出院后口服甲泼尼龙维持半年停药。2023 年 2 月患者出现左眼视物模糊，于外院就诊，诊断视神经炎，予甲泼尼龙冲击治疗，左眼视力稍好转。出院后口服甲泼尼龙逐渐减量，2023 年 3 月停药。3 天前患者再发左眼视物模糊，无法看清物体，伴左眼眨眼时轻度胀痛，遂来我院诊治。

既往史、个人史、月经婚史、家族史：无特殊。

体格检查：神志清，构音清晰，对答切题，记忆力、判断力、定向力无异常，左眼视力：指数/60 cm，右眼视力：指数/1 m，双侧瞳孔等大等圆，直径约 2 mm，对光反射灵敏，双眼球各向运动自如，无眼震和复视，双眼闭合有力。鼻唇沟无变浅，口角居中，伸舌居中，双侧咽反射正常，悬雍垂居中，四肢肌力 5 级，肌张力正常，双上肢及右下肢腱反射正常，左下肢腱反射亢进，左侧背部 T8 水平存在感觉平面，步态正常。指鼻试验阴性。颈软，双侧病理征阳性。

辅助检查：

（1）实验室检查：血清抗 AQP4-IgG 抗体阳性。

（2）视神经 MRI 平扫＋增强（2023 年 2 月 22 日）：考虑双侧视神经炎，左侧为主（图 10-1）。

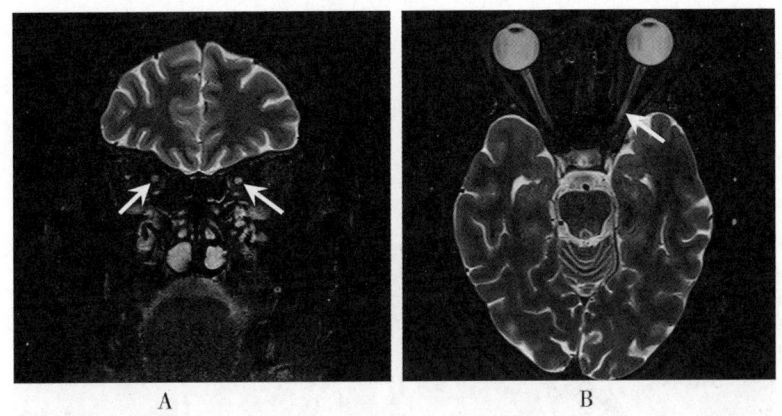

A：视神经 MRI 冠状位显示双侧视神经 T2 稍高信号，左侧稍明显（箭头）；B：视神经 MRI 轴位显示左侧视神经 T2 高信号（箭头）。

图 10 - 1　视神经 MRI 平扫 + 增强

诊断：视神经脊髓炎谱系疾病（抗 AQP4-IgG 抗体阳性）。

治疗：入院后予大剂量甲泼尼龙冲击治疗及其他对症支持治疗。出院后予口服甲泼尼龙，并逐渐减至小剂量维持及萨特利珠单抗治疗。经治疗后双眼视力稍好转，左眼视力指数/80 cm，右眼视力指数/1 m。

（徐辉明　李蕊）

病例二　视神经脊髓炎谱系疾病（脊髓炎为主）

患者，73 岁，女性，退休人员，因"反复双下肢麻木乏力 30 余年，再发 3 天"于 2023 年 6 月 1 日入院。

现病史：患者于 30 年前无明显诱因开始出现双下肢无力，曾外院就诊，诊断为"视神经脊髓炎"（具体不详），给予人免疫球蛋白等对症治疗，患者症状缓解后出院。后患者每隔 7～8 年复发 1 次，经对症治疗后（具体不详）患者症状均可恢复正常。2019 年患者再次出现双下肢无力，到外院就诊，给予大剂量甲泼尼龙、免疫球蛋白冲击治疗后，患者遗留右下肢麻木无力，可拄拐行走，出院后规律口服吗替麦考酚酯及醋酸泼尼松片控制病情。2023 年 5 月患者再次出现双下肢无力，伴二便障碍，于我科住院治疗，予甲泼尼龙、人免疫球蛋白冲击治疗，停用吗替麦考酚酯，换用伊奈利珠单抗治疗。出院后患者双下肢无力症状有所好转，可扶物行走。3 天前患者再次出现双下肢麻木、无力，伴二便障碍，遂来我院就诊。

既往史：既往有高脂血症、白内障。

个人史、月经婚史、家族史：无特殊。

体格检查：轮椅入院，意识清楚，对答合作，记忆力、定向力、定时力、计算力正常，双侧瞳孔等大等圆，直径约 3 mm，双眼视力粗测正常，直接、间接对光反射灵敏，双眼球活动正常，双侧额纹、鼻沟对称，悬雍垂居中，双侧咽反射存在，伸舌居中，四肢肌张力正常，双下肢肌力 2 级，指鼻试验、跟膝胫试验正常，胸 7—胸 8 平面以下浅感觉减退。四肢腱反射正常，双侧 Babinski 征、Rossolimo 征、Hoffmann 征阴性。颈软，脑膜刺激征阴性。

辅助检查：

（1）实验室检查：血清抗 AQP4-IgG 抗体阳性。

（2）胸髓 MRI 平扫 + 增强（2023 年 6 月 6 日）：颈胸髓多发脱髓鞘病变（图 10 - 2）。

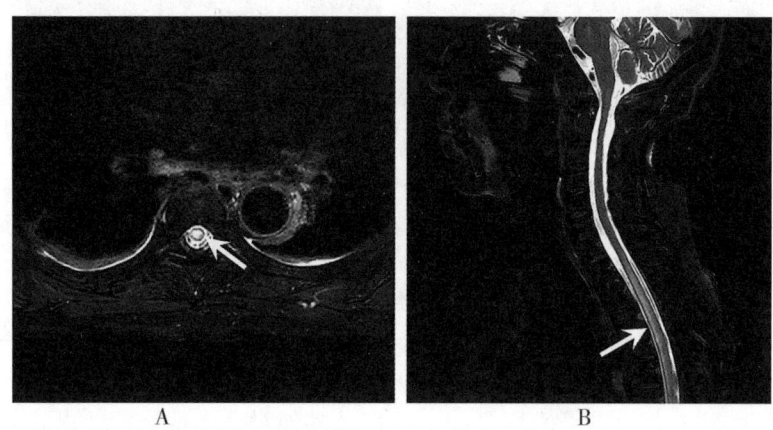

A：胸髓 MRI 轴位显示胸髓中央异常 T2 高信号（箭头）；B：胸髓 MRI 矢状位显示胸髓多发异常 T2 高信号（箭头）。

图 10 - 2　胸髓 MRI 平扫 + 增强

诊断：视神经脊髓炎谱系疾病（抗 AQP4-IgG 抗体阳性）。

治疗：入院后予大剂量甲泼尼龙冲击、萨特利珠单抗及其他对症支持治疗。出院后予口服强的松逐渐减至小剂量隔日维持。经治疗后患者双下肢麻木、乏力好转，腰部束带感消失，双下肢肌力 3 级。

（徐辉明　李蕊）

病例三　视神经脊髓炎谱系疾病（极后区综合征为主）

患者，52 岁，女性，无业人员，因"双下肢乏力伴呃逆 3 月余"于 2016 年 6 月 3 日入院。

现病史：3 月余前（2016 年 4 月初）患者低热、咳嗽后出现双下肢乏力，尚可自行行走，无头晕、头痛，无视物模糊、口角歪斜，双上肢活动灵活，伴呃逆，进行性加重至影响进食、呼吸，并逐渐出现右臀部酸痛、双上肢麻木酸痛症状，上腹部束带感，大便秘结。于当地医院诊治，腰椎 MRI 示"腰椎退行性变"，头颅 MRI 示"多发缺血/梗死灶"，治疗后（具体不详）症状无缓解，双下肢乏力进一步加重，复查腰椎 MRI + 增强示：脊髓多发异常信号，考虑脊髓炎。给予甲泼尼龙、免疫球蛋白和环磷酰胺治疗后呃逆明显减轻，但出现小便失禁、腰部以下不能活动，于 2016 年 6 月 3 日收入我院神经内科治疗。

既往史：干燥综合征，高血压病、糖尿病、慢性胃炎 3 年，左眼白内障术后 1 年，右眼白内障术后 2 年。

个人史、婚育史、月经史、家族史：无特殊。

体格检查：神清语利，理解力、定向力、记忆力、计算力正常。脑神经检查未见明显异常。双上肢肌张力、肌力正常，双下肢肌肉萎缩，肌张力稍降低，左下肢近端肌力 0 级、远端肌力 1 级，右下肢近端肌力 1 级，远端肌力 3 级，双上肢指鼻稳准，轮替灵活，跟膝胫试验不能配合。双上肢浅深感觉对称存在，双下肢痛温觉对称存在，图形觉和位置觉减退，脐平面以下浅深感觉消失，双上肢腱反射正常，双下肢腱反射消失。双侧病理征阴性，脑膜刺激征阴性。

辅助检查：

（1）实验室检查：血抗 AQP4-IgG 抗体阳性（滴度 1∶32），风湿三项未见异常，抗 SSA（Ro60、Ro52）抗体阳性。

（2）腰椎 MRI 平扫 + 增强（2016 年 5 月）示：脊髓多发异常信号影，考虑脊髓炎可能性大。诱发电位检查（2016 年 6 月）示：BAEP 检查示左侧中枢性损害；左上肢体感诱发电位（SEP）检查示 C7 水平及以上中枢性损害，右侧示颈 7 以上中枢性损害；下肢 SEP 检查示双侧周围性及 T12 以上中枢性损害。颈、胸髓 MRI 平扫 + 增强（2016 年 7 月 31 日）：延髓、颈 4、颈 7—胸 3、胸 4—5、胸 10—12 椎体水平脊髓内可见条片状异常信号影，T2WI 呈稍高信号，T1WI 呈等信号，增强扫描未见明显强化（图 10-3）。

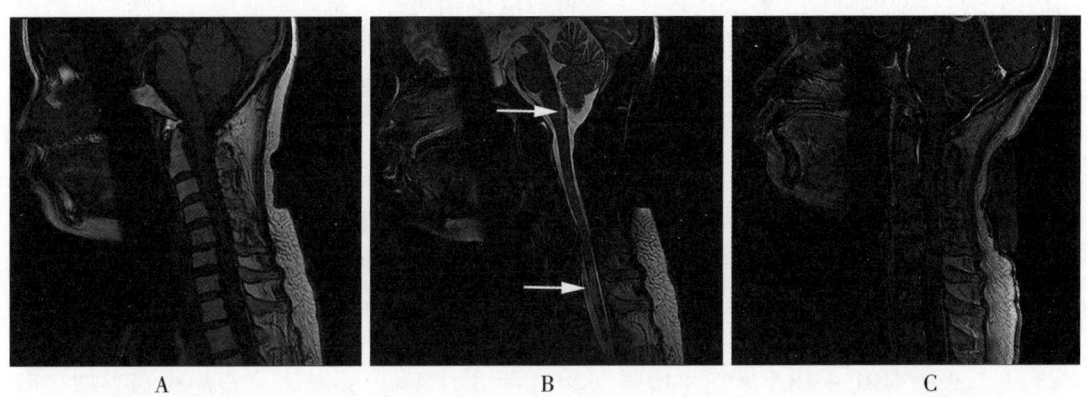

A：脊髓 MRI T1W1 呈等信号；B：脊髓 MRI T2W1 显示延髓、颈髓可见条片状高信号（箭头）；C：T1 增强扫描未见明显强化。

图 10-3　颈、胸髓 MRI 平扫 + 增强

诊断：①视神经脊髓炎谱系疾病（抗 AQP4-IgG 抗体阳性）。②干燥综合征。

治疗：住院期间患者出现频繁呃逆，严重时有呕吐，给予甲泼尼龙冲击以及对症治疗，呃逆逐渐缓解，呕吐消失。出院后给予甲泼尼龙和吗替麦考酚酯预防 NMOSD 复发，予羟氯喹、白芍总苷控制干燥综合征。

（胡升飞　李蕊）

病例四　视神经脊髓炎谱系疾病（脑干综合征）

患者，19岁，女性，学生，因"呕吐4月余，头痛伴视物模糊1月余"于2023年8月3日入院。

现病史：患者4月余前（2023年4月）无明显诱因出现食欲下降，伴恶心呕吐，持续1～2周，于外院对症治疗后缓解，未再发。1月前（2023年7月）自诉快走后出现右侧枕后部一过性疼痛，性质不详，持续1～2分钟缓解，数天后出现视物模糊伴双眼视物重影，在外院就诊，完善脑脊液相关检查，中枢神经系统脱髓鞘抗体4项，血清+脑脊液寡克隆带检测，颅脑MRI，眼眶MRI，颈椎MRI等检查，诊断为"视神经脊髓炎谱系疾病"，予以甲泼尼龙、免疫球蛋白、泼尼松等治疗后好转出院。现为制定下一步治疗方案以"视神经脊髓炎谱系疾病"将患者收入我科。自发病以来，饮食、睡眠可，二便正常。

既往史：10年前曾行阑尾炎手术，具体不详。

个人史、月经史、家族史：无特殊。

体格检查：意识清楚，对答合作，记忆力、定向力、定时力、计算力正常，双侧瞳孔等大等圆，直径约3 mm，双眼视力粗测正常，直接、间接对光反射灵敏，双眼各方向活动正常，双侧额纹、鼻唇沟对称，双侧软腭上抬对称，悬雍垂居中，双侧咽反射对称存在，伸舌居中，四肢肌力、肌张力正常，指鼻试验、跟膝胫试验正常，Romberg征阳性。四肢感觉无异常，四肢腱反射亢进，双侧Babinski征阳性。双上肢Rossolimo征、Hoffmann征阳性。颈软，脑膜刺激征阴性。

辅助检查：

(1) 实验室检查：2023年7月5日血清抗AQP4-IgG抗体阳性（1∶100），抗MOG-IgG抗体、MBP-IgG、GFAP-IgG阴性，脑脊液寡克隆带OB：CSF中OB数大于血清。

(2) 头颅及颈椎MRI平扫（2023年7月5日）：大脑桥、脑脚及右侧桥小脑角异常信号影，T3水平以下脊髓内T2W1高信号影。

(3) 头颅MRI+MRA平扫+增强（2023年8月4日）：脑干、右侧小脑半球、四叠体多发片状长/等T1长T2信号影，T2-FLAIR高信号，增强扫描部分可疑少许强化（图10-4）。

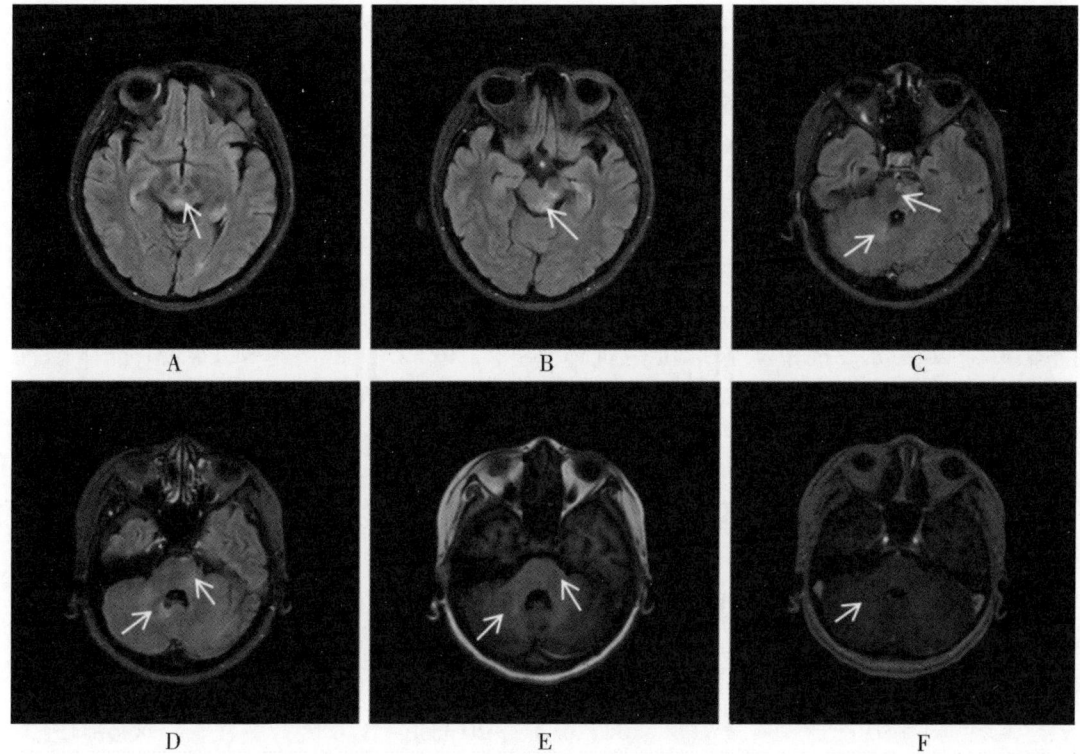

A、B、C、D 头颅 MRI T2-FLAIR 显示脑干及有测小脑多发片状高信号病灶；E、F：T1 增强扫描显示部分病灶少许强化。

图 10-4　NMOSD 患者头颅 MRI + MRA 平扫 + 增强（2023 年 8 月 4 日）

诊断：视神经脊髓炎谱系疾病（抗 AQP4-IgG 抗体 1∶100）。

治疗：急性期予甲泼尼龙冲击治疗及其他对症支持治疗。之后予伊奈利珠单抗预防复发，并遵医嘱口服甲泼尼龙片。出院时症状好转，无诉明显不适。

（胡升飞　李蕊）

病例五　视神经脊髓炎谱系疾病（间脑综合征）

患者，24 岁，女性，学生，因"四肢无力 1 年余，吞咽困难 2 天"于 2023 年 5 月 17 日入院。

现病史：患者 1 年余前（2021 年）无明显诱因出现左眼睑下垂、视物模糊，后出现四肢无力，进行性加重至完全不能活动，伴言语不清、吞咽困难、大小便失禁，就诊于外院，头颅 MRI 提示脑干病变，血及脑脊液自身免疫性脑炎抗体阴性。给予甲泼尼龙冲击及血浆置换（具体不详）。出院后口服小剂量激素维持，上述症状逐渐改善，肢体肌力恢复至可自行行走，遗留右侧肢体麻木。2 天前（2023 年 5 月 15 日）患者出现吞咽困难，恶心呕吐，头晕头痛，天旋地转感，遂来我院急诊就诊，急诊拟"颅内感染"收入我科。患者自起病以来，精神差，无胸闷气促，无腹胀腹痛，无大小便失禁。食欲增加，体重增加，闭经近半年，末次月经 2022 年 10 月，近期睡眠时间增加，日常活动时易入睡。

既往史：长期使用激素出现类固醇性糖尿病，目前未使用降糖药物。

个人史、婚育史、家族史：无特殊。

体格检查：神清，构音不清，对答不合作，高级神经功能检查欠合作。双侧鼻唇沟对称，伸舌不合作，四肢肌张力低，四肢肌力4级，四肢腱反射减弱，病理征未引出。双侧深浅感觉不合作，双侧轮替、指鼻、跟膝胫不合作，脑膜刺激征阴性。

辅助检查：

（1）实验室检查：入院查ANA弱阳性（滴度1∶80），呈颗粒型，抗Ro52（+），CRP、ESR、球蛋白无明显异常。甲功七项（2023年5月18日）：抗甲状腺过氧化物酶抗体40.79 IU/mL，抗甲状腺球蛋白抗体33.28 IU/mL。血清抗AQP4-IgG抗体阳性（1∶100）。脑脊液生化（2023年5月19日）：腺苷脱氨酶0 U/L，氯125.6 mmol/L，糖3.67 mmol/L，脑脊液总蛋白0.439 g/L；脑脊液常规检查：球蛋白定性微量，白细胞总数0×10^6/L，红细胞总数28×10^6/L，透明度清晰，薄膜无。脑脊液病原微生物宏基因二代测序阴性。血和脑脊液寡克隆：脑脊液及血中均见OCB。血周围神经病抗体阴性。

（2）头颅MRI+MRA平扫+增强（2023年5月18日）：双侧背侧丘脑、大脑脚近中线部、脑干、右侧海马/海马旁回见斑片状异常信号影，T1WI呈低信号，T2WI呈稍高信号，T2-FLAIR呈稍高信号，增强扫描未见明确强化（图10-5）。头颅MRI+MRA平扫+增强+脑功能成像（DWI）（2023年5月20日）：①双侧背侧丘脑、大脑脚近中线部、脑干、右侧海马/海马旁回，考虑炎性病变及损伤可能。②头颅MRA：左侧大脑前动脉纤细、起源变异（先天改变）。视神经MRI平扫+增强（2023年5月25日）：双侧视神经所见，考虑炎性病变可能。颈髓MRI平扫+增强（2023年5月29日）：颈髓、胸髓MRI未见明确异常，胸3椎血管瘤可能性大；延髓病变。

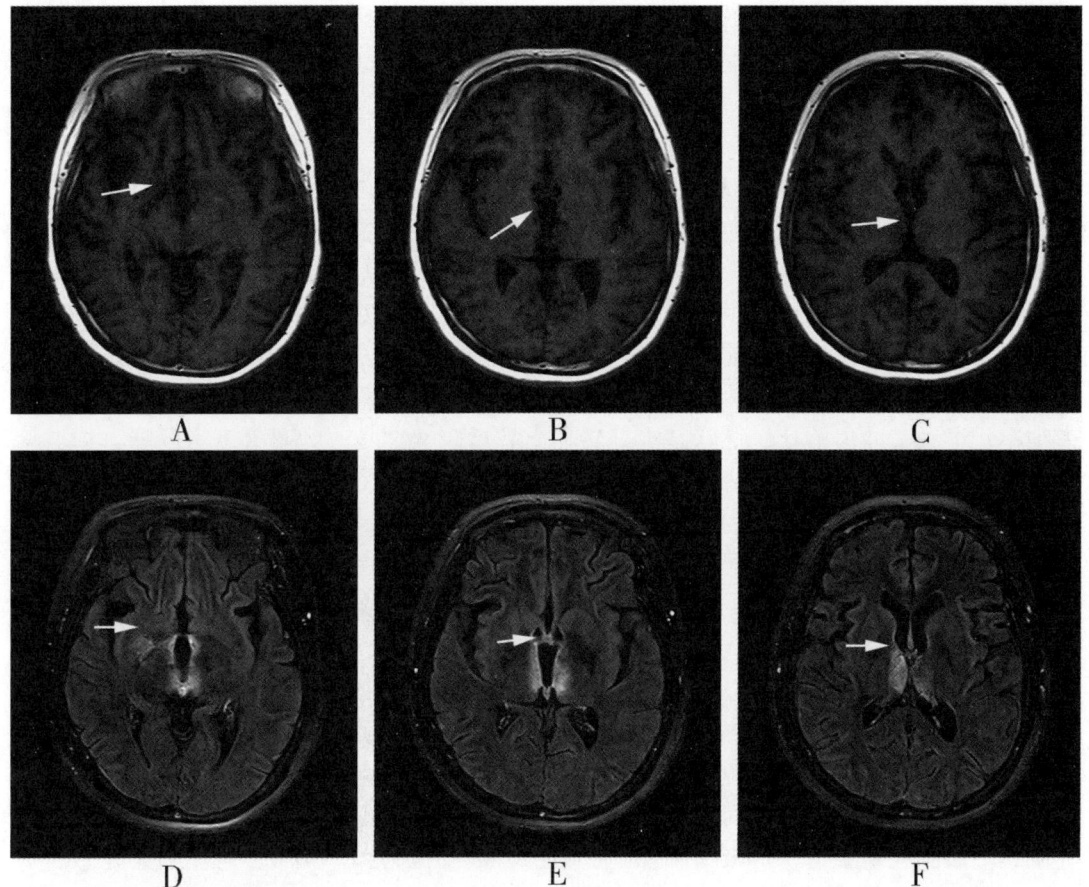

A、D：右侧海马/海马旁回见斑片状异常信号影，T1WI 呈低信号（A），T2-FLAIR 呈稍高信号（D）；B、E：大脑脚近中线部见斑片状异常信号影，T1WI 呈低信号（B），T2-FLAIR 呈稍高信号（E）；C、F：双侧背侧丘脑见斑片状异常信号影，T1WI 呈低信号（C），T2-FLAIR 呈稍高信号（F）。

图 10-5　头颅 MRI 平扫＋增强

诊断：视神经脊髓炎谱系疾病（抗 AQP4-IgG 抗体 阳性）。

治疗：入院予甲泼尼龙静脉滴注 1 g，每天 1 次，共 5 天；人免疫球蛋白 25 g，每天 1 次，共 5 天；吗替麦考酚酯 0.5 g，每天 2 次；并予营养神经、改善循环等治疗。

出院情况：查体部分合作，音调低，仍有吞咽困难，留置胃管状态，部分问题可以手势应答，眼球活动受限，固定眼位为向上凝视，患者可自行走路。

（王茜　李蕊）

病例六　视神经脊髓炎谱系疾病（大脑综合征）

患者，52 岁，女性，务农，因"反复视物模糊、肢体麻木 14 年，再发 5 天"于 2024 年 5 月 9 日入院。

现病史：患者 14 年前（2010 年）无明显诱因出现双眼视物模糊，手动/约 30 cm，其间出现恶心、呕吐，遂就诊于眼科医院，诊断"视神经炎"（具体治疗不详），症状无明显改善。逐渐出现双手指尖部麻木感，胸部轻微束带感，全身散在瘙痒感，就诊于我院，血清抗 AQP4-IgG 抗体阳性，头颅、颈髓 MRI 平扫+增强示延髓、颈 1—颈 6 椎体水平、胸 1—胸 3 椎体水平脊髓多发病变，诊断"视神经脊髓炎"，予甲泼尼龙冲击治疗后双眼视力基本恢复，出院后一直规律服用硫唑嘌呤及甲泼尼龙。约 12 年前（2012—2013 年）患者出现反复肢体麻木多次在我科住院，予甲泼尼龙冲击治疗后肢体麻木感明显减轻，出院后继续服用硫唑嘌呤及甲泼尼龙。约 10 年前（2014 年 6 月）患者自行停药 4 个月后出现呃逆，伴恶心呕吐，入院予甲泼尼龙冲击后症状好转，出院后予硫唑嘌呤及甲泼尼龙治疗。约 9 年前（2015 年 9 月）患者自行停药半年后出现双眼视物模糊、右下肢无力，予甲泼尼龙冲击后症状好转，肌力基本恢复正常。继续口服硫唑嘌呤及甲泼尼龙。约 3 年前（2021 年 8 月）患者再次出现右半身麻木，头颅 MRI 提示双侧额叶、半卵圆中心、放射冠区、脑桥、基底节脱髓鞘病变较前进展，视交叉、视束细小，予激素冲击治疗，症状基本好转，出院后硫唑嘌呤改为吗替麦考酚酯。约 1 年前（2023 年 5 月）患者再发视物模糊，右眼视力为指数/眼前，左眼光感，2023 年 8 月就诊于我院，头颅 MRA 增强提示双侧额顶叶、半卵圆中心、放射冠区、基底节区、脑桥脱髓鞘病变，部分较前进展，部分较前好转，视交叉、视束细小、炎症；视神经 MRI 增强提示双侧视神经炎，左侧为著；予甲泼尼龙冲击后患者视力明显恢复。5 天前患者出现左眼视力下降至无光感，伴有左前额部阵发性头痛，双下肢麻木感，门诊拟"视神经脊髓炎"收入我科。

既往史：未分化结缔组织病、类固醇性糖尿病、急性冠脉综合征、子宫肌瘤病史。

个人史、婚育史、月经史、家族史：无特殊。

体格检查：意识清楚，对答合作，记忆力、定向力、定时力、计算力正常，双侧瞳孔圆，左眼瞳孔直径约 5 mm，右眼瞳孔直径 3 mm。视力：VOD 0.6，左眼无光感。双侧鼻唇沟对称，伸舌居中，示齿口角不偏，四肢肌力、肌张力正常，指鼻试验、跟膝胫试验正常，四肢感觉无异常，四肢腱反射正常，双侧 Babinski 征阳性。双侧 Rossolimo 征、Hoffmann 征阴性。颈软，脑膜刺激征阴性。

眼科检查：视力为 VOD 0.6（试镜无提高），VOS 无光感。视野：右眼可见中心视野弥漫性光敏感度下降，见旁中心暗点。双眼底视盘界清，色淡白，C/D 约 0.3，A/V =2∶3，未见出血及渗出，双眼视网膜平伏，中心凹反光存在。OCT 检查（2024 年 5 月 9 日）：右眼黄斑区视网膜神经节细胞厚度变薄，右眼视盘 RNFL 厚度弥漫变薄。左眼无光感，无法配合。

辅助检查：

（1）实验室检查：血清抗 AQP4-IgG 抗体阳性（1∶100）。ENA 谱（2024 年 5 月 10 日）：抗 SSA（Ro60）抗体阳性，抗 SSA（Ro52）抗体阳性。

（2）头颅 MRI 平扫+增强+MRA（2010 年 5 月 20 日）：双侧额叶皮层下、放射冠、右侧半卵圆中心及双侧豆状核、脑桥多发异常信号影，考虑急性播散性脑脊髓炎可能性大，未除外缺血缺氧性脑病；部分空蝶鞍；颅脑 MRI + MRA 未见明显异常；右侧筛窦炎症。头颅 MRI 平扫+增强（2024 年 5 月 10 日）：双侧额顶叶、半卵圆中心、放射冠、基底节区、脑桥脱髓鞘病变，范围较前稍增大；视交叉、视束细小，变化不大；部分空蝶鞍（图 10 – 6）。视神经 MRI 平扫+增强（2023 年 8 月 23 日）：双侧视神经走行正常，其内见片状长 T2 信号影，边缘模糊，左侧为著，增强扫描可见明显强化，考虑双侧视神经炎，左侧为著。视神经 MRI 平扫+增强（2024 年 5 月 10 日）：考虑双侧视神经炎，较前好转。头颅 MRI 平扫+增强（2024 年 5 月 10 日）：双侧额顶叶、半卵圆中心、放射冠、基底节区、脑桥见多发斑片状稍长 T1 稍长 T2 信号影，T2-FLAIR 呈高信号，增强扫描未见明显强化。

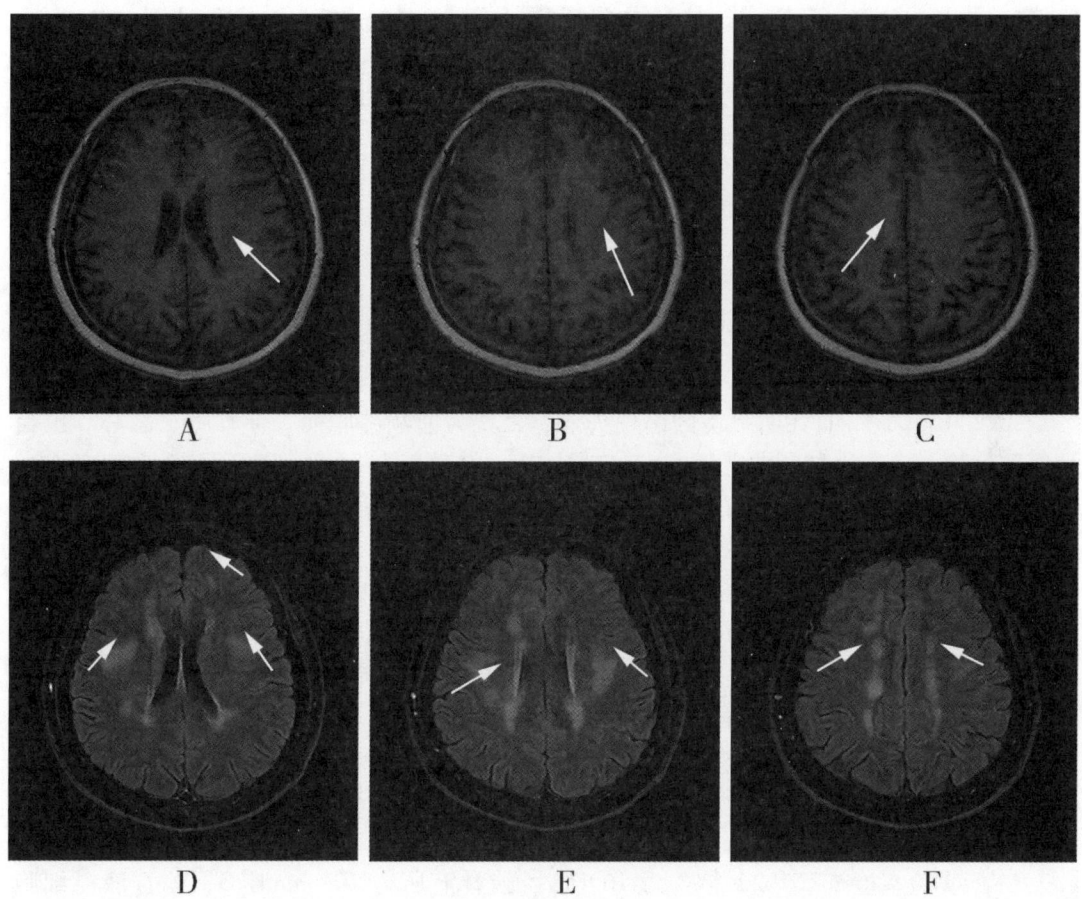

头颅 MRI 显示双侧额顶叶、半卵圆中心、放射冠多发斑片状稍长 T1 稍长 T2 信号影（箭头）。（A、B、C 为 T1WI，D、E、F 为 T2-FLAIR）。

图 10-6　NMOSD 患者头颅 MRI 平扫+增强 3.0T（2024 年 5 月 10 日）

诊断：视神经脊髓炎谱系疾病（抗 AQP4-IgG 抗体阳性）。

治疗：急性期予大剂量甲泼尼龙冲击治疗（0.5 mg，每天 1 次，共 5 天；0.25 mg，每天 1 次，共 2 天；0.125 mg，每天 1 次，共 1 天），同时予以营养神经及对症治疗，患者症状较前好转。出院后予口服甲泼尼龙片、吗替麦考酚酯预防复发。

（王茜　李蕊）

第十一章 抗髓鞘少突胶质细胞糖蛋白免疫球蛋白G抗体相关疾病

病例一 MOGAD（视神经炎为主）

患者，38岁，女性。因"头痛8天，双眼疼痛1天"于2022年8月20日入院。

2022年8月12日无明显诱因出现头痛，表现为前额部胀痛，伴耳鸣、恶心。至当地医院就诊，予苯甲酸利曲普坦5 mg口服治疗，头痛症状反复，遂至我院进一步诊治。行头颅MRI平扫+增强示：右侧额叶少许变性灶。脑脊液常规、生化未见异常。予对症处理未见明显改善。1周后（2022年8月19日）患者出现双眼疼痛，左眼视物模糊，左眼球稍转动即出现剧烈头痛。至我院急诊行眼眶MRI检查示：双眼视神经炎。查血清中枢神经系统脱髓鞘抗体示：抗MOG-IgG抗体阳性，脑脊液OCB阴性。予甲泼尼龙1 g静脉滴注，每天1次治疗后，眼痛、视物模糊、头痛好转，次日（2022年8月20日）入院继续完成激素冲击治疗疗程。

既往病史无特殊。

体格检查：右眼视力粗测0.5，左眼视力粗测0.3。余神经系统查体未见阳性体征。

辅助检查：

（1）实验室检查（2022年8月16日）：脑脊液压力108 mmH$_2$O，脑脊液白细胞0×10^6/L，脑脊液蛋白0.326 g/L。

血清抗MOG-IgG抗体阳性（1∶100）。

脑脊液OCB阴性。

（2）眼科检查：眼底荧光造影提示双侧视盘高荧光。

（3）影像学检查：

头颅MRI平扫+增强（2022年8月）：右侧额叶少许变性灶。

眼眶MRI平扫+增强（2022年8月）：双侧视神经炎（图11-1）。

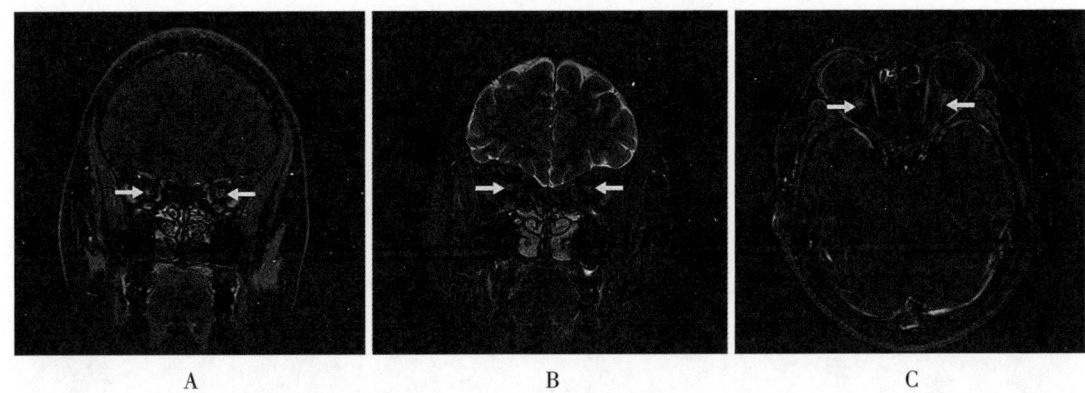

双侧视神经炎,主要累及视神经前段。A:冠状位 T1 增强,双侧视神经强化;B:冠状位 T2 可见双侧视神经高信号;C:轴位 T1 增强双侧视神经前段强化。

图 11-1 眼眶 MRI 平扫+增强(2022 年 8 月)

诊断:MOGAD(双侧视神经炎)。

治疗:出院后予甲泼尼龙 24 mg 口服,每天 1 次,逐渐减量至停药。眼痛、头痛症状消失,视力完全恢复。暂未复发。

病例二 MOGAD(脊髓炎为主)

患者,38 岁,男性。因"双下肢麻木 8 月,再发 2 天"于 2023 年 4 月 10 日入院。

患者于 2022 年 6 月疫苗注射后出现腰腹部皮肤触痛、麻木,麻木逐渐累及会阴部和双下肢,伴有腰腹部束带感。至我院门诊就诊,行颈、胸髓 MRI 平扫+增强示:胸 4-胸 10 椎体水平髓内异常信号影,考虑脱髓鞘病。至当地医院住院治疗,查脑脊液抗 AQP4 抗体、抗 MOG 抗体阴性,脑脊液 OCB 阴性。行人免疫球蛋白冲击治疗 5 天,激素冲击治疗半月后自觉束带感消失,肢体麻木无改善。出院后规律口服激素治疗半年后停药,躯体麻木改善。2023 年 4 月患者无明显诱因突然出现左侧口角麻木,双下肢麻木加重,次日出现会阴部束带感。至我院急诊,行激素冲击治疗,期间出现顽固性呃逆,每次持续 1~2 小时。入院后复查血清抗 MOG-IgG 抗体阳性,复查头颅 MRI 平扫+增强示:延髓左侧份病变,考虑脱髓鞘可能性大。继续完成冲击治疗疗程:甲泼尼龙 1 g 静脉滴注,每天 1 次,共 5 天。

既往病史无特殊。

体格检查:意识清楚,对答合作,记忆力、定向力、计算力正常,双侧瞳孔等大等圆,双侧鼻唇沟对称,伸舌居中,四肢肌力 5 级,腱反射亢进;T4 平面以下痛觉减退、震动觉消失;双侧 Babinski 征(±)。

辅助检查:

(1)实验室检查(2023 年 4 月):脑脊液压力 110 mmH$_2$O,白细胞 14×10^6/L,蛋白 0.265 g/L。血清抗 MOG-IgG 抗体阳性。脑脊液 OCB 阴性。

(2)影像学检查:

胸髓 MRI 平扫+增强(2022 年 7 月):胸 4—胸 10 水平胸髓内异常信号影,考虑为脱髓鞘病变(图 11-2)。

头颅 MRI 平扫+增强（2023 年 4 月）：延髓极后区左侧份病变，考虑脱髓鞘可能性大（图 11-3）。

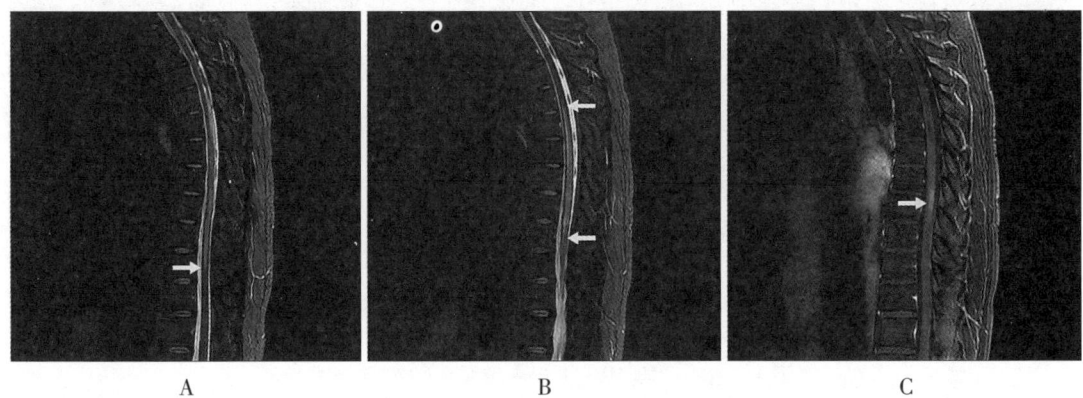

可见胸髓（腰 4—腰 10）长节段性脊髓炎。A：矢状位 T2 STIR；B：矢状位 T2 STIR；C：矢状位 T1fs+c。

图 11-2　胸髓 MRI 平扫+增强（2022 年 7 月）

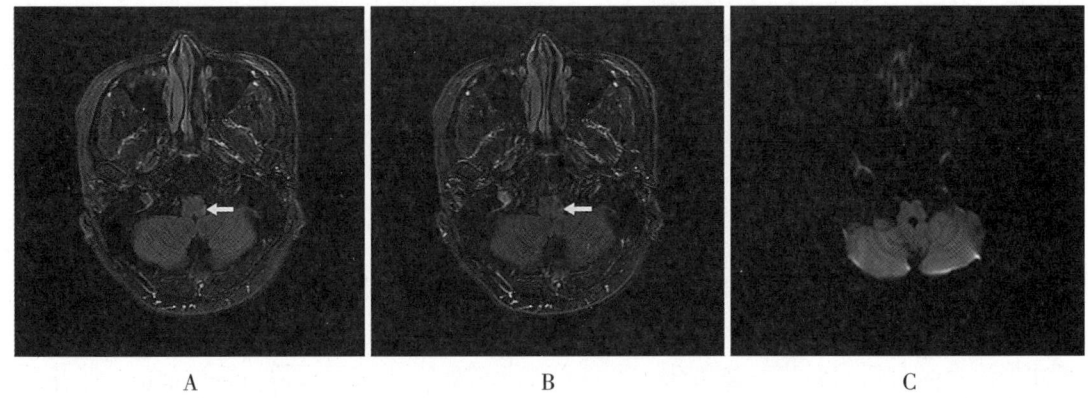

可见延髓极后区左侧份病变。A：轴位 T2fs FLAIR；B：轴位 T2fs FLAIR+c；C：轴位 DWI。

图 11-3　头颅 MR 平扫+增强（2023 年 4 月）

诊断：MOGAD（急性脊髓炎、脑干炎）。

治疗：出院后予甲泼尼龙 24 mg 口服，每天 1 次；吗替麦考酚酯 0.5 g 口服，每天 2 次治疗；激素逐渐减量至停药。躯体麻木感改善，会阴部束带感缓解。暂未复发。

病例三　MOGAD（脑干病变）

患者，33 岁，男性。因"耳鸣 10 天，头痛、视物重影 8 天"于 2022 年 6 月 20 日入院。

2022 年 6 月患者出现双侧耳鸣，2 天后出现头痛，表现为全头胀痛，并出现头晕、双眼视物模糊、听力下降和全身乏力。至当地医院就诊，行头颅 MRI 检查示：桥脑异常信号，考虑脑干脑炎可能。脑脊液白细胞不高，脑脊液蛋白 0.504 g/L，脑脊液自身免疫性脑炎抗体阴性，脑脊液二代测序未发现致病微生物。予激素冲击联合抗病毒治疗后症状无好转，视力及听力进一步下降，并出现左侧面部及双手掌麻木、行走不稳。患者为进一步诊治来我院就诊，再次行甲泼尼龙 1 g 静脉滴注，每天 1 次，共 5 天冲击治疗后听力好转，肢体麻木减轻，仍有视物模糊。

既往病史无特殊。

体格检查：双眼内收外展不到位，左侧面部痛觉减退，右侧鼻唇沟变浅，双侧咽反射消失，伸舌右偏。四肢肌力 5 级，肌张力正常，腱反射存在，指鼻试验、跟膝胫试验欠稳准，Romberg 征阳性。双手掌痛觉稍减退。

辅助检查：

（1）实验室检查（2022 年 6 月）：脑脊液压力 60 mmH$_2$O，白细胞 4×10^6/L，蛋白 0.417 g/L，脑脊液隐球菌抗原阴性。血清抗 MOG-IgG 抗体阳性（1∶10）。血清周围神经抗体阴性。

（2）肌电图示：左尺神经感觉传导速度减慢，考虑周围神经损害，右胫神经 F 波潜伏期延长。

（3）眼科检查：左眼外转、上转受限。复视：水平向右侧分离象最大。

（4）听阈测定：右侧 4 000 Hz 听阈提高，左侧纯音听阈正常范围。

（5）影像学检查：

头颅 MRI 平扫＋增强（2022 年 6 月）：脑桥病变，炎性病变（？）。（图 11-4）

头颅 MRI 平扫＋增强（2022 年 7 月）：脑桥病变激素冲击治疗后，病灶较前缩小，考虑炎性病变。

视神经 MRI（2022 年 6 月）：未见明显异常。

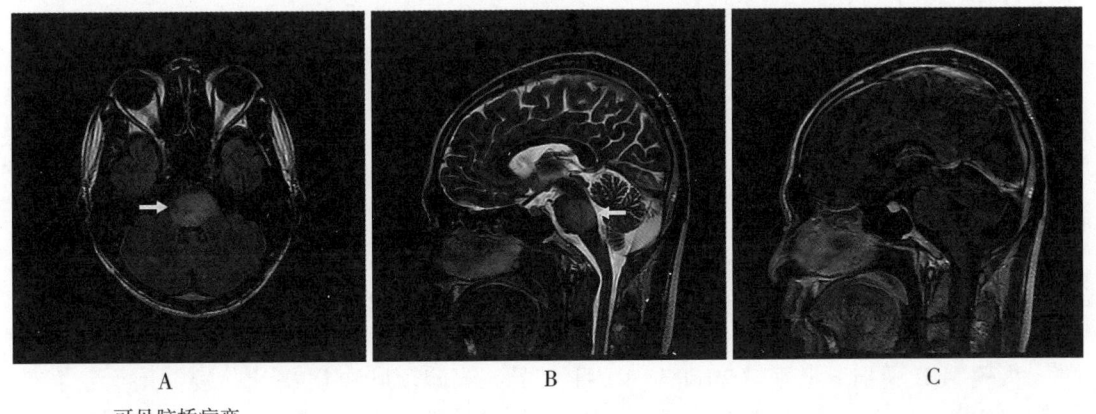

A   B   C

可见脑桥病变。

图 11-4　头颅 MRI 平扫＋增强（2022 年 6 月）

诊断：MOGAD（脑干脑炎）。

治疗：出院后继续予甲泼尼龙 24 mg 口服，每天 1 次治疗，服用出院带药量后停药。1 年余后复发 1 次，表现为视物重影、言语不清、双下肢乏力。急性期予甲泼尼龙 1 g 静脉滴注，每天 1 次，共 5 天，冲击治疗，缓解期调整为口服激素治疗，嘱患者规律用药。

病例四 MOGAD（脑皮质炎）

患者，23岁，男性。因"反复肢体抽搐、视物模糊3年余，再发视力下降1天"于2014年8月11日入院。

患者于2011年3月无明显诱因出现肢体抽搐，表现为呼之不应、双眼上翻、牙关紧闭、口吐白沫、双手僵硬屈曲，持续约1小时。1周后患者再次发作肢体抽搐，症状同前，持续约20分钟。10天后患者再发肢体抽搐，症状大致同前，数分钟后抽搐自行终止。1月余后（2011年4月）患者双眼进行性视物模糊，数天进展至无光感，伴全身不适及颈后疼痛，至当地医院就诊，行头颅MRI示：脑内多发异常信号影，考虑脱髓鞘病变（急性至亚急性期）可能。予激素治疗后视力稍改善。患者为进一步诊治，就诊于我院，眼底检查见"视乳头水肿、视神经轻度萎缩"，予甲泼尼龙、β-干扰素治疗后症状缓解，视力恢复。半年余后（2011年10月）患者进食时出现头晕、恶心、呕吐，程度剧烈，2周内逐渐出现视物重影，2011年10月21日于我院住院治疗，予甲泼尼龙冲击治疗后好转，出院后规律服用甲泼尼龙4 mg隔日1次、硫唑嘌呤50 mg每天1次治疗。1年余后（2012年7月）患者劳累后再发肢体抽搐2次，症状同前，每次持续约3分钟。复查头颅MRI平扫+增强未见新发病灶，加用丙戊酸钠0.25 g，每天2次，口服治疗，治疗1年后（2013年8月）复查头颅MRI提示病灶基本吸收，病情平稳，予停用德巴金，继续规律服用硫唑嘌呤50 mg，每天1次。3年余后（2014年7月）复查头颅MRI提示：双侧顶叶变性灶基本同前。予停用硫唑嘌呤，停药1月后（2014年8月）患者出现右眼视力下降，收入我科。

既往病史无特殊。

体格检查： 伸舌稍右偏，右眼视力眼前指数，左眼视力正常。余神经系统查体未见阳性体征。

辅助检查：

（1）脑脊液（2011年5月）检查：白细胞$12\times10^6/L$，蛋白0.12 g/L。脑脊液（2014年8月）检查：白细胞$2\times10^6/L$，蛋白0.08 g/L。血清抗MOG-IgG抗体阳性。

（2）影像学检查：

头颅MRI平扫+增强（2011年5月）示：双侧顶叶皮层下及延髓前部多发病灶，考虑脱髓鞘病变可能性大。

头颅MRI平扫+增强（2011年10月）示：双侧顶叶皮层病灶，较前增大，右侧丘脑、四叠体、脑桥及小脑脚、双侧小脑半球，延髓右侧新发病变，符合脱髓鞘病变，病情较前明显进展（图11-5）。

头颅MRI平扫+增强（2012年8月）示：双侧顶叶皮层病灶较前明显缩小，其余病灶未见显示。

头颅MRI平扫+增强（2013年8月）示：双侧顶叶皮层病灶，基本吸收。

头颅MRI平扫+增强（2014年7月）示：原脱髓鞘病变，双侧顶叶变性灶基本同前，余未见明确病变征象。

眼眶MRI平扫+增强（2014年8月）示：眼部未见明确异常。

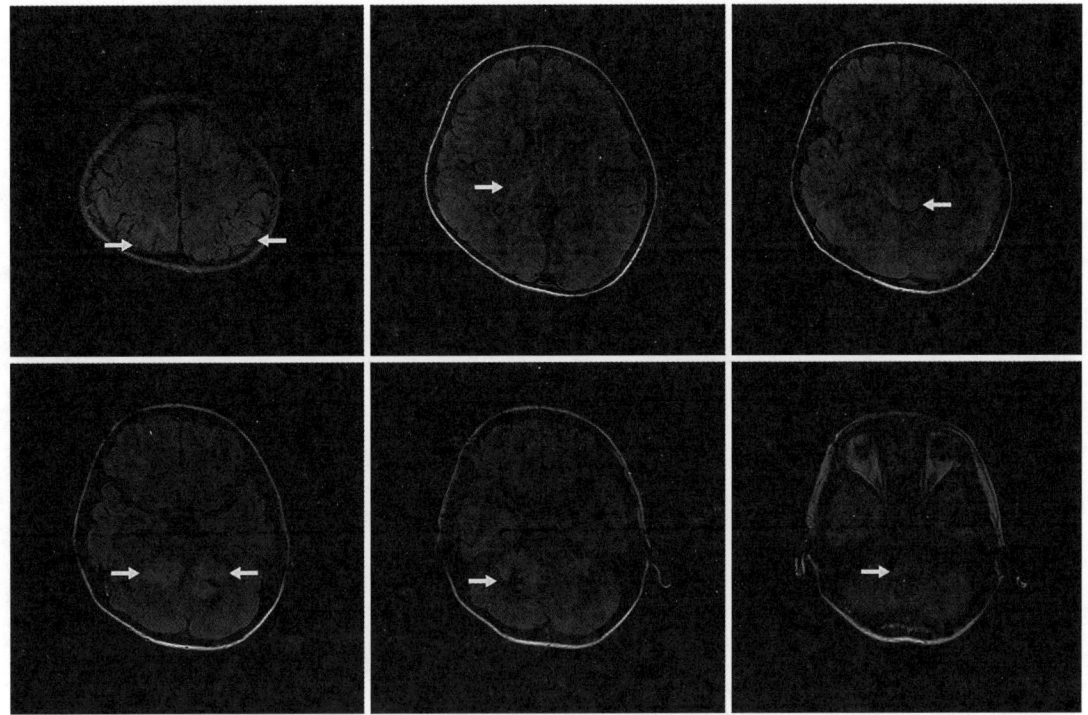

可见双侧皮层病灶（顶叶）。患者同时有深部灰质病灶（右侧丘脑）、脑干病灶（中脑四叠体、脑桥及小脑脚、延髓）和小脑病灶。

图 11-5　头颅 MRI 平扫 + 增强（2011 年 10 月）

诊断：MOGAD（皮质脑炎、脑干小脑炎）。

治疗：入院予硫唑嘌呤 50 mg 口服，每天 1 次；甲泼尼龙 1 g 静脉滴注，每天 1 次，共 5 天冲击、对症治疗。出院后予硫唑嘌呤 50 mg 口服，每天 1 次；甲泼尼龙片 12 mg 口服，每天 1 次；激素逐渐减量。右眼视力改善。近年来无复发。

病例五　MOGAD（炎性假瘤）

患者，52 岁，男性。因"头痛、视物模糊 2 月余"于 2022 年 4 月 18 日入院。

2022 年 2 月患者突发头痛、呕吐、视物模糊。至当地医院就诊，行头颅 CT 提示：右枕叶出血。行脑血管造影术，术中未见明显异常，头颅 MRI 平扫 + 增强示：右侧枕叶出血（亚急性早期）伴局部强化；右侧基底节区强化结节直径约 5 mm。予脱水降颅压和对症治疗，头痛、呕吐好转，仍有视物模糊。2 月后（2022 年 4 月）于当地医院复查头颅 CT 示：右侧基底节区异常混杂密度影，大小约 25 mm × 27 mm，邻近组织推移。患者为进一步诊治至我院神经外科，复查头颅 MRI + MRA 平扫 + 增强示：右侧基底节区占位，周围少许脑水肿，高级别胶质瘤（？），转移瘤（？）。行导航下脑深部病变活检术，石蜡组织病理示：星形细胞分布不均、局部可见变性改变，细胞异型性不明显，脑组织内见少量小淋巴细胞浸润并灶性聚集，以血管周明显，可见小灶性出血，考虑炎症性病变。转至神经内科进一步诊治。

既往史：既往有高血压病史。

体格检查：意识清楚，对答合作，记忆力、定向力、计算力正常，双侧瞳孔等大等圆，双侧鼻唇沟对称，伸舌居中，四肢肌力5级，肌张力正常，腱反射正常，双侧Babinski征阴性。

辅助检查：

（1）实验室检查（2022年4月）：脑脊液压力240 mmH$_2$O，白细胞$0×10^6$/L，蛋白0.263 g/L。血清抗MOG-IgG抗体阳性（1:32）。

（2）影像学检查。头颅MRI+MRA平扫+增强（2022年4月，图11-6）示：①结合3D-ASL、MRS、DTI，右侧基底节区占位，周围少许水肿，高级别胶质瘤（？）、转移瘤（？）。②右枕部所见，考虑脑出血后遗改变。③双侧额顶叶、半卵圆中心、放射冠、侧脑室旁多发缺血变性灶；脑桥腔隙性梗死灶。

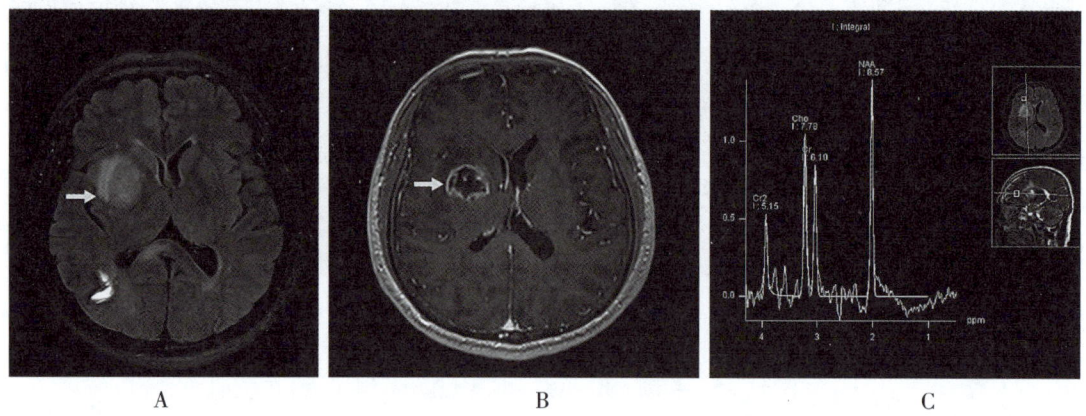

A：轴位T2-FLAIR；B：轴位T1+C；C：MRS图像。可见假瘤样脱髓鞘病灶，MRS表现为右侧基底节区病灶Cho峰升高，NAA峰降低，提示脱髓鞘病灶。

图11-6 头颅MRI+MRA平扫+增强（2022年4月）

（3）病理检查结果：（右侧基底节占位）送检少量脑组织，星形细胞分布不均、局部可见变性改变，细胞异型性不明显，脑组织内见少量小淋巴细胞浸润并灶性聚集，以血管周明显，可见小灶性出血，考虑炎症性病变。鉴于活检组织少且局限，未必能反映病变全貌，请结合临床影像学综合考虑（图11-7）。

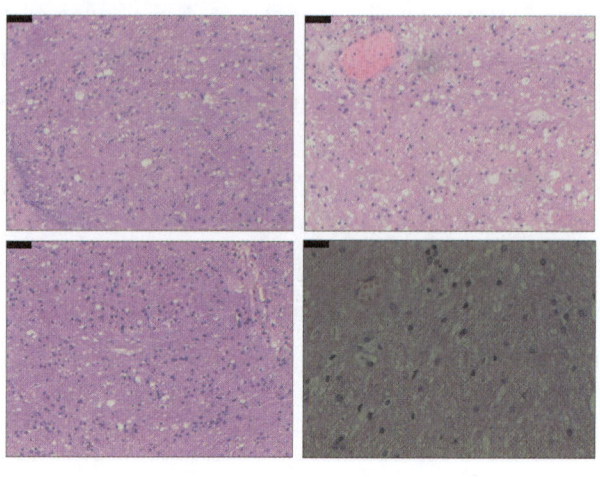

图11-7 免疫组化结果

免疫组化结果：CD20（少许+），CD3（少许+），GFAP（+），H3K27M（-），CD68（较多+），Ki-67（约2%+）。

诊断：MOGAD（炎性假瘤）。

治疗：予甲泼尼龙 1 g 静脉滴注，每天 1 次，共 5 天，冲击治疗，治疗后视物模糊改善。出院后予醋酸泼尼松片 30 mg 口服，每天 1 次；吗替麦考酚酯 0.25 g 口服，每天 2 次。无视物模糊、头痛、呕吐，病情稳定，暂未复发。

（钟晓南　黄义英　黄燊）

第十二章 自身免疫性胶质纤维酸性蛋白星形胶质细胞病

患者，男性，49岁，外企职员，因"反复发热9天，精神行为异常2天"于2023年1月20日入院。

现病史：患者9天前（2023年1月11日）出现发热，体温达38.5℃，伴头痛，恶心、呕吐2次，呕吐为喷射状呕吐，无寒战、无抽搐，予口服退热药物（具体不详）后症状未见明显好转。1月12日患者体温波动在39～40℃，呕吐2次，为喷射状。到当地医院就诊，予头孢、布洛芬等药物治疗后体温有所下降，波动在38.5℃左右。头颅MRI未见异常，骨穿：骨髓粒、红细胞增生稍低，未见特殊异常细胞。2天前患者出现精神行为异常，有幻觉（自诉到处有蚊子，全身痒），完善腰椎穿刺（2023年1月18日），压力为297 mmH$_2$O，白细胞75×10^6/L，单核88%，蛋白3.53 g/L，糖2.48 mmol/L，氯化物109.2 mmol。脑脊液二代测序：人类疱疹病毒4型（序列数79）。诊断考虑：病毒性脑膜炎。治疗予甘露醇、速尿、激素、白蛋白、阿昔洛韦，患者仍发热、胡言乱语。今为求进一步诊治，拟"中枢神经系统感染"收入我科。自起病以来，患者食欲一般，睡眠一般，大便便秘，觉腹胀，小便难排出，近期体重无明显下降。

既往史：2022年12月检测新冠病毒核酸阳性，2023年1月10日查新冠病毒核酸阴性，余无特殊。

个人史：无吸烟饮酒及不良嗜好。

家族史：无特殊。

体格检查：T 39.5℃，神清语利，可配合查体，部分对答切题，人物、时间、空间定向力正常，计算力下降。双眼视力正常，双侧眼球活动正常，双侧瞳孔等大等圆，直径3 mm，直接和间接对光反射存在。伸舌居中，双侧鼻唇沟对称。四肢肌力5级，肌张力、腱反射正常，双侧Babinski征阴性。四肢痛觉对称。颏胸距3横指，双侧凯尔尼格（Kernig）征阳性。双侧指鼻试验、轮替试验、跟膝胫试验、Romberg征阴性。

辅助检查：

(1) 实验室检查：

骨髓穿刺（2023年1月17日）：骨髓粒、红细胞增生稍低，未见特殊异常细胞。腰椎穿刺（2023年1月18日）：压力为297 mmH$_2$O，白细胞75×10^6/L，单核88%，蛋白3.53 g/L，糖2.48 mmol/L，氯化物109.2 mmol。脑脊液二代测序：人类疱疹病毒4型（序列数79）。

血常规、尿常规、大便常规、凝血四项+D-二聚体、肝肾功能、电解质、肌酶无异常。肿瘤标志物：癌胚抗原（CEA）、甲胎蛋白（AFP）、糖类抗原19-9（CA19-9）、糖类抗原125（CA125）、糖类抗原15-3（CA15-3）、前列腺特异性抗原（PSA）两项、神经元特异性烯醇化酸（NSE）、细胞角蛋白19片段（CYFRA21-1）、鳞状细胞癌抗原（SCC）无异常，血清蛋白电泳无异常，尿本周氏蛋白定性检测（-）。

感染相关：新冠病毒核酸（-）、梅毒抗体、HIV-Ab、血未见疟原虫、肥达氏反应+外斐氏反应（-）、结核感染T细胞斑点试验（T-SPOT.TB）（-）、1-3-β-D葡聚糖（-），登革热病毒抗原（+）。

代谢：糖化血红蛋白、甲功七项无异常。风湿免疫相关：IgG4测定正常、风湿三项、类风湿四项、ENA谱14项、ANCA四项、狼疮四项、抗心磷脂综合征、抗磷脂抗体综合征阴性。

腰椎穿刺（2023年1月20日）：脑脊液压力150 mmH$_2$O，颜色呈微黄色，清晰，潘氏试验（++），红细胞1 310×10^6/L，白细胞110×10^6/L，氯110.9 mmol/L，糖2.86 mmol/L，脑脊液蛋白2.207 g/L，腺苷脱氨酸（ADA）6 U/L，真菌细菌涂片（-），真菌细菌培养（-），隐球菌抗原（-），脑脊液结核杆菌抗体（TB-Ab）阴性。脑脊液抗GFAP抗体阳性（1∶100）。

（2）心电图：正常。

（3）头颅MRI+MRA平扫+增强+脑功能成像（2023年1月21日）：脑内及脑膜病变，考虑脑膜脑炎，左侧顶叶、双侧半卵圆中心、侧脑室旁、海马旁回水肿；双侧脑白质弥漫病变，其内多发线状强化灶（图12-1）。

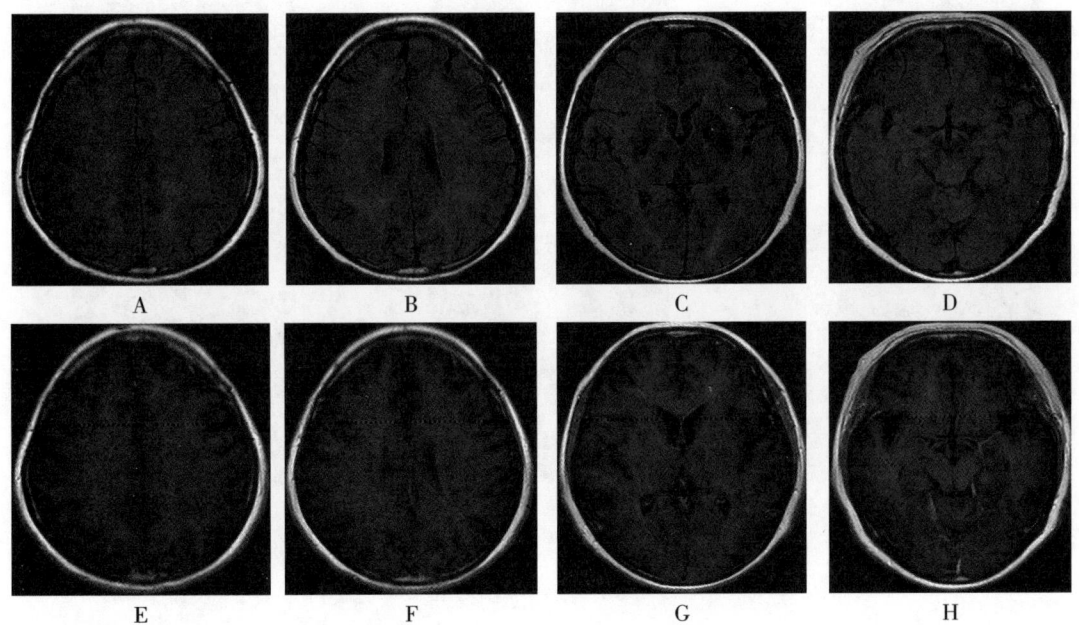

脑内及脑膜病变，考虑脑膜脑炎，左侧顶叶、双侧半卵圆中心、侧脑室旁、海马旁回水肿；双侧脑白质弥漫病变，其内多发线状强化灶。

图12-1 头颅MRI+MRA平扫+增强+脑功能成像（2023年1月21日）

脊髓MRI增强（2023年1月25日）：颈、胸腰髓无异常（图12-2）。

脊髓MRI增强（2023年2月2日）：颈2—胸8水平颈、胸髓多发T2WI异常信号灶，炎性病变（？）、伪影（？）（图12-3）。

(4) 全腹螺旋 CT 平扫+四维（2023年1月21日）：考虑不完全性低位肠梗阻。胸部螺旋 CT 平扫+四维重建（2023年1月27日）：双肺散在炎症，双背侧胸膜稍增厚，双侧胸腔少量积液。

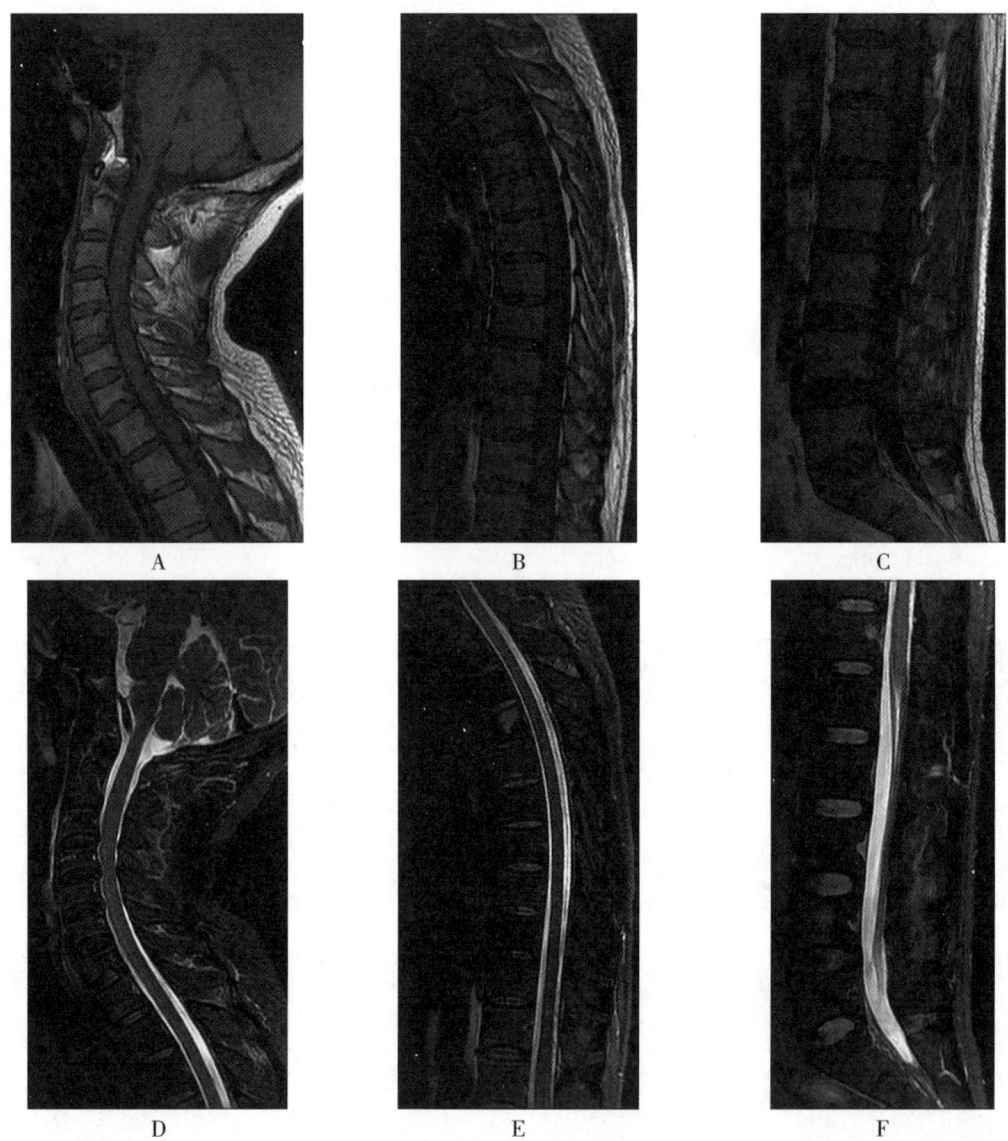

颈、胸腰髓无异常。

图12-2 脊髓 MRI 增强（2023年1月25日）

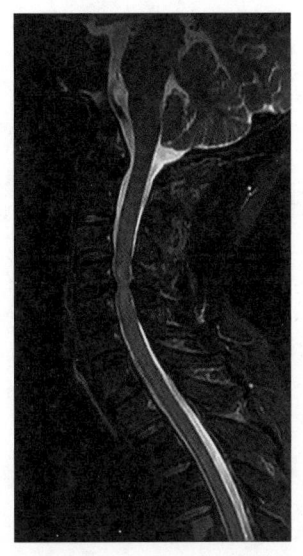
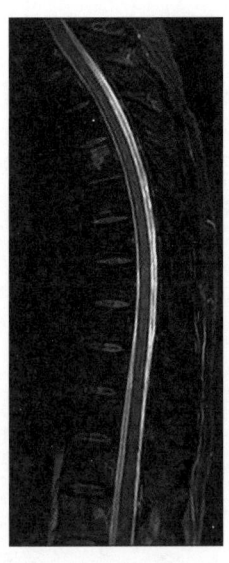

颈2—胸8水平颈、胸髓多发T2WI异常信号灶，炎性病变（？），伪影（？）。

图 12-3 脊髓 MRI 增强（2023 年 2 月 2 日）

诊断：①自身免疫性胶质纤维酸性蛋白星形细胞病。②肺部感染。

治疗：入院后暂予四联抗结核菌治疗：异烟肼注射液 0.6 g 静脉滴注，每天 1 次；吡嗪酰胺片 0.5 g，每天 3 次；利福平胶囊 0.45 g，每天 1 次；盐酸乙胺丁醇片 0.75 g，每天 1 次（2023 年 1 月 20 日至 2023 年 2 月 2 日）；并先后予莫西沙星（2023 年 1 月 20 日至 2023 年 1 月 26 日）、头孢哌酮舒巴坦（2023 年 1 月 21 日至 2023 年 1 月 23 日）、哌拉西林钠他唑巴坦钠（2023 年 1 月 25 日至 2023 年 1 月 26 日）抗细菌治疗；人免疫球蛋白 25 g 静脉滴注，每天 1 次，共 5 天（2023 年 1 月 27 日至 2023 年 1 月 31 日）；地塞米松 30 mg 静脉滴注，每天 1 次，共 7 天（2023 年 1 月 20 日至 2023 年 1 月 27 日），地塞米松 20 mg 静脉滴注，每天 1 次，共 4 天（2023 年 2 月 8 日至 2023 年 2 月 11 日）；甲泼尼龙静脉滴注 1 g，每天 1 次，共 5 天；0.5 g，每天 1 次，共 3 天；0.25 mg，每天 1 次，共 2 天；0.125 mg，每天 1 次，共 1 天冲击治疗（2023 年 1 月 28 日至 2023 年 2 月 6 日）；第二疗程甲泼尼龙静脉滴注 1 g，每天 1 次，共 3 天；0.5 g，每天 1 次，共 2 天；0.25 mg，每天 1 次，共 1 天（2023 年 2 月 12 日至 2023 年 2 月 17 日），并予补钾、护胃、护肝等治疗。后续给与口服甲泼尼龙 40 mg，每天 1 次，每隔 2 周减少 1 片，减至每日 8 mg 维持，并予口服吗替麦考酚酯每次 0.5 g，每天 2 次。

出院情况：患者出院时（2023 年 2 月 22 日）患者无发热，无精神行为异常，双下肢乏力好转，无明显其他不适。查体：神清语利，对答切题，定向力、计算力正常。双眼视力正常，双侧眼球活动正常，双侧瞳孔等大等圆，直径 3 mm，直接和间接对光反射存在。伸舌居中，双侧鼻唇沟对称。四肢肌力 4-级，双侧 Babinski 征阳性。颈软，双侧 Kernig 征阴性。双侧指鼻试验、轮替试验、跟膝胫试验、Romberg 征阴性。

（肖丽　何晖昶）

第十三章 自身免疫性脑炎

第一节 抗N-甲基-D-天冬氨酸受体脑炎

患者，女性，20岁，学生。因"发热伴肢体抽搐半月余"于2020年9月27日入院。

现病史：患者家属诉患者于半个月前无明显诱因出现发热，热峰至38.9 ℃，伴头部胀痛，无恶心、呕吐，无咳嗽、咳痰，无腹痛、腹泻，无尿急、尿痛，曾至当地诊所就诊，具体诊治不详，发热峰值未见下降。10天前，患者突发肢体抽搐，持续1分钟，患者意识尚清，遂至××医院就诊，脑脊液常规提示白细胞$46 \times 10^6/L$，淋巴细胞比例97%；脑脊液生化提示氯116 mmol/L，脑脊液糖、蛋白无异常；脑脊液二代测序未见异常。脑实质MRI平扫+DWI+MRS+功能成像未见明显异常。胸部CT平扫提示：左肺下叶基底段少许炎症，左侧少量胸腔积液。诊断为"病毒性脑膜脑炎，自身免疫性脑炎待排"。予以抗病毒、抗炎、抗癫痫、免疫球蛋白冲击及对症支持治疗。住院期间，患者仍有肢体及口角抽搐，平均2～3天1次，每次持续1分钟，患者意识逐渐变差，无法正常对答。现为进一步治疗收入我科。起病以来，患者精神差，睡眠差，大小便基本正常，体重无明显改变。

既往史、个人史、家族史：无特殊。

体格检查：T 38 ℃，P 90次/分，R 18次/分，BP 122/66 mmHg。意识淡漠，反应迟钝，无法对答。全身浅表淋巴结未及。双侧瞳孔等大等圆，直径3 mm，直接和间接对光反射存在。结膜无苍白，无充血、水肿。心肺听诊无明显异常。部分神经系统检查不配合，四肢肌张力正常，双侧肱二头肌、肱三头肌反射正常，双侧膝反射减弱，双侧病理征阴性，颈稍抵抗。

辅助检查：

（1）实验室检查。我院行腰椎穿刺（2020年9月28日），结果示：压力115 mmH$_2$O。脑脊液常规：红细胞$10 \times 10^6/L$，白细胞$140 \times 10^6/L$，单核细胞比例70%。脑脊液生化：氯120.4 mmol/L，总蛋白0.171 g/L，脑脊液糖3.51 mmol/L。脑脊液及血清抗NMDAR抗体强阳性（1∶100）。

（2）床边腹部彩超（2022年9月29日）：左侧附件区混合性肿块，不排除畸胎瘤可能。

（3）盆腔 CT 平扫 + 增强（2020 年 9 月 29 日）：左侧附件区病变，考虑良性畸胎瘤可能（图 13 - 1）。

（4）头部 MRI 平扫 + 增强扫描 + MRA + MRV + DWI + 3D-ASL（2020 年 10 月 27 日）：左侧外囊、顶叶白质变性灶，3D-ASL 未见明确异常；头颅 MRA、MRV 未见明确异常（图 13 - 2）。

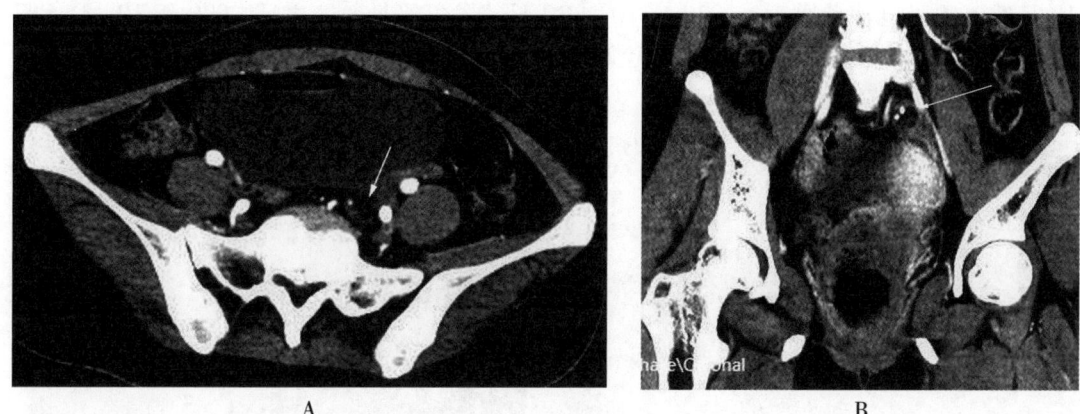

左侧附件区病变，考虑良性畸胎瘤可能（箭头）。

图 13 - 1　盆腔 CT 平扫 + 增强（2020 年 9 月 29 日）

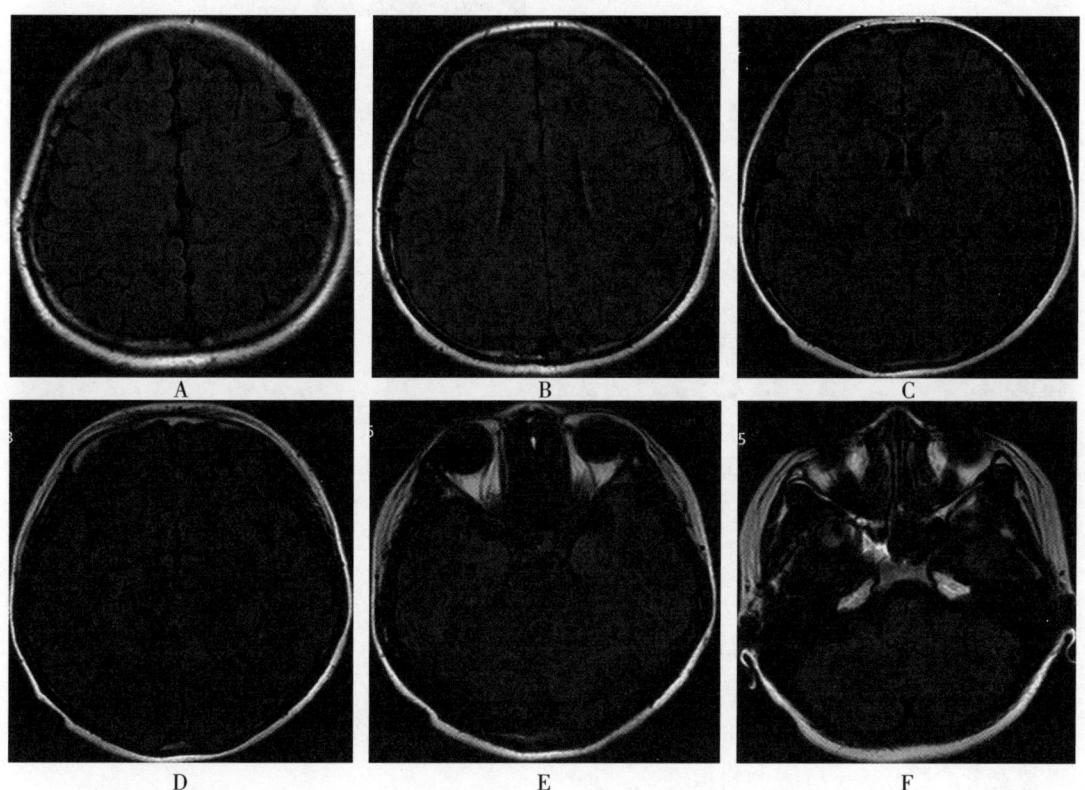

C：横断面 T2-FLAIR 左侧外囊；B：顶叶白质变性灶。

图 13 - 2　头部 MRI 平扫 + 增强扫描 + MRA + MRV + DWI + 3D-ASL（2020 年 10 月 27 日）

诊断：①自体免疫性脑炎（抗 NMDAR 抗体阳性）。②畸胎瘤（左侧卵巢畸胎瘤）。

治疗：入院先予以大剂量激素和人免疫球蛋白冲击治疗及阿昔洛韦、利巴韦林抗病毒治疗。2020 年 9 月 30 日行腹腔镜下左侧卵巢及输卵管切除术，术后病理提示：左侧卵巢成熟性囊性畸胎瘤（图 13-3），术后予抗感染治疗。术后第 2 天（2020 年 10 月 2 日），因血氧饱和度下降至 78%～87%，行气管插管接呼吸机辅助通气，2020 年 10 月 10 日暂停呼吸机辅助通气，2020 年 10 月 12 日拔除气管插管，并于 2020 年 10 月 15 日转至普通病房。2020 年 10 月 21 日至 2020 年 10 月 30 日行 5 次免疫吸附治疗，同时予以抗癫痫、抗感染等治疗。

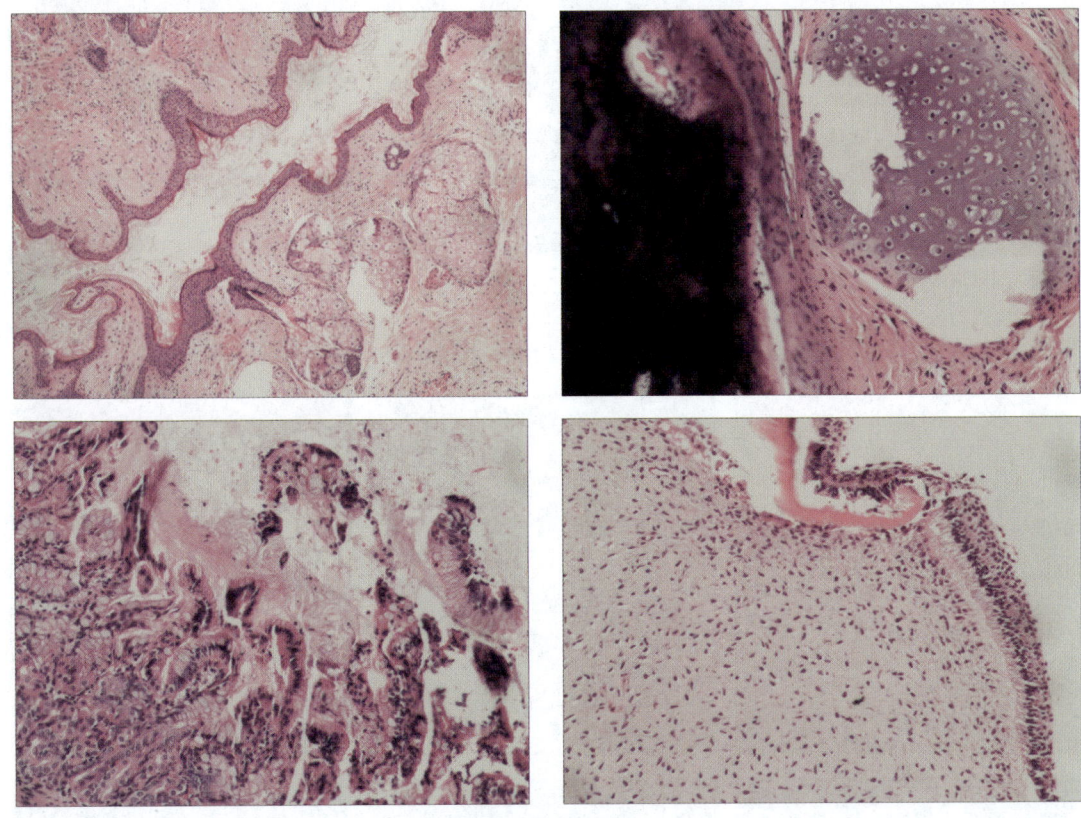

（左侧附件）镜下见局部衬覆复层上皮，细胞间似有间桥，局部衬覆纤毛柱状上皮，上皮下见梭形细胞弥漫排列，细胞异型性不明显，间质疏松，符合良性病变，考虑成熟性囊性畸胎瘤可能性大。

图 13-3 左侧卵巢病理报告

出院情况：患者意识清，对答切题，可自主行走、进食。2020 年 10 月 26 日简易智力状态检查量表（mini-mental state examination，MMSE）评分 26 分、蒙特利尔认知评估量表（montreal cognitive assessment，MoCA）评分 23 分。

出院后继续予左乙拉西坦 1 g 口服，每天 2 次，口服激素逐渐减量至减停，并加用吗替麦考酚酯 0.5 g 口服，每天 2 次。

（肖丽　邬雨涵）

第二节 抗谷氨酸脱羧酶 65 抗体脑炎

患者，女性，59 岁，退休人员。因"头晕、四肢乏力 10 余天"于 2021 年 3 月 26 日入院。

现病史：患者 10 天余无明显诱因出现头晕，开始呈天旋地转感，伴有四肢乏力，以右侧肢体无力明显，持物乏力，尚能在扶持下缓慢行走，言语欠清，无畏寒发热，无恶心呕吐，无大小便失禁，无肢体抽搐，无意识丧失。于当地医院住院，考虑急性脑梗死，予改善循环、营养神经、抗血小板聚集、稳定血管斑块等治疗，患者四肢无力症状进行性加重，难以持物，双下肢勉强抬离床面，精神变差，无发热，无恶心、呕吐，无大小便失禁，无肢体抽搐。完善腰椎穿刺等相关检查后，血清抗 GAD65 阳性（1∶1 000），考虑未排除合并自体免疫性脑炎，予激素及人免疫球蛋白冲击治疗后症状无明显缓解。来我院就诊。起病以来，患者大小便如常，胃纳差，体重无明显变化。

既往史：糖尿病病史，使用门冬胰岛素注射液 + 甘精胰岛素联合降血糖。有高血压病病史，服用厄贝沙坦氢氯噻嗪片降压。有冠心病病史，不规则随诊。曾有阑尾炎，行手术治疗，具体不详。

个人史、月经婚育史、家族史无特殊。

体格检查：T 36.2 ℃，P 85 次/分，R 20 次/分，BP 133/85 mmHg。查体：神清，言语欠清，双侧瞳孔等大等圆约 3 mm，对光反射灵敏，双侧鼻唇沟对称，伸舌居中，眼球活动可，四肢肌张力正常，右上肢肌力 3 级，右下肢肌力 3 - 级，左上肢肌力 3 + 级，左下肢肌力 3 - 级。四肢感觉对称存在，脑膜刺激征（ - ）。生理反射存在，病理反射阴性。

辅助检查：

（1）实验室检查（2021 年 3 月 12 日）：外院腰椎穿刺压力 168 mmH$_2$O，脑脊液生化葡萄糖 6.15 mmol/L，脑脊液细胞、蛋白、氯无异常，脑脊液下一代测序技术（NGS）检测结果为阴性。血清自身免疫性脑炎 16 项：抗 GAD65 阳性（1∶1 000）。糖化血红蛋白 9.0%。甲功七项、风湿免疫指标、肿瘤标志物无异常。

（2）心电图示窦性心动过速。

（3）肌电图示：运动传导测定示左正中、左尺及双腓总神经动作电位波幅降低；感觉传导测定示双正中及双胫神经动作电位波幅降低；左正中神经 F 波出现率降低，双胫神经 F 波潜伏期延长；针极肌电图检查右肱二头肌可见自发电位。

（4）全腹部彩超：子宫萎小（绝经期），余未见明显异常。

甲状腺彩超：甲状腺多发结节，ACR TI-RADS 3—4 类，考虑结节性甲状腺肿可能性大。双侧颈部未见明显肿大淋巴结。

（5）头颅 MRI 平扫 + 增强（2021 年 4 月 1 日）：双侧大脑脚、桥臂、小脑半球、脑桥、延髓多发病变；轻度脑萎缩；双侧额叶、半卵圆中心、放射冠、侧脑室旁、右侧外囊多发缺血变性灶可能（图 13 - 4）。

脊髓 MRI 平扫+增强（2021年4月2日）：颈、胸、腰髓未见明确异常（图13-5）。

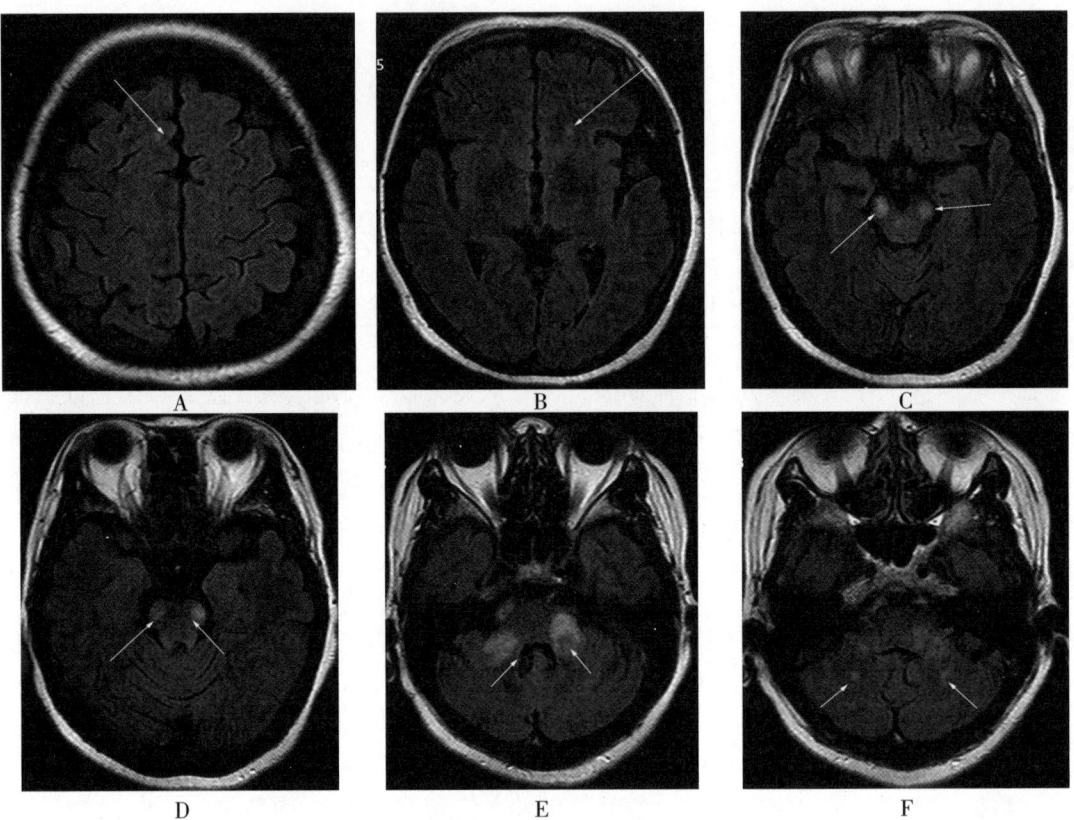

双侧大脑脚、桥臂、小脑半球、脑桥、延髓多发病变；轻度脑萎缩。

图13-4　头颅 MRI 平扫+增强（2021年4月1日）

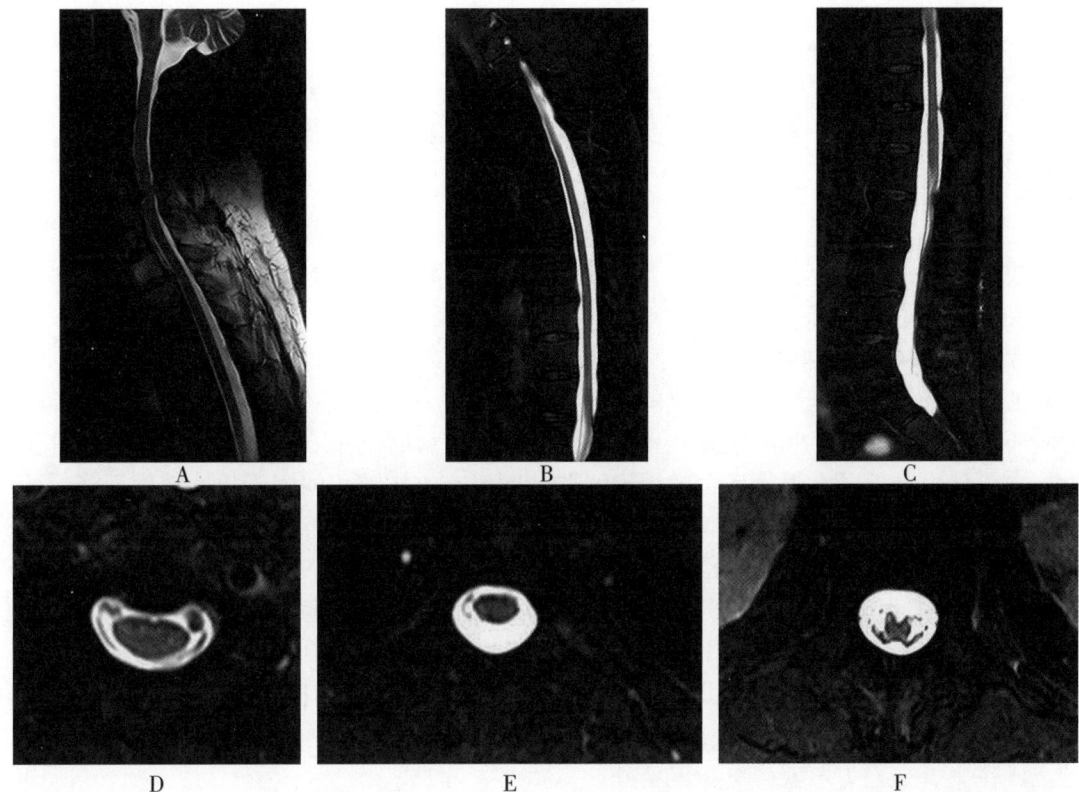

A—C：颈、胸、腰髓矢状位 T2；D—F：颈、胸、腰髓对应的横断面，未见明确异常。颈、胸、腰髓未见明确异常。

图 13-5　脊髓 MRI 平扫+增强（2021 年 4 月 2 日）

诊断：①自体免疫性脑炎（抗 GAD65 阳性）。②2 型糖尿病不伴有并发症。③冠状动脉性心脏病。④原发性高血压。

治疗：2021 年 3 月 29 日开始予免疫吸附治疗 5 次，同时予甲泼尼龙 24 mg 口服，每天 1 次，予阿司匹林抗血小板，以及调脂、调控血压、降血糖、护胃、营养支持等治疗。

出院情况：患者头晕缓解，四肢乏力改善。查体：神清，言语欠清，眼球活动可，四肢肌张力正常，右上肢肌力 4 级，右下肢肌力 4-级，左上肢肌力 4 级，左下肢肌力 4-级。四肢感觉对称存在。

（肖丽）

第三节　富亮氨酸胶质瘤失活 1 蛋白抗体脑炎

患者女性，68 岁，无业人员，因"易紧张、心情差、眠差 16 天"于 2020 年 9 月 15 日在我院精神科住院。

现病史：16 天前患者疑因受凉、荨麻疹后开始出现持续性头晕，无天旋地转感，无恶心、呕吐，有发作性心慌、胸闷、呼吸不畅、乏力，伴濒死感，每次持续数秒至数分钟不等，患者因此感到易紧张，坐立不安，症状缓解时仍担心再次发作，多次要求子女回家陪伴自己，子女返家后会觉得安心些。同时有心情差，闷闷不乐；精力下降，什么事都不想做，跳广场舞、打牌、做家务等活动都无法坚持；思维迟钝，自卑，觉得生活没希望，觉得没人能帮助自己；睡眠差，眠浅易醒，醒后可入睡；胃纳欠佳。曾至当地医院就诊，行心电图、腹部彩超、颈动脉彩超、头颅 CT 等检查未见明显异常。予阿普唑仑、盐酸度洛西汀、米氮平、益脑胶囊等药物治疗，患者自觉症状无明显改善后自行停药。为求进一步诊治，至我院精神心理科门诊就诊，门诊拟"焦虑性抑郁症"收入住院。后进一步检查后转入神经内科。

既往史、个人史、家族史：无特殊。

体格检查：神经系统检查未见异常。精神检查示语量多，语音低，存无望、无助、无用感，情绪低落、焦虑，意志活动减退，自知力欠全。

辅助检查：

（1）实验室检查。自身免疫性脑抗体（血清 + CSF）：抗富亮氨基酸胶质瘤失活蛋白 1（LGI1）抗体 IgG 阳性（1∶30）。腰椎穿刺（2020 年 9 月 26 日）：脑脊液压力 120 mmH$_2$O，脑脊液红色微浑，潘氏试验阳性，脑脊液总蛋白 0.819 mg/L，氯化物 104.8 mmol/L，葡萄糖 3.67 mmol/L，白细胞 31 × 10^6/L，红细胞 30 000 × 10^6/L，单个核细胞百分比 36%，中性粒细胞百分比 64%。

（2）脑电图：轻度异常脑电图。

（3）头颅 MRI 增强 + MRA（2020 年 9 月 22 日）：右侧海马、颞叶内侧异常信号，无强化；双侧额顶叶、半卵圆中心、放射冠区、侧脑室旁多发缺血变性灶（图 13 - 6）。

（4）经颅多普勒超声发泡试验未见明显异常。

（5）甲状腺彩超（2020 年 9 月 22 日）：甲状腺稍大，甲状腺多发囊实性结节，ACR TI-RADS 4 类，考虑结节性甲状腺肿可能性大。彩超引导下穿刺甲状腺结节活检病理考虑为良性滤泡性病变。

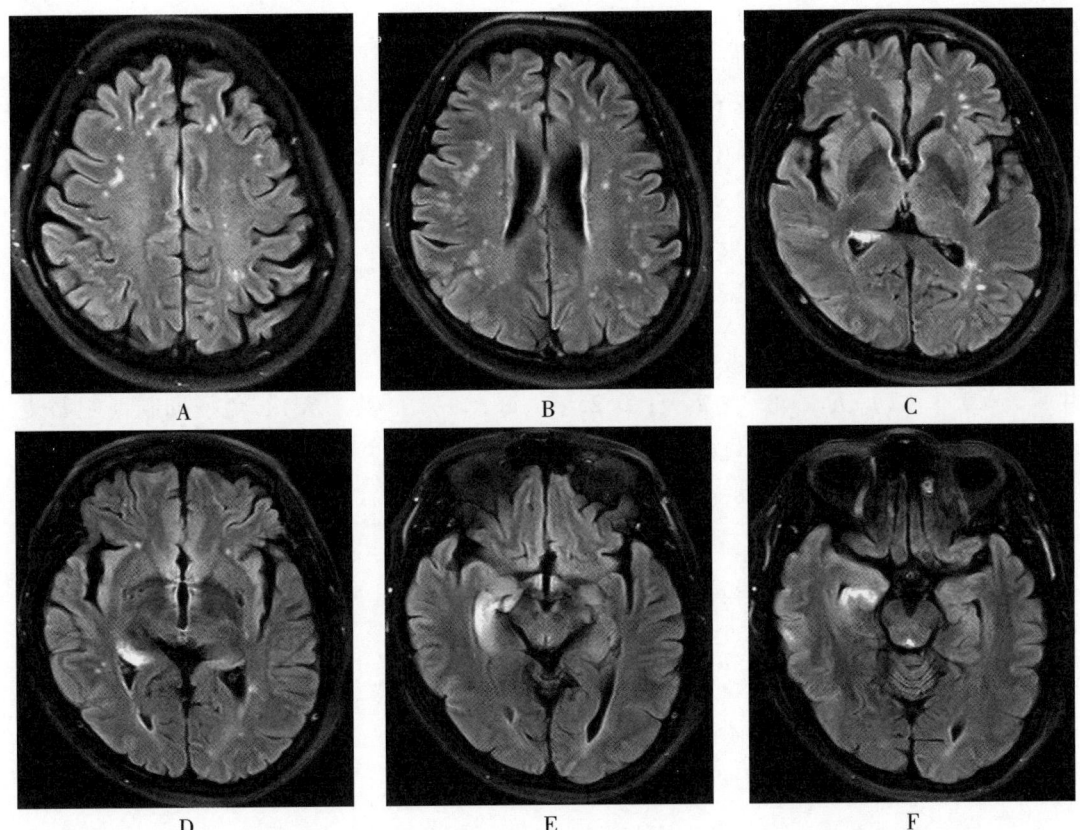

右侧海马、颞叶内侧异常信号,无强化;双侧额顶叶、半卵圆中心、放射冠区、侧脑室旁多发缺血变性灶。

图 13-6　头颅 MRI 增强 + MRA(2020 年 9 月 22 日)

诊断: 自身免疫性脑炎(抗 LGI1 阳性)。

治疗: 予以甲泼尼龙冲击治疗(1 g,每天 1 次,共 5 天;0.5 g,每天 1 次,共 3 天;0.25 g,每天 1 次,共 2 天;0.125 g,每天 1 次,共 1 天)及人免疫球蛋白冲击治疗 5 天等对症治疗,患者病情好转,于 2020 年 10 月 15 日办理出院。出院后规律服用吗替麦考酚酯 0.25 g,每天 2 次;盐酸文拉法辛 150 mg,每天 1 次;富马酸喹硫平片 0.05 g,每天 1 次。

第二次发病:

病史: 患者因"言行异常 2 个月余,左下肢频繁抽搐 2 天"于 2020 年 11 月 30 日收入神经内科住院。患者近 2 日出现左下肢频繁抽搐,近事记忆障碍加重,易烦躁、易激惹,表现为一说话感觉到烦躁,坐立不安。此次起病来精神差,睡眠欠佳,食欲旺盛。

体格检查: 神清语利,计算力下降,MMSE 评分 22 分(小学),双眼球活动自如,瞳孔对光反射灵敏,四肢肌力 5 级,双侧 Babinski 征阴性,颈软,Kernig 征阴性。

辅助检查:

(1)实验室检查:2020 年 12 月 1 日腰椎穿刺结果示脑脊液生化、常规无异常。血清及脑脊液 LGI1 抗体 IgG 阴性。

（2）脑电图：轻度异常脑电图。

（3）头颅 MRI（2020 年 12 月 6 日）：右侧海马、颞叶内侧异常信号，范围较前稍缩小，双侧额顶叶、半卵圆中心、放射冠区、侧脑室旁多发缺血变性灶，较前变化不大。

（4）全身核素 PET-CT（2020 年 12 月 4 日）：甲状腺右叶结节伴钙化，代谢活跃，不除外恶性病变。

诊断：自身免疫性脑炎（抗 LGI-1 阳性）。

治疗：入院后予丙种球蛋白（25 g qd×5 d）、甲泼尼龙冲击治疗（1 g，每天 1 次，共 5 天；0.5 g，每天 1 次，共 2 天；0.25 g，每天 1 次，共 1 天）、免疫抑制（吗替麦考酚酯 0.5 g，每天 2 次）、抗癫痫（左乙拉西坦）、稳定心境等治疗，出院时记忆力较前改善，左下肢抽搐较前改善，偶有头晕，情绪易烦躁。

（肖丽　何晖昶）

第十四章　中枢神经系统副肿瘤综合征

病例一　副肿瘤性小脑共济失调（抗 Hu 抗体、抗 Yo 抗体阳性）

患者，女性，65 岁，离退休人员，中学学历，因"头痛伴行走不稳、言语不清 1 月余，自言自语 20 余日"于 2024 年 3 月 18 日入院。

现病史：患者 1 月余前（2024 年 2 月 18 日）无明显诱因出现反复全头部胀痛不适感，程度中等，症状持续数日无明显缓解，无伴发热、恶心、呕吐、肢体抽搐、胸闷胸痛等不适，就诊于当地门诊，予输液治疗（具体不详）。次日头痛症状无缓解，并出现行走不稳、言语不清，无伴饮水呛咳、吞咽困难、肢体麻木乏力、发热、抽搐、精神症状等，遂就诊于外院。住院期间完善腰椎穿刺（2024 年 2 月 23 日），结果示：脑脊液透明清亮，有核细胞 $120 \times 10^6/L$，蛋白 497 mg/L，糖 3.31 mmol/L，钠 150.6 mmol/L，氯 130.1 mmol/L。头颅 MRI 平扫（2024 年 3 月 19 日）未见明显异常。予抗病毒、营养神经等治疗后患者症状仍进一步加重，逐渐出现行走困难，二便失禁。2024 年 3 月 5 日复查腰椎穿刺，结果示：脑脊液有核细胞 $30 \times 10^6/L$，红细胞 $12 \times 10^6/L$，蛋白 369 mg/L，糖 4.17 mmol/L。血清抗 Hu 抗体 1:3.2，抗 Yo 抗体 1:3.2。予大剂量激素及人免疫球蛋白冲击治疗（具体不详），症状无明显好转，为进一步诊治转入我科。发病以来精神、胃纳、睡眠一般，大便困难，留置尿管状态，体重无明显变化。

既往史、个人史、月经婚育史、家族史：无特殊。

体格检查：T 36.5 ℃，P 75 次/分，R 16 次/分，BP 147/95 mmHg。神清，对答切题，查体配合，定时、定向力完整，未引出幻觉、妄想。双侧瞳孔等大等圆，直径 3 mm，双侧瞳孔直接及间接对光反射灵敏，眼球向下活动稍受限，双侧鼻唇沟正常，口角无歪斜，双侧口角示齿充分；伸舌居中。四肢肌张力正常，肌力 5 级；双侧快速轮替动作不协调，指鼻试验阳性，跟膝胫实验阳性。四肢腱反射正常，双下肢 Babinski 征阳性，四肢躯干深浅感觉未见明显异常，颈软无抵抗，脑膜刺激征阴性。

辅助检查：

（1）实验室检查：血常规、尿常规、大便常规、凝血功能、肝肾功能、电解质、血脂未见明显异常。D-二聚体 0.8 μg/mL（0.0～0.5 μg/mL），C 反应蛋白 13.3 mg/L（0.0～6.0 mg/L），白蛋白 29.7 g/L（35～50 g/L）。妇科肿瘤筛查组合（2024 年 3 月 19 日）：CA125 533.20 U/mL（0～35 U/mL），CA15-3 为 70.10 U/mL（0～35 U/mL），CA19-9、鳞状细胞癌抗原、人附睾蛋白 4 正常。

脑脊液常规检查（CSF）（2024 年 3 月 19 日）：压力 142 mmH$_2$O，颜色为无色，透明度清晰，球蛋白定性阴性（-），红细胞总数 $8×10^6$/L，白细胞总数 $2×10^6$/L。脑脊液生化（2024 年 3 月 19 日）：钠 152 mmol/L，氯 131.3 mmol/L，糖 3.38 mmol/L，脑脊液总蛋白测定（化学法）0.30 g/L，腺苷脱氨酶 0 U/L。脑脊液自免脑全套阴性，副肿瘤抗体抗 Yo 抗体阳性（1∶300）。

（2）脑电图：异常脑电图。背景脑电轻度异常，基本节律减慢，调节调幅不良。睡眠期双侧颞区可见少量不典型小棘波。

（3）彩超子宫附件（2024 年 3 月 21 日）：子宫萎小（绝经期）。右侧附件区混合性肿块，考虑畸胎瘤可能性大，O-RADS 2 类。左侧附件区未见明显肿块回声。

（4）头颅 MRI + MRA + DWI：①双侧额叶皮层下少许脑白质变性灶。②颅脑 MRA 示轻度脑动脉硬化。

（5）核素 PET-CT 全身（2024 年 3 月 26 日）：①腹盆腔多发结节、肿块代谢活跃（病灶与邻近子宫、左侧附件、乙状结肠分界不清），考虑恶性肿瘤并多发种植转移可能性大，子宫或卵巢来源可能；腹主动脉旁淋巴结代谢活跃，考虑淋巴结转移瘤。②右侧附件区结节代谢未见异常，考虑良性病变可能性大（畸胎瘤？）。③双侧顶叶代谢活跃，考虑良性改变；甲状腺右叶结节代谢不活跃（图 14-1）。

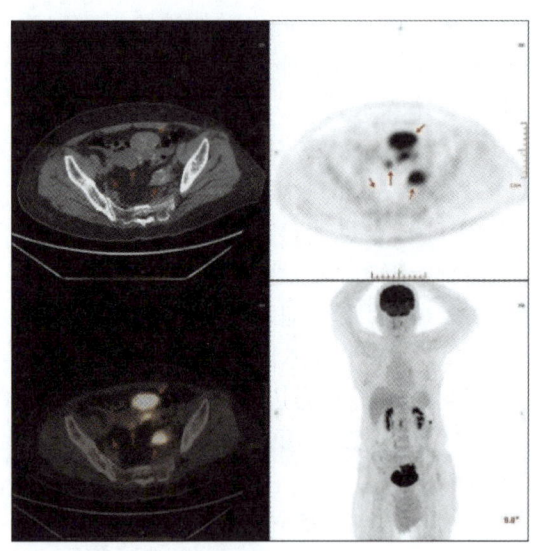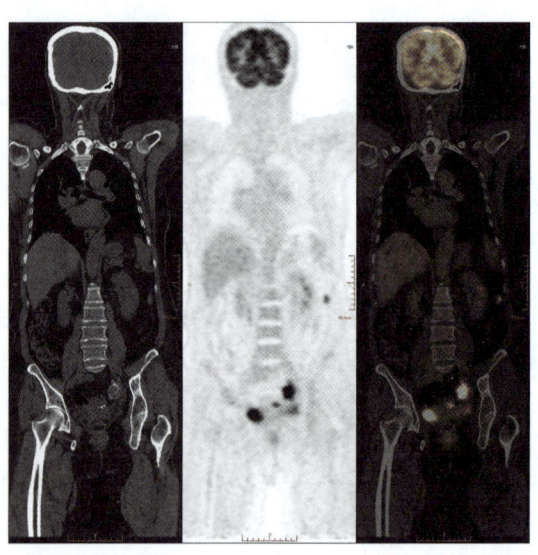

腹盆腔多发结节、肿块代谢活跃，病灶与邻近子宫、左侧附件、乙状结肠分界不清。

图 14-1　PET-CT 结果（2024 年 3 月 26 日）

诊断：①副肿瘤性小脑共济失调（抗 Hu 抗体、抗 Yo 抗体阳性）。②卵巢、输卵管恶性肿瘤。

治疗：患者于 2024 年 4 月 3 日行静吸复合麻醉下行腹式全子宫 + 双附件切除 + 双侧卵巢动静脉高位结扎 + 腹主动脉旁淋巴结清扫 + 双侧盆腔淋巴结清扫 + 大网膜切除 + 盆腹腔粘连松解术。剖腹探查见：盆腹腔少量淡黄色腹水，吸出约 50 mL。悬吊腹膜，洗手探查：子宫前位，萎小，子宫后壁及左侧附件与乙状结肠粘连。左侧输卵管表面见一肿物大小约 6 cm×5 cm×5 cm，乙状结肠表面、直肠表面及直肠子宫陷凹均可扪及肿物，大小 1～3 cm。双侧卵巢外观未见明显异常。大网膜部分质硬，范围约 4 cm×4 cm×4 cm，阑尾表面未见异常。探查肝脏、胃、小肠未发现肿瘤转移。术后病理回报：(左侧附件)肿瘤位于卵巢,镜下见肿瘤排列呈筛状、乳头状或巢团状,细胞核大、深染,异型性明显,可见核仁及核分裂,并见坏死及砂砾体,形态学结合免疫组化结果,符合高级别浆液性癌,未见确切脉管内癌栓及神经侵犯。免疫组化结果(4月14日):ER(+),PR(小灶+),P16(+),W-T1(+),P53(-,突变型),CK7(部分+),Pax-8(+),Ki-67(约80%+)。(大网膜肿物)纤维脂肪组织内见肿瘤排列呈腺样、乳头状或巢团状,细胞核大、深染,可见核分裂,并见坏死及砂砾体样钙化,形态结合病史,符合高级别浆液性癌。(子宫+右附件)宫颈黏膜慢性炎;萎缩改变宫内膜;右侧输卵管轻度黏膜慢性炎;右侧卵巢见白体形成,并见散在砂粒体样钙化灶,未见确切上皮细胞。(大网膜)送检为纤维脂肪组织,未见癌。(右侧骶韧带肿物、肠表面肿物)符合腺癌。(腹主动脉旁淋巴结2/8枚、骶前淋巴结2/7枚、肠系膜上淋巴结2/11枚、肾静脉旁淋巴结1/6枚)查见转移癌。(左盆腔淋巴结11枚、右盆腔淋巴结7枚)未见转移癌。(图14-2)

考虑诊断为输卵管高级别浆液性癌ⅢC期。有化疗指征,予紫杉醇+卡铂化疗,并予艾加莫德 800 mg 静脉滴注,每天1次,调节免疫治疗。

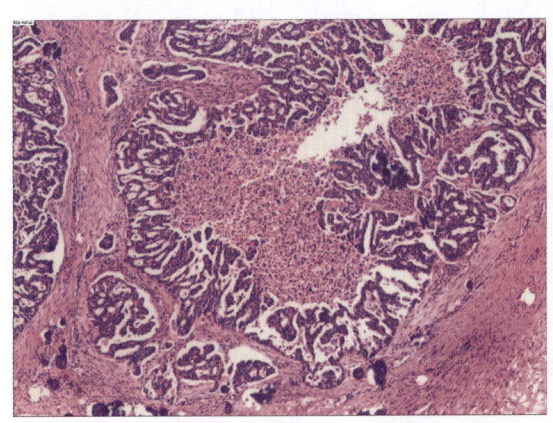 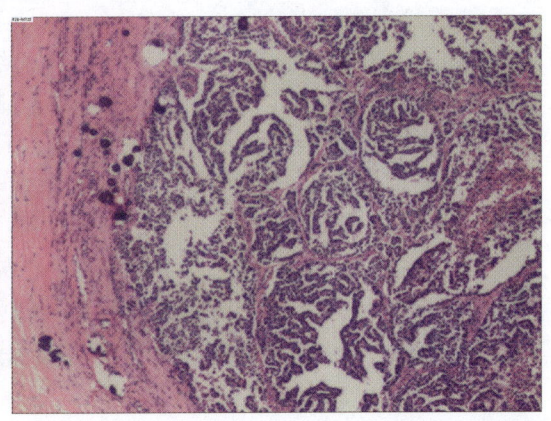

(左侧附件)肿瘤位于卵巢,镜下见肿瘤排列呈筛状、乳头状或巢团状,细胞核大、深染,异型性明显,可见核仁及核分裂,并见坏死及砂砾体,符合高级别浆液性癌。

图 14-2 肿瘤病理检查

出院情况:患者生命体征平稳,无述不适。言语含糊、头晕较前好转。查体:神清,对答切题,定时、定向力完整,双侧眼球向下活动稍受限,四肢肌张力正常,肌力5级,双侧指鼻试验阳性,四肢腱反射正常,双侧 Babinski 征阳性,颈软,脑膜刺激征阴性。

病例二 中枢神经系统副肿瘤综合征(抗 NMDAR、GAD、Hu 抗体阳性)

患者,男性,57岁,农民,因"胡言乱语、凭空闻声,行为紊乱20余天"于2017年9月2日入院。

现病史:患者于20余天前与人争吵后突发意识丧失、呼之不应、双眼紧闭、牙关紧闭、四肢僵硬伴震颤,持续1~2分钟后肢体僵硬改善,但仍呼之不应,到当地急诊科就诊，查头部 CT 未见明显异常。予对症治疗（具体不详）后患者意识转清，但出现言行异常，表现为不认识家人，胡言乱语，自述"有人在脑子里说话""看到猫、狗和老鼠"等。为进一步诊治来我科就诊。患者发病以来，精神、胃纳、睡眠差，二便正常，体重无明显变化。

既往史：3 月前因腰椎间盘突出症行手术治疗（具体不详），手术史 3 个月。否认肝炎、结核、糖尿病、高血压、心脏病或肾脏病史。否认外伤史。否认药物和食物过敏史。否认输血史及血制品使用史。预防接种史不详。

个人史：有吸烟史 30 余年，每天 1 包，已戒烟 2 年；饮酒史 20 余年，每天饮白酒 350～400 g。

婚育史、家族史：无特殊。

体格检查：意识清楚，蹒跚步态，言语欠清晰、流利，检查不合作，定时定向力下降，理解力下降、计算力、记忆力检查不合作。脑神经检查未见明显异常，四肢肌力 5 级，肌张力正常，腱反射对称，病理征未引出，双侧指鼻试验阴性、跟膝胫试验阴性，快复轮替试验不协调，四肢躯干深浅感觉对称，颈软，脑膜刺激征阴性。

辅助检查：

（1）2017 年 8 月 24 日外院血清副肿瘤综合征相关抗体：抗 Hu 抗体 IgG 阳性（1∶10），抗 GAD 抗体 IgG 阳性（1∶10）；抗 NMDAR IgG 抗体阳性（1∶32）。

（2）实验室检查。入院查血常规：血红蛋白浓度 128 g/L，血小板计数 373×10^9/L。大便常规：粪血红蛋白试验弱阳性，粪转铁蛋白试验弱阳性。C 反应蛋白 11.3 mg/L（0.0～6.0 mg/L），肌酸激酶 934 U/L（24～184 U/L），乳酸脱氢酶 353 U/L（71～231 U/L），神经元特异性烯醇化酶 32.6 ng/mL（0～16.30 ng/mL），癌胚抗原 16.80 μg/L（0～5.0 μg/L），同型半胱氨酸 16.28 μmol/L（3.7～10 μmol/L）。尿常规、凝血功能、肝肾功能、电解质、血脂、红细胞沉降率、甲胎蛋白、甲功、CA125、CA15-3、CA19-9、抗核抗体、ANCA、ENA 谱未见明显异常。

腰椎穿刺脑脊液，结果示：压力 150 mmH$_2$O，白细胞计数 4×10^6/L，红细胞计数 0×10^6/L，脑脊液蛋白 0.35 g/L，氯 123.9 mmol/L，糖 2.81 mmol/L，细菌、真菌培养阴性。

血清抗 NMDAR 抗体阳性（1∶32），抗 GAD 抗体阳性（1∶10），抗 Hu 抗体阳性（1∶10），脑脊液抗 NMDAR 抗体阳性（1∶10），抗 GAD 抗体、抗 Hu 抗体阴性。

（3）头颅 MRI：未见明显异常。

（4）PET-CT：①乙状结肠管壁增厚，代谢活跃，考虑结肠癌可能性大；局部肠管周围数个稍大淋巴结，部分代谢活跃，考虑淋巴结转移可能性大（图 14-3）。②右肺上叶后段小结节，代谢轻度活跃，考虑恶性肿瘤可能；右侧锁骨上窝、纵隔及右肺门数个肿大淋巴结，代谢活跃，考虑淋巴结转移可能；其余双肺多个小结节，代谢未见异常；双肺少许炎症；右肺下叶钙化灶（图 14-4）。③肝 S5 肝内胆管结石与钙化灶鉴别。④甲状腺双叶良性结节（右叶脂肪瘤？）；左侧基底节区低密度影，考虑良性病变；双侧扁桃体炎症；双侧颈部稍大淋巴结，代谢活跃，考虑反应性改变可能性大。⑤动脉硬化；腰 4、5 椎体及腰 4/5 椎间盘术后改变；椎体退行性变，颈椎椎间盘病变。

（5）电子结肠镜：距肛门 15cm 乙状结肠-直肠交界处可见环腔生长肿物，表面充血糜烂被污秽黄白苔，质脆，触之易出血，于肿物表面及周边多点活检。退镜。肛门可

见内痔。内镜诊断：①结肠（直-乙交界）癌。②内痔。（图14-5）

(6) 病理检查结果：①（乙状结肠-直肠交界肿物）送检肠黏膜活检组织，黏膜固有腺体增生，排列密集，部分呈筛孔状，细胞有异型性，核大深染，可见核分裂像，符合腺上皮重度不典型增生、局部癌变为中分化腺癌。免疫组化结果：CK（+），CEA（+），Ki-67（80%+），Hu（+），NMDAR（+）（图14-6）。②锁骨上淋巴结活检病理结果：（锁骨上淋巴结）送检组织镜下见淋巴结8枚，其中3枚淋巴结内见成巢异形细胞浸润，局部似有梁索状或菊形团样结构，细胞较一致，卵圆形或短梭形，胞质透亮或淡红染，核深染，核分裂易见，结合临床，考虑为（小细胞肺癌）转移癌（图14-7）。

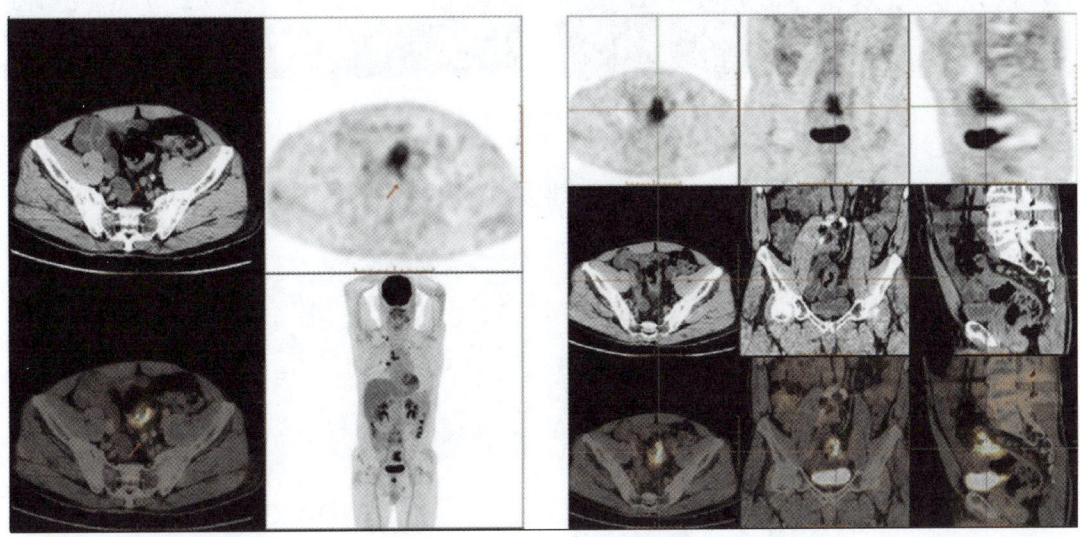

乙状结肠管壁增厚，代谢活跃，考虑结肠癌可能性大；局部肠管周围数个稍大淋巴结，部分代谢活跃，考虑淋巴结转移可能性大。

图14-3 PET-CT检查（乙状结肠）

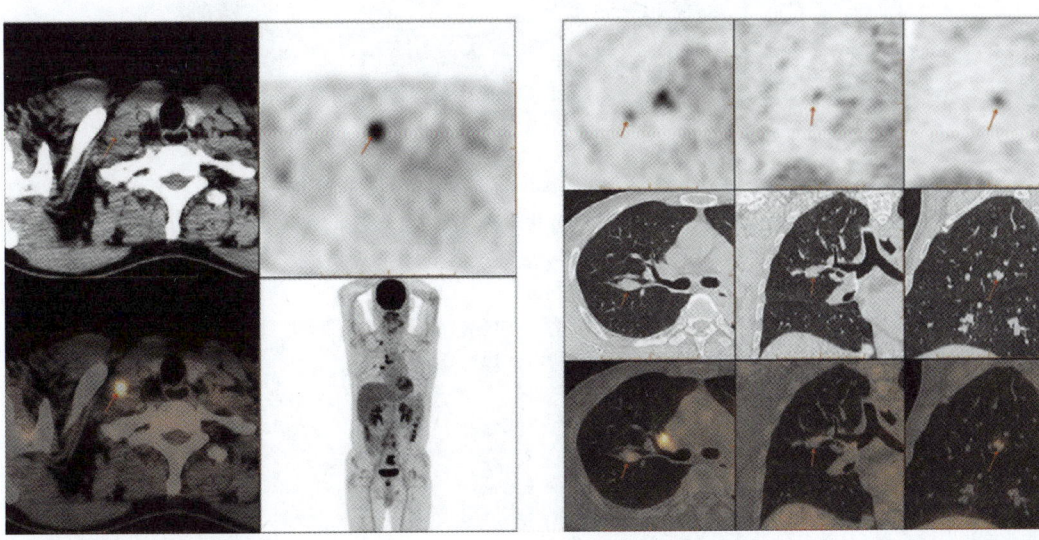

右肺上叶后段小结节，代谢轻度活跃，考虑恶性肿瘤可能；右侧锁骨上窝、纵隔及右肺门数个肿大淋巴结，代谢活跃，考虑淋巴结转移可能。

图14-4 PET-CT检查（双肺）

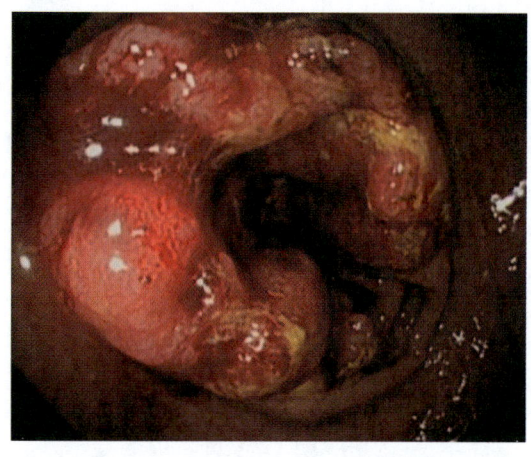
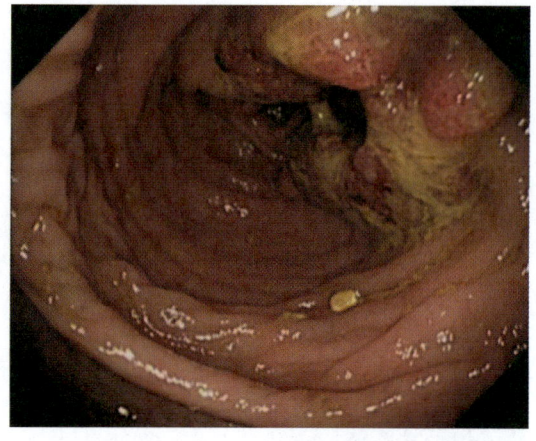

距肛门 15 cm 乙状结肠 – 直肠交界处可见环腔生长肿物，表面充血糜烂被污秽黄白苔，质脆，触之易出血。内镜诊断：结肠（直 – 乙交界）癌。

图 14 – 5　电子结肠镜检查

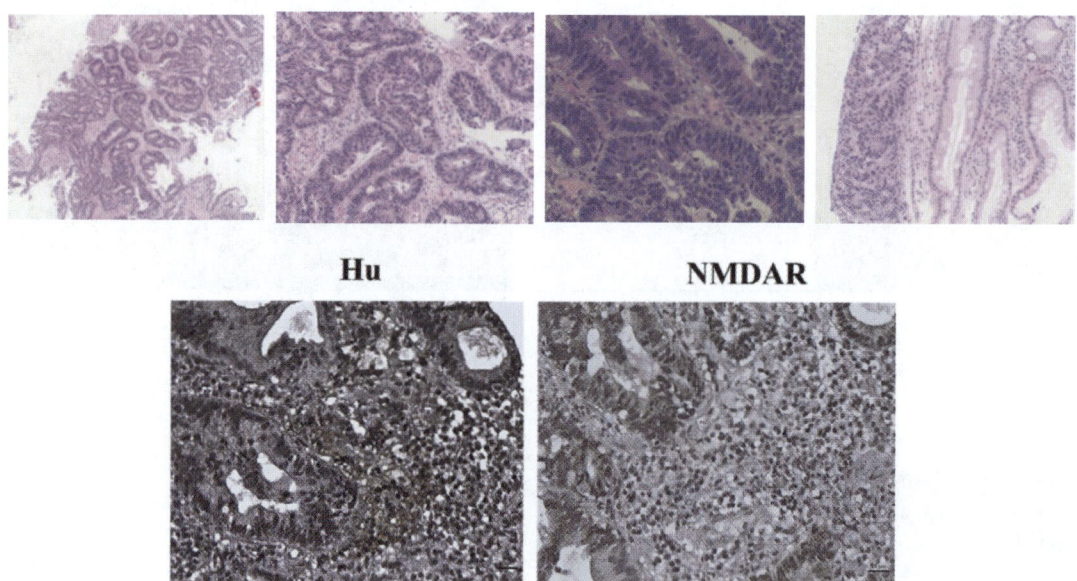

送检肠黏膜活检组织，黏膜固有腺体增生，排列密集，部分呈筛孔状，细胞有异型性，核大深染，可见核分裂象，符合腺上皮重度不典型增生、局部癌变为中分化腺癌。免疫组化结果：Hu（+），NMDAR（+）。

图 14 – 6　乙状结肠 – 直肠交界肿物病理结果

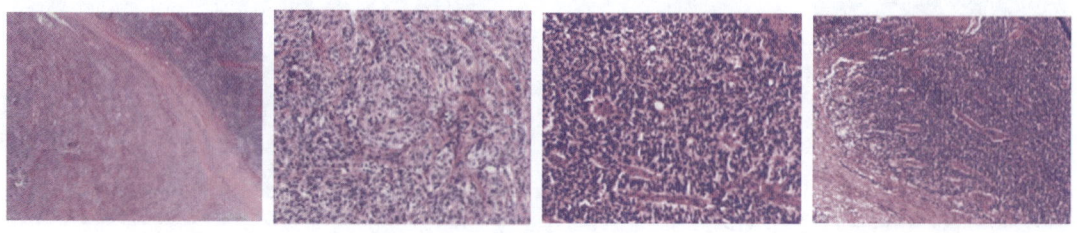

送检组织镜下见淋巴结 8 枚，其中 3 枚淋巴结内见成巢异形细胞浸润，局部似有梁索状或菊形团样结构，细胞较一致，卵圆形或短梭形，胞浆透亮或淡红染，核深染，核分裂易见，考虑为（小细胞肺癌）转移癌。

图 14 – 7　锁骨上淋巴结活检病理结果

诊断：①中枢神经系统副肿瘤综合征（抗 NMDAR、GAD、Hu 抗体阳性）。②结肠中分化腺癌。③小细胞肺癌伴锁骨上淋巴结转移。

治疗：予 IVIG 0.4 g/（kg·d）×5 d 及奥卡西平抗癫痫、奥氮平及氟哌啶醇控制精神症状及对症支持治疗。治疗后患者自言自语、烦躁不安等症状改善，未再发癫痫发作。建议患者行手术及化疗治疗肿瘤，但患者家属拒绝，转入下级医院，10 个月后患者死亡。

（常艳宇　谭莎　冯莉雯）

第十五章 髓鞘相关性脑白质病及其他

第一节 急性播散性脑脊髓炎

患者，男性，19岁，因"发热1周，下肢麻木4天"于2009年10月5日入院。

现病史：2009年9月29日患者无明显诱因出现发热，最高体温37.5℃，伴有咳嗽、食欲下降，饱食后曾呕吐胃内容物1次，无咳痰、头痛、腹泻等不适，予中药治疗，并予"消炎"药物治疗，仍有间断低热。2009年10月1日患者开始出现双下肢麻木、无力，呈对称性，伴有行走欠稳，并逐渐出现头晕，呈天旋地转感，并有视物模糊、言语欠清、面部麻木感及不能自解小便，无听力下降、耳鸣、饮水呛咳、进食困难、意识障碍及肢体抽搐等，于当地医院住院，予抗感染及营养神经等治疗后，患者仍有间断低热，双下肢麻木、乏力感未见好转，收入我科（中山大学附属第三医院神经内科）。

既往史、个人史、家族史：无特殊。

体格检查：双眼可见水平及垂直性眼震，双侧咽反射减弱，双下肢肌力2级，乳头平面以下痛温觉、触觉、运动觉、振动觉、位置觉减退，双下肢腱反射减弱，双侧病理征阳性。EDSS评分2.5分。

辅助检查：

（1）实验室检查。2009年10月5日脑脊液检查结果示：压力95 mmH$_2$O，蛋白1.05 g/L，糖2.73 mmol/L，同步血糖5.5 mmol/L，血NMO-IgG阴性，OCB未见明显异常。

（2）影像学检查。脊髓MRI（2009年10月）提示：颈胸髓异常信号灶，性质考虑骨髓炎症可能性大。治疗后1个月复查脊髓MRI（2009年11月）提示：与旧片对比，原颈2—颈4、胸6—胸10胸髓病变较前明显吸收好转，颈3—颈5颈髓稍增粗。治疗后3个月复查脊髓MRI（2010年1月）提示：胸髓未见异常。（图15-1）

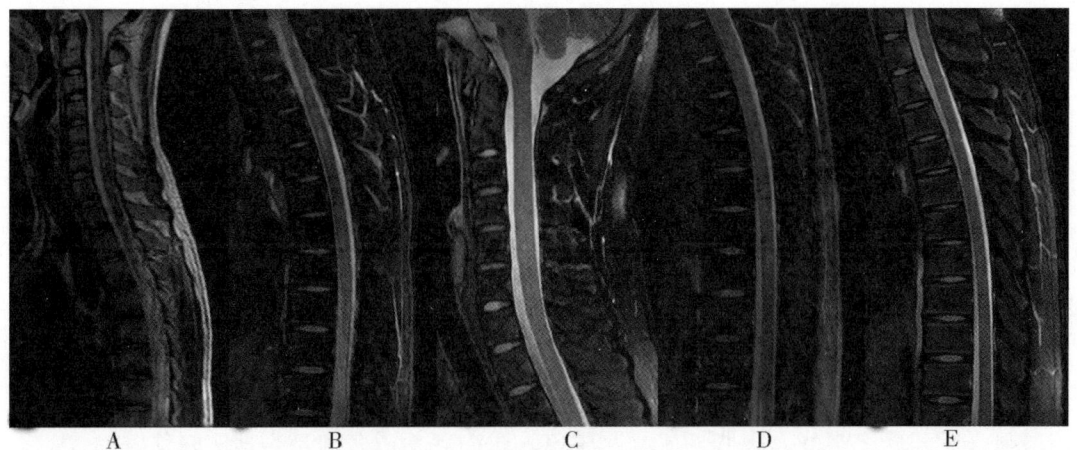

A、B：2009年10月5日治疗前脊髓MRI T2序列见颈胸髓长节段异常信号灶；C、D：2009年11月3日经治疗后脊髓MRI T2序列，见原颈胸髓长节段异常信号灶较前明显吸收好转；E：2010年1月15日脊髓MRI T2序列胸髓未见异常。

图15-1　脊髓MRI结果及其复查结果（2009年10月至2010年1月）

头颅MRI（2009年10月）提示：脑干、左侧小脑中下脚及左侧额叶皮层下病灶，性质考虑为炎症性病变。治疗后3个月复查头颅MRI（2010年1月）提示：与旧片对比，原脑干、左侧小脑中下脚及左侧额叶皮层下病灶已吸收。（图15-2）

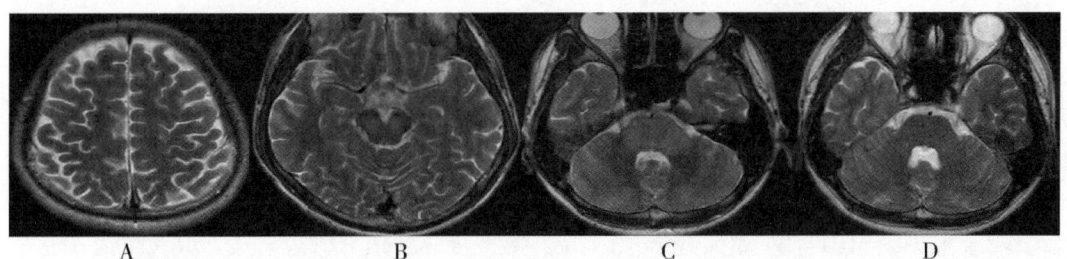

A：左侧额叶皮层下病灶；B：脑干病灶；C：左侧小脑中下脚病灶；D：治疗后3个月后，患者头颅MRI T2序列与旧片对比，原脑干、左侧小脑中下脚（未展示）及左侧额叶皮层下（未展示）病灶已吸收。

图15-2　头颅MRI结果及其复查结果（2009年10月至2010年1月）

诊断：急性播散性脑脊髓炎（ADEM）。

治疗与转归：给予丙种球蛋白0.4g/kg静脉滴注，每天1次，5天为1个疗程，共2个疗程。予甲泼尼龙1 g×5 d大剂量冲击治疗并逐渐减量，后改为予头孢他啶、病毒唑抗感染。2009年10月23日复查脑脊液压力90 mmH$_2$O，蛋白0.18 g/L，糖3.01 mmol/L，同步血糖3.63 mmol/L。患者2010年1月复查头颅、胸髓MRI未见异常。

第二节　瘤样脱髓鞘病变

患者，女性，25 岁，职员，因"反复头痛、发热 3 年余，再发 1 周"于 2021 年 12 月 7 日入院。

现病史：2018 年 9 月患者受凉后出现咽痛，随后出现发热，体温最高达 38.8 ℃，伴有头痛，以后枕部疼痛为主，伴恶心，呕吐少量胃内容物 1 次，发热时伴有双下肢肌肉酸痛，无盗汗、腹痛、腹胀、尿频、尿急、尿痛等不适，遂至当地医院住院治疗，查呼吸道合胞病毒、肺炎支原体抗体阳性，予"奥司他韦、阿昔洛韦"抗病毒治疗及"阿奇霉素"抗感染治疗后，患者咽痛好转，仍有间断发热。2018 年 10 月患者为求进一步诊疗，于我院感染科住院治疗，患者住院期间，间断出现胡言乱语、定向力减退等症状，无肢体抽搐、意识障碍等，予利巴韦林 0.5 g bid、阿昔洛韦 0.5 g q8h 静脉滴注抗病毒治疗，脑脊液病原体二代测序阴性，后予地塞米松 20 mg qd 静脉滴注，疗程共 7 天，予人免疫球蛋白 20 g qd 静脉滴注，疗程共 5 天，治疗后患者无发热、胡言乱语等不适，出院后予甲泼尼龙片 32 mg qd 口服，1 周减量 1 片，至完全减停。甲泼尼龙片减量过程中患者出现反复低热，体温波动于 36.5～37.5 ℃。2019 年 2 月再次入我院感染科住院治疗，入院后予甲泼尼龙片 24 mg qd 口服治疗，送检血清 AQP4、GFAP、抗 MOG 抗体，结果为阴性，后患者头痛、发热自行缓解。2019 年 5 月患者逐渐减停甲泼尼龙片。2019 年 6 月患者再次出现发热，体温最高至 38 ℃，伴有头痛，表现后枕部疼痛，平躺后可缓解，予补液、止痛等治疗后可缓解。2021 年 11 月患者再次出现右下腹痛、头痛，伴发热，体温最高至 38.5 ℃，持续发热并伴有头痛症状加重。再次至当地医院就诊，头颅 MRI 示左侧大脑半球脑组织肿胀及异常信号，盆腔 CT 示盆腔内子宫右侧旁环形强化灶，收入我科后考虑淋巴瘤可能。予脱水治疗后，2022 年 9 月转神经外科于左侧额叶强化处病灶取 4 条病变组织送活检。

体格检查：神清语利，对答切题，远、近记忆力下降，双侧瞳孔等大等圆，瞳孔直径 3 mm，直接、间接对光反射均灵敏，眼球各项运动可，双侧额纹、鼻唇沟对称，口角无歪斜，伸舌居中，舌肌无萎缩或震颤，四肢肌肉未见萎缩及肥大，四肢肌力 5 级，肌张力正常，四肢腱反射未引出，双侧病理征未引出，共济运动未见异常，四肢浅感觉、深感觉对称存在，颈软，脑膜刺激征阴性，右上腹压痛、反跳痛明显，深吸气时疼痛加剧。

辅助检查：

（1）实验室检查。腰椎穿刺示（2018 年 10 月 8 日）：脑脊液压力 195 mmH$_2$O。脑脊液常规：白细胞 28×10^6/L，红细胞 0×10^6/L。脑脊液生化：氯 118.2 mmol/L，糖 3.54 mmol/L，脑脊液总蛋白 0.394 g/L。同步生化：糖 3.85 mmol/L，氯 102.2 mmol/L，脑脊液隐球菌涂片、二代测序、自身免疫性脑炎抗体、结核杆菌抗体 TB-Ab、曲霉菌半乳甘露聚糖定量、血＋脑脊液寄生虫全套（脑囊虫、肺吸虫、裂头蚴、日本血吸虫、弓形虫）等均阴性。

腰椎穿刺（2019年2月15日）：脑脊液压力220 mmH$_2$O。脑脊液常规：白细胞 4×10^6/L，红细胞0×10^6/L，脑脊液生化：氯118.3 mmol/L，糖2.71 mmol/L，脑脊液总蛋白0.184 g/L。

2021年12月脑脊液及血清抗MOG抗体阳性（1∶32），脑脊液及血清抗GFAP抗体阳性（1∶32）。

（2）影像学检查。头颅MRI（2018年10月）示：双侧海马、丘脑及右侧颞叶、基底节区、放射冠、半卵圆中心异常信号灶，T1WI呈稍低信号，T2WI及T2-FLAIR呈稍高信号，病灶呈团块状，占位效应不明显，增强见轻度不均匀强化，呈梳齿状及放射状强化，考虑感染性病变可能性大，建议治疗后复查（图15-3）。

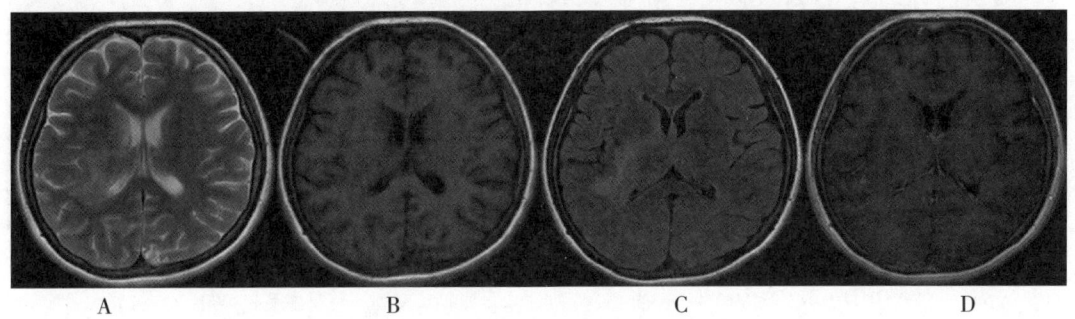

A—C：丘脑、放射冠长T1长T2病灶，D病灶内可见强化。

图15-3　患者头颅MRI（2018年10月）

头颅MRI（2019年2月我院）示：原脑实质多发病灶较前吸收、好转，建议继续治疗后复查（图15-4）。

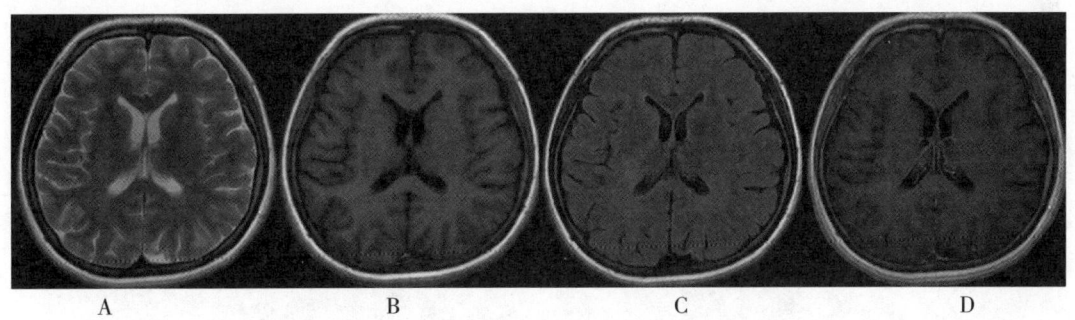

患者治疗3月后头颅MRI，A—D：丘脑、放射冠长T1长T2及强化病灶较前消退。

图15-4　患者治疗后头颅MRI（2019年2月）

患者头颅MRI（2021年12月我院）提示：左侧额颞叶、基底节区、放射冠、半卵圆中心异常信号灶，增强呈梳齿状，SWI示病灶内部无顺磁性物质沉积，DWI未见明确弥散受限。患者头颅MRI（2022年2日我院）提示：原左侧额颞叶、基底节区、放射冠、半卵圆中心异常信号灶较前吸收、好转。（图15-5）

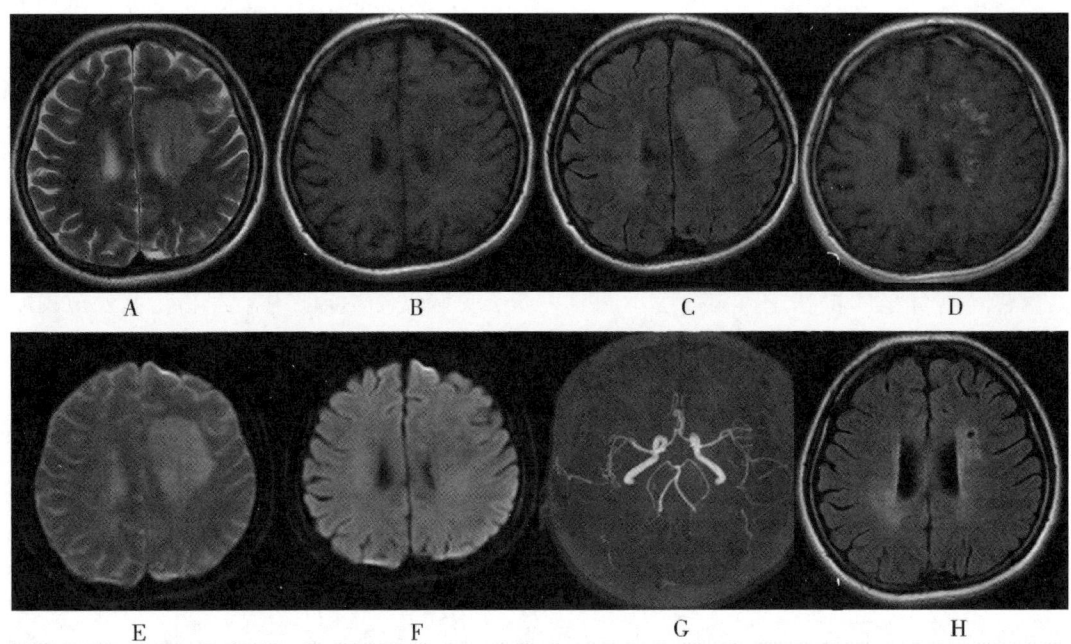

A、B、C分别代表患者头颅MRI T2序列、T1序列、T2-FLIAR序列，可见左侧额颞叶、基底节区、放射冠、半卵圆中心异常信号灶；D：T1增强序列病灶呈梳齿状强化；E、F：弥散功能成像（DWI）序列未见弥散受限；G：头颅MRA未见异；H：治疗后3月（2022年2月复查）患者头颅MRI T2-FLIAR序列示原左侧额颞叶、基底节区、放射冠、半卵圆中心异常信号灶较前吸收、好转。

图15-5　患者头颅MRI

（3）病理检查结果。送检少许脑组织（左侧额叶占位），星形细胞分布欠均匀，局部可见变性改变，细胞未见明显异型性，组织内稍多淋巴细胞浸润并灶性聚集，以血管周明显，考虑炎症性病变，倾向脱髓鞘。免疫组化结果：CD68（散在+），CD3（散在+），CD20（散在+），GFAP（+），Oligp-2（散在+），Syn（散在+），Ki-67（约8%+）。符合脱髓鞘性假瘤改变（图15-6）。

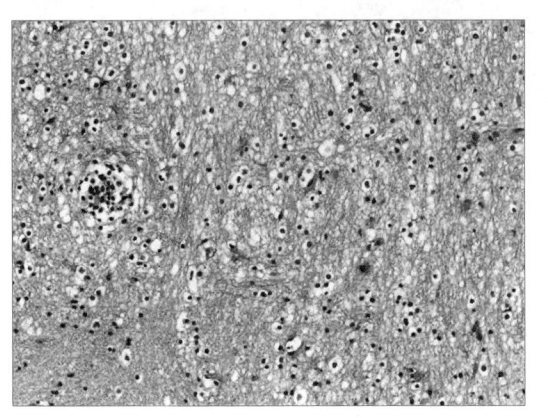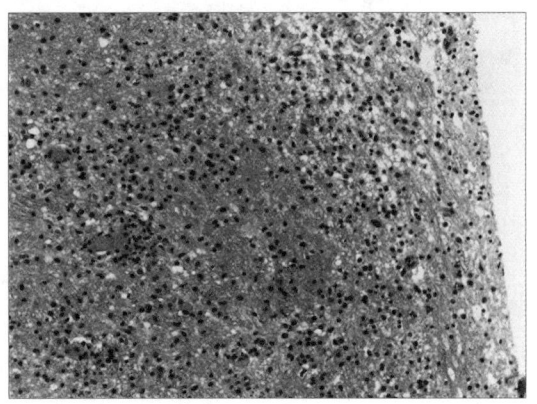

图15-6　脑组织左侧额叶占位病理结果

诊断：脱髓鞘性假瘤。

治疗与转归：2021年12月14日起使用甲泼尼龙1g×3d大剂量冲击治疗并逐渐

减量，予静注人免疫球蛋白 20 g，静脉滴注，每日 1 次，疗程共 3 天，序贯予醋酸泼尼松片 50 mg 口服每日 1 次治疗，1 周减量 5 mg，至醋酸泼尼松片 10 mg 口服，每日 1 次维持剂量。2022 年 3 月加用硫唑嘌呤 50 mg bid 口服治疗至今，后续多次复查中枢神经系统脱髓鞘抗体、自身免疫性脑炎抗体均阴性。患者现远、近记忆力减退，遗留右上肢精细运动稍笨拙，表现为写字欠流畅。

（林嘉灏　卢婷婷）

第三节　同心圆性硬化

37 岁，女性，因"头晕、视物模糊 2 月，肢体麻木、乏力 1 月"于 2013 年 4 月 8 日入院。

现病史：患者 2013 年 2 月无明显诱因出现头晕，无伴天旋地转感，伴视物模糊、恶心，无黑蒙、跌倒、呕吐、头痛等不适，未行诊治。2013 年 3 月出现右侧肢体麻木、乏力，对痛温觉迟钝，遂至当地医院住院治疗，完善头颅 MRI 见颅内多发病变，经治疗后（具体不详）头晕、恶心症状缓解，但右侧肢体麻木、乏力无明显改善。2013 年 4 月收入我科。

既往史：2006 年行剖宫产术，右侧卵巢肿物（大小约 3 cm），规律妇科门诊随访。

个人史、家族史无特殊。

体格检查：神清语利，对答切题，双侧瞳孔等大等圆，瞳孔直径 3 mm，直接、间接对光反射均灵敏，眼球各项运动可，双侧额纹、鼻唇沟对称，口角无歪斜，伸舌居中，舌肌无萎缩或震颤，四肢肌肉未见萎缩及肥大，右上肢肌力 5-级，右下肢肌力 4 级，左侧肢体肌力 5 级，肌张力正常，四肢腱反射未引出，双侧病理征阴性，共济运动未见异常，四肢浅感觉、深感觉对称存在，颈软，脑膜刺激征阴性。

辅助检查：

(1) 实验室检查：脑脊液压力 130 mmH$_2$O，蛋白 0.3 g/L，糖 5.82 mmol/L，同步血糖 12.80 mmol/L，OCB 阴性。血 NMO-IgG 阴性。血寄生虫抗体（××医学院）：肝吸虫、血吸虫抗体阳性（ELISA），肺吸虫、囊头蚴、弓形虫阴性。脑脊液寄生虫抗体（××医学院）：肺吸虫、囊头蚴、弓形虫、肝吸虫、血吸虫阴性。大便找肝吸虫阴性。

(2) 肝胆彩超示：慢性胆囊炎。2013 年 10 月子宫及附件彩超：子宫大小正常，内膜回声不均，不排除内膜息肉可能。右侧附件区混合性肿块（43 mm×33 mm），考虑畸胎瘤可能性大，左侧附件区未见明显肿块回声。

(3) 头颅 MRI（2013 年 4 月）提示：T2-FLAIR 序列及增强序列见双侧额顶叶、左侧半卵圆中心、放射冠、内囊、丘脑、大脑脚病灶。头颅 MRI（2016 年 6 月）提示：MRS 示左侧半卵圆中心病灶（Ch/Cr=1.14，Ch/NAA=0.619，NAA/Cr=1.85）符合脱髓鞘改变。（图 15-7）

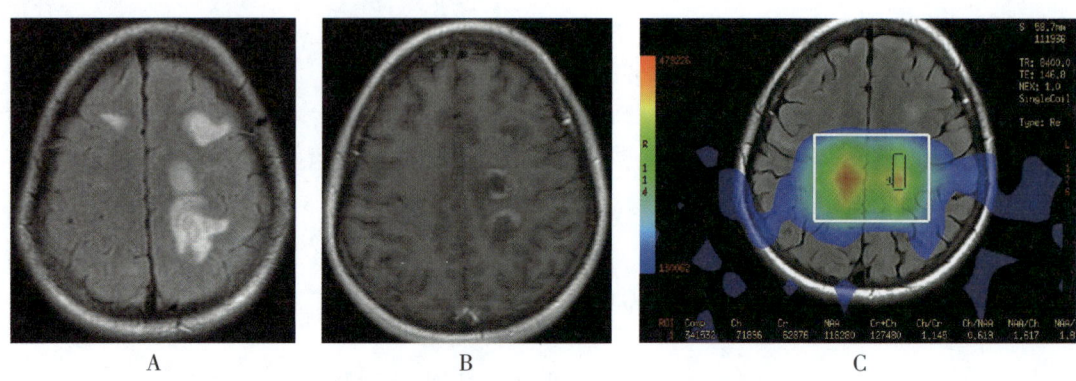

A：T2 FLAIR 序列及 T1 增强序列见双侧额顶叶、左侧半卵圆中心病灶，病灶呈环形强化。C：MRS 示左侧半卵圆中心病灶（Ch/Cr＝1.14，Ch/NAA＝0.619，NAA/Cr＝1.85）符合脱髓鞘改变。

图 15-7　头颅 MRI

头颅 MRI（2018 年 7 月）提示：双侧额顶叶、半卵圆中心、放射冠、内囊、丘脑多发病灶、大部分病灶范围较前稍缩小部分处于活动期，DWI 示右侧脑室旁病变呈高信号，SWI 示上述病灶内可见中央静脉征（图 15-8）。

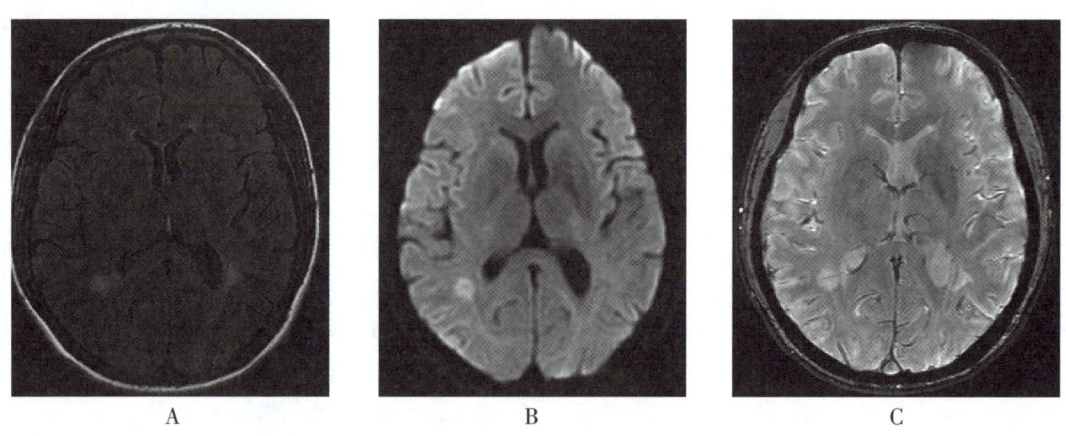

A：原脑实质多发病灶范围较前稍缩小，T2-FLAIR 序列可见右侧脑室旁新发病灶；B：处于活动期，DWI 序列右侧脑室旁高信号；C：SWI 序列可见中央静脉征。

图 15-8　头颅 MRI（2018 年 7 月）

诊断：同心圆性硬化。

治疗：甲泼尼龙 1 g×5 d 大剂量冲击治疗并逐渐减量，序贯使用甲泼尼龙片 40 mg 口服，每天 1 次并逐渐减量至 8 mg 口服，每天 1 次，患者右侧肢体麻木、乏力症状好转。2013 年 5 月加用他克莫司 0.5 mg，每天 1 次。2013 年 10 月患者切除右侧卵巢肿物，病理示右侧卵巢成熟性畸胎瘤。2014 年 6 月患者停用甲泼尼龙片。2018 年 7 月患者感染带状疱疹后复发，他克莫司加量至 0.5 mg 口服，每天 2 次，后诉偶有疲劳症状，未见明显复发。

第四节 脑白质营养不良

病例一 肾上腺脑白质营养不良

患者，男性，25岁，无业人员。因"心情差6年，伴记忆力下降2年"于2017年12月16日入院。

现病史：患者6年前（大一）出现心情差、兴趣减退，对很多事情不感兴趣，认为上课是一种折磨，因此经常逃课，成绩挂科；易疲乏，不想做事；少语、少动，不喜欢跟别人接触交流；严重时有消极观念；睡眠差。1年余前曾至××医院就诊，诊断"抑郁症"，予盐酸帕罗西汀（20 mg/d）口服，抑郁情绪改善欠佳。某天下午出现兴奋话多、精力旺盛、做事有动力、想法计划多、大脑反应灵活，遂至我院精神科门诊就诊，诊断"抑郁症"，予盐酸帕罗西汀（30 mg/d）口服。此后患者再次出现上述情绪高涨症状，遂于2016年12月19日至2016年12月2日在××医院精神科住院治疗，诊断"双相情感障碍"，予丙戊酸镁、奥氮平改善症状（具体剂量不详）。患者觉得改善不明显，于2016年12月21日至2017年1月12日至我院精神科就诊，住院期间行头颅MRI检查，提示双侧顶枕叶及侧脑室后角旁脑白质脱髓鞘病变，高度怀疑肾上腺脑白质营养不良，伴有胼胝体发育不良，诊断：①肾上腺脑白质营养不良（？）；②双相情感障碍。予丙戊酸钠缓释片0.75 g/d，富马酸喹硫平片0.6 g/d，阿普唑仑0.4 mg/d，碳酸锂0.5 g/d治疗，自述情感状态改善，记忆力仍进行性下降。自起病以来，患者无四肢抽搐、二便失禁、不识家人，无凭空闻语、凭空视物，无疑人害、疑人议论。服药后睡眠可，大小便正常，近期体重无明显变化。

既往史：体健。

家族史：外公可疑精神障碍病史，妹妹诊断有双相情感障碍。

个人史、婚育史：无特殊。

体格检查：T 36.6 ℃，P 80次/分，R 16次/分，BP 107/66 mmHg。神清，对答切题。双侧瞳孔等大等圆约3 mm，对光反射灵敏，双侧鼻唇沟对称，伸舌居中，眼球活动可，四肢肌力、肌张力正常。四肢感觉对称存在，生理反射存在，病理反射阴性，脑膜刺激征阴性。

辅助检查：

（1）实验室检查：

2016年12月至2017年1月：尿常规、甲功七项、ESR、凝血四项、术前筛查八项未见明显异常。血常规：红细胞总数 4.220×10^{12}/L，血红蛋白浓度124 g/L。生化全套：尿酸519 μmol/L。性激素六项：垂体泌乳素534.41 μIU/mL。

2017年12月，查甲功三项：促甲状腺素10.601 μIU/ml，游离三碘甲腺原氨酸5.190 pmol/L，游离甲状腺素13.660 pmol/L。性激素六项：孕酮1.140 nmol/L，黄体生成素10.030 mIU/mL，促卵泡成熟激素3.840 mIU/mL，雌二醇173.62 pmol/L，睾酮

19.810 nmol/L，垂体泌乳素 291.260 μIU/mL。血浆皮质醇测定（化学发光法）68.380 nmol/L（12：00 am），55.310 nmol/L（8：00 am），220.770 nmol/L（4：00 pm）。

（2）胸部正侧位片：心肺未见明确异常。

（3）常规心电图：窦性心动过缓。彩超肝胆脾胰+双肾输尿管膀胱前列腺、精囊腺：未见明显异常。

（4）头颅 MRI + MRA 平扫+增强（2016年12月24日）：①双侧顶枕叶及侧脑室后角旁脑白质脱髓鞘病变，高度怀疑肾上腺脑白质营养不良，伴有胼胝体发育不良。②双侧额叶皮层下小变性灶。③透明隔间腔增宽（图15-9）。

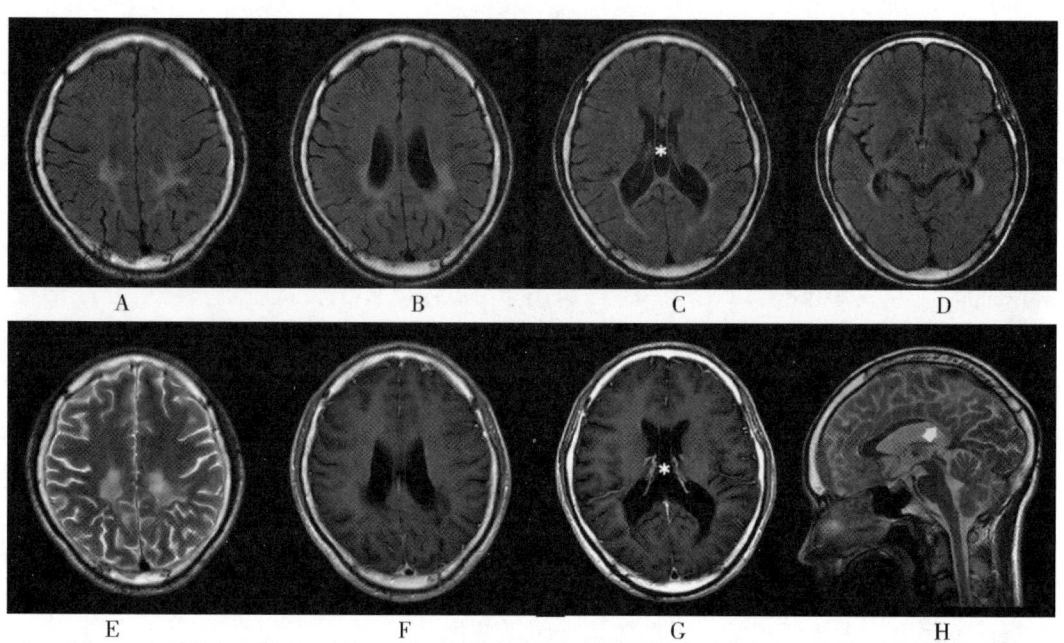

双侧顶枕颞叶及侧脑室后角旁脑白质脱髓鞘病变，伴有胼胝体发育不良（箭头）；透明隔间腔增宽（✱）。

图 15-9　头颅 MRI 平扫+增强+MRA（2016年12月24日）

（5）基因检测结果（2017年10月26日）：X 连锁肾上腺脑白质营养不良症 *ABCD1* 基因测序发现来自于母亲 X 染色体的等位基因存在一个半合子的基因突变：c.1823G > A，p.（Gly608Asp），属 X 连锁隐性遗传。

诊断：①肾上腺脑白质营养不良。②双相情感障碍。

治疗：予补充激素、对症等治疗。

出院情况：患者诉记忆力好转，精神、食欲、睡眠可，二便正常。2020年2月住院期间诉视物模糊、视力下降，眼科会诊提示视神经萎缩，视野缺损，高度近视。

病例二　遗传性弥漫性白质脑病并轴索球样变（HDLS）

患者，男性，36岁，因"进行性四肢乏力、智能减退1年余"于2015年1月21日入院。

现病史：2013年10月因"左下肢乏力酸痛1年余，加重伴反应迟钝1月"于外院就诊，在外院行头颅 MRI 示：轻度脑萎缩，双侧侧脑室旁白质变性或脱髓鞘改变。腰椎 MRI 示：腰 4/5 椎间盘变性、膨出、突出（左侧后型），考虑"多发性硬化"，予甲泼尼龙 0.5 g，人免疫球蛋白 20 g 静脉滴注，每天 1 次，共 3 天治疗，症状无好转。2013 年 12 月查视觉诱发电位：双眼 P100 波分化欠佳，波幅降低，潜伏期正常，脑干听诱发电位左耳正常，右耳异常。肌电图：左侧胫神经神经源性损害（感觉、运动纤维均受累，脱髓鞘改变为主）。全血乳酸正常，MELAS 相关基因检测均未见异常。脑脊液：WBC 1×10^6/L，氯 116.5 mmol/L（血氯 134 mmol/L），糖正常，蛋白 0.182 g/L、ADA 正常。未发现隐球菌、抗酸杆菌。胸部 CT：陈旧性结核（结核球伴钙化）。予人免疫球蛋白、激素抗炎治疗。患者出院时症状无明显改善，并在出院后症状逐渐进展，行走困难，不能独立行走，双上肢动作笨拙缓慢，言语缓慢，稍有构音障碍，左眼视物较右眼模糊，双下肢抖动，以左下肢明显，二便有便意但偶有不能自主控制，情绪不稳定，易哭，反应慢较前加重，2014 年 3 月再次就诊外院，考虑"原发进展型多发性硬化"，予甲泼尼龙、环磷酰胺冲击治疗（具体剂量不详），硫唑嘌呤口服，患者症状无明显改善，并出现小便失禁。2014 年 7 月自行停服所有药物，偶服用中药汤剂治疗，四肢乏力、反应迟钝等症状逐渐加重，不能下地行走，与人交流困难。2014 年 12 月出现饮水呛咳，入院前 1 周（2015 年 1 月）出现大便失禁。

既往史：体健，对维生素 B_1 过敏。

个人史：生长发育正常，性格沉默，反应迟钝，吸烟 10 年。已婚，配偶及 2 子体健。

家族史：其父亲已 80 岁，有双侧髋关节病变、无法行走病史（70 余岁时出现）；兄妹 4 人，二哥因"淋巴瘤"去世，否认家族中类似病史。

查体：神清，强笑，高级智能活动减退，无言语，查体仅能配合完成缓慢张口、闭目、举手等动作。双侧瞳孔等大等圆，直径约为 3 mm，对光反射灵敏。眼球运动不能配合。双侧额纹、鼻唇沟对称，伸舌基本居中，咽反射减弱。四肢肌张力增高，双下肢明显，左侧上肢远端肌力 0 级，近端 2 - 级，右上肢肌力 3 + 级，下肢肌力检查不能配合，双上肢腱反射（＋＋＋），双下肢腱反射（＋＋＋＋），病理征阳性。双侧踝阵挛阳性。共济试验不能配合。心肺腹查体未及异常。双侧颈部、腹股沟区可及多发肿大淋巴结，质硬，活动度稍差，表面光滑，最大者位于右侧胸锁乳突肌后侧。

辅助检查：

（1）实验室检查：

三大常规、血播八项、糖化血红蛋白、性激素六项、甲功三项、维生素 B_{12}、维生素 A、维生素 B_2、25 - 羟维生素 D、铜蓝蛋白、三点皮质醇节律正常。

生化：脂蛋白（a）[LP（a）] 315 mg/L，肌酸激酶（CK）219 U/L（24～184 U/L），余均正常。复查 CK 正常。凝血：纤维蛋白原（FIB）4.09 g/L（2.0～4.0 g/L），部分凝血活酶时间（APTT）42.1 s（28～40 s），同型半胱氨酸（HCY）18.73 μmol/L。元素六项：铁 9.5 μmol/L（11～27 μmol/L），镁 1.62 mmol/L（0.67～1.04 mmol/L），总铁结合力 37.4 μmol/L（46.4～69.5 μmol/L）。

血清维生素 B_1 42.389 nmol/L（50～150 nmol/L），维生素 B_6 85.189 μmol/L（14.6～72.9 μmol/L），维生素 C 19.783 μmol/L（34～114 μmol/L），维生素 E 9.981 μg/mL（10～15 μg/mL）。结核菌素（PPD）试验阳性（＋＋）。

(2) 影像学检查。腰椎 MRI（2013 年 8 月 16 日外院）：腰 4/5 椎间盘变性、膨出、突出（左侧后型）。头颅 MRA + DWI + SWI + MRS（2015 年 1 月 24 日我院）：①双侧半卵圆中心、侧脑室周围、放射冠、大脑脚、右侧背侧丘脑、中脑、胼胝体多发病变，考虑多发性硬化可能。②脑萎缩，脑积水。③MRA 及 MRV 未见明显异常。④SWI 受运动伪影影响，观察不清。MRS 示病灶区 NAA 峰降低，Cho 峰升高。（图 15 - 10）

(3) 心电图：窦性心律，异常 Q 波。

(4) 心脏超声：未见明显心脏形态学改变。彩色多普勒检查未见明显异常血流。左室收缩功能正常。

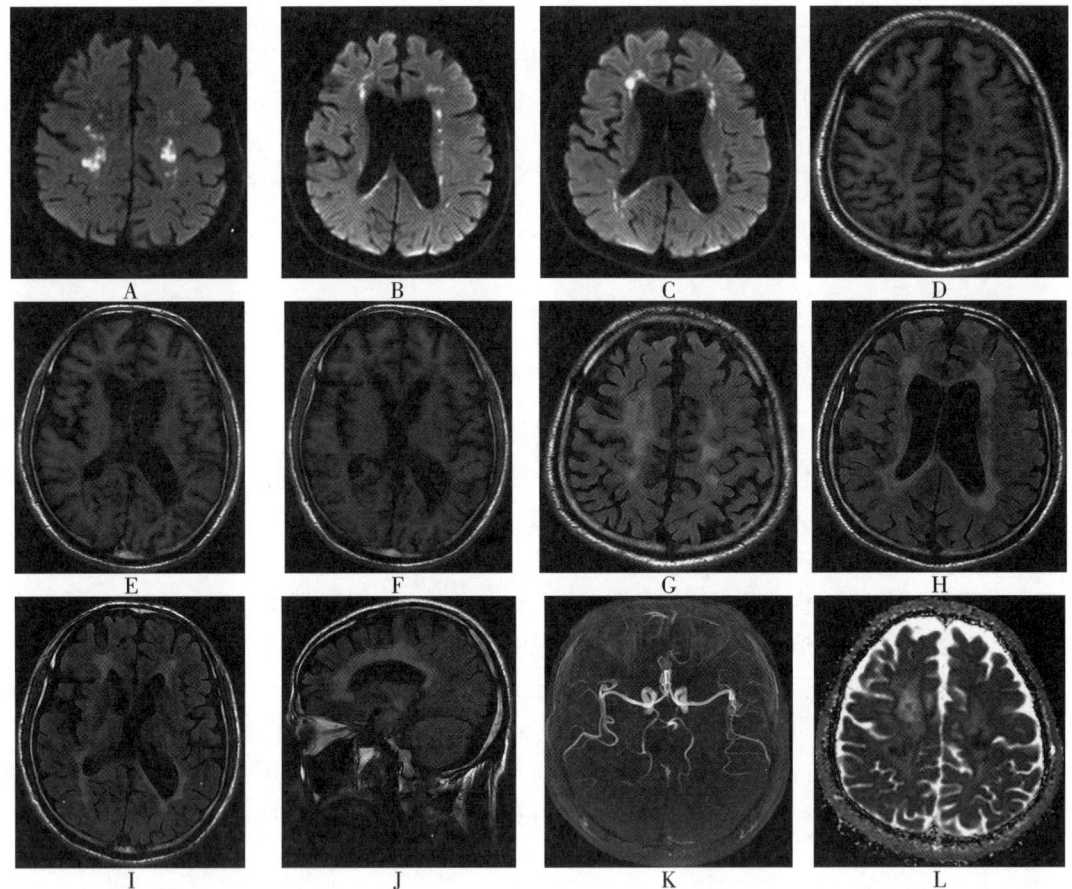

DWI 序列见双侧半卵圆中心病灶（A、L）、侧脑室旁病灶（B、C）、胼胝体病灶（C）弥散受限；双侧半卵圆中心、侧脑室周围、放射冠、胼胝体、多发长 T1（D-F）长 T2（G-I），异常信号灶；头颅 MRA 未见异常（K）。

图 15 - 10　头颅 MRA + DWI + SWI + MRS（2015 年 1 月 24 日）

(5) 病理检查结果。淋巴结活检：（右侧颈部淋巴结）多灶凝固性坏死，坏死周边类上皮细胞增生、散在多核巨细胞浸润，符合肉芽肿性炎，请临床注意排除结核及其他特殊微生物感染。

2015 年 12 月 13 日右额病灶，送检穿刺组织 2 条，镜下形态相似；部分星形细胞增生，部分星形细胞退行性变，可见小灶性变性坏死，间质内散在可疑组织细胞，但未见明确的巨噬细胞，鉴于送检为穿刺组织，不能充分反映完整的病理改变，考虑炎症性疾病的可能性大，请结合临床及影像学。免疫组化：GFAP（+），Syn（±），NF（+），

Neu-N（-），CD68（散在+），LCA（-）（图15-11）。

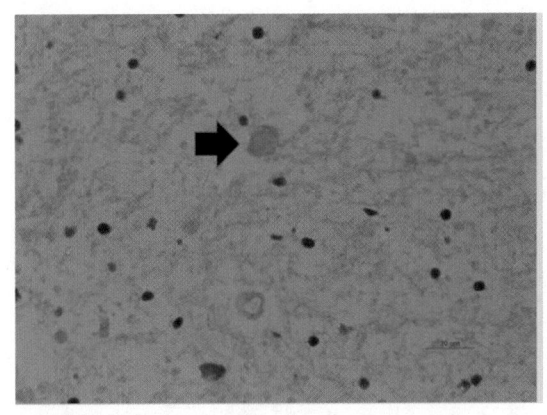

HE染色可见轴索球。

图15-11 右额叶病灶活检病理结果

基因检测：检测到 CSF1R 基因 c.2603T>C；p.（Leu868Pro）杂合，致病突变。

诊断：①遗传性弥漫性白质脑病并轴索球样变。②陈旧性肺结核。

病例三 卵巢性脑白质营养不良

患者，女性，35岁，因"头痛伴头部麻木1年余"于2023年8月3日入院。

现病史：患者2022年6月无明显诱因出现头痛，位于后枕部，呈隐痛感，呈阵发性，持续3～5小时缓解，偶伴有头部麻木感，不伴有肢体乏力、头晕、视物模糊等不适，遂至当地中医院就诊，诊断为脱髓鞘病，予艾地苯醌、银杏叶滴丸、坦度螺酮及中药治疗后，头痛及麻木感较前缓解，停药后头痛、头麻木感症状反复，遂至当地医院就诊，考虑中枢神经系统脱髓鞘病，为求进一步诊治，收入我科。

既往史、个人史无特殊。

月经史：初潮17岁，经量正常，月经周期35～40天，行经8～9天，未避孕无孕3年。

家族史：否认父母近亲结婚。患者二妹、四妹出生后夭折；患者五妹5岁时因水痘夭折；患者三妹14岁初潮，17岁停经；患者六妹月经未来潮（现年26岁）。

体格检查：头发、眉毛、腋毛、生殖器毛发疏松，脑神经未见明显异常，四肢腱反射未引出，病理征阴性。

患者家系图见图15-12。

辅助检查：

(1) 实验室检查。脑脊液压力85 mmH$_2$O，蛋白0.3 g/L，糖3.67 mmol/L，同步血糖5.66 mmol/L，OCB IV型，脱髓鞘、自身免疫性脑炎、副肿瘤抗体阴性。

(2) 影像学检查。患者头颅MRI（2023年8月我院）提示：T2、T2-FLAIR序列，大片融合白质病灶，未见囊性变及白质溶解，脑干及小脑未受累，病灶无弥散受限，无增强，MRA未见异常（图15-13）。

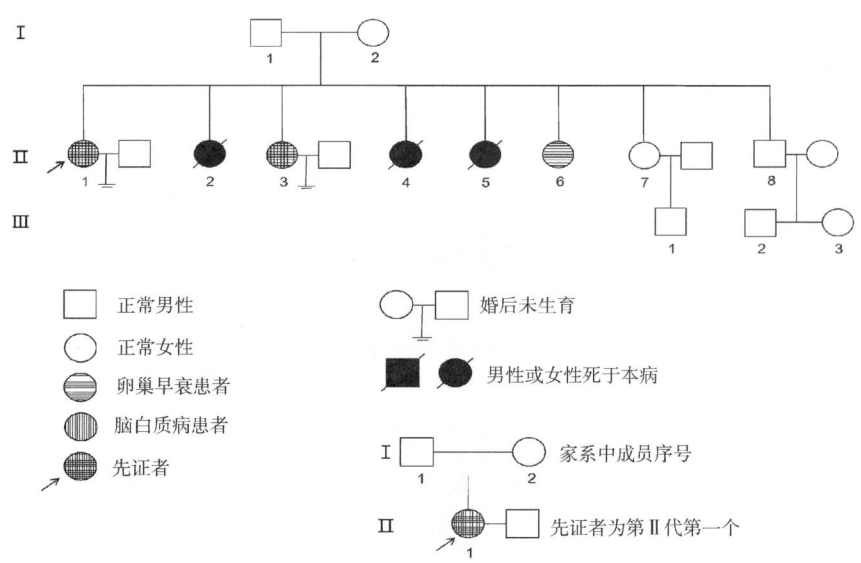

图 15-12 患者家系

患者三妹头颅 MRI（2023 年 8 月）示：T2、T2-FLAIR 序列，白质病灶中心见脑脊液样信号，白质溶解（图 15-14）。

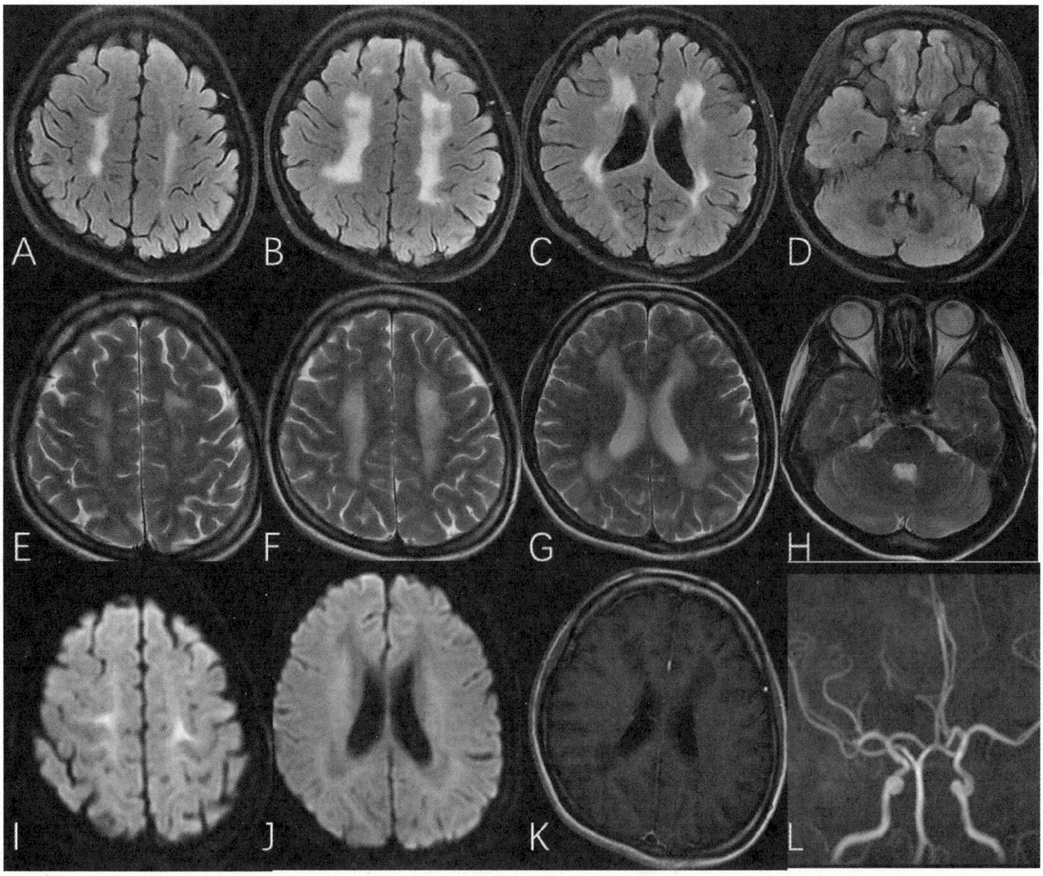

A—D 为 T2FLAIR 序列，E—H 为 T2 序列，可见大片融合白质病灶，未见囊性变及白质溶解，脑干及小脑未受累；I—J：DWI 序列示病灶无弥散受限；K：无增强；L：MRA 未见异常。

图 15-13 头颅 MRI（2023 年 8 月）

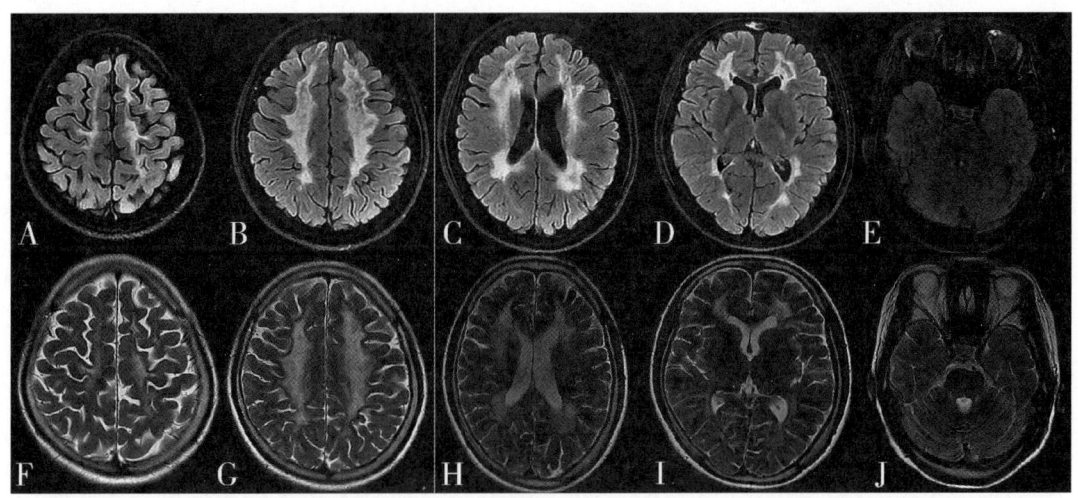

A—E 为 T2 FLAIR 序列，F—J 为 T2 序列，见大片白质融合病灶，白质病灶中心见脑脊液样信号，白质溶解。

图 15-14　患者三妹头颅 T2、T2-FLAIR 序列

（3）全基因组基因测序见表 15-1。

表 15-1　全基因组基因测序结果

EIF2B2 chr14：75473404 Exon：6/8 NM_014239.4：c.818A>G（p.Lys273Arg）	先证者	NG25X02775	纯合
	妹妹	NG25X02774	纯合

诊断：卵巢性脑白质营养不良。

治疗：予艾地苯醌、甲钴胺、复合维生素 B 等营养神经及抗氧化治疗。

第五节　渗透性脱髓鞘综合征

病例一　中央脑桥髓鞘溶解症

患者，男性，32 岁，因"肝移植术后 1 月余，言语不能 5 天"于 2022 年 3 月 5 日入院。

现病史：2022 年 2 月 17 日患者于外院全麻下行同种异体原位肝移植（改良背驼式）+脾动脉结扎+腹腔粘连松解术，术后当日麻醉苏醒后患者神清，可对答，但声音嘶哑。2022 年 2 月 28 日患者出现言语不能，可遵嘱摇头点头，无法对答，四肢活动困难，神志清。2022 年 3 月，患者出现四肢抖动、牙关紧闭、双眼向上凝视等症状，静脉推注安定后可缓解，共发作 3 次，每次持续约数分钟。现为求进一步诊治，收入我

院住院治疗。

既往史：发现乙肝20余年，不规律服用抗病毒药物。2021年全麻下行食管中部静脉曲张套扎术+胃底重度静脉曲张组织黏合剂注射术。

体格检查：神清，无法对答，自主睁眼，有自主眨眼及自主的眼球追踪活动，双侧眼球活动到位，双侧瞳孔等大等圆，直径约5 mm，四肢有自主活动，双上肢肌力2级，双下肢肌力1级，腹部见"人"字形伤口，腹部静脉曲张明显，未见明确蜘蛛痣、黄染、皮疹等。

辅助检查：

（1）床边超声（2022年3月我院）：肝移植术后2+周复查；肝实质回声均匀，肝内未见明显占位，右肝下间隙局限性积液，脾大，脾门静脉扩张；大量腹水，双侧胸腔积液。

（2）胸部CT：双侧炎症（较前增多）；心腔及大血管密度减低，贫血待排；双侧胸腔积液；附见肝脏汇管区增宽；胃底术后改变；脾大；腹水。

（3）头颅MRI（2022年3月我院）：①双侧基底节、海马、右侧丘脑、中脑及脑桥多发病变，考虑为脑桥中央髓鞘溶解症可能；脑萎缩。②头颅MRA未见明显异常；SWI未见明确异常（图15-15）。

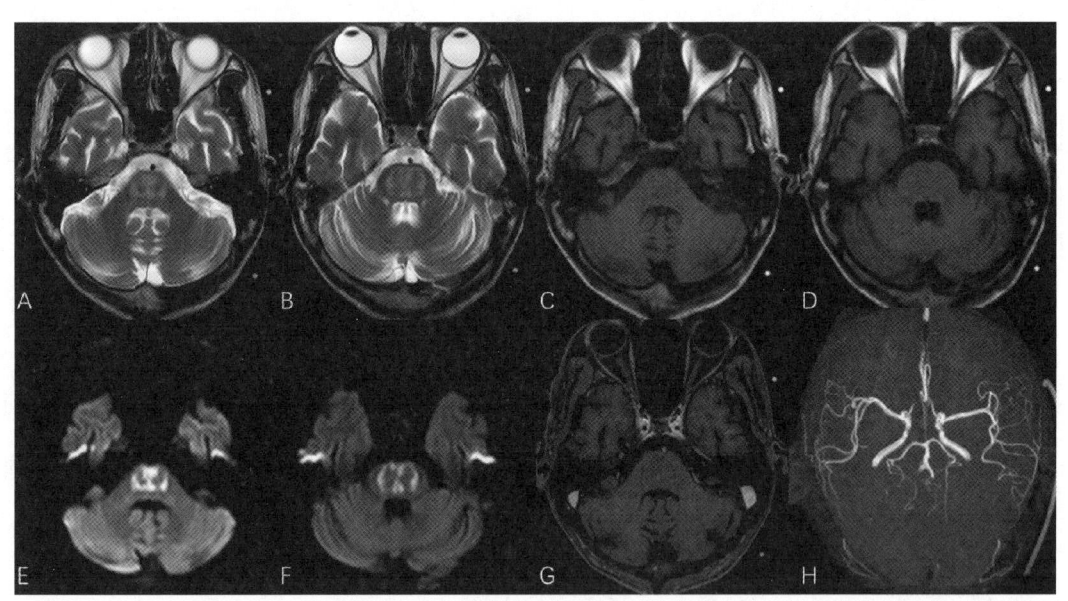

A、B：T2序列见脑干病变，呈三叉戟、猪鼻征，考虑为脑桥中央髓鞘溶解症可能；脑萎缩；H：头颅MRA未见明显异常；SWI未见明确异常。

图15-15　头颅MRI（2022年3月）

诊断：脑桥中央髓鞘溶解症。

治疗与转归：入院予甲泼尼龙（0.5 g静脉滴注，每天1次）冲击治疗，予恩替卡韦分散片（0.5 mg口服，每天1次）抗病毒治疗，环孢素软胶囊（150 mg口服，每天2次）、麦考酚钠肠溶片（360 mg口服，每天2次）抗排异治疗，左乙拉西坦（0.5 g口服，每天2次）抗癫痫治疗，其余对症支持治疗。后继续予康复锻炼治疗。至2022

年11月最后一次随访，患者神清，对答切题，语速快、无停顿、发音不清，理解力可，记忆力、定向力下降，露齿口角无偏，鼓腮吹哨可完成，悬雍垂偏左，右侧软腭上抬力量欠佳，双侧咽反射存在，伸舌居中，四肢肌张力正常，四肢肌力4+级，双侧膝反射亢进，双侧指鼻试验、轮替试验阳性，右侧Babinski征、Chaddock征（+）。

病例二 脑桥及脑桥外髓鞘溶解症

患者，男性，69岁，因"咯血、呕吐、言语不清1周余"于2023年11月17日入院。

现病史：患者1周余前因"支气管扩张、咯血"就诊于外院，外院予以垂体后叶素止血治疗后出现严重呕吐。查生化：钠106 mmol/L。患者出现答非所问、幻觉。外院予补钠补钾后第2天，复查生化血钠升至136 mmol/L，未再发答非所问、幻觉，但出现言语不清，讲话大舌头，伴流涎，饮水呛咳，无肢体乏力、步态不稳。查头颅MRA：①双侧额顶叶皮层下、放射冠散在缺血性脱髓鞘病变，轻度脑白质变性，脑皮质萎缩。②脑动脉硬化；双侧大脑前动脉A1段、双侧大脑中动脉M1段多发局限性狭窄。予以降压、醒脑、稳定斑块等治疗，上述症状无明显好转，为行进一步诊治就诊我院，门诊拟"脑血管狭窄（？），言语不清（？）"收入我科。近期患者饮食、睡眠欠佳，精神尚可。大小便正常。近2周体重下降1~1.5 kg。

既往史：高血压、支气管扩张、支气管动脉栓塞术病史。

个人史：吸烟、酗酒40余年。

查体：神清，构音欠清，双侧额纹、鼻唇沟对称，双侧瞳孔等大等圆，直接及间接对光反射灵敏，示齿口角偏右，双侧软腭提升差，双侧咽反射消失，伸舌居中。四肢肌力正常，肌张力升高，运动缓慢，共济运动尚可，Romberg征阴性。双侧肢体感觉检查正常。腱反射亢进，双侧病理征阳性。脑膜刺激征未引出。

辅助检查：

（1）实验室检查：三大常规、血播八项、糖化血红蛋白、风湿免疫指标（抗核抗体、狼疮三项、风湿三项、类风湿两项、ENA系列、血管炎四项）、周围神经病抗体24项未见明显异常。生化：钾（K）3.53 mmol/L，钠（Na）143 mmol/L，低密度脂蛋白胆固醇（LDL-C）2.2 mmol/L，Hcy 9.4 mmol/L。

（2）肌电图示：①左上肢神经源性损害（C8水平可能）。②左右正中神经周围性损害（感觉神经受累）。③右胫神经F波潜伏期延长。④右尺神经、左副神经、左面神经未见低频递减现象，右尺神经未见高频递增现象。

（3）颈椎MRI：颈椎退行性变，C3/4，C4/5，C5/6椎间盘膨出。

（4）喉镜：慢性咽喉炎。

（5）影像学检查。我院头颅MRA+MRV+SWI（2023年11月17日）：①结合SWI、DWI：脑实质未见新近梗死灶；双侧壳核、尾状核信号异常，待排代谢性脑病；双侧额顶叶、左侧放射冠、双侧侧脑室旁多发缺血、变性灶；SWI序列示基底节、黑质、红核顺磁性物质沉积；老年性脑改变；请结合临床。②头颅MRA：轻度脑动脉硬化；右侧大脑前动脉A1段稍纤细（发育所致）（图15-16）。

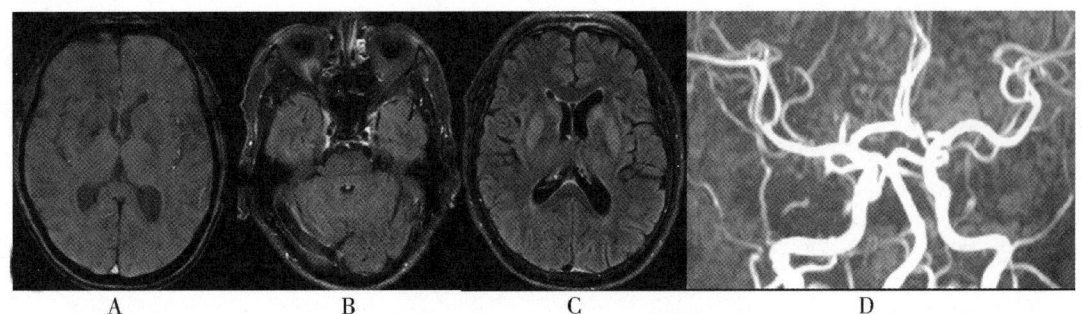

A：SWI 序列是基底节、黑质、红核顺磁性物质沉积；B、C：T2-FLAIR 序列见脑干、双侧壳核、尾状核信号异常；D：头颅 MRA 未见异常。

图 15-16　头颅 MRA + MRV + SWI（2023 年 11 月 17 日）

诊断：脑桥中央髓鞘溶解症、脑桥外髓鞘溶解症。

治疗：地塞米松 10 mg qd×3 d 静脉滴注抗炎，丙种球蛋白 15 g qd×3 d，以及降压、降脂、改善循环、清除自由基，加强康复。3 个月后吞咽困难改善，发音较前清晰、音量增大，有肢体僵硬、动作缓慢，加用多巴丝肼、普拉克索后改善。

第六节　莱伯遗传性视神经病

患者，男性，48 岁，因"视力下降半年余"于 2020 年 4 月 2 日入院。

现病史：患者半年余前（2019 年 7 月）出现视力下降，视物模糊，不伴重影，无眼球疼痛，无眼结膜异物感等，无恶心、呕吐，无头晕、头痛，无肢体肌力异常，无感觉异常，至当地医院就诊，查左眼远视力 0.5，右眼远视力 0.6，予以对症处理，未见明显好转。2020 年 3 月前，患者视物模糊加重，至外院就诊，完善检查予以对症支持治疗后出院。患者未觉症状好转，至××医院就诊（2019 年 11 月），完善 OCT、视力、视野等检查，结果提示：存在双侧视野缺损（左眼颞侧下方、右眼鼻侧下方及颞上方），头颅、颈髓、胸髓、腰髓 MRI 未见明显异常。2020 年 2 月，行中医治疗，未见好转，症状仍持续加重。今为求进一步诊治，至我院就诊，拟"视力下降查因"收入院。病程中，患者饮食睡眠可，大小便正常，体重无明显变化。

既往史：患者既往有糖尿病、脑膜炎、胰腺炎病史。

个人史和家族史：无特殊。

查体：双侧瞳孔等大等圆，眼球活动度可，双眼近视力均为 1 米指数，伸舌居中，四肢肌力、肌张力均正常，病理反射未引出，指鼻试验、快速轮替试验、跟膝胫试验正常。

辅助检查：

（1）实验室检查：

外院（2019 年 12 月 18 日）：腰椎穿刺术示脑脊液压力 220 mmH$_2$O，潘氏试验阳性，白细胞总数 30×10^6/L，脑脊液蛋白 0.597 g/L。

外院（2019年12月18日）：血及脑脊液抗 AQP4/MBP/MOG/GFAP/AQP1/Flotillin1/2 抗体 IgG 阴性，脑脊液 IgG 指数 0.43，血清+脑脊液未见 IgG-寡克隆带区间。

我院（2020年1月）：

脑脊液：总蛋白 0.542 g/L，氯 122.200 mmol/L，糖 7.100 mmol/L。同步血生化：氯 102.900 mmol/L，糖 15.740 mmol/L。脑脊液隐球菌、细菌、结核阴性。ENA 谱 14 项、血 IgG4、降钙素原（PCT）、维生素 B_2、维生素 B_6、维生素 B_{12}、D-二聚体未见异常。

（2）常规心电图：正常心电图。

（3）腹部彩超：未见明显异常。

（4）外院（2019年12月18日）查四肢神经传导：周围神经源性损害（右正中、双胫后神经感觉纤维受累）。脑干听觉诱发电位：双侧呈中枢性损害。双侧视觉诱发电位、体感诱发电位正常。

（5）头颅 MRI 平扫未见明显异常。

（6）双侧视神经 MRI 平扫+增强扫描：①考虑双侧视神经炎，建议治疗后复查。②双侧筛窦少许炎症。（图 15-17）

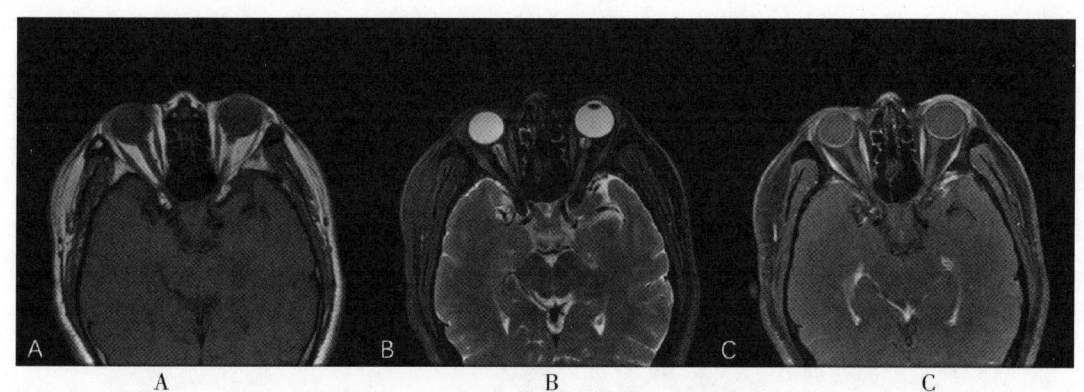

A 为视神经 T1 序列，B 为 T2 序列，C 为 T1 增强序列，见双侧视神经信号异常，考虑双侧视神经炎。

图 15-17　双侧视神经 MRI 平扫+增强扫描

（7）基因检测：线粒体基因测序结果提示 m-14484T>C 突变。

诊断：家族遗传性视神经萎缩。

治疗：予营养神经、辅酶 Q10、艾地苯醌、B 族维生素等药物。

第七节 脑小血管病

病例 伴皮层下梗死和白质脑病的常染色体显性遗传性脑动脉病

患者,男性,30岁,因"言语不清、右手笨拙10月余"于2015年3月30日入院。

现病史:患者10个多月前(2014年5月)无明显诱因出现高热(具体体温不详),于当地医院退热后出现头晕、反应迟钝、言语不清,转至上级医院行腰椎穿刺术及头颅CT检查,诊断"病毒性脑炎"。住院治疗期间患者言语不清无明显改善,并逐渐出现右手笨拙,完成一般动作不受影响,书写、炒菜、捡小件物体时出现右手不灵活。按"病毒性脑炎"治疗约半个月后,患者头晕、头痛好转,言语不清、右手笨拙无明显改善。遂到我院门诊就诊,完善头颅MRI,提示:右侧桥臂软化灶,双侧额顶枕颞叶、半卵圆中心、放射冠、侧脑室周围、基底节区、胼胝体及右侧丘脑多发缺血梗死灶。为进一步诊治,收入我科住院治疗。起病以来,患者无明显肢体麻木、乏力,无视物重影,无饮水呛咳,无肢体抽搐,无意识障碍,无幻觉、妄想,精神、睡眠可,二便未见明显异常,近期体重无明显变化。

既往史:既往无糖尿病,高血压病史。

家族史:父亲40岁时发现脑白质病变,目前反应迟钝,记忆力障碍;弟弟头颅MRI可见对称颞叶、脑室旁白质高信号。

查体:神清,构音稍欠清,双侧额纹、鼻唇沟对称,双侧瞳孔等大等圆,直接及间接对光反射灵敏,示齿口角不偏,双侧软腭提升可,双侧咽反射消失,伸舌居中。双侧肢体感觉检查正常,四肢肌力5级,肌张力正常,共济运动可,腱反射活跃,病理征阴性。脑膜刺激征未引出。

辅助检查:

(1)实验室检查:三大常规未见明显异常。血同型半胱氨酸测定10.260 μmol/L。甲功:游离三碘甲腺原氨酸3.900 pmol/L,游离甲状腺素11.810 pmol/L,促甲状腺素1.289 μIU/mL,甲状腺过氧化物酶抗体0.370 IU/mL,抗甲状腺球蛋白抗体0.930 IU/mL。血管炎两项(ANCA):ANCA-MPO 29 AU/mL,ANCA-PR 35 AU/mL。

(2)影像学检查。头颅MRI(2015年1月24日):①双侧半卵圆中心、侧脑室周围、放射冠、大脑脚、右侧背侧丘脑、中脑、胼胝体多发病变,考虑多发性硬化可能。②脑萎缩、脑积水。③MRA及MRV未见明显异常。④SWI受运动伪影,观察不清。(图15-18)

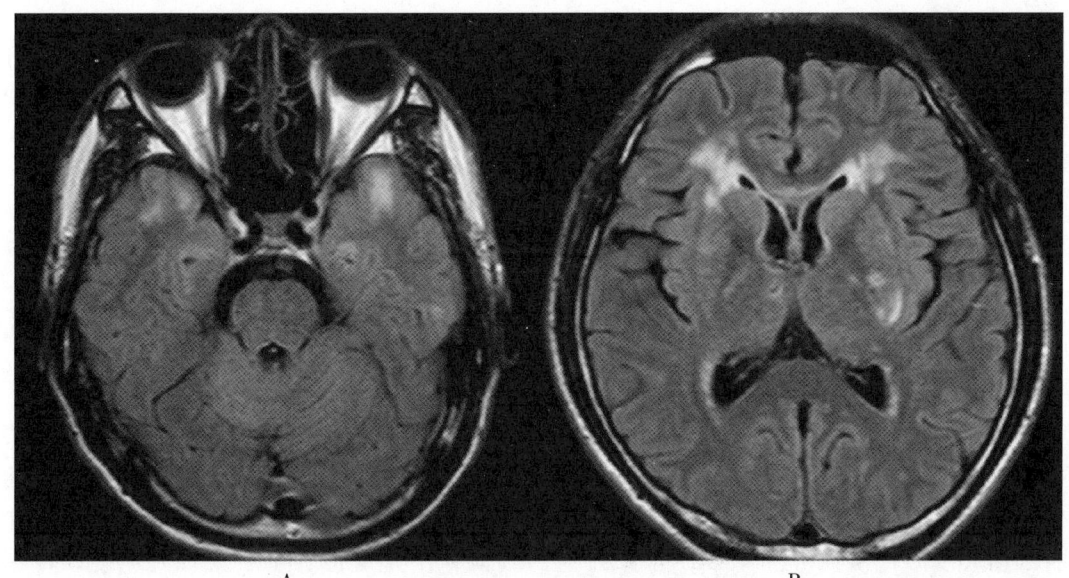

A：头颅 T2-FLAIR 序列见双侧颞极异常信号；B：头颅 T2 FLAIR 序列见侧脑室白质高信号以前部为主。

图 15-18　头颅 MRI（2015 年 1 月 24 日）

（3）基因检测：*NOTCH3* c. 457C > T（P. Arg153Cys）杂合，致病突变。

（4）病理检查结果：皮肤活检，电镜下见颗粒状嗜锇物质沉积（图 15-19）。

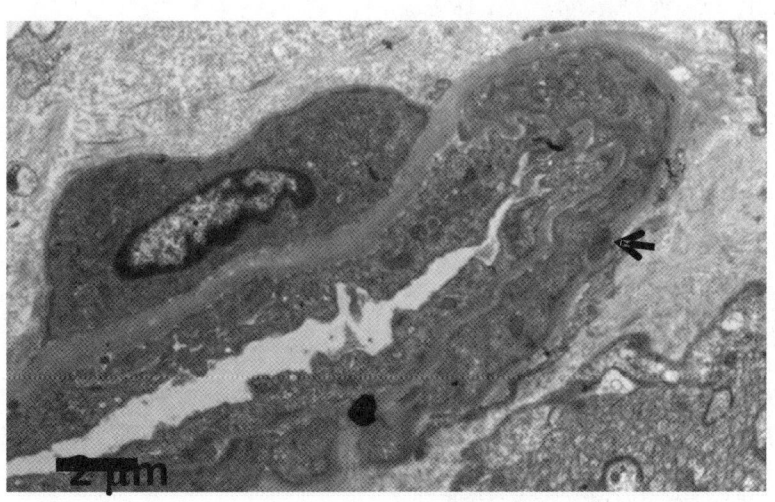

图 15-19　病理检查结果

诊断：伴皮质下梗死和白质脑病的常染色体显性遗传性脑动脉病（CADASIL）。

治疗：予抗血小板、控制血管危险因素、改善循环等治疗。患者情况稳定。

第八节　原发性中枢神经系统血管炎

病例一　淋巴细胞性中枢神经系统血管炎

患者，女性，36岁。因"反复头晕、行走不稳、肢体麻木、无力1年"于2014年4月入院。

现病史：患者2013年3月无诱因出现头晕不适，未重视。2013年5月感头晕加重，伴右侧面部及右侧肢体麻木、口角歪斜，右耳耳鸣及听力下降，到当地医院就诊，诊断为"脑干脑炎"，予激素治疗，症状改善。出院不久头晕及面部麻木症状再次加重，伴右眼活动受限，视物重影。2013年6月先后到当地医院就诊，予激素、人免疫球蛋白等治疗后，症状有所缓解。但出院后患者病情再次加重，并出现右侧肢体乏力，伴走路不稳、饮水呛咳、吞咽困难。与脑部症状同期出现反复多发口腔溃疡。

既往史、个人史、月经婚育史、家族史：无特殊。

辅助检查：

（1）常规检查：血常规、生化全套、凝血四项、红细胞沉降率（ESP）、CRP、乙肝、丙肝、HIV、梅毒筛查及大、小便常规均正常。

（2）胸片、心电图、胸部CT增强扫描、腹部及妇科超声、心脏与颈部血管彩超均正常。

（3）免疫相关检查：

2013年5月9日外院：p-ANCA（+），MPO（−），c-ANCA（−）；ENA系列（−）；风湿三项正常；抗核抗体（ANA）：弱阳性，核仁型；双链DNA（dsDNA）（−）；抗脱氧核糖蛋白抗体（−）。

2013年7月1日外院：p-ANCA（+），c-ANCA（−），抗心磷脂抗体ACA-IgM（+），滴度1∶1，其中IgG和IgA（−）。ENA系列：SSA（++），Ro52（+）。

2013年6月外院：补体C3为0.71 g/L（参考值0.8～1.6 g/L）；血管炎系列抗体、抗磷脂抗体、抗核抗体分型及滴度、甲状腺相关抗体、狼疮抗凝物质未见异常。

2013年8月外院：ENA系列（−）；抗心磷脂抗体二项（−）；免疫功能六项：补体CH50为53 U/mL（我院参考值23～46 U/mL）。

2013年8月20日血清/CSF NMO-IgG（−）。

2014年1月23日 pANCA/cANCA/MPO/PP3 ANCA（−）。

2014年1月20日 ENA系列（−）。

细胞免疫/体液免疫：正常。

（4）代谢/内分泌相关。甲功五项：TSH 6.07 μIU/mL（参考值0.35～4.94 μIU/mL）；糖化血红蛋白、25-羟维生素D、维生素B_1、维生素B_9、维生素B_{12}正常；同型半胱氨酸12 μmol/L。

（5）肿瘤相关。肺癌1组（2013年5月7日外院）：CEA、AFP、CA19-9、NSE、

CF211 正常。CA125（2013 年 6 月外院）：36.9 U/mL（参考值 <35 U/mL）。

（6）血清免疫固定电泳：阴性。

（7）感染相关（2014 年 1 月 20 日）：弓形虫、风疹病毒、巨细胞病毒、单纯疱疹病毒Ⅰ型（HSV-Ⅰ）和单纯疱疹病毒Ⅱ型（HSV-Ⅱ）、血钩端螺旋体系列抗体测定（－）。

（8）脑脊液常规与生化：2013 年 5 月 10 日外院查白细胞 17×10^6/L，氯 113.8 mmol/L，余未见异常；2013 年 6 月 28 日外院查脑脊液常规、生化未见异常。

（9）电生理相关检查：2013 年 5 月 8 日外院查肌电图及诱发电位：①BAEP。右侧听觉通路病变。②瞬目反射。右侧传出型病变。③VEP。双侧视觉通路未见肯定异常。④三叉神经体感诱发电位（TSEP）。未见肯定异常。2013 年 7 月 2 日外院查肌电图和诱发电位：①BAEP。双侧听觉通路脑干病损。②右正中神经 SEP，未见肯定异常。③右胫后神经 SEP，未见肯定异常。④VEP。未见肯定异常。

（10）其他：2013 年 8 月 21 日 *TPMT* 基因活性示正常。

（11）头颅 MR 平扫＋增强（2014 年 1 月 15 日）：左侧侧脑室旁、中脑、脑桥及右侧桥臂、小脑半球多发病变；增强扫描强化可见斑片状、条纹状、毛刷样强化（图 15 - 20）。

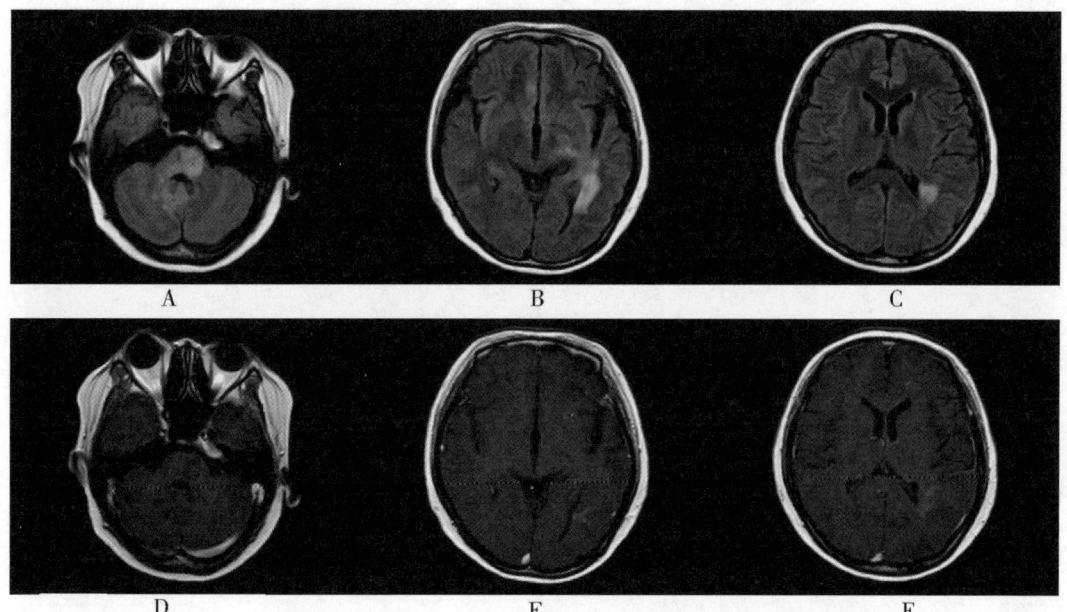

左侧侧脑室旁、中脑、脑桥及右侧桥臂、小脑半球多发病变；增强扫描强化可见斑片状、条纹状、毛刷样强化。

图 15 - 20　头颅 MR 平扫＋增强（2014 年 1 月 15 日）

头颅 MRI 平扫＋增强（2014 年 1 月 21 日）：左侧侧脑室旁、中脑、脑桥及右侧桥臂、小脑半球多发病变范围稍增大；增强扫描强化较前明显、范围较前增大（图 15 - 21）。

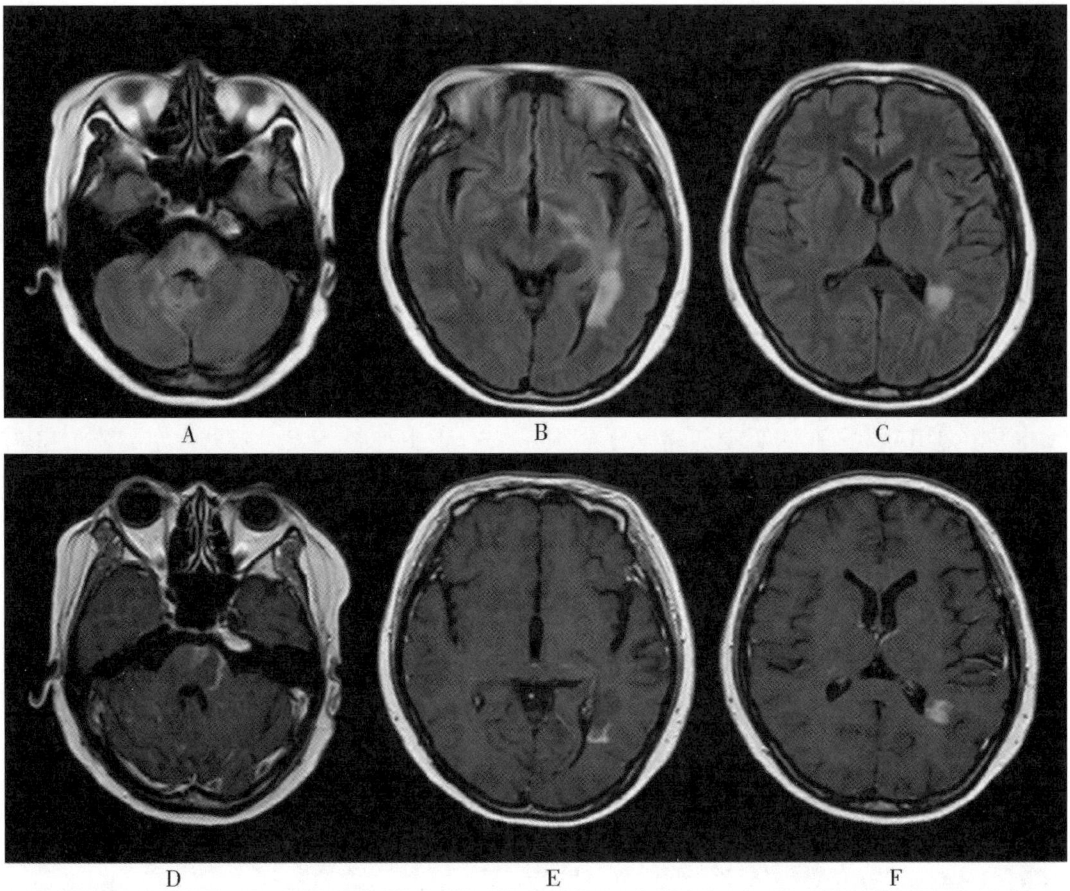

左侧侧脑室旁、中脑、脑桥及右侧桥臂、小脑半球多发病变范围稍增大;增强扫描强化较前明显、范围较前增大。

图15-21　头颅MR平扫+增强(2014年1月21日)

(12) 病理检查结果:左侧侧脑室后角白质病灶取活检,镜下胶质细胞增生不明显,可见淋巴细胞围血管表现及小灶淋巴细胞和泡沫细胞聚集灶,淋巴细胞异型性不明显,免疫组化显示CD3(+),CD20个别(+)。髓鞘染色显示病灶内髓鞘数量减少,但其内轴索尚存(NF免疫组化阳性)。电镜结果提示神经纤维变性表现(图15-22)。

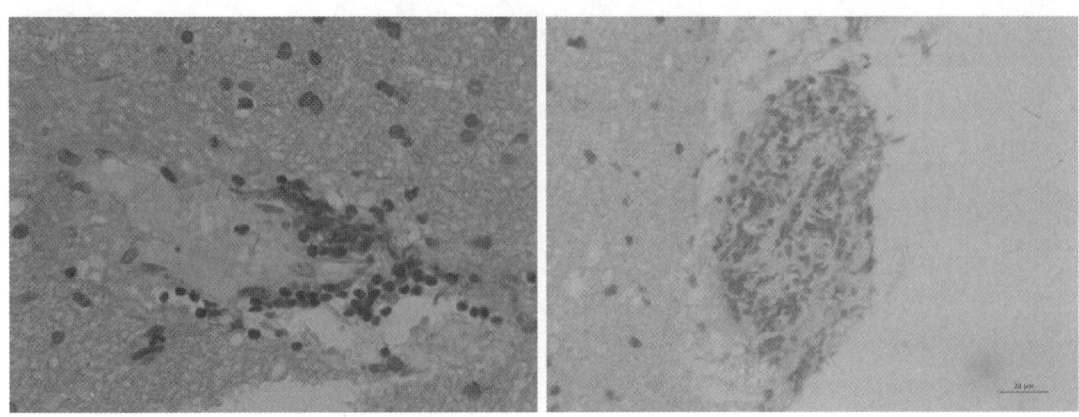

微血管管壁及周围较多淋巴细胞和小灶泡沫细胞聚集,可见红细胞溢出。

图15-22　左侧侧脑室后角白质病灶活检病理结果

诊断：中枢神经系统血管炎。

治疗：2014年1月27日至2015年底坚持使用小剂量激素、CTX冲击治疗，病情无反复。2016年初停药；2017年3月底复发，临床症状和MRI病变部位、性质大致同前；2021年3月29日开始予免疫吸附治疗5次，同时每天口服甲泼尼龙6片，并予阿司匹林抗血小板治疗及调脂、调控血压、降血糖、护胃、营养支持等治疗，好转后出院。

病例二 坏死性中枢神经系统血管炎

患者，女性，50岁。因"左侧肢体乏力1年半，右侧肢体乏力10月"于2014年11月21日入院。

现病史：患者1年半前出现左侧肢体乏力，以左下肢为重，严重时行走不能，伴言语不清、发音含糊，当时无明显肢体麻木、疼痛，无肢体抽搐，无意识障碍。1年前患者左侧肢体无力加重，言语清晰度逐渐变差，伴头痛，为右侧额部紧箍感，曾于外院及我院就诊，诊断"多发性硬化"，予免疫球蛋白及营养神经等治疗后症状可改善，遗留左足行走拖步。10个月前患者发热后渐出现右侧肢体乏力，从肢体远端向近端发展，伴双下肢发作性抽搐、疼痛，每次发作持续数十秒至数分钟，10余次每日，无视物模糊，无一过性晕厥，无恶心、呕吐，无二便失禁，为明确诊治来我科住院治疗。入院后腰椎穿刺结果：脑脊液压力142 mmH$_2$O，白细胞6×10^6/L，氯124.5 mmol/L，蛋白0.610 g/L。2014年3月5日于神经外科行立体定向活检术，活检病理结果显示：轴索变性，脱髓鞘改变。转回我科腰椎穿刺示：脑脊液压力96 mmH$_2$O，白细胞计数12×10^6/L，蛋白0.79 g/L，糖1.97 mmol/L，氯124.2 mmol/L。复查MRI见：①左额叶所见，考虑为术后改变并感染可能。②双侧额顶枕叶、岛叶、半卵圆中心、放射冠区、侧脑室旁脑白质、基底节区、中脑多发病灶，范围较前稍增大。诊断为"中枢神经系统脱髓鞘病"，于我科多次住院治疗，予改善循环、营养神经及对症治疗。出院后患者下肢抽搐较前明显，偶有强哭强笑、言语不清、发音含糊，上述症状近1个月来逐渐加重，无头晕头痛，无视物模糊，无一过性晕厥，无恶心、呕吐，精神、睡眠、胃纳一般，近3个月体重无明显变化。

既往史、个人史、月经婚育史、家族史：无特殊。

体格检查：神清，言语含糊，定向力、记忆力尚可，计算力下降，双侧瞳孔等大等圆，直径3 mm，对光反射存在，双眼各向运动可，双侧鼻唇沟无变浅，伸舌不能，咽反射减弱，右上肢肌力5-级，右下肢肌力3-级，左侧肢体肌力2级，四肢肌张力增高，腱反射亢进，浅感觉未查及异常，双侧掌颏反射（+），四肢病理征（+），脑膜刺激征（-）。

辅助检查：

（1）病理检查结果：脑小血管壁破坏，组织内可见红细胞渗出（图15-23）。

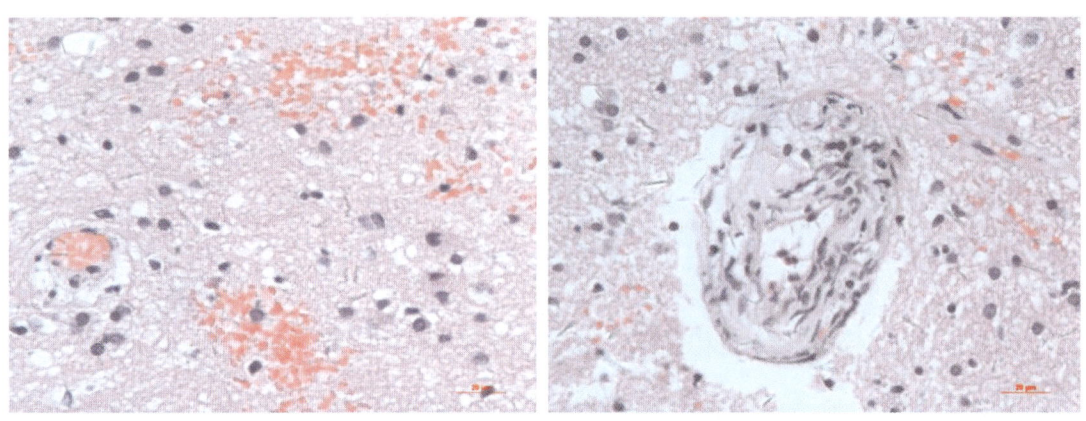

图 15-23 病理结果

(2) 头颅 MRI 增强扫描（2014 年 7 月 1 日）：双侧额顶枕叶、岛叶、半卵圆中心、放射冠区、侧脑室旁脑白质、基底节区、中脑多发长 T1 长 T2 信号灶，T2-FLAIR 呈高信号，增强扫描未见明确强化（图 15-24）。

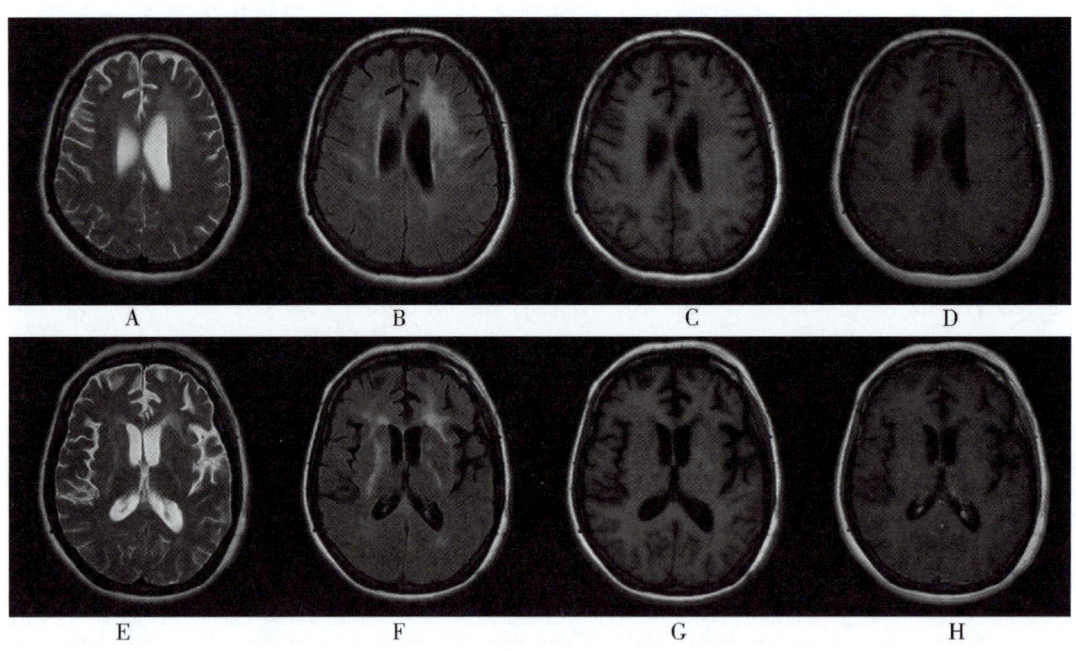

图 15-24 头颅 MRI 增强扫描（2014 年 7 月 1 日）

诊断：中枢神经系统原发性血管炎。

治疗：2013 年 8 月外院行丙种球蛋白免疫治疗，2013 年 10 月、2014 年 1 月于我院行大剂量激素冲击治疗，同时，住院期间予营养神经、改善循环及对症支持等治疗，治疗后症状可不同程度缓解。

第九节 贝赫切特综合征

患者，男性，53岁，因"反复头晕伴视物模糊8月"于2014年4月21日入院。

现病史：患者于2013年8月饮酒、感冒后出现头晕、视物旋转及全身乏力，伴呕吐胃内容物1次，自觉稍活动后气促、乏力，无伴有发热、腹痛、腹泻、听力下降等不适，至当地医院行中药治疗后自觉头晕、乏力等症状稍缓解。2014年1月患者饮酒后再次出现头晕、眼花、记忆力减退、视物模糊等不适，视物模糊表现为视物重影，无伴有视物旋转，再次行中药治疗后好转，2014年4月患者再次出现头晕、走路左偏、视物模糊等不适，上下楼梯时视物重影，无伴有呕吐、肢体乏力等不适，为求进一步诊治收入我科，既往反复口腔溃疡、下肢红斑史，外院诊断为"白塞病"，长期服用强的松、硫酸羟氯喹、雷公藤、沙利度胺、匹多莫德，口腔溃疡及下肢红斑未再发。既往存双下肢深静脉血栓形成（周围型）病史，口服华法林，2天前自行停用。既往有乙肝病毒携带病史。个人史吸烟20余年，1包/天，偶有饮酒，家族史无特殊。

体格检查：神清，对答切题，时间、地点、人物定向力正常，远记忆力正常，近记忆力下降，双侧瞳孔不等大，左侧瞳孔直径2 mm，右侧瞳孔直径4 mm，直接间接对光反射均灵敏，双侧鼻唇沟对称，伸舌居中，四肢肌力5级，共济运动正常，针刺试验阳性，双侧深浅感觉对称存在，双侧Babinski征（+），脑膜刺激征（−）。

辅助检查：

（1）实验室检查：肿瘤指标［AFP、CEA、CA125、CA19-9、PSA、游离前列腺特异性抗原（f-PSA）、NSE、CYERA21-1］、风湿免疫指标（抗β2-糖蛋白1抗体、ENA谱、ANCA四项）、单纯疱疹病毒四项均阴性。乙肝病毒表面抗原（+），乙肝病毒e抗体（+），乙肝病毒核心抗体（+），乙肝病毒DNA 3.05×10^3 IU/mL。

腰椎穿刺术（2014年4月25日）结果示：脑脊液压力110 mmH$_2$O。脑脊液常规：红细胞20×10^6/L，白细胞2×10^6/L。脑脊液生化：总蛋白0.58 g/L，氯123.7 mmol/L，糖3.13 mmol/L。同步血生化：氯105.3 mmol/L，糖6.13 mmol/L。血清抗AQP4-IgG抗体、抗MOG-IgG抗体、GFAP-IgG抗体阴性。

（2）双侧腹股沟淋巴结彩超：右侧腹股沟见多个淋巴结，左侧腹股沟未见明显异常肿大淋巴结。

（3）头颅MRI+增强+DWI（2014年4月25日我院）：双侧背侧丘脑、中脑、右侧桥臂多发病变，呈稍长T1长T2改变，DWI呈稍高信号，病灶内可见斑点状轻度强化，MRA示轻度脑动脉硬化，MRV未见明确异常（图15-25）。

头颅SWI（2016年3月22日我院）：右侧丘脑可见顺磁性物质沉积。

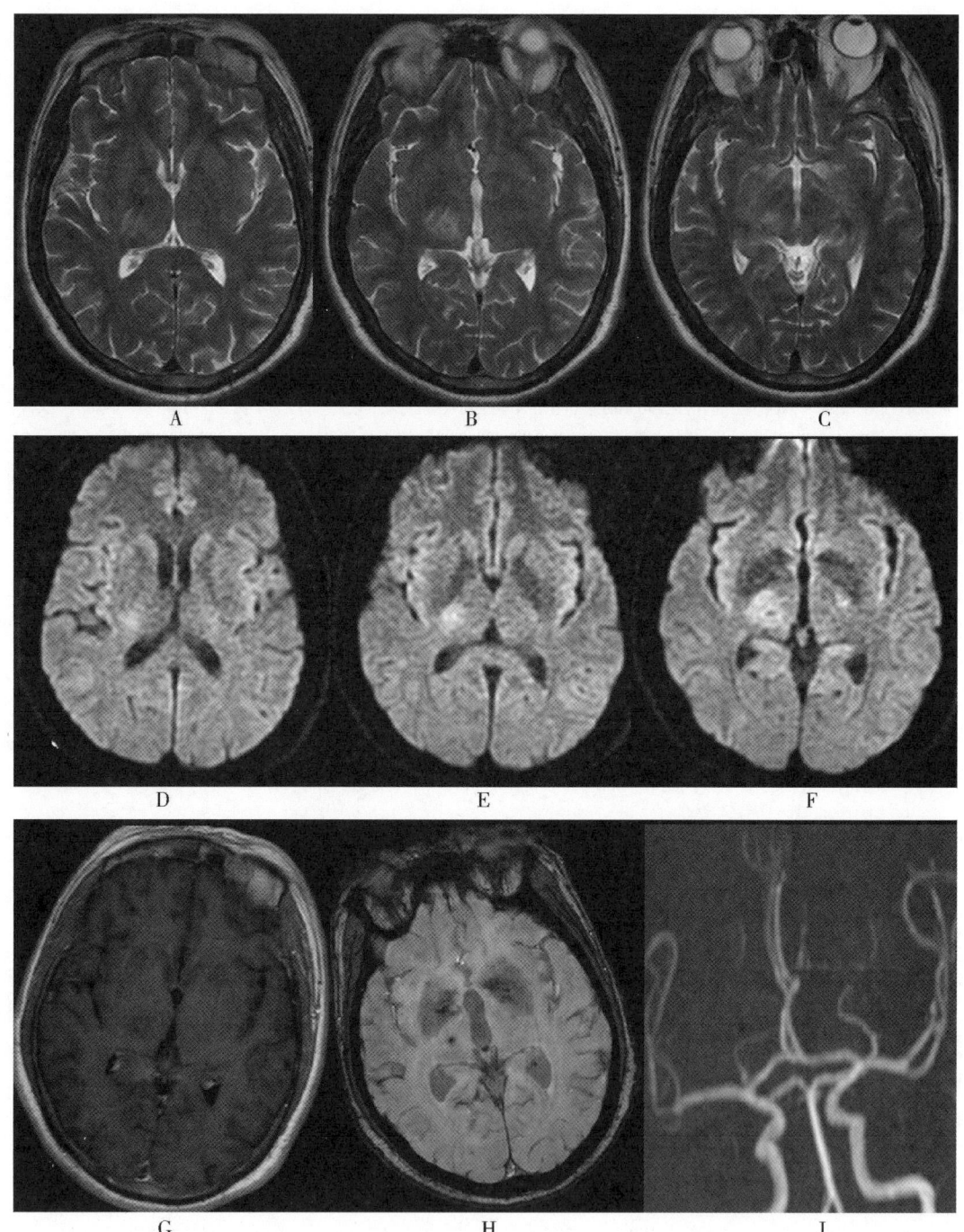

A、B 为双侧背侧丘脑,C 为中脑,可见多发病变,呈长 T2 改变;D-F:DWI 呈稍高信号;G:灶内可见斑点状轻度强化;I:MRA 示轻度脑动脉硬化。H 为 2016 年 3 月 22 日头颅 SWI 序列,可见右侧丘脑可见顺磁性物质沉积。

图 15-25　头颅 MRI+增强+DWI(2014 年 4 月 25 日)

头颅 MRI(2014 年 10 月 31 日我院):左侧内囊后肢及双侧丘脑、大脑脚、中脑及桥脑多发病灶,病灶 T1WI 呈稍低、低信号,T2WI 及 T2-FLAIR 呈不均匀高信号,范围较前明显增大(图 15-26)。

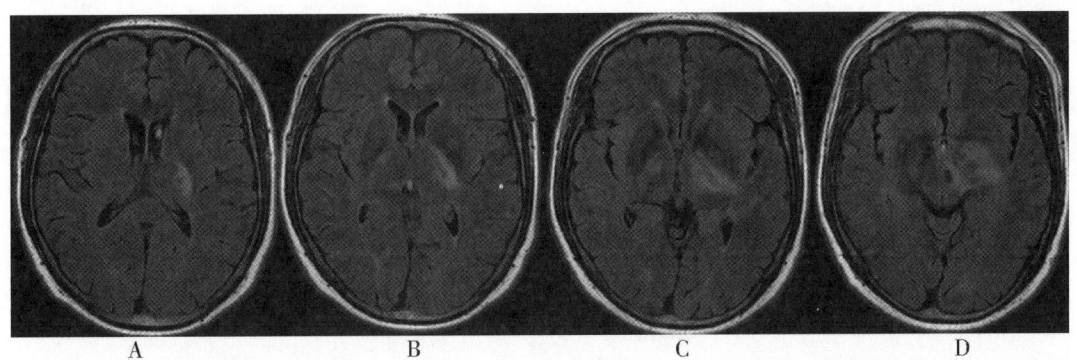

A–D：左侧内囊后肢及双侧丘脑、大脑脚、中脑及桥脑多发病灶，T2-FLAIR 呈不均匀高信号，范围较前明显增大。

图 15 – 26　头颅 MRI T2'FLAIR（2014 年 10 月 31 日）

（4）眼科检查：右眼鼻侧片状视野缺损，左眼颞侧小片状视野缺损。

诊断：神经贝赫切特病。

治疗与转归：予恩替卡韦抗病毒后行甲泼尼龙 1 g × 3 d 冲击治疗并逐渐减量；予续贯甲泼尼龙片 20 mg 口服，每天 1 次，逐渐减量至 12 mg 口服，每天 1 次；硫唑嘌呤 25 mg 口服，每天 1 次，逐渐加量至 50 mg 口服，每天 1 次。2014 年 10 月 30 日，患者突发意识障碍，不能唤醒，至次日中午可唤醒，问之不答，伴吞咽困难、饮水呛咳，口腔黏膜可见大量白斑，遂完善头颅 CT 未见出血，予甲泼尼龙 1 g × 3 d 冲击治疗并逐渐减量，并予氨甲蝶呤 10 mg + 地塞米松 10 mg 鞘内注射及抗真菌治疗，后予阿达木单抗注射液 40 mg 皮下注射，治疗后患者症状好转。患者多次于我院风湿免疫科住院治疗，多次行阿达木单抗注射液 40 mg 皮下注射、氨甲蝶呤 10 mg + 地塞米松 10 mg 鞘内注射及丙种球蛋白静脉滴注治疗，但患者头晕、口腔溃疡症状反复。2015 年 9 月起行环磷酰胺 0.8 g 静脉滴注治疗；2015 年至 2017 年因反复发生肺部真菌感染及肺部细菌感染住院治疗；2016 年患者出现认知障碍，MMSE 评分 16 分。

第十六章 妊娠与神经免疫性疾病

第一节 妊娠与视神经脊髓炎谱系疾病

患者，女性，38岁，职员。因"反复肢体麻木、呃逆4年"入院。

现病史：患者4年前无明显诱因反复出现呕吐、呃逆症状，无腹痛、腹泻，无发热，持续约3周，住院予完善胃镜等检查未见异常，予对症治疗后症状缓解。2022年1月9日无明显诱因出现双上肢麻木感，以双侧手掌明显，右上肢发胀感，伴顽固性呕吐、呃逆，晨起时明显，有胸部束带感，偶有头晕，枕部胀痛，可自行缓解，无明显肢体乏力，无大小便障碍，无视力下降、视物模糊，无眼痛、复视，无饮水呛咳、呼吸困难，无意识水平下降，遂至××医院就诊，行颈椎MR提示延髓至颈3椎体水平脊髓偏左侧异常信号，考虑炎性病变可能性大，遂入院进一步治疗。住院查外周血中枢脱髓鞘抗体：抗AQP4抗体阳性（1∶320），抗MOG抗体阳性（1∶32），诊断为"视神经脊髓炎"。入院后予抗病毒、大剂量激素（500 mg）冲击、丙种球蛋白冲击、护胃、补钾、营养神经等治疗，患者呕吐、呃逆症状好转，双上肢麻木较前减轻，予甲泼尼龙40 mg qd、加巴喷丁0.3 g tid、甲钴胺500 μg tid等药物治疗，甲泼尼龙剂量每2周减半，至4月份停用。出院后每隔1月给予丙种球蛋白静滴治疗（共两次）。2022年4月至我院神经内科就诊，给予吗替麦考酚、盐酸美金刚、草酸艾司西酞普兰片、骨化三醇等药物治疗。定期复查抗AQP4抗体，基本稳定在1∶100。2023年2月我院就诊，复查视神经MRI平扫+增强提示：双侧视神经所见，考虑视神经炎可能性大，未见明显异常强化病灶。头颅MRI+MRA平扫+增强+脑成像（DWI）未见明显异常强化病灶。起病以来，患者无头晕、头痛、无恶心、呕吐、无胸闷、气促不适、无心悸胸痛。胃纳、睡眠及二便如常，近期体重未见明显改变。

流行病学史、既往史、个人史、家族史无特殊。

婚育史：已婚已育，G2P1A1，2012年足月顺产一名3 kg男孩，2020年孕8＋周稽留流产1次，行清宫术，现配偶及子体健。末次月经：2023年1月24日。

体格检查：生命体征平稳，意识清楚，对答切题，查体合作，记忆力、定向力、定时力、计算力正常，双侧瞳孔等大等圆，直径约3 mm，双眼视力粗测正常，直接间接对光反射灵敏，双眼各方向活动正常，双侧额纹、鼻唇沟对称，双侧软腭上抬对称，悬雍垂居中，双侧咽反射对称存在，伸舌居中，四肢肌力、肌张力正常，指鼻试验、跟膝胫试验正常，四肢感觉无异常，下肢腱反射亢进，双侧 Babinski 征、Rossolimo 征、Hoffmann 征均（－）。颈软，脑膜刺激征阴性。

辅助检查：

颈椎 MRI（2022 年 1 月）：延髓至颈 3 椎体水平脊髓偏左侧异常信号，考虑炎性病变可能性大（图 16－1）。外周血中枢脱髓鞘抗体：抗 AQP4 抗体阳性（1∶320），抗 MOG 抗体阳性（1∶32）。

视神经 MRI 平扫＋增强 3.0T（2023 年 2 月 10 日）：双侧视神经所见，考虑视神经炎可能性大。

头颅 MRA 平扫＋增强＋脑成像（DWI）：未见明显异常强化病灶。

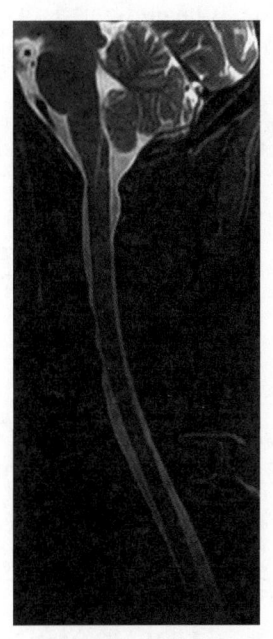

延髓至颈 3 病变。

图 16－1 颈椎 MRI

诊断：视神经脊髓炎。

治疗：停用吗替麦考酚，予营养神经、改善睡眠治疗。2023 年 2 月 9 日予利妥昔单抗 500 mg 免疫抑制治疗，过程无明显不适。

出院情况：患者一般情况可，病情稳定，无腹痛、头晕等不适，大小便正常。查体：神清，言语清，双侧瞳孔等大等圆约 3 mm，直接、间接对光反射灵敏，双侧鼻唇沟对称，伸舌居中，眼球活动可，四肢肌力、肌张力正常，腱反射（＋＋）。四肢感觉对称存在，脑膜刺激征（－）。生理反射存在，病理反射（－）。

2024 年 3 月 29 日

病史：因"停经 31 天"入院。患者 2023 年 2 月、3 月、9 月行利妥昔单抗注射液三针治疗，后定期口服甲泼尼龙 2 片 qd、硫唑嘌呤片 1 片 qd、阿司匹林 1 片 qd 治疗。平素月经规则，周期 28～30 天，持续 6～7 天，末次月经：2024 年 2 月 27 日，本次自然周期监测排卵，3 月 11 日行 HCG 促排，3 月 28 日自测尿妊娠阳性，我院生殖中心查早孕三项示：雌二醇（E_2）174.65 pg/mL，孕酮（P）12.14 ng/mL，人绒毛膜促性腺激素（β-HCG）1 183.01 mIU/mL。现停经31天，无腹痛、阴道流血流水，来我科门诊就诊，发现孕酮偏低，遂门诊拟"确认妊娠"入院。

辅助检查：

2024年3月28日我院生殖中心查早孕三项示：E2 174.65 pg/mL，P 12.14 ng/mL，β-HCG 1 183.01 mIU/mL。

2024年3月29日查血液抗AQP4抗体阳性1:100。

2024年4月1日孕酮88.10 nmol/L，β-HCG 3 419.83 mIU/mL，血浆蛋白S活性为52%。

2024年4月10日复查孕酮70.70 nmol/L，β-HCG 48 701.93 mIU/mL。

彩超示：①宫内妊娠约6+周，胚胎存活。②双侧附件区暂未见明显肿块回声。

诊断：①视神经脊髓炎。②高龄经产妇妊娠监督。③确认妊娠（G3P1A1 停经4+3天）。④（右）肾结石。⑤肺诊断性影像检查的异常所见（双肺多发实性小结节）。⑥肝钙化灶。

治疗：入院后完善会诊，予甲泼尼龙8 mg qd、硫唑嘌呤50 mg bid、阿司匹林1粒qd、黄体酮、戊酸雌二醇、地屈孕酮片、HCG，皮下注射低分子肝素，自备黄体酮等，予保胎对症支持治疗。

2024年11月22日

病史：因"孕38+2周，不规则下腹紧缩感半天余"入院。孕早期继续予以甲泼尼龙8 mg qd、硫唑嘌呤50 mg bid、阿司匹林1粒qd口服。定期产检，口服葡萄糖耐量试验（OGTT）结果示：4.49 mmol/L、11.99 mmol/L、8.59 mmol/L。患者自诉35周起使用二甲双胍1片qd降糖治疗，37周起使用二甲双胍2片qd降糖治疗至今，血糖控制欠佳。早期唐氏筛查及中期唐氏筛查提示年龄高风险。行介入性产前诊断，结果提示：PKHD1基因杂合，可能致病性；SLC25A13基因杂合，可能致病性。2024年11月19日我院彩超：宫内妊娠，头位，单活胎，胎儿大小相当于妊娠足月，胎盘Ⅱ度，项部见"U"形压迹，羊水量正常。现患者妊娠38+2周，诉于凌晨出现下腹不规则紧缩感，无明显腹痛、无阴道流血流水，来门诊就诊，遂门诊拟"先兆临产、视神经脊髓炎"入院，孕期体重增加约13.5kg。

辅助检查：

2024年7月16日头颅MRI提示：双侧额叶少许缺血变性灶，脑动脉动未见明确异常。

2024年7月30日三维彩超示：宫内妊娠，头位，单活胎，胎儿大小相当于妊娠约22+周。胎盘0度，羊水量正常。

2024年11月19日彩超示：宫内妊娠，头位，单活胎，胎儿大小相当于妊娠足月。双顶径93 mm，头围336 mm，腹围358 mm，股骨长75 mm；胎心率145次/分；脐动脉血流搏动指数（PI）0.69，阻力指数（RI）0.53，脐动脉收缩期与舒张期的血流速度比值（S/D）2.11；胎盘厚28 mm，羊水深度53 mm，羊水指数121 mm，胎儿体重估计3 652±533 g。胎盘Ⅱ度，项部见"U"形压迹，羊水量正常。

2024年11月22日延髓、颈髓MRI平扫+增强：颈1椎体水平见条片状稍长T2信号影，长约 23mm，增强扫描未见明显强化；余颈、胸髓平扫未见明显异常信号影，增强扫描未见明确异常强化灶，椎管内未见占位性病变。结论：①延髓、颈髓所见异常信号影，考虑脊髓炎。②颈、胸椎骨质未见异常。

2024 年 11 月 22 日视神经 MRI：双侧视神经所见，考虑视神经炎可能性大，较前好转，请结合临床。

2024 年 11 月 22 日头颅 MRI 平扫＋增强：①双侧额叶、侧脑室旁小变性灶，较前变化不大。②MRA 示脑动脉未见异常。③鼻窦炎。

诊断：①先兆临产（G3P1 孕 38＋2 周头位单活胎）。②高龄经产妇妊娠监督。③妊娠合并神经系统疾病（视神经脊髓炎）。④妊娠期糖尿病。⑤妊娠合并巨大儿（超声支持）。⑥脐带绕颈（1 周？）。

治疗：入院后完善相关检查，考虑患者为视神经脊髓炎、高龄产妇，无阴道试产意愿，排除相关手术禁忌症后，拟剖宫产终止妊娠。术程顺利，娩一足月成熟活女婴，出生后 1 分钟、5 分钟的 Apgar 评分分别为 10 分、10 分；体重 3 650 g，身长 52 cm，外观未见畸形；羊水清，术中出血 200 mL。术毕安返病房，术后完善 MRI，并请神经内科会诊，予静脉激素冲击治疗。

出院情况：患者产后恢复可，目前无明显呃逆等症状，密切关注视力下降、肢体乏力、感觉异常等情况；患者左下肢内侧感觉麻木，考虑为麻醉后遗留症状，暂观察，若加重，再前往神经内科予以评估；产后复发概率升高，患者有意愿行伊奈利珠单抗治疗。

（许成芳　肖丽　巢嘉婧　高倩）

第二节　妊娠与多发性硬化

患者，女性，27 岁，职员，因"视力改变 10 年，站立不稳 10 月，加重 1 天"入院。

现病史：2012 年无明显诱因出现双眼视力突然下降，伴流泪，当时未予重视未治疗，10 年间双眼视力由 1.0 下降至 0.3。2021 年视力再次下降，下降至 0.15，伴轻微头痛，疼痛部位位于枕部，呈发作性，于当地医院就诊，自诉检查无明显异常，具体不详。10 个月前患者出现行走不稳，直线行走时歪斜，下楼梯费劲，伴颈部疼痛，伴恶心、无呕吐，无肢体麻木、视物模糊、视物重影，无饮水呛咳。9 月前于外院行头颅 MRI，结果提示：双侧额顶叶皮层下、放射冠、半卵圆中心、基底节区、脑干、胼胝体、双侧小脑半球多发病变，考虑脱髓鞘疾病——MS 可能性大，以及鼻旁窦炎症；颅脑 MRA 未见明确异常。颈椎 MRI 提示：颈 2—颈 5 水平脊髓内异常信号，寡克隆阳性。诊断为"多发性硬化"并住院。住院后予激素冲击、丙球（剂量及疗程不详）等治疗，患者行走不稳，待症状好转后出院。出院后遵嘱服用泼尼松 60 mg qd（逐渐减停），并服用特立氟胺 14 mg qd（2021 年 3 月 25 日服用至今），病情稳定。6 个月前，患者至×× 医院复查头颅 MRI：脑内病灶数量未见改变，部分病灶较前缩小，边界较前清晰。今日于门诊复诊，诉四肢耐力下降，步行时间稍长后会出现双下肢轻微麻木，双上肢易疲倦，遂拟"多发性硬化"入院。近来，患者无发热，无胸闷、心悸、气促，无咳嗽、咳痰，无腹痛、腹泻等，精神、睡眠、饮食可，二便正常，体重无明显改变。

既往史、个人史、家族史：患者有乙肝大三阳病史。

体格检查：生命体征平稳，右下肢膝反射活跃，左下肢膝反射亢进，左侧髌阵挛（+），右侧髌阵挛（-），闭目难立征增强（+），快速轮替试验速度慢。神志清，构音尚清，对答切题，记忆力、判断力、定向定时功能正常，双侧瞳孔等大等圆，直径约2 mm，对光反射灵敏，双眼球各向运动自如，无眼震和复视，双眼闭合有力，鼻唇沟基本对称，口角居中，伸舌居中，双侧咽反射正常，悬雍垂居中，双侧肌力5级，四肢肌张力正常。闭目难立征、双侧指鼻试验、快速轮替试验、跟膝胫试验稳准。颈软，双侧病理征阴性，脑膜刺激征阴性。双下肢无水肿。EDSS评分2.0。

辅助检查：

头颅MRA平扫+增强+脑功能成像（DWI）+SWI（2023年8月7日）：①双侧额顶叶、半卵圆中心、放射冠、基底节、丘脑、侧脑室旁、小脑半球及脑干多发脱髓鞘病变，较前变化不大，考虑多发性硬化（MS）可能性大，请结合临床；轻度脑萎缩。②头部MRA及SWI未见明显异常。③双侧筛窦、上颌窦及左侧额窦少许炎症。

颈、胸髓MRI平扫+增强3.0T（2023年8月7日）：脑桥、延髓及颈、胸、腰髓多发病变（部分变化不大、部分稍增大），考虑为脱髓鞘性病变，请结合临床，必要时复查。

视神经MRI平扫+增强3.0T（2023年8月8日）：双侧视神经改变，考虑为视神经炎，建议治疗后复查。

以上头颅、视神经、脊髓MRI检查结果见图16-2。

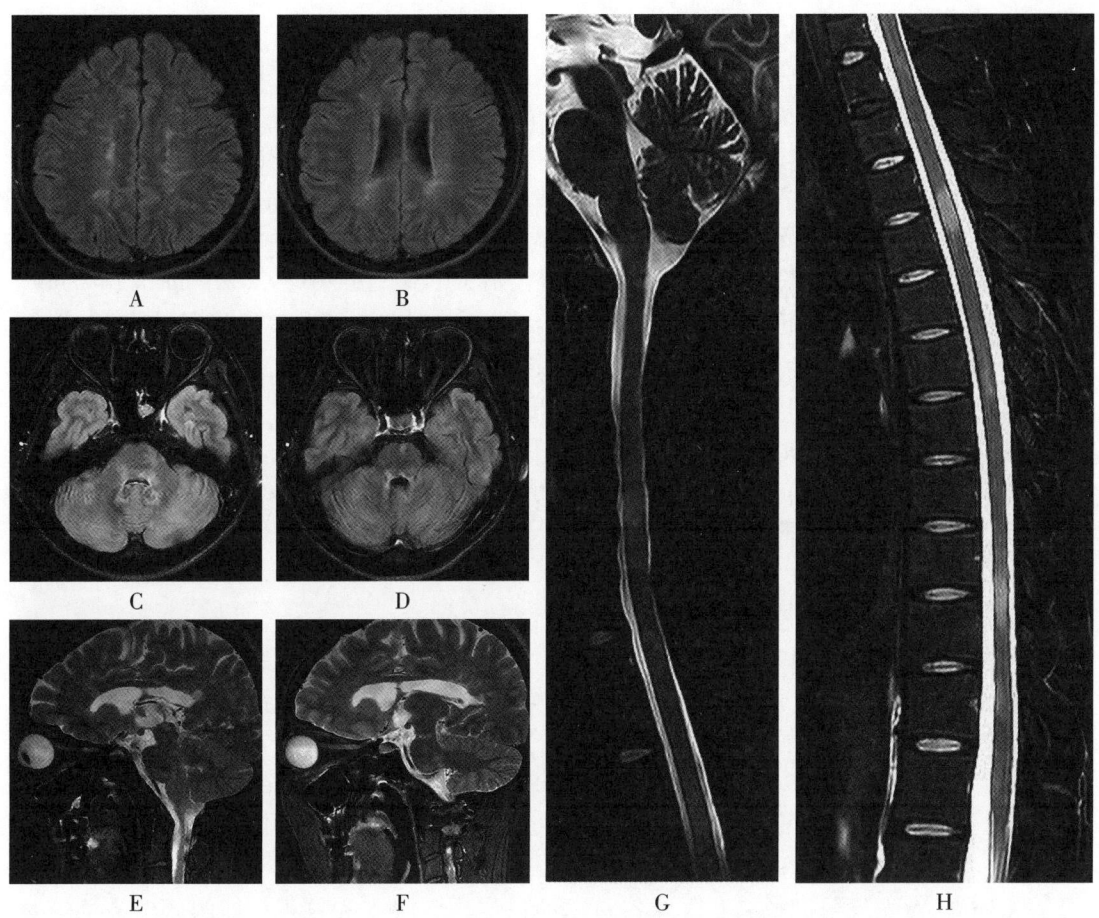

A、B、C、D为横断面T2-FLAIR，提示双侧额、顶叶、半卵圆中心、放射冠、基底节、丘脑、侧脑室旁、小脑半球及脑干多发病变。E为T2矢状面，右侧视神经炎。F为T2矢状面，左侧视神经炎。G为T2矢状面，颈髓多发短节段病变。H为T2矢状面，胸髓多发短节段病变。

图16-2 头颅、视神经、脊髓MRI

诊断：多发性硬化（复发缓解型）。

治疗：予以甲泼尼龙24mg qd 口服，并予护肝、保护胃黏膜、补钾、补钙、营养神经等治疗。

出院情况：患者无视物模糊，站立可，胃纳睡眠一般，二便正常。查体：神清，双侧瞳孔等大等圆，直径约3mm，对光反射灵敏，双眼球各向运动自如，无眼震和复视，双眼闭合有力，伸舌居中，双侧咽反射正常，悬雍垂居中，左侧肌力5级，右侧肌力5级，四肢肌张力正常。右下肢膝反射活跃，左下肢膝反射亢进，左侧髌阵挛（+），右侧髌阵挛（-），闭目难立征增强（+），快速轮替试验速度慢。EDSS评分2.0。

2024年5月6日

病史：因"孕36+5周，下腹部紧缩感1天"入院。患者2023年7月28日停用特立氟胺，予考来烯胺散洗脱治疗，后患者发现怀孕，此次妊娠为自然怀孕，末次月经为2023年8月22日。乙肝两对半提示：HBsAg >250.000 IU/mL，HBeAg >150.000 IU/mL，HBcAb 2.994 IU/mL。2023年8月8日查HBV-DNA1.72E×10^8 IU/mL，开始口服韦瑞德至今，定期复查乙肝 DNA 定量，孕期乙肝 DNA 定量波动在 $1.57 \times 10^2 \sim 1.69 \times 10^2$ IU/mL；定期我院产检，我院查血尿常规、凝血功能、甲功、HCV-IgG、HIV-Ab、梅毒、OGTT 等未见异常。2023 年 11 月 27 日完善肝胆彩超检查，结果无明显异常。葡萄糖 6 磷酸脱氢酶（G6PD）+地贫：血红蛋白 A_2（Hb A_2）2.4%，红细胞比容 60.2%，其丈夫完善地贫筛查提示 G6PD 620 U/L，余大致正常；早期唐氏筛查低风险，中期唐氏筛查单项指标异常，未行无创及介入性产前诊断；心电图示窦性心律不齐。2023 年 10 月 27 日行子宫附件彩超提示宫内孕 9 + 周，胚胎存活，右附件区小囊（22 mm × 18 mm）。2023 年 11 月 17 日我院超声示：宫内妊娠，头位，单活胎，胎儿大小相当于约 12 + 周，颈部透明带（NT）：1.0 mm，与孕周基本相符。2024 年 1 月 24 日我院三维彩超示：宫内妊娠，头位，单活胎，胎儿大小相当于妊娠约 22 + 周；胎盘 0 度，羊水量正常。2024 年 3 月 20 日复查血常规示：血红蛋白 107 g/L，余大致正常。2024 年 4 月 29 日我院彩超：宫内妊娠，头位，单活胎，胎儿大小相当于妊娠足月（双顶径 87 mm，股骨长 62 mm，头围 313 mm，腹围 299 mm），胎盘 Ⅱ 度，项部未见压迹，羊水量正常（深度 40 mm，指数 93 mm）。

既往史、个人史、家族史：同前。

婚育史：已婚，G1P0，丈夫体健。

月经史：经量正常，周期规律，经期正常，无痛经，白带正常，末次月经为 2023 年 8 月 22 日。

体格检查：身高 156 cm，体重 51.5kg，宫高 31 cm，腹围 90 cm，胎心 145 次/分，头先露，已入盆，宫缩可及。宫颈内口探查示：宫颈消 60%，先露 S - 2，胎膜未破。神志清，构音清晰，对答切题，记忆力、判断力、定向力无异常，双侧孔等大等圆，直径约 2 mm，对光反射灵敏，双眼球各向运动自如，无眼震和复视，双眼闭合有力。鼻唇沟无变浅，口角居中，伸舌居中，双侧咽反射正常，悬雍垂居中，四肢肌张力、肌力正常。

辅助检查：

乙肝两对半（2024 年 4 月 28 日我院）提示：HBsAg > 250.000 IU/mL，HBeAg > 150.000 IU/mL，HBcAb 2.994 IU/mL。

G6PD + 地贫：Hb A_2 2.4%，红细胞比容 60.2%。

彩超（2024 年 4 月 29 日）：宫内妊娠，头位，单活胎，胎儿大小相当于妊娠足月（双顶径 87 mm，股骨长 62 mm，头围 313 mm，腹围 299 mm），胎盘 Ⅱ 度，项部未见压迹，羊水量正常（深度 40 mm，指数 93 mm）。

B 族链球菌（GBS）（2024 年 5 月 6 日）：阴性。

诊断：①先兆早产（G1P0 孕 36 + 5 周头位单活胎）。②妊娠合并乙型肝炎（用药）。③孕产妇产前筛查异常所见（孕早期、中期唐氏综合征筛查单项指标异常）。④妊娠合并轻度贫血。⑤妊娠合并地中海贫血？⑥妊娠合并卵巢囊肿？（右侧，22 mm ×18 mm）。⑦多发性硬化（复发缓解型）。

2024 年 5 月 8 日

病史：2024 年 5 月 8 日 7：00 经阴道分娩一女活婴，出生身长 45 cm，体重 2 500 g，出生后 1 分钟、5 分钟及 10 分钟阿普加（Apgar）评分分别为 10 分、10 分、

10分，产程顺利，产后出现尿潴留，留置尿管3天后拔除尿管可自行解小便。目前双眼裸眼视力均为0.5，四肢肌张力正常，站立可，自主活动稍受限，平路步行至800 m即无法继续直立活动。

诊断：①妊娠合并多发性硬化。②妊娠合并乙型肝炎（用药）。③妊娠合并卵巢囊肿？（右侧，22 mm×18 mm）。④头位顺产［G1P1 孕37周枕左前位（LOA）顺产］。⑤孕产妇产前筛查异常所见（早唐、中唐单项指标异常）。⑥妊娠合并轻度贫血。⑦妊娠合并地中海贫血？⑧分娩时Ⅰ度会阴裂伤。⑨单胎，在医院内出生。⑩单一活产。

治疗：完善多学科诊疗（MDT）会诊，予以丙球20g静脉滴注 qd×3 d + 甲泼尼龙 12mg qd×2 w，同时继续进行替诺福韦抗病毒治疗，复查HBV-DNA定量，继续感染科定期复诊抗病毒情况。嘱产后2周神经内科复查，评估后可加用奥法妥木单抗治疗。

2024年10月30日

病史：再发视力下降10余年，站立不稳2年余，加重2周。产后2周（2024年5月）应用奥法妥木单抗治疗至今，2周前患者自觉运动耐力下降，双足无力。现为求进一步诊治收入住院。发病以来，患者无发热，无胸闷、心悸、气促，无咳嗽咳痰，无腹痛、腹泻等，精神、睡眠、饮食可，二便正常，体重无明显改变。

体格检查：T 36.4℃，P 95次/分，R 18次/分，BP 92/72 mmHg，右下肢膝反射活跃，左下肢膝反射亢进，左侧髌阵挛（+），右侧髌阵挛（-），闭目难立征增强（+），快速轮替试验速度慢。神志清，构音尚清，对答切题，记忆力、判断力、定向定时功能正常，双侧瞳孔等大等圆，直径约2 mm，对光反射灵敏，双眼球各向运动自如，无眼震和复视，双眼闭合有力，鼻唇沟基本对称，口角居中，伸舌居中，双侧咽反射正常，悬雍垂居中，双侧肌力5级，四肢肌张力正常。闭目难立征、双侧指鼻试验、快速轮替试验、跟膝胫试验稳准。颈软，双侧病理征（-），脑膜刺激征（-）。双下肢无水肿。EDSS评分2.0。

辅助检查：

头颅平扫+增强3.0T + MRI + MRA（2024年10月28日）：双侧额顶叶、半卵圆中心、放射冠、基底节、丘脑、侧脑室旁、小脑半球及脑干多发脱髓鞘病变，较前变化不大，考虑多发性硬化（MS），请结合临床；轻度脑萎缩；右侧额叶发育性小静脉畸形。头部MRA未见明显异常。

视神经MRI平扫+增强（2024年10月28日）：双侧视神经改变，考虑为视神经炎，较前好转，增强扫描部分病变轻度强化。

腰髓MRI平扫+增强（2024年10月28日）：所见脑桥、延髓及颈、胸髓多发病变，考虑脱髓鞘病变可能，大部分范围较前变化不大，部分病变较前稍进展，增强扫描部分病变轻度强化。

头颅、视神经、脊髓MRI的检查结果见图16-3。

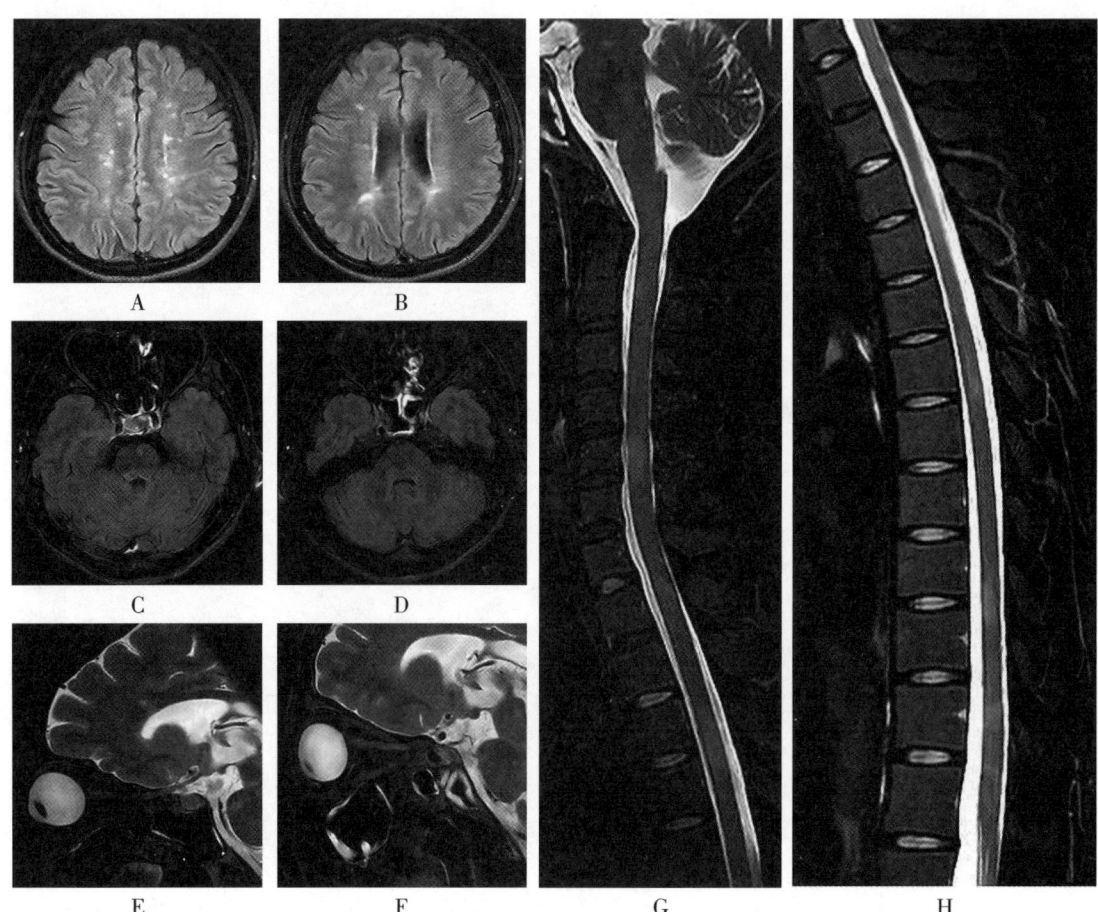

A、B、C、D 为横断面 T2-FLAIR，提示双侧额顶叶、半卵圆中心、放射冠、基底节、丘脑、侧脑室旁、小脑半球及脑干多发病变。E 为 T2 横断面，右侧视神经炎。F 为 T2 横断面，左侧视神经炎。G 为 T2 矢状面，颈髓多发短节段病变，较前稍进展。H 为 T2 矢状面，胸髓多发短节段病变，较前稍进展。

图 16-3　头颅、视神经、脊髓 MRI

诊断：①多发性硬化（复发缓解型）。②脑白质病（脱髓鞘性）。③泌尿道感染（阴道加德纳氏菌）。④乙型肝炎大三阳。

治疗：入院予甲泼尼龙静滴 1 g qd×3 d、0.500 g qd×2 d，并予改善循环、营养神经、护胃、补钾等治疗。

出院情况：患者肢体无力症状较前好转。出院后口服甲泼尼龙 24 mg/d，4 天减 1 片，直至减停，并规律使用奥法妥木单抗。一般情况稳定。

（许成芳　肖丽　巢嘉婧　高倩）